抗微生物药物学

主编　宋金春　蔡　华　谢腾芳　马占军

科学出版社
北　京

内 容 简 介

本书依据《抗菌药物临床应用指导原则》编写，分为概论和各论两大部分。概论对抗微生物药物的药物敏感实验、作用机制、病原菌的耐药性、不良反应及合理应用进行了深入系统的阐述。各论对抗微生物药物进行了科学的分类，详细介绍了每类抗微生物药物的作用机制、耐药机制及临床应用，同时从化学结构、性状、药理与毒理、药动学、适应证、用法与用量、不良反应、禁忌证、注意事项、孕妇及哺乳期妇女用药、儿童用药、老年患者用药、药物相互作用、药物过量等方面介绍了每种药物的特点，对临床有较强的指导意义。

本书适合医院各级医务人员、各级各类药学专业人员使用，也可供从事药品营销行业的工作人员参考。

图书在版编目(CIP)数据

抗微生物药物学 / 宋金春等主编. —北京：科学出版社，2010.10

ISBN 978-7-03-029077-9

Ⅰ.抗…　Ⅱ.宋…　Ⅲ.抗感染药－临床应用　Ⅳ.R978

中国版本图书馆 CIP 数据核字（2010）第 187583 号

策划编辑：曹丽英　杨　扬 / 责任编辑：王　霞 / 责任校对：鲁　素

责任印制：赵　博 / 封面设计：黄　超

科学出版社 出版

北京东黄城根北街 16 号

邮政编码：100717

http://www.sciencep.com

涿州市般润文化传播有限公司 印刷

科学出版社发行　各地新华书店经销

*

2010 年 10 月第　一　版　　开本：787×1092　1/16

2024 年 2 月第七次印刷　　印张：23 3/4

字数：561 000

定价：98.00 元

（如有印装质量问题，我社负责调换）

《抗微生物药物学》编写人员

主　　编　宋金春　蔡　华　谢腾芳　马占军

副 主 编　叶　鹏　王宗春　郑和国　王燕燕　陈　黎

编写人员　（按姓氏汉语拼音排序）

陈志明　冯晓东　郭金玉　郝　勇　胡瑞红

胡学民　姜俊勇　雷嘉川　李　莉　李荣凌

刘　刚　刘　勇　刘环香　鲁建武　罗　云

罗丽萍　马福旺　彭　燕　王　军　王启斌

王仁松　文　为　徐明霞　杨　芰　杨　健

杨　俊　杨务彬　姚　琰　曾俊芬　张玲莉

张如鸿　张先洲　周　健　邹　军　邹　瑛

前　言

微生物是一类肉眼看不见的细小生物体，必须在光学显微镜，甚至电子显微镜下才能看到。微生物种类极多，包含细菌、真菌和病毒。有的微生物对人类或动物有益；有的则有害，有害的都是一些能引起疾病的病原微生物。对于这类致病微生物，必须加以杀灭，以防止由这类微生物引起的某些人畜疾病的发生与流行。医学史上，很多微生物感染曾导致无药可治的绝症，如产科感染、外科手术感染、鼠疫、霍乱、伤寒、痢疾、结核病等，夺去了无数人的生命。但自20世纪40年代青霉素应用于医学临床以来，抗微生物药物在各种微生物性疾病的治疗中发挥了重要作用，也使人的平均寿命延长了近20年。随着社会的发展、科技的进步，大量抗微生物药物不断涌现，且临床应用日益广泛，抗微生物药物的不合理使用乃至滥用现象屡见不鲜，如无适应证用药，选择药物不当，不合理的联合用药和滥用药物，用法用量以及给药间隔不当等。对抗微生物药物的不合理应用，不仅造成资源的巨大浪费，增加了社会负担和药物不良反应，而且导致各种“耐药”病原微生物相继出现，细菌耐药频繁发生，甚至耐药倾向产生的速度远远超出抗菌药物的研发速度。特别是20世纪90年代以来，多种耐药微生物迅速产生和播散，全球各国的医院或社区均不同程度地出现了多种不同的耐药（甚至泛耐多种药物）的病原微生物感染，以及由于抗微生物药物选择诱导的条件致病菌感染；有些感染甚至出现了“无药可治”的危险情况。因此合理使用抗微生物药物已成为现代临床医学领域迫在眉睫的重要问题，它不仅关系到对感染者的救治效果，更关系到环境生态保护和抗微生物药物在临床医疗实践中的作用、地位与寿命。抗微生物药物的耐药性问题已引起全球的高度关注。

为提高细菌性感染的抗菌治疗水平，保障患者用药安全及减少细菌性耐药，卫生部、国家中医药管理局和总后卫生部共同委托中华医学会会同中华医院管理学会药事管理专业委员会和中国药学会医院药学专业委员会，组织有关专家制订了《抗菌药物临床应用指导原则》。我们结合该指导原则，组织人员编写了本书。全书分为抗微生物药物概论和抗微生物药物各论两大部分。抗微生物药物概论对抗微生物药物的药物敏感实验、作用机制、病原菌的耐药性、不良反应，以及合理应用进行了深入系统的阐述。在抗微生物药物各论中，对抗微生物药物进行了科学的分类，详细介绍了每类抗微生物药物的作用机制、耐药机制、临床应用，同时从化学结构、性状、药理毒理、药动学、适应证、用法用量、不良反应、禁忌证、注意事项、孕妇及哺乳期妇女用药、儿童用药、老年患者用药、药物相互作用、药物过量等方面介绍了每种药物的特点，对临床有较强的指导意义。

本书的编写小组由湖北省人民医院医疗集团所属武汉大学人民医院、湖北省人民医院、郧阳医学院附属太和医院、黄石市二医院、宜昌市中心医院、武汉大学药学院临床药物研究所及国药控股湖北有限公司有关药学专家组成，他们以自身临床实践经验参加编写，希望本书的出版能对临床使用抗微生物药物有一定帮助。

本书适合医院各级医务人员、各级各类药学专业人员使用，也可供药品营销行业相关从业人员参考。书中存在的错误和不妥之处，恳请专家和读者批评指正。

《中国医院药学杂志》执行主编
中国药学会医院药学专业委员会委员
武汉市药学会副理事长
武汉市中医药学会副理事长
湖北省药学会副秘书长
宋金春
2010年5月

目　　录

第一章 抗微生物药物概论

抗微生物药物是用于治疗病原微生物侵犯人体所致感染的药物。这些病原体包括细菌、立克次体、螺旋体、真菌、病毒、衣原体、支原体、原虫等。本书所介绍的抗微生物药物包括抗生素和合成抗菌药。

抗生素是微生物在生长过程中为了自身生存竞争的需要，所产生的抑制或杀灭其他微生物的化学物质，包括由微生物生物合成的天然抗生素和以天然抗生素为基础的进行结构修饰和改造的半合成抗生素以及全合成的仿制品，如β-内酰胺类、氨基糖苷类、大环内酯类、四环素类等。除抗生素外，人们也利用其他来源的天然化合物与合成化合物来治疗各种微生物感染，如喹诺酮类、咪唑类、磺胺类等合成抗菌药。

磺胺药为最早发现的毒性低而抗菌作用强的化学药物，随着品种的不断更新以及增效剂——甲氧苄啶的出现，其抗菌活性也随之增强，抗菌谱扩大，在现在的抗感染药物中仍占一定地位。喹诺酮类是20世纪80年代后迅速发展并用于临床的一类合成抗菌药，在结构不断更新的基础上，其品种迅速增加。由于其独特的抗菌作用机制和其较少引起二重感染的特点，喹诺酮类特别是新一代的喹诺酮类抗微生物药物在临床占有极重要的地位。20世纪90年代上市的喹诺酮类的新品种既保留了抗革兰阴性菌的高活性，又明显增强了抗革兰阳性菌的活性，并对厌氧菌、支原体等也有较强的作用。此外，抗病毒药尤其是抗人类免疫缺陷病毒（HIV）的药物也有较大进展。

1940年青霉素的研究和使用在抗感染药物中开始了抗生素的新纪元。通过对不同菌种的筛选研究以及结构改造，陆续出现了不同结构和性能的抗生素如β-内酰胺类、氨基糖苷类、大环内酯类等，为有效防治各种微生物感染、保障人类健康做出了重大贡献。

微生态学研究认为，感染性疾病的发生是因为机体的免疫缺陷、患病、全身营养状况差，或因化学药物的免疫毒性，致使机体免疫防御的功能低下，则机体某部位的微生物群落发生改变，具有特殊致病性的菌群异常增殖；或是因创伤等，通常在无菌的部位建立了异常的微生物群落，则机体各部位的正常微生态系统与机体间的动态平衡被打破，导致机体出现炎症等一系列的病理生理改变。因此，在应用抗微生物药物治疗感染性疾病的过程中，应注意机体、病原体与药物三者之间的相互关系，应合理使用现有的抗生素与抗微生物药物，杜绝滥用抗生素以达到安全、有效、经济的目的，避免不良反应和细菌耐药性的产生而导致的治疗失败，避免不合理的抗生素应用危害患者健康。

近年来，在临床应用抗微生物药物治疗疾病的过程中，也存在着一些问题，如一些非条件致病菌转变为条件致病菌；细菌耐药性逐年增加；新病原体的出现；若干已控制的传染性疾病再现流行趋势等。因此，今后的研究方向除致力于筛选具有新化学结构、新作用机制或新作用靶位、对耐药菌有效的药物外，还应注意寻找保护与提高抗微生物药物效能的物质，如抗生素增效剂、抗生素酶抑制剂、渗透性增强剂和外排泵抑制剂等，并应注意开发可增强机体防御功能和阻断病原体感染途径与衰减微生物病原性的物质。

第一节 抗微生物药物敏感实验

抗微生物药物的敏感实验是指在体外测定药物抑制细菌或杀死细菌能力的实验。由于抗微生物药物的广泛应用，耐药菌株也随之增加，因此临床医师需根据临床诊断，结合药敏试验测定的结果，合理选择抗微生物药物及设计合理的给药方案。

随着生物物理学、分子生物学、放射免疫学和电子计算机技术的发展，药敏实验方法也随之增多。目前常用的测定方法有纸片法、稀释法等。

一、纸片法

应用较广泛的为1971年WHO推荐的Kirby-Bauor（K-B）法，主要适用于需氧菌。由于厌氧菌生长较慢，而且影响因素较多，不宜用纸片法。

K-B法是建立在最低抑菌浓度（MIC）和抑菌圈直径的相互关系上，将含有一定量抗微生物药物的纸片置于标准量培养基上和表面涂有细菌的琼脂平皿上，过夜培养后，纸片的周围显示出抑菌圈，根据抑菌圈大小即可推断该菌株的MIC，从而可判断出敏感菌和耐药菌株。抑菌圈的大小和MIC两者之间呈负相关关系，即MIC愈小，抑菌圈直径愈大。

二、稀释法

稀释法可定量测定最低抑菌浓度（MIC）和最低杀菌浓度（MBC）。MBC/MIC值较大时，提示细菌缺乏自溶酶，对抗微生物药物显示耐药性。稀释法包括试管稀释法、琼脂稀释法、微量稀释法及自动化稀释法等。稀释法所获得的结果比较正确，常被用做校正其他方法的标准。

1. *试管稀释法* 以水解酪蛋白液体培养基将抗生素做不同浓度的稀释，然后种入待检细菌，定量测定最低抑菌浓度（MIC）和最低杀菌浓度（MBC）。以药物能抑制稀释管中细菌生长的最低浓度，即为MIC。再将所有完全清晰无细菌生长管接种于无药的平皿上，经37℃过夜培养，菌落数不超过5个的平板的最低药物浓度即为MBC。

2. *琼脂平板稀释法* 本法可同时进行大量菌株的药敏测定，适用于中草药和厌氧菌的药敏测定。

三、联合药敏实验

对诊断不明的感染和混合感染，依据临床常用的抗微生物药物以及临床常见致病菌的种类而选择不同的抗微生物药物联合进行药敏实验，以作为抗微生物药物联合治疗的依据。体外联合药敏实验有单药纸片搭桥法、复合药物纸片法、纸条法、肉汤稀释棋盘法和琼脂平板棋盘法等。

四、药敏实验敏感度的划分

1. *高度敏感* 当一种细菌引起的感染，用某种药物的常用量治疗有效时，这种细菌即对该药高度敏感，即常规用药时达到的药物平均血浓度超过细菌MIC的5倍以上。

2. *中度敏感* 细菌引起的感染仅在应用高剂量抗微生物药物时才有效，或细菌处于体内抗微生物药物浓缩的体液（尿、胆汁等）中才被抑制，即为中度敏感。常规用药时达到的药物平均血浓度相当于或略高于细菌的MIC。

3. *耐药* 药物对某一细菌的MIC高于药物在血液或体液中可能达到的浓度。

第二节　抗微生物药物的作用机制

一、抑制细菌细胞壁的合成

细菌与哺乳动物细胞间最明显的区别是细菌的细胞膜外具有一层坚韧的细胞壁。细菌的细胞壁能抗御菌体内强大的渗透压，保护和维持细菌的正常形态。细菌细胞壁的主要结构成分是胞壁黏肽，其是在转肽酶的催化下，由 *N*-乙酰葡萄糖胺（GNAc）和 *N*-乙酰胞壁酸（MNAc）与叉状多肽交叉连接所形成的聚状网层结构。革兰阳性菌及革兰阴性菌细胞壁的组成成分及含量不同，前者的结构较简单，外层为壁酸，内层为黏肽；后者细胞壁的结构较复杂，除黏肽外尚有类脂-多糖-蛋白复合物包裹在外。胞壁黏肽的生物合成可分为胞浆内、胞浆膜与胞浆外三个阶段。抗微生物药物作用于细菌细胞壁黏肽合成的不同阶段，使细菌的细胞壁缺损，从而导致微生物变形、自溶、破裂乃至死亡。

1. 干扰胞浆内黏肽前体的形成　黏肽合成的第一步是在胞浆内进行的，即二磷酸尿嘧啶核苷-*N*-乙酰葡萄糖胺（UDP-NAG）与磷酸烯醇丙酮酸结合，再经还原生成二磷酸尿嘧啶核苷-*N*-乙酰葡萄糖胺乳酸（UDP-NAM），UDP-NAM 的羧基上依次接上五个氨基酸，形成 UDP-NAM-五肽。

磷霉素的化学结构与磷酸烯醇丙酮酸相似，可与后者竞争丙酮酸 UDP-NAG 转移酶，与此酶以共价键相结合而使其失活，从而阻碍 *N*-乙酰胞壁酸的形成。环丝氨酸通过抑制 *D*-丙氨酸的消旋酶和合成酶阻碍了 *N*-乙酰胞壁酸五肽的形成。

2. 干扰胞浆膜阶段的黏肽合成　黏肽合成的第二步是在细胞膜上进行的，即线性二糖一肽的形成。细胞膜上的磷脂载体（P-C_{55}酯）可将 UDP-NAM-五肽转运到细胞膜外，转运过程中 UDP-NAM-五肽与 UDP-NAG 结合，并在酶的催化下形成二糖十肽。P-C_{55}酯将二糖十肽转运到膜外，交联、插入细胞壁黏肽链中。

万古霉素可抑制黏肽多聚酶，可阻碍 MNAc 五肽与脂载体结合并形成直链十肽二糖聚合物。杆菌肽抑制聚合物转运至膜外受体的过程及抑制 P-C_{55}酯脱磷酸反应，使 UDP-NAM-五肽在胞浆内堆积，致细胞壁黏肽合成受阻。

3. 干扰胞浆外黏肽的交叉联结　黏肽合成的第三步是在胞浆外进行的，在转肽酶的催化下，黏肽链之间交叉联结，形成网格状的胞壁黏肽聚合物。青霉素与头孢菌素类抗生素的作用靶位是胞浆膜上的青霉素结合蛋白（PBP），其中 PBP_1、PBP_2、PBP_3 具有转肽酶与转糖基化酶的功能。青霉素与头孢菌素类和丙氨酰-丙氨酸二肽的结构相似，可与它们竞争转肽酶的活性中心，从而阻止黏肽链的交叉联结，使细胞壁受损而死亡。

二、影响胞浆膜的通透性

细菌胞浆膜主要是由类脂质和蛋白质分子构成的一种半透膜，具有渗透屏障和选择性的运输营养物质的功能。此外，细胞膜上还存在着多种酶系统如细胞色素酶、乳酸脱氢酶等，部分核糖体也可黏附在细胞膜上，因此细胞膜还具有催化重要的生化代谢过程的作用。

1. 作用于膜磷脂蛋白　多黏菌素类抗生素具有表面活性物质，亲水性的多肽端与膜蛋白结合；亲脂性的脂肪酸端与膜磷脂结合。改变类脂质膜分子的定向排列和脂蛋白结构，使细胞表面积和通透性增加，菌体内的蛋白质、核苷酸、氨基酸、糖和盐类等外漏，从而使细菌死亡。

2. 作用于细胞膜上的麦角固醇　制霉菌素和两性霉素 B 等多烯类抗生素与真菌胞浆膜中固醇类物质相结合，使细胞膜的完整性受损，渗透性增加，细胞的内容物泄漏，从而引起真菌死亡。

3. 作用于细胞脂质的生物合成　吡咯类抗真菌药抑制真菌细胞脂质（固醇）、三酰甘油及磷脂的生物合成，从而影响细胞膜的结构和功能；吡咯类抗真菌药也可抑制过氧化酶及催化酶的活性，使过氧化物在细胞内过度堆积，从而导致真菌细胞变性和死亡。

三、抑制蛋白质合成

细菌为原核细胞，其核蛋白体为 70S，在解离因子的作用下可解离为 30S 和 50S 亚基，可参与蛋白质的合成。哺乳动物是真核细胞，其核蛋白体为80S，因而它们的生理、生化与功能不同，抗微生物药物对细菌的核蛋白体有高度的选择性毒性，不影响哺乳动物的核蛋白体和蛋白质的合成。多种抗生素能抑制细菌的蛋白质合成，但它们的作用点及作用阶段有所不同。

1. *与细菌核蛋白体50S亚基结合* 氯霉素、林可霉素类和大环内酯类都可与50S亚基结合，从而抑制蛋白质的合成。氯霉素可阻碍起始复合物的形成、肽链的延长及水解；林可霉素类主要抑制肽链的合成；大环内酯类则阻断核糖体在信使核糖核酸mRNA上的移位。红霉素、林可霉素与氯霉素的作用点相近，故三者可竞争性结合作用点而发生拮抗作用。新型化学合成药物唑烷酮类作用于mRNA与50S核糖体亚基结合的起始翻译阶段，通过直接与50S核糖体亚单位结合来阻止70S起始复合物的形成。临床应用还未发现该类药物与其他蛋白合成抑制剂有交叉耐药性。

2. *与核蛋白体30S亚基结合* 氨基糖苷类与四环素类可与核蛋白体30S亚基结合，从而干扰蛋白质的合成。氨基糖苷类作用于细菌蛋白质合成的全过程，使起始复合物不能合成或合成错误的蛋白质并抑制肽链的延长以及阻断已合成蛋白质的释放。四环素则阻止氨基酰tRNA向30S亚基的A位结合及已合成蛋白质的释放。氯霉素、林可霉素类、四环素类为抑菌剂，大环内酯类为快速抑菌剂，高浓度时也有杀菌作用。氨基糖苷类对静止期的细菌有杀灭作用，为静止期杀菌剂。

四、抑制核酸代谢

喹诺酮类药物为快速杀菌剂，作用于细菌DNA螺旋酶，干扰DNA双螺旋结构的形成。利福平能抑制以DNA为模板的RNA多聚酶，从而抑制RNA的合成。氟胞嘧啶及灰黄霉素等可抑制DNA或RNA的合成。

五、抗叶酸代谢

叶酸是细菌生长的必需物质，细菌必须利用其前体对氨苯甲酸（PABA）从而在细胞内合成叶酸。磺胺类与PABA结构相似，二者可竞争二氢叶酸合成酶，使二氢叶酸的生成受阻。最终影响核酸的合成，从而抑制细菌的生长和繁殖。

六、新的作用靶点

近几年来由于耐药性致病菌种类的不断增加以及耐药程度的严重加剧，开发出了作用于新靶点的抗菌药。

1. *肽去甲酰基酶（peptide deformylase）抑制剂* 肽去甲酰基酶是一种金属酶，为细菌蛋白成熟所必需。它催化新合成蛋白的*N*-甲酰甲硫氨酰去甲酰基是原核细胞蛋白合成的关键步骤，但对哺乳动物蛋白的合成则无影响。肽去甲酰基酶抑制剂通过抑制该酶而发挥生物效应。

2. *新型核糖体抑制剂（novel ribosome inhibitor，NRI）* 新型核糖体抑制剂在蛋白合成阶段通过干扰tRNA/30S复合物的解码而发挥作用，具有广谱的抗菌活性。

3. *甲二磺酰基tRNA合成酶抑制剂* 甲二磺酰基tRNA合成酶为氨基酰-tRNA合成酶家族的成员之一，是蛋白质生物合成过程中的关键酶，它催化蛋白质合成的第一步反应即tRNA的氨基酰化反应。

4. *烟酰胺腺嘌呤二核苷酸（NAD）合成酶抑制剂* NAD在能量代谢和各种生物化学转换过程中（如DNA重组、DNA修复和ADP-核糖基化等）起着重要的作用，NAD合成酶属于酰胺转移酶家族，它催化NAD生物合成的最后一步，是抗微生物药物的一个理想靶点。

5. *lpxc抑制剂* 类脂A（lipid A）是脂多糖的疏水层，为形成革兰阴性菌细胞膜外层单膜的主要部分，对细菌生长起着至关重要的作用。lpxc是催化类脂A生物合成所必需的金属酶，抑制该酶对革兰阴性菌具有选择性的活性抑制作用。

6. 其他抑制剂 此外进行研究的还有苯甲酮类化合物、DNA 小凹沟结合剂、联苯羧酸酯类。

七、抗菌增效剂作用机制

将抗菌增效剂与抗菌药按一定比例制成复合剂，不仅可保护抗菌药不被破坏，还可增强抗菌药的抗菌活性，并减少耐药性的发生。抗菌增效剂的作用机制为：①通过抑制分解抗微生物药物活性的酶，从而相对增加体内抗微生物药物的浓度而增强抗菌活性，如他唑巴坦、舒巴坦和克拉维酸等；②通过增加抗微生物药物的吸收或减少抗微生物药物的灭活、排泄，从而增加其抗菌活性，如西司他丁、丙磺舒等；③通过不同的抗菌机制，增强抗微生物药物活性，如甲氧苄啶抑制二氢叶酸还原酶，与磺胺药作用于叶酸合成过程的不同环节，具有协同作用。

第三节 病原菌的耐药性

抗菌药的使用使很多细菌感染性疾病得到了有效的控制。但是，随着抗生素的广泛使用，病原菌对药物逐渐产生耐受性和对抗性，导致抗菌药逐渐失去疗效。近几年来，耐药细菌越来越多，耐药范围也越来越广，耐药程度越来越高及多重耐药菌（如耐甲氧西林金黄色葡萄球菌，MRSA）的不断出现，都促使我们在深入研究病原菌耐药机制的基础上寻找、开发新的抗细菌耐药或防细菌耐药的药物。

一、病原菌产生耐药性的机制

（一）遗传学机制

1. 染色体介导的耐药 染色体介导的耐药是指细菌本身所固有的耐药性或通过染色体突变所产生的耐药性。这种耐药性的产生受细菌染色体 DNA 的控制，是同属细菌的共同特征，并与细菌的遗传和进化密切相关。如编码抗微生物药物作用靶位的核苷酸发生点突变，从而导致转录的靶位蛋白的空间构象发生改变，结果使药物与靶位之间的结合力下降或丧失，因此产生耐药性。

2. 质粒介导的耐药 质粒介导的耐药性为获得性耐药，即通过染色体遗传单位质粒的重新组合或相互传递获得的耐药性。质粒是位于细菌染色体之外的具有自主复制能力的一种环状 DNA，其编码的基因功能并不是宿主细胞生长所必需的，但可以赋予细菌某种表型，如耐药性。耐药质粒可以通过转化、转导、接合或易位的方式在不同的致病微生物之间相互转移。如质粒介导的对抗生素具有较强水解作用的 AmpC 酶（AmpC β-lactamase）、超广谱 β-内酰胺酶（extended-spectrum β-lactamases，ESBL）和碳青霉烯酶等。现在已经发现在一个质粒上含有 ESBL 和 AmpC 酶，称为超超广谱 β-内酰胺酶（super-spectrum β-lactamase，SSBL）。

3. 转座子介导的耐药性 转座子（transposon，T_n）又名跳跃基因，是一种比质粒更小的 DNA 片段，它可以在染色体中跳跃移动，或在同一细胞中的染色体与质粒间移动，通过复制或将自身从原位点剪切掉再插入到新的位点的方式，使其结构基因的产物大量增加，从而使宿主细胞失去对抗微生物药物的敏感性。T_n 还可以使位于染色体上和非接合质粒上的基因转移到接合质粒中，因此实现细菌间的基因转移或交换。如细菌对万古霉素（van）的耐药性机制。

4. 整合子介导的耐药 整合子是近年来发现的新的可移动基因遗传元件，在细菌耐药性的传播和扩散中起至关重要的作用。细菌通过整合子系统，通过整合酶的作用，来捕获外来的耐药基因，并在位于整合子上游的启动子的作用下得到表达。整合子可在不同细菌中水平传播，在同一类整合子上可携带不同的耐药基因盒，同一个耐药基因又可出现在不同的整合子上，使细菌具有耐药性，甚至多重耐药性。

（二）生物化学机制

1. *产生灭活酶或钝化酶*

（1）β-内酰胺酶：1995 年 Bush 等将 β-内酰胺酶分为 4 型：第Ⅰ型为不被克拉维酸抑制的头孢菌素酶，由染色体或质粒介导；第Ⅱ型为常能被活性位点诱导的抑制剂抑制的 β-内酰胺酶，即超广谱 β-内酰胺酶（ESBL），由质粒介导。ESBL 可将耐药质粒以转化、传导、整合、易位、转座等方式传播给其他细菌，从而导致多种细菌产生耐药性；第Ⅲ型为不被所有的 β-内酰胺酶抑制剂（乙二胺四乙酸和对氯苯甲酸泵除外）抑制的金属 β-内酰胺酶，以金属离子为活性中心，能水解青霉素、头孢菌素类和碳青霉烯类药物；第Ⅳ型为不被克拉维酸抑制的青霉素酶。

（2）氨基糖苷类修饰酶：氨基糖苷类药物修饰酶由质粒或转座子携带，催化氨基糖苷类药物氨基或羟基的共价修饰，从而使得氨基糖苷类药物与核糖体的结合减少，促进药物摄取的 EDP-Ⅱ也被阻断，因而导致耐药。氨基糖苷类修饰酶可分 3 类：①乙酰转移酶，由 aac 基因家族编码；②核酸转移酶，由 aph 基因家族编码；③核苷转移酶，由 ant 基因家族编码。

（3）大环内酯类类钝化酶：可分解大内酯环或修饰特定基团，包括由质粒介导的红霉素酯酶、糖基化酶、醛还原酶、维及尼亚霉素酰基转移酶等。

（4）氯霉素酰基转移酶：此酶由 cat 基因家族编码，其表达产物修饰氯霉素并使之失活。革兰阳性菌、革兰阴性菌均已发现可产此酶。

2. *对抗微生物药物的渗透障碍* 由于细菌细胞壁或细胞膜通透性的改变，抗生素无法进入细胞内到达作用靶位发挥抗菌效能。常见于革兰阴性杆菌，并导致对不同种类抗生素的交叉耐药。特别受影响的抗生素是 β-内酰胺类（如 D2 孔蛋白缺乏的铜绿假单胞菌耐亚安培南）、喹诺酮类（大肠埃希菌的 OmpF 突变株）、氯霉素（流感嗜血杆菌、沙门菌）等。

3. *主动外排机制* 药物外排泵是一类位于细胞膜上的由内膜转运蛋白、内膜融合蛋白及外膜通道蛋白一起形成的功能性膜转运蛋白。按能量依赖形式可分为由质子偶联交换产生的质子驱动力（proton motive force，PMF）所介导的次级药物转运系统以及利用 ATP 作为能量来源的 ABC 族的转运蛋白。细菌多通过前者表达对不同药物的耐药性；后者可转运广泛的底物，其典型代表是 ATP 转运系统中的 P-糖蛋白。

在细菌基因组中，一般都存在外排系统的调节基因。当细胞内的药物浓度聚集到一定程度时，药物外排泵系统编码基因突变或相关 mRNA 的表达增加，结果使细胞膜上外排泵的数量增加，细胞内的药物被泵出，从而使菌体内药物浓度降低而导致耐药及多重耐药性的形成。常见于大环内酯类、四环素类和喹诺酮抗生素。

4. *作用靶位的改变或细菌产酶（蛋白）保护抗微生物药物作用靶位而耐药* 靶位的改变包括亲和力降低和替代性途径的取代作用，可通过产生诱导酶对菌体成分（抗生素的作用靶位）进行化学修饰，或通过基因突变造成靶位变异而引起。

（1）青霉素结合蛋白编码基因突变：青霉素结合蛋白（PBP）是 β-内酰胺类药物的作用靶位蛋白。PBP 的编码基因（pbp）突变导致 PBP 构象改变，与 β-内酰胺类药物结合力下降而产生耐药。

（2）DNA 回旋酶/拓扑异构酶Ⅳ编码基因突变：喹诺酮类药物的作用靶位为细菌的 DNA 回旋酶或拓扑异构酶Ⅳ。编码 DNA 回旋酶的 gyrA、gyrB 基因改变，可引起酶结构发生变化致空间位障，干扰喹诺酮-酶-DNA 的相互作用。编码拓扑异构酶Ⅳ的 parC、parE 基因突变，可进一步引起铜绿假单胞菌对喹诺酮的高度耐药。

(3) 编码 S12 核糖体蛋白的 rp1S 基因及编码 16SrRNA 的 rrs 基因突变都会使核糖体的靶位点改变，使细菌对氨基糖苷类药物产生显著水平的耐药。

(4) 万古霉素等糖肽类药物可与细菌细胞壁成分 *D*-丙氨酰-*D*-丙氨酸结合，从而抑制细菌壁肽聚糖的合成。由 vanA 或 vanB 或 vanD 基因表达的一组功能相似的连接酶，可合成 3D-丙氨酰-*D*-乳酸以取代正常的胞壁肽聚糖成分 *D*-丙氨酰-*D*-丙氨酸，结合至肽聚糖结构中造成对万古霉素耐药。

(5) 由 tetM 基因编码的核糖体保护蛋白（RPP）能阻遏四环素与细菌核糖体结合，从而使药物失去作用；由 erm 基因表达的红霉素甲基化酶使细菌核糖体 23SrRNA 基因甲基化，因而大环内酯类对其作用失效而耐药。

5. 细菌生物膜（bacterial biofilm）　菌膜是细菌在不利于其生长的环境下产生的藻酸盐多糖使细菌相互粘连形成的附着于病灶表面的膜状物，具有极强的黏附性和耐药性，能够阻止巨噬细胞、抗体、百倍以上的正常剂量的药物作用于菌体，其中以铜绿假单胞菌的菌膜最常见。细菌生物膜的形成有可能是被药物诱导的，因为耐药水平较高的细菌对药物不敏感，不易被药物诱导形成生物膜；相反，药物敏感株却容易被诱导形成生物膜，以加大对药物的耐受程度，而且细菌的耐药水平越高其形成生物膜的能力就越弱。

6. 细菌产生抗微生物药物的拮抗物　对磺胺类药物产生耐药性的细菌，可通过调整其代谢环节，产生大量的结构相似的对氨基苯甲酸，以抵消磺胺药对酶的竞争，从而使药物失去抑菌作用。

二、防止耐药性产生的措施

(1) 普及相关医疗知识，合理使用抗微生物药物。严格掌握抗微生物药物的局部用药、预防用药和联合用药，避免滥用抗微生物药物。

(2) 加强药政管理，保障药品质量。医院应严格执行消毒隔离制度，避免或减少医源性交叉感染或院内感染。

(3) 根据耐药机制设计药物筛选模型以获得抗耐药细菌的新的抗微生物药物，并寻找新的药物作用分子靶位，以获得结构类型全新的抗微生物药物，从而克服细菌的耐药性。

(4) 针对不同的细菌研制特异性疫苗可以减少抗生素的使用。

(5) 应用基因工程技术，直接破坏编码细菌耐药性的耐药基因。

第四节　抗微生物药物的不良反应

一、药物不良反应

随着抗微生物药物在临床的广泛应用，不合理的药物选择、滥用等，都会导致不良反应及药源性疾病的发生，给患者带来痛苦。根据 WHO 报告，全球死亡人数中有近 1/7 的患者是死于不合理用药。在我国，据有关部门统计，药物不良反应（adverse drug reaction，ADR）在住院患者中的发生率约为 20%，其中，抗微生物药物的不良反应占首位。因此，临床上在应用药品治疗疾病时，应在药物及疾病系统知识和理论知识的基础上，安全、有效、经济及适当地使用药物，做到选择正确、使用正确，减少药物的副作用和滥用药物所造成的痛苦和危害。

ADR 是指在预防、诊断、治疗疾病或调节生理功能过程中，合格药品在正常用法用量下出现的与用药目的无关的或意外的有害反应。按照发生机制，包括以下几类：

1. A（augmented）类反应　A 类反应是指与剂量相关的不良反应，其发生与剂量-效应曲线相符合，严重程度随剂量的增大和疗程的延长而增加，因此是可预知的。A 类反应包括过度作用、副作用、毒性反应、首剂反应、继发反应、停药反应、三致（致癌、致畸、致突变）、依赖性等。

2. B（bugs）类反应　该类反应称为二重感染或菌群交替症，是指由于抗微生物药物抑制了处于动态平衡的正常菌群中的某些敏感菌，而促进另一些微生物生长所引起的不良反应。该类反应在药理学上是可预测的。

3. C（chemical）类反应　即化学刺激反应，许多不良反应取决于药物或赋形剂的化学性质而不是其药理学性质。大多数患者用药后会出现相似的反应。C类反应的严重程度主要与药物的浓度有关。此类不良反应的典型表现包括外渗物反应、静脉炎、药物或赋形剂刺激而致的注射部位疼痛、酸碱灼烧感、接触性皮炎以及局部刺激引起的胃肠黏膜损伤等。

4. F（familial）类反应　即家族性反应或特异性反应，是指由于遗传原因而造成的药物不良代谢。这些反应仅发生在那些遗传性酶系统缺乏的代谢障碍的敏感个体中。如葡萄糖-6-磷酸脱氢酶缺乏的患者，应用氯霉素、磺胺类、硝基呋喃类、新生霉素、两性霉素 B、喹诺酮类等抗微生物药物时可诱发溶血性贫血。

5. H（hypersensitivity）类反应　即药物变态反应，是除A类反应外最常见的不良反应，是外来的抗原性物质与体内抗体间所发生的一种非正常的免疫反应。该类反应在药理学上难以预测，与剂量无关。按其发病机制又可分为Ⅰ型变态反应（速发型-过敏性休克）、Ⅱ型变态反应（溶血性贫血）、Ⅲ型变态反应（免疫复合物型-血清病样反应、药物热）、Ⅳ型变态反应（迟发型-接触性皮炎）和其他变态反应（皮疹、血管神经性水肿、嗜酸粒细胞增多症、光敏感反应等）。

二、不良反应的影响因素

1. 药物因素　药物中的杂质、药物的剂型和剂量、吸收速度、血药浓度以及药理作用均与不良反应的发生有关。此外，因制剂技术差别或原料杂质去除率的不同等原因，不同厂家生产的相同品种的药物的不良反应发生率也有很大差别。

2. 机体因素　性别差异、年龄因素、个体差异、病理因素、食物、营养状态、种族差别、精神因素等对不良反应的发生均有影响。

3. 医源性因素　给药方法不当或配伍不当、操作不当或保管不当、误用或滥用药物均易使不良反应发生率增加。

4. 环境因素　生产、生活环境中存在许多影响人体生理功能的化学、物理因素。这些因素可通过影响药物在体内的吸收、代谢和排泄，或影响药物代谢酶系统等方式而导致不良反应的发生。

三、抗微生物药物的不良反应

抗微生物药物对机体可以产生广泛的不良反应，几乎涉及全身各组织、器官，最主要的不良反应有毒性反应、变态反应、二重感染和细菌耐药性的产生等。

（一）毒性反应

1. 肾毒性　肾脏是机体的主要排泄器官，不仅血液供应量大，而且还具有相当大的血管内皮细胞表面积，易受药物的影响。肾小管上皮细胞中积聚的药物浓度远较血药浓度为高，可抑制蛋白质合成、酶系功能、离子交换等，故肾小管病变最为常见，严重者发生坏死。肾血流灌注减少、药物结晶阻塞肾小管或尿路及间质性肾炎等均可造成肾损害。临床最早症状为蛋白尿和管型尿。此时尿量无明显改变，继而尿中出现红细胞，并产生尿量改变（增多或减少）、pH 改变（大多自酸性转为碱性）、氮质血症、肾功能减退、尿钾排出增多等，发生肾毒性的抗微生物药物主要有氨基糖苷类、多黏菌素类、两性霉素 B、万古霉素、头孢菌素类、青霉素类、四环素类、磺胺类、利福平等。肾功能减退患者用抗微生物药物时应慎重选药，而且需调整用药剂量。

2. *肝毒性*　肝脏是药物的主要代谢器官，很多抗微生物药物及其代谢产物可引起肝脏损害，或影响其代谢酶的功能。机制一般分为：①中毒，主要由药物代谢物引起。②过敏，与剂量大小虽无关系，但剂量大者发生率有时较高。③药物对代谢酶的影响。两性霉素B、林可霉素和磺胺类药物可引起中毒性肝炎；大剂量四环素引起浸润性重症肝炎；大环内酯类和苯唑西林可引起胆汁淤滞性肝炎；头孢菌素类和青霉素类中的某些品种如羧苄西林、氨苄西林等偶可引起转氨酶升高；链霉素、四环素和两性霉素B可引起肝细胞型黄疸。

3. *神经系统毒性*

（1）中枢神经系统：全身用药剂量过大和（或）静脉注射速度过快时，青霉素特别是青霉素对大脑皮质可产生直接刺激作用，出现肌痉挛、惊厥、癫痫、昏迷等严重反应，称为“青霉素脑病”。

（2）脑神经：第Ⅷ对脑神经损害或耳毒性是氨基糖苷类的重要毒性作用之一，其他抗生素如万古霉素、多黏菌素类、米诺环素、紫霉素、卷曲霉素等也具有一定耳毒性，红霉素、氯霉素等也偶可引起。因此，应避免这些药物联用及与其他耳毒性药物如强利尿剂（呋塞米、依他尼酸等）、水杨酸类、抗癌药（长春新碱等）等合用。

（3）神经肌肉接头：大剂量氨基糖苷类抗生素静脉快速注射或手术过程中接受麻醉药和（或）肌松剂者可引起肌肉麻痹。多黏菌素类、林可霉素类、四环素等也偶可发生。

（4）周围神经炎：链霉素、庆大霉素、多黏菌素等可引起周围神经炎。患者先有趾、足的感觉异常，逐渐波及上肢，进而出现肢体远端肌张力减退和腱反射消失。

（5）精神症状：抗微生物药物如氯霉素、青霉素、环丝氨酸、四环素等有时可引起精神障碍如幻视幻听、听力丧失、狂躁吵闹、失眠、猜疑等，或表现为抑郁症。喹诺酮类药物特别是氟喹诺酮药物可引起头痛、头晕、幻觉、抽搐等中枢神经系统症状。

（6）视神经：链霉素、多黏菌素类、氯霉素、利福平、红霉素可对眼部造成损害，临床表现为眼部的调节适应功能障碍，发生视神经炎，甚至视神经萎缩。

4. *血液系统毒性*

（1）贫血：氯霉素可引起红细胞生成抑制所致的贫血、再生障碍性贫血、葡萄糖-6-磷酸脱氢酶缺乏所致的贫血。两性霉素B及β-内酰胺类如青霉素类、头孢菌素类等也可引起溶血性贫血。

（2）粒细胞和血小板减少：氯霉素、磺胺药、β-内酰胺类、氟胞嘧啶、氨基糖苷类、四环素类、两性霉素B、灰黄霉素等均可引起粒细胞和（或）血小板减少，但发生率一般均较低，停药后可很快恢复，临床上可全无症状。

（3）凝血机制异常：大剂量使用青霉素时，偶可见凝血机制异常。第三代头孢菌素类如头孢哌酮、拉氧头孢等，由于影响肠道菌群正常合成维生素K而引起出血反应。

5. *消化系统毒性*　很多抗微生物药物口服后均可引起胃肠道副作用如恶心、上腹不适、胀气、腹泻等。化学性刺激是胃肠道反应的主要原因，但也可能是肠道内菌群失调的后果，或二者兼而有之。四环素类、大环内酯类如红霉素、氟喹诺酮类较常见。广谱抗微生物药大量应用可引起假膜性肠炎，尤以林可霉素常见。

6. *抗菌药的心脏毒性*　大环内酯类抗生素以及氟喹诺酮类等抗微生物药可引起QT间期延长和尖端扭转型心动过速（TDP），有时会转变成室颤，甚至可能引起心脏停搏。易发因素包括高钾血症、高镁血症、窦性心动过缓及同时使用P_{450}酶抑制剂。氟喹诺酮类的格帕沙星和司帕沙星、大环内酯类的红霉素易引起心脏毒性，特别是静脉注射使用时。克拉霉素和螺旋霉素等较少见，但亦可发生。

7. *局部毒性* 很多抗微生物药物如青霉素（G）钾盐、红霉素乳糖酸盐肌内注射、静脉注射或静脉滴注后，如浓度过高或注射速度过快可致血栓性静脉炎，并伴不同程度的疼痛或局部组织变硬。常用的气溶吸入药物如氨基糖苷类、两性霉素B等，如果吸入药物的浓度过高，易出现咽痛、呛咳等上呼吸道刺激症状。

8. *其他毒性* 两性霉素B、头孢噻吩、氯霉素、克林霉素、四环素、硝基呋喃类、利福平和磺胺对机体免疫系统具有毒性作用。

（二）变态反应

变态反应是抗微生物药物的常见不良反应之一，最多见者为皮疹、药物热、接触性皮炎，重者尚有过敏性休克、血清病样反应、血管神经性水肿、嗜酸粒细胞增多症、溶血性贫血、再生障碍性贫血等。抗微生物药物作为半抗原，可与体内的蛋白质结合成为全抗原，从而促使人体产生特异性抗体，当人体再次接触同种抗微生物药物后即可产生各种类型的变态反应。

1. *Ⅰ型变态反应* 包括过敏性休克，主要表现为烦躁不安、恐惧、衰弱、头晕、皮肤充血、多汗、血压下降、昏迷、抽搐，伴随急性肺水肿的支气管痉挛和喉部血管神经性水肿。所有的给药途径均可引起过敏性休克，除青霉素和氨基糖苷类（链霉素、庆大霉素）外，磺胺药、四环素类、林可霉素类、大环内酯类、氯霉素、利福平等也偶可发生过敏性休克。青霉素与头孢菌素类之间可以发生交叉变态反应，虽发生率不高，仍应密切注意。

2. *Ⅱ型变态反应* 临床表现为溶血性贫血、各种血细胞减少等。头孢菌素类的头孢噻吩、氯霉素、利福平和磺胺类药物可引起血小板减少。磺胺类可引起粒细胞减少。青霉素类、头孢菌素类、利福平和磺胺类可引起溶血性贫血。

3. *Ⅲ型变态反应* 包括血清病样反应、药物热、血管神经性水肿。血清病样反应与血清病症状基本相同，有发热、关节疼痛、荨麻疹、淋巴结肿大、腹痛、蛋白尿、嗜酸粒细胞增多等。除并发喉头水肿或脑部的血管神经性水肿者外，血清病样反应是一种较轻的变态反应，不需特殊处理，可立即停药并对症处理。青霉素类、头孢菌素类、林可霉素、链霉素磺胺类和硝基呋喃类可引起以上反应。

血管神经性水肿大多为青霉素所引起，发生急、反应重，当波及呼吸系统及脑部时有危害生命的可能。过敏性休克中呼吸道阻塞也是血管神经性水肿所致。四环素类、氯霉素类、红霉素、链霉素等也偶可引起本病。当引起本病时应立即停药并给予抗过敏与对症处理。

头孢菌素类、氯霉素、红霉素、硝基呋喃类、青霉素类、链霉素、卡那霉素、磺胺类及四环素类等抗微生物药物可引起药物热。

4. *Ⅳ型变态反应* 接触性皮炎常见于与链霉素、青霉素等抗微生物药物经常接触的工作人员。皮炎出现于双手、手臂、眼睑，皮疹常见于颈部等处，表现为皮肤瘙痒、发红、丘疹、眼睑红肿、湿疹等，停止与药物接触后皮炎逐渐消退。

5. *其他* ①急慢性间质性肺炎，并伴有嗜酸粒细胞增多。这种不良反应是表现在肺和胸膜的过敏反应，硝基呋喃类和利福平等药物可引起此类反应。②青霉素G、头孢噻吩、多黏菌素B和链霉素可引起支气管哮喘。③过敏性肝炎，其临床表现为嗜酸粒细胞增多以及黄疸，大环内酯类及硝基呋喃类可引起此类反应。另一种多由磺胺类引起的损害是肝实质变性损害，甚至可引起肝萎缩和坏死。④青霉素、链霉素、四环素和磺胺类可引起弥漫性过敏性肾炎。

（三）二重感染

二重感染又称菌群交替症或重复感染，通常是长期、大量使用广谱抗生素后，敏感菌群受到药物抑制，而未被抑制的菌群乘机大繁殖所致。在正常状态下，存在于机体内的菌群之间互相制约，共同维持着身体内的生态平衡。当抵抗力下降时，人体就会遭受到外界微生物袭击及体内微生物侵害而引起感染性疾病。在抗微生物药物的使用过程中体内原本正常的菌群因受到药物作用而停止繁殖从而打破了身体上的平衡，而未被抑制的细菌或外来的耐药菌就会乘机大量繁殖从而加重原有的感染或又有新的感染发生，即为二重感染。此外，原发疾病严重、大手术、应用肾上腺皮质激素和抗代谢药物等均可损害人体的免疫功能，也为细菌的入侵和继发感染创造了有利条件因而导致了二重感染。

二重感染的好发部位主要集中在肺部，其次是腹腔、肠道、尿路等部位，致病菌主要有革兰阴性杆菌、真菌、葡萄球菌属等。临床上出现的二重感染有口腔感染、白色念珠菌肠炎和肛门感染、假膜性肠炎、菌群交替性肠炎、肺炎、尿路感染和败血症等。二重感染的病原菌常为多重耐药菌，故常成为危重患者的死因。

临床上二重感染的产生多数是由于以下几点：①临床医生在用药指征不明确的情况下采取预防性用药和联合用药且剂量超出了其有效的正常用药范围。②临床医生频繁地更换抗生素，致使药物维持有效血药浓度的时间过短或不能达到有效血药浓度，难以产生疗效。③临床医生对抗生素的抗菌谱、作用靶点混淆不清；滥用禁忌明确的抗微生物药物比如氨基糖苷类、喹诺酮类等，这些抗生素常可致肾毒性、耳毒性，最后导致耐药菌株产生。

二重感染的防治：①合理使用抗微生物药物，应尽量选用敏感、廉价、副作用小、窄谱的抗微生物药物，避免高起点、长疗程、不合理地联合应用广谱抗生素。②控制药品剂量，密切关注重症患者的用药。长期应用广谱抗感染药物时，应密切观察口腔内有无鹅口疮的发生，并给予制霉菌素或酮康唑预防。③根据患者的生理、病理、免疫状态来选择抗生素，同时积极治疗基础疾病，加强营养支持疗法，纠正电解质紊乱等。④严格院内无菌操作，加强开展治疗药物的监测。⑤假膜性肠炎的治疗，停用现用的抗感染药物，可改用主要经肾排泄的有效抗感染药物，并最好注射给药；加用万古霉素或去甲万古霉素，或甲硝唑、替硝唑口服；纠正水、电解质紊乱，维护正常的肠道菌群，可口服活菌制剂如金双歧（双歧杆菌）。

第五节　抗微生物药物的合理应用

抗微生物药物的合理使用即在全面了解患者、致病原与抗微生物药物三者的基本情况与相互关系的基础上，从药物经济学角度评估抗感染治疗的效益与成本，合理地选择和利用药物，以达到安全、有效、方便、经济的目的。临床医师在合理选用抗菌药时应遵循以下几点：①在明确指征下选用适宜的抗微生物药物，并采用适宜的给药方案，以达到杀灭致病微生物和控制感染的目的；②病毒性疾病或可能为病毒性疾病时不宜用抗微生物药物；发热原因不明者不宜用抗菌药；③预防性应用、治疗性应用和联合应用抗微生物药物时应严格掌握药物的适应证；④强调综合性治疗的重要性。在应用抗微生物药物的同时，采取各种综合措施以提高机体免疫功能，积极处理原发疾病和局部病灶。

一、抗微生物药物治疗性应用的基本原则

1. *诊断为细菌性感染者，有指征时才可应用抗微生物药物*　根据患者的症状、体征及血、尿常规等实验室检查结果，初步诊断为细菌性感染者以及经病原检查确诊为细菌性感染、有指征者才可应用抗微生物药物；由真菌、结核分枝杆菌、非结核分枝杆菌、支原体、衣原体、螺旋体、立克次体及部分原虫等病原微生物所致的感染亦在有指征时才可应用抗微生物药物。缺乏细菌及上述病原微生物感染的证据，诊断不能成立者，以及病毒性感染者，均无应用抗微生物药物的指征，不可应用抗微生物药物。

（1）应尽早查明病原体，并根据病原体种类及细菌药物敏感试验的结果合理选用抗微生物药物：实现合理用药最关键的是及早从临床标本中培养出致病菌，根据病原菌种类及病原菌对

抗微生物药物的敏感性或耐药性，即细菌药物敏感试验（以下简称药敏）的结果而选用针对性强、抗菌作用优的抗菌药。因此有条件的医疗机构应规范收集相应的临床标本做病原体培养、鉴定及药敏测定，以尽早明确病原菌和药敏结果。需注意的是，临床医师应仔细分析细菌培养及药敏测定的结果，并结合感染部位、患者临床表现的特点以及患者不同病理、生理特点来综合分析，以正确判断致病菌性质。危重患者在未获知病原菌及药敏结果前，可根据患者的发病情况、发病场所、原发病灶、基础疾病等推断最可能的病原菌，并结合当地细菌耐药状况先给予抗微生物药物经验治疗。

（2）按照药物的抗菌作用特点及其体内过程特点选择用药：各种抗微生物药物的药效学（抗菌谱和抗菌活性）和人体药代动力学的（吸收、分布、代谢和排出过程）特点不同，因此有各自不同的临床适应证。临床医师应根据各种抗微生物药物的抗菌谱，并从比较作用类似的药物以明确各种抗微生物药物的独特的抗菌特点，选择对致病菌具有强大的抗菌活性、在感染部位药物浓度高且可维持一定时间的药物。

（3）抗微生物药物治疗方案应综合患者病情、病原菌种类及抗微生物药物的特点制订。

2. *根据病原菌、感染部位、感染严重程度和患者的生理、病理情况制订相应的抗微生物药物治疗方案* 包括抗微生物药物的选用品种、剂量、给药次数、给药途径、疗程及联合用药等。在制订治疗方案时应遵循下列原则：

（1）治疗重症感染（如败血症、感染性心内膜炎等）和抗微生物药物不易达到的部位的感染（如中枢神经系统感染等）时，抗微生物药物的剂量宜较大（治疗剂量范围高限）；而治疗单纯性下尿路感染时，由于多数药物的尿药浓度远高于血药浓度，则可应用较小剂量（治疗剂量范围低限）来治疗。

（2）轻症感染及可接受口服给药者、吸收完全的抗微生物药物，不必采用静脉或肌内注射给药。重症感染、全身性感染患者的初始治疗应予静脉给药，以确保药效；病情好转可以口服给药时应及早转为口服给药。宜尽量避免抗微生物药物的局部应用，以免引起过敏反应或导致耐药菌产生。青霉素类、头孢菌素类等易产生过敏反应的药物不可局部应用。氨基糖苷类等耳毒性药不可局部滴耳。

（3）为保证药物在体内能最大的发挥药效，杀灭感染灶病原菌，应根据药代动力学和药效学相结合的原则给药。青霉素类、头孢菌素类和其他β内酰胺类、红霉素、克林霉素等消除半衰期短的抗微生物药物，应一日多次给药。氟喹诺酮类、氨基糖苷类等可一日给药1次（重症感染者例外）。

（4）抗微生物药物的疗程因感染不同而异，一般宜用至体温正常、症状消退后72～96h，特殊情况妥善处理。但是，败血症、感染性心内膜炎、化脓性脑膜炎、伤寒、布鲁菌病、骨髓炎、溶血性链球菌咽炎和扁桃体炎、深部真菌病、结核病等需较长的疗程方能彻底治愈，并应防止复发。

二、抗微生物药物预防性应用的基本原则

1. *内科及儿科预防用药指征*

（1）预防一种或两种特定病原菌入侵体内引起的感染。

（2）预防在一段时间内发生的感染。

（3）原发疾病可以治愈或缓解者，预防用药可能有效，如传染病的流行期，应用有效抗微生物药物预防脑膜炎球菌所致的流脑等，预防用药防止A组溶血性链球菌感染所致的风湿热复发等。

通常不宜常规预防性应用抗微生物药物的情况：普通感冒、麻疹、水痘等病毒性疾病；昏迷、休克、中毒、心力衰竭、肿瘤、应用肾上腺皮质激素的患者及原发疾病不能治愈或缓解者

(如免疫缺陷者)。

2. 外科手术预防用药

(1) 外科手术预防用药指征：预防手术后切口感染，以及清洁-污染或污染手术后手术部位感染及术后可能发生的全身性感染。

(2) 外科手术预防用药基本原则

1) 手术野为人体无菌部位，局部无炎症、无损伤，也不涉及呼吸道、消化道、泌尿生殖道等人体与外界相通的器官，通常不需要预防性使用抗微生物药物。仅在下列情况时可考虑预防用药：①手术范围大、时间长，污染机会增加；②手术涉及重要脏器，一旦发生感染将造成严重后果者，如头颅手术、心脏手术、眼内手术等；③异物植入手术，如人工心瓣膜植入、永久性心脏起搏器放置、人工关节置换等；④高龄或免疫缺陷者等高危人群。

2) 上、下呼吸道，上、下消化道，泌尿生殖道手术，或经以上器官的手术，如经口咽部的大手术、经阴道的子宫切除术、经直肠的前列腺手术，以及开放性骨折或创伤手术。由于手术部位存在大量人体寄殖菌群，手术时可能污染手术野而引致感染，故此类手术需预防使用抗微生物药物。

3) 由于胃肠道、尿路、胆道体液大量溢出或开放性创伤未经扩创等已造成手术野严重污染的手术。此类手术需预防应用抗微生物药物。

(3) 外科预防应用抗微生物药物的选择及给药方法

1) 抗微生物药物的选择视预防目的而定。预防术后切口感染，应针对金黄色葡萄球菌(以下简称金葡菌)选用药物。预防手术部位感染或全身性感染，则需依据手术野污染或可能的污染菌种类选用，如结肠或直肠手术前应选用对大肠埃希菌和脆弱拟杆菌有效的抗微生物药物。选用的抗微生物药物必须是疗效肯定、安全、使用方便及价格相对较低的品种。

2) 给药方法：接受清洁手术者，在术前0.5～2h内给药，或麻醉开始时给药，使手术切口暴露时局部组织中已达到足以杀灭手术过程中入侵切口的细菌的药物浓度。如果手术时间超过3h，或失血量大(＞1500ml)，可手术中给予第2剂。抗微生物药物的有效覆盖时间应包括整个手术过程和手术结束后4h，总的预防用药时间不超过24h，个别情况可延长至48h。手术时间较短(＜2h)的清洁手术，术前用药1次即可。接受清洁-污染手术者的手术时预防用药的时间亦为24h，必要时可延长至48h。污染手术可依据患者的情况酌量延长用药时间。对手术前已形成感染者，抗微生物药物使用时间应按治疗性应用而定。

三、抗微生物药物在特殊病理、生理状况患者中的合理应用

(一) 肾功能减退患者抗微生物药物的应用

1. 基本原则

(1) 应尽量避免使用肾毒性的抗微生物药物，确有应用指征时，必须调整给药方案。

(2) 根据感染的严重程度、病原菌种类及药敏试验结果等选用无肾毒性或肾毒性低的抗微生物药物。

(3) 根据患者肾功能减退程度以及抗微生物药物在人体内排出途径来调整给药剂量及方法。

2. 抗微生物药物的选用及给药方案调整

(1) 主要由肝胆系统排泄或由肝脏代谢，或经肾脏和肝胆系统同时排出的抗微生物药物可用于肾功能减退者，维持原治疗量或剂量略减。包括大环内酯类、利福平、多西环素、部分青霉素类与头孢菌素类。

(2) 主要经肾脏排泄，药物本身并无肾毒性或仅有轻度肾毒性的抗微生物药物，肾功能减退者可应用，但剂量需适当调整。包括大部分青霉素类、头孢菌素类及氟喹诺酮类。

(3) 肾毒性抗微生物药物避免用于肾功能减退者，如确有指征使用该类药物时，需进行血

药浓度监测，根据血药浓度来调整给药方案，以达到个体化给药的目的；也可按照肾功能减退程度（以内生肌酐清除率为准）减量给药，疗程中需严密监测患者的肾功能。包括氨基糖苷类、万古霉素、多黏菌素类。

（4）不宜选用的抗微生物药物包括四环素类、呋喃类、萘啶酸等。

（二）肝功能减退患者抗微生物药物的应用

肝功能减退时抗微生物药物的选用及剂量调整，需要考虑肝功能减退对该类药物体内代谢过程的影响程度以及肝功能减退时该类药物及其代谢物发生毒性反应的可能性。

（1）主要由肝脏清除的药物，肝功能减退时药物的清除明显减少，但并无明显的毒性反应发生，肝病时仍可正常应用，但需谨慎，必要时应减量给药，治疗过程中需严密监测肝功能。红霉素等大环内酯类（不包括酯化物）、林可霉素、克林霉素均属此类抗微生物药物。

（2）药物主要经肝脏或有相当量经肝脏清除或代谢，肝功能减退时药物的清除减少，并可导致毒性反应的发生，肝功能减退患者应避免使用此类药物。氯霉素、利福平、红霉素酯化物、四环素类等属此类抗微生物药物。

（3）药物经肝脏、肾脏两种途径清除，肝功能减退者药物的清除减少，血药浓度升高，肝功能减退的同时有肾功能减退的患者血药浓度升高尤为明显，但药物本身的毒性不大。严重肝病患者，尤其肝、肾功能同时减退的患者在使用此类药物时需减量。经肾、肝两种途径排出的广谱青霉素类如羧苄西林、美洛西林等，头孢菌素类如头孢曲松、头孢哌酮等均属此种情况。

（4）主要经肾排泄的品种可按原治疗剂量用药，氨基糖苷类抗生素、万古霉素与去甲万古霉素、多黏菌素、青霉素、头孢他啶、大多数喹诺酮类等属此类抗微生物药物。

（三）老年患者抗微生物药物的应用

（1）老年人肾功能呈生理性减退，老年患者，尤其是高龄患者接受主要自肾排出的抗微生物药物时，应按轻度肾功能减退情况减量给药，可用正常治疗量的1/2～2/3。青霉素类、头孢菌素类和其他β内酰胺类的大多数品种即属此类情况的抗微生物药物。

（2）老年患者宜选用毒性低并具杀菌作用的抗微生物药物，青霉素类、头孢菌素类等β内酰胺类为常用药物，毒性大的氨基糖苷类、万古霉素、去甲万古霉素等药物应尽可能避免应用，有明确应用指征时应在严密观察下慎用，同时应进行血药浓度监测，据血药浓度监测调整剂量，使给药方案个体化，以达到用药安全、有效的目的。

（3）目前有许多性能更优越的口服抗感染药或新制剂，不仅生物利用度与注射给药相似，作用时间也更长，治疗费用也更低，因此尤其适于对老年患者推荐序贯疗法，即及早从肠外给药转变为口服给药。

（4）重视综合治疗，密切注意心、肝、肾功能的变化，及时纠正水、电解质、酸碱平衡紊乱。

（5）大多数老年人往往身患多种疾病，需多种药物联合治疗。联合用药最大的危险是药物有害的相互作用，其结果是导致直接或间接的药物不良反应。因此，对老年患者应用多种药物联合治疗时，应注意其相互作用。

（四）新生儿患者抗微生物药物的应用

（1）新生儿期肾脏未发育成熟，肾清除功能较差，因此新生儿感染时应避免应用毒性较大的抗微生物药物，包括主要经肾排泄的氨基糖苷类、多肽类，如万古霉素、去甲万古霉素等，确有应用指征时，必须进行血药浓度监测，据血药浓度监测结果调整给药方案，个体化给药，以确保治疗安全有效。不能进行血药浓度监测者，不可选用上述药物。主要经肾排出的青霉素类、头孢菌素类等β内酰胺类药物需减量应用，以防止药物在患者体内蓄积而导致严重中枢神经系统毒性反应的发生。

(2) 新生儿期肝脏发育未成熟，肝酶分泌不足或缺乏，所以新生儿用药时还应考虑肝酶的成熟情况。应避免使用主要经肝代谢的大环内酯类抗生素、氯霉素、利福平及两性霉素B。确有应用指征时，必须进行血药浓度监测，据血药浓度监测的结果调整给药方案，个体化给药。磺胺类、呋喃类药物可使磷酸葡萄糖醛酸酶缺乏的新生儿出现溶血性贫血，则应避免使用。

(3) 避免应用或禁用可影响新生儿生长发育的四环素类、喹诺酮类抗微生物药物。

(4) 新生儿的体质量和组织器官日益成熟，抗微生物药物在新生儿的药代动力学亦随日龄增长而变化，因此使用抗微生物药物时应按日龄调整给药方案。

（五）小儿患者抗微生物药物的应用

(1) 氨基糖苷类抗生素有明显耳、肾毒性，小儿患者应尽量避免应用。临床中有明确应用指征且又无其他毒性低的抗微生物药物可供选用时，才可选用该类药物，并在治疗过程中应严密观察不良反应。有条件者应进行血药浓度监测，根据血药浓度监测的结果个体化给药。

(2) 万古霉素和去甲万古霉素也有一定肾、耳毒性，小儿患者仅在有明确指征时才可选用。在治疗过程中应严密观察其不良反应，并应进行血药浓度监测，个体化给药。

(3) 四环素类抗生素可导致牙齿黄染及牙釉质发育不良。不可用于8岁以下的小儿。

(4) 喹诺酮类抗菌药由于对骨骼发育可能产生不良影响，因此该类药物应避免用于18岁以下未成年人。

（六）妊娠期和哺乳期患者抗微生物药物的应用

妊娠哺乳期患者用药须有明确的指征，根据抗微生物药物的FDA分类，并结合用药时的胎龄选择用药，同时还要注意妊娠期时的母体变化对抗微生物药物的药代动力学的影响。

(1) 对胎儿有致畸或明显毒性作用的抗微生物药物，如四环素类、喹诺酮类、氯霉素类、四环素类、磺胺类等，妊娠期应禁用。

(2) 对母体和胎儿均有毒性作用的抗微生物药物，如氨基糖苷类、万古霉素、去甲万古霉素等，妊娠期应避免应用；确有应用指征时，需在血药浓度监测下使用，以保证用药安全有效。

(3) 药毒性低，对胎儿及母体均无明显影响，也无致畸作用的抗微生物药物，妊娠期感染时可选用。青霉素类、头孢菌素类等β内酰胺类和磷霉素、大环内酯类（酯化物除外）等均属此种情况。

(4) 哺乳期患者接受抗微生物药物后，药物可自乳汁分泌，通常母乳中药物含量不高，不超过哺乳期患者每日用药量的1%；少数药物在乳汁中分泌量较高，如氟喹诺酮类、四环素类、大环内酯类、氯霉素、磺胺甲唑、甲氧苄啶、甲硝唑等。青霉素类、头孢菌素类等β内酰胺类和氨基糖苷类等在乳汁中含量低。然而无论乳汁中药物浓度如何，均对乳儿存在潜在的影响，并可能出现不良反应，如氨基糖苷类抗生素可导致乳儿听力减退，氯霉素可致乳儿骨髓抑制，磺胺甲唑等可致核黄疸、溶血性贫血，四环素类可致乳齿黄染，青霉素类可致过敏反应等。因此治疗哺乳期患者时应避免选用氨基糖苷类、喹诺酮类、四环素类、氯霉素、磺胺药等。哺乳期患者应用任何抗微生物药物时，均宜暂停哺乳。

四、抗微生物药物的联合应用

1. 抗微生物药物联合应用的机制

(1) 生化性相互作用：磺胺药与TMP联合使病原菌的叶酸代谢受到序贯阻断，不仅抗菌活性增强，抗菌谱也增大。美西林可高选择性地与青霉素结合蛋白-2结合，与作用于不同结合点的β内酰胺类可获得优异的协同作用。

(2) 细胞外膜渗透性改变：繁殖期杀菌药如青霉素类与静止期杀菌药如氨基糖苷类合用时，前者可阻碍细菌细胞壁的合成，而使后者易于进入细胞而获得增强作用。多黏菌素类或多烯类可损伤细菌或真菌的细胞膜，而有利于其他抗微生物药物进入细菌或真菌的细胞内，同时合用时可相应减少剂量，毒性反应也可减轻。

(3) β内酰胺酶的抑制：β内酰胺酶抑制剂与青霉素类或头孢菌素类合用时不仅可扩大抗菌谱，抗菌活性也大大增强，现多以复合制剂应用于临床，并取得良好疗效。

(4) 不同耐药菌群的抑制：青霉素类与夫西地酸合用，可因各自抑制不同的耐药菌群而获得协同效果。

但需注意的是，滥用抗微生物药物联合，可产生不良后果，如细菌繁殖期杀菌药与快速抑菌药合用时可产生拮抗，毒性反应及耐药菌株增多、二重感染易于发生等不良后果。

2. *抗微生物药物联合应用* 可因药物代谢动力学不同、药物间相互作用等因素而影响药物在体液、组织等中的分布和体内过程，因此联合应用较单独用药须有更明确的指征。单一药物可有效治疗的感染，不需联合用药。仅在下列情况时才可有指征的联合用药。

(1) 病原菌尚未查明的严重感染，包括免疫缺陷者的严重感染、慢性病患者、免疫缺陷者。

(2) 单一抗微生物药物不能控制的需氧菌及厌氧菌的混合感染，2种或2种以上病原菌的感染。常见于肠穿孔所致的腹膜炎、创伤感染等。

(3) 单一抗微生物药物不能有效控制感染性心内膜炎或败血症等重症感染。

(4) 需长疗程治疗，但病原菌易对某些抗微生物药物产生耐药性的感染，如结核病、深部真菌病。

(5) 由于药物协同抗菌作用，联合用药时应将毒性大的抗微生物药物剂量减少，如两性霉素B与氟胞嘧啶联合治疗隐球菌脑膜炎时，前者的剂量可适当减少，从而减少其对人体的毒性反应。

(6) 联合用药时宜选用具有协同或相加抗菌作用的药物联合，如青霉素类、头孢菌素类等其他β内酰胺类与氨基糖苷类联合，两性霉素B与氟胞嘧啶联合。

(7) 联合用药通常采用2种药物联合，3种及3种以上药物联合仅适用于个别情况，如结核病的治疗。此外必须注意联合用药后不良反应将增多。

3. *抗微生物药物与其他药物合用时的注意事项*

(1) 静脉滴注给药时，抗微生物药物之间及与其他药物间常可发生配伍禁忌，而使药物的活性减弱，所以，抗微生物药物宜单独静脉滴注给药。

(2) 磺胺药与口服降糖药和口服抗凝剂合用时，可因血液中蛋白结合点的竞争和置换作用，而导致这些药物的血药浓度增高，产生不良反应，故合用时应减量。

(3) 具有酶促或酶抑作用的抗微生物药物与经肝内代谢酶代谢的药物合用时需注意不良反应的发生，如磺胺药、四环素、大环内酯类等与巴比妥类、降糖药、抗凝剂等合用时。

(4) 某些抗微生物药物依赖其主动作用，可经肾小管分泌，这一饱和过程可被竞争同一运载系统的药物所抑制，如青霉素类或头孢菌素类与丙磺舒的合用。

(5) 抗微生物药物与其他药物合用时可因在组织或受体部位的交互作用而使其毒性加剧，如氨基糖苷类和多黏菌素类与神经肌肉阻滞剂合用易发生呼吸抑制。

五、合理给药方案设计

(一) PK/PD 理论与抗微生物药物的合理应用

药动学（pharmacokinetics，PK）用于研究药物在体内的吸收、分布、代谢与排泄的规律，研究抗微生物药物在人体血液循环、其他体液和组织中浓度的高低及其持续时间。药效学(pharmacodynamics，PD)为研究药物剂量对药效的影响以及药物对临床疾病的效果，研究抗微生物药物的化学结构与抗菌效果的关系以及抗微生物药物的浓度与抗菌效果的关系。

药代动力学的主要参数包括：生物利用度(F)、峰浓度(C_{max})、达峰时间(T_{max}或T_{peak})、表观分布容积(V_d)、半衰期($T_{1/2}$)、清除率(CL)、消除速率常数(K_e)和血药浓度-时间曲线下面积(AUC)等。这些参数描绘了药物浓度在体内的变化规律，反映了量-时关系。药效动力学的参数主要有最小抑菌浓度(MIC)和最小杀菌浓度(MBC)，反映了量效关系，对于临床上制定和调整给药方案(用药剂量和给药时间间隔)十分重要，但却不能体现抗微生物药物杀菌的动态过程。

PK/PD理论将药物动力学与体外药效动力学参数的综合，研究抗菌活性变化的时间过程，对获得最佳的临床和细菌学疗效，指导临床合理用药产生了重要作用：①应用PK/PD的相关参数选择抗微生物药物。在制订给药方案时可将抗微生物药物对某细菌的MIC、MBC和药物的血药浓度C_{max}作为主要依据，将宿主、病原体、PK/PD联系在一起，预测临床和病原菌治疗效果及预防细菌的耐药，从而指导临床科学合理的选择抗微生物药物。②应用PK/PD原则依据不同类型制订给药方案，可推测最佳治疗剂量和用药间隔，从而使不良反应最小化。

(二)抗微生物药物后效应

1. PAE与PA SME　抗微生物药物的抗菌后效应(post-antibiotice effect，PAE)是细菌对抗微生物药敏感性的结构特征性指标，系指细菌与抗微生物药物经短暂接触，当药物清除以后，细菌生长仍受到持续抑制的效应。PAE的大小反映抗生素作用后细菌再生长延迟相的长短。可作为重要的药效动力学参数，PAE对临床合理的使用抗生素药物、重新评价抗生素的不良反应和联合用药具有重要的指导意义。

亚抑菌浓度下的抗生素后效应(PA SME)是指将细菌暴露于高浓度抗菌药后，继续置于低药物浓度(<MIC)下，观察其再生长的延迟相。PA SME的意义与PAE相似，不同的是PA SME较PAE更符合体内情况，因为药物进入机体后，对于敏感菌而言，总是药物浓度先在MIC以上，然后随着药物的清除，药物浓度逐渐降低至MIC以下。

2. PAE产生的机制

(1)抗微生物药物产生的非致死性损伤或药物与致病菌靶位的持续性结合，可使细菌恢复正常生长变慢。

(2)抗生素后白细胞效应(post-antibiotic leucocyte enhencement，PALE)，即细菌对多形核白细胞的敏感性发生变化，从而增加了白细胞对细菌的识别能力，从而产生抗菌药与白细胞协同杀菌作用。产生较长PAE的抗菌药倾向于显示最大的PALE。

(3)菌体的形态改变致使细菌的正常生理功能受到影响，致使其在一段时间内丧失生长、繁殖及致病能力。

(三)PK/PD参数及临床意义

PK/PD研究的是某一给药剂量相应的时间-效应过程，反映了在相应药代动力学条件下，抗微生物药物抑制或杀灭细菌的生物学效应及临床疗效，即抗微生物药物的血药浓度变化与杀菌效应及副作用的关系。在抗微生物药物PK/PD参数与临床效应的关联研究中，因抗微生物药物的靶浓度无法测定，而用MIC代替。PK/PD的主要参数有：$T_{>MIC}$、C_{max}/MIC、AUC/MIC(AUIC)。

(1) $T_{>MIC}$ (time above MIC)：指给药后，血药浓度大于MIC的持续时间。将该抗微生物药物对某特定细菌的MIC值叠加到血药浓度-时间曲线图上，高于MIC所对应的时间，通常以占一个给药区间的百分比来表达。

(2) C_{max}/MIC：抗微生物药物血药峰浓度（C_{max}）和 MIC 的比值。

(3) AUC/MIC（AUIC）：指在血药浓度-时间曲线图中，MIC 以上的 AUC 部分，一般以 24h AUC 与 MIC 的比值表示。

（四）抗微生物药物的杀菌活性模式及给药方案

依据不同抗微生物药物 PK/PD 参数，即抗微生物药物抗菌活性与血药浓度或作用时间的相关性，抗微生物药物可分为以下几种杀菌活性模式：

1. *浓度依赖性* 即药物浓度愈高，杀菌作用愈强。如氨基苷类、喹诺酮类。此类药物通常具有首剂效应（the first-exposure effect，FEE）和较长的 PAE，且 PAE 呈明显的浓度（剂量）依赖关系。细菌暴露于高浓度药物后在低于 MIC 的浓度下生长较慢（PA SME 延长），欲提高疗效在于加大给药浓度。因此 C_{max}/MIC 或 AUC/MIC（AUIC）是主要参数。当 24h AUC/MIC，即 AUIC＞125～250 时不但起效快，且能有效地杀灭细菌和抑制耐药菌株的产生，故应大剂量每日 1 次给药（免疫健全患者要求 AUIC＞25～30，免疫抑制患者要求 AUIC＞100）。血清药物浓度 C_{max}/MIC 的比值至少应在 8～12。理论上，这些药物的投药时间为药物浓度超过 MIC 和 MBC 的时间再加上 PAE 的持续时间。

当细菌暴露于氨基糖苷类药物后可发生显著的适应性耐药，以下调细菌对药物的摄取，其结果是药物对细菌的杀菌能力降低和 MIC 值的增高，耐药性持续的时间一般为 14～18$T_{1/2}$(β)。因此，氨基糖苷类宜为每日给药 1 次，不仅可提高峰浓度，还可克服这一现象对药效的影响。而且，其毒性与血药浓度不直接相关，低浓度而持续作用的药物较之高浓度而间断作用的情况更易进入肾小管和内耳淋巴，所以氨基糖苷类大剂量 1 次使用，不仅使 C_{max}/MIC 的比值＞8～12，临床有效率达到 90%，而且可显著减少耳、肾毒性。

喹诺酮类推荐每日 1～2 次给药，与其不良反应有明显的浓度依赖性有关。所以临床上限制喹诺酮类使用较高的剂量，也不建议日剂量集中使用。可根据药物的血浆清除半衰期和 PAE 适当延长给药间隔，进一步优化给药方案。

2. *时间依赖性* 药物浓度在一定范围内与杀菌活性有关，通常在药物浓度达到对细菌 MIC 的 4～5 倍时，杀菌速率达饱和状态，药物浓度继续增高时，其杀菌活性及速率并无明显改变，其杀菌作用主要取决于血药浓度高于 MIC 的时间，而血或组织内的药物浓度低于 MIC 值时，细菌可迅速重新生长繁殖，即 PA SME 亦不明显。此类抗菌药的 PAE 通常较短或没有。如β内酰胺类抗生素，包括青霉素类、头孢菌素、大环内酯类的大部分品种、克林霉素等。主要参数为 T＞MIC。

时间依赖型抗生素要求血清药物浓度大于最低抑菌浓度（T＞MIC），通常取血清浓度超过 MIC 的时间为 40%～50%的给药间隔，即 T＞MIC 为 40%～50%时，治疗率可达 90%～100%。其给药原则是将间隔时间缩短，而不必将每次剂量增大。

青霉素类和头孢菌素类对革兰阳性球菌显示较长的 PAE，但对革兰阴性菌不产生 PAE。对革兰阳性球菌引起的感染，青霉素类和头孢菌素类对其杀菌活性主要依赖于药物浓度和与细菌接触的时间，加之有较长的 PAE，目前主张适当增加给药剂量，将 1 次剂量的药物溶于约 100ml输液中，于 0.5～1h内快速滴完，相对减少给药次数，每日 2 次，以获得最佳抗菌效果，并减少不良反应的发生。对于革兰阴性菌引起的感染，它们维持血清药物浓度的时间主要取决于药物的半衰期，最适合给药间隔为血药浓度超过 MIC 时间，临床应采用多次给药或持续静脉滴注的方法来维持血药浓度高于 MIC。

大环内酯类在组织与细胞内浓度常较同期血浓度高，因此在研究其 PK/PD 时应将感染部位药物浓度或细胞内药物浓度结合 MIC 进行分析。最佳治疗方案应在组织中维持药物浓度高于 MIC 和 MBC。大环内酯类 PAE 与药物浓度及细菌与药物的接触时间都有关系，细菌与药物接触时间越长，其 PAE 越长，且呈浓度依赖性。对半衰期和 PAE 较长的新型大环内酯类药物如罗红霉素、阿奇霉素临床采用每日 1 次给药方案，克拉霉素采用每日 2 次给药方案能收到良好效果；但对于半衰期和 PAE 较短的红霉素、琥乙红霉素、乙酰螺旋霉素等，临床应按半衰期推荐的给药时间间隔给药，即每日 3～4 次，这样才能使药物浓度高于 MIC。

3. 时间依赖性且抗菌活性持续时间较长即有明显的 PAE 的抗微生物药物　这类药物呈时间依赖性，但 PAE 较长，因此给药间隔可适当延长，同时也呈现很小的浓度依赖性，因此也可通过增加给药剂量来提高临床疗效。结合 PAE，用药方案是延长药物的接触时间并允许药物浓度在投药间隔的相当长时间段内低于 MIC。此类型药物有阿奇霉素、四环素类、万古霉素、碳青霉烯类、氯林可霉素、唑类抗真菌药等。

碳青霉烯类中的亚胺培南、美洛培南等对繁殖期和静止期细菌均有强大的杀菌活性，又显示较长的 PAE，故临床应用该类药物可适当延长给药间隔时间，采取 1～2 次给药方案。阿奇霉素具有口服吸收快、组织分布广、细胞内浓度高（为同期血药浓度的 10～100 倍）及半衰期长（$T_{1/2}$=68h)、有明显的 PAE 等优点，故可每日 1 次给药。应用氟康唑治疗真菌感染时，应使 AUC/MIC 比值＞20。

（五）联合用药方案的选择

临床上对严重感染、混合感染及为防止细菌产生耐药常采用联合使用抗微生物药物的方案。采用合理的联合用药方案时，PAE 呈协同或相加性作用，这样既可发挥两类药物的协同抗菌活性，又可避免某些个体差异较大的患者因峰浓度过高而产生毒性反应。

临床给药时原则上应相应减少药物的单剂量，并延长给药间隔。如氨基糖苷类药物和 β-内酰胺类药物联合应用时可考虑适当减少氨基糖苷类药物的日剂量并单次给药。磷霉素和环丙沙星对临床分离的致病菌金葡菌和大肠埃希菌的 PAE 具有相加作用，尤其是对金葡菌，提示联合应用磷霉素和环丙沙星时，可适当延长给药间隔。对于临床上副作用较大而疗效确切的药物，如氨基糖苷类药物时，联合应用氟喹诺酮类药物时，可减少其剂量，适当延长给药间隔，将毒副作用降到最低限度。

第二章 抗 生 素

第一节 抗生素概述

一、抗生素的定义与历史沿革

抗生素系指由细菌、真菌或其他微生物在生活过程中所产生的具有抗病原体或其他活性的一类物质。目前所用的抗生素大多数是从微生物培养液中提取或经结构改造获得的，少数结构不复杂的抗生素如氯霉素、磷霉素等已能用全化学合成法替代发酵法获得。由于不同种类的抗生素的化学成分不一，因此它们对微生物的作用机制也很不相同，有些可抑制蛋白质的合成，有些可抑制核酸的合成，有些则抑制细胞壁的合成。由于抗生素可使95%以上由细菌感染而引起的疾病得到控制，现已成为治疗传染性疾病的主要药物。抗生素虽然能有效地防治人类的疾病，但在临床使用上还存在着微生物对抗生素的耐药性问题，如在某些地方耐药的金黄色葡萄球菌已达80%～90%，有些用药者对抗生素会产生过敏反应等。对于这些问题有待于今后研究解决。

20世纪50年代末，从青霉素和头孢菌素中先后分离得到的母核6-APA和7-ACA为β-内酰胺类抗生素的半合成提供了必要基础。由此经结构修饰获得了耐酸可口服的青霉素V，耐青霉素酶的甲氧西林、苯唑西林等；广谱的氨苄西林、阿莫西林等；对铜绿假单胞菌亦有效的羧苄西林、磺苄西林和抗革兰阴性细菌的美西林等多个系列有特色的半合成青霉素，有效地弥补了天然青霉素的缺陷。头孢菌素也由第一代发展到第三代，抗菌谱陆续扩展，抗革兰阴性细菌的活性不断增强，对β-内酰胺酶的稳定性也日益提高，第四代头孢菌素又增强了抗革兰阳性细菌的活性。其他类抗生素的结构修饰也取得了进展：阿米卡星、萘替米星、阿斯米星、地贝卡星等的问世，部分克服了氨基糖苷类抗生素的细菌耐药性问题。罗红霉素、阿奇霉素、克拉霉素、泰利霉素等的出现解决了大环内酯类对酸不稳定的问题。四环素、林可霉素等的结构修饰物多西环素、米诺环素、克林霉素等都大大改善了原抗生素的抗菌能力与药物动力学性能。20世纪70年代β-内酰胺抗生素得到了进一步发展，发现了超广谱的碳青霉烯、青霉烯和结构特殊的氧青霉烷、单环β-内酰胺类抗生素。为了控制耐药菌感染及扩大抗生素的抗菌谱、增强抗生素的抗菌活性，开发出β-内酰胺酶抑制剂克拉维酸、舒巴坦与β-内酰胺类抗生素的复合制剂。近年来广谱抗生素、甾体激素、抗癌药物、免疫抑制剂的应用广泛，随着艾滋病的流行，深部真菌感染的发病率与死亡率逐年增加，各国也更加重视抗真菌药的筛选，发现近20个系列化合物，由其中脂肽类化合物经结构修饰制得的卡帕芬净与米卡芬净已于最近上市。

近年来，细菌耐药性的出现和蔓延严重影响和破坏着人类抗感染治疗。特别是耐甲氧西林的葡萄球菌、耐万古霉素的肠球菌、耐青霉素的肺炎球菌和耐超广谱β-内酰胺酶的革兰阴性杆菌已经普遍发展成为对两种以上抗生素耐药的多重耐药菌株，给临床治疗带来了极大的困扰。为了克服耐药性的产生，增强药物的抗菌活性，扩大抗菌谱，人类又相继开发了新的品种，并获得良好的临床疗效，极大改善了抗感染治疗的现状。

20世纪90年代上市的第四代头孢菌素头孢瑟利有较强的抗耐甲氧西林金葡菌（MRSA）

的活性，对多重耐药的肠杆菌属、枸橼酸杆菌以及产头孢他定水解酶的克雷伯菌与大肠埃希菌均有作用。目前开发的品种主要围绕以下几个方面：①提高抗革兰阳性菌（包括 MRSA、肠球菌）、铜绿假单胞菌（包括对鲍林蛋白变异的耐亚胺培南的铜绿假单胞菌）与厌氧菌的活性；②大力发展口服吸收好，半衰期长的头孢菌素；③连接头孢菌素与作用机制不同的喹诺酮类抗菌药，以扩展抗菌谱，增强抗菌活性和改善其药代动力学性能。

新上市的碳青霉烯类美洛培南、比阿培南对肾脱氢肽酶酶稳定，不需要合用酶抑制剂，且抗菌谱、抗菌作用均与亚胺培南相似。当前的研究方向是在保持对肾脱氢肽酶稳定的基础上，增强抗铜绿假单胞菌（包括对鲍林蛋白变异的耐亚胺培南的铜绿假单胞菌）以及抗 MRSA 的活性，并改善药动学性质，发展口服剂型。

大环内酯类的新品种酮内酯、酰内酯、氮内酯不仅改善了大环内酯类的药代动力学性质、对致病菌有强力作用，而且对大环内酯类的耐药菌亦有高度抗菌活性。四环素类新开发的大器霉素、二甲基甘氨酰米诺环素与去甲多西环素对四环素的耐药菌亦有抑制作用。

目前对抗耐甲氧西林金葡菌、耐万古霉素肠球菌和耐青霉素肺炎链球菌的药物探索集中在糖肽类抗生素、链阳菌素类抗生素及噁唑啉酮类（oxazolldinones）抗菌药的研究上。

20 世纪 90 年代上市的新β-内酰胺酶抑制剂他唑巴坦抑酶的作用优于克拉维酸与舒巴坦，对临床上重要的金葡菌产生的青霉素酶、革兰阴性杆菌产生的 TEM、SHV 等质粒介导和染色体介导的β-内酰胺酶均有强力的抑制作用。现又在开发能抑制金属β-内酰胺酶的抑制剂，如巯代吡啶二羧酸衍生物。

二、抗生素的分类

（1）β-内酰胺类：如青霉素类、头孢菌素类、碳青霉烯类。

（2）氨基糖苷类：如庆大霉素、妥布霉素、阿司米星等。

（3）四环素类：如四环素、米诺环素等。

（4）氯霉素类。

（5）大环内酯类：如红霉素、阿奇霉素、克拉霉素等。

（6）林可霉素类。

（7）其他类：如甲砜霉素、磷霉素、氨曲南。

（8）合成抗感染药物：如磺胺类、喹诺酮类、硝基咪唑类、抗真菌类、抗病毒类。

三、抗生素的合理应用

1. *应按临床病原学诊断及药敏试验结果选用药物* 应用抗微生物药物治疗的先决条件是诊断出感染性疾病的病因，要尽可能地分离出病原微生物，从患者的血液、尿液、胸水、腹水、脑脊液、创面渗出液、痰液、唾液、脓液中可分离并鉴定出病原体，常用方法为革兰染色涂片及培养。分离并鉴定病原体后还应进行药物敏感度试验，常用纸片法及稀释法，可测定出最低抑菌浓度等，从而为选用治疗药物提供参考依据。对不能确诊的病例要由临床诊断推断出最可能的病原体种类，从而应用适当的药物进行治疗。

2. *应掌握抗微生物药物的适应证及其作用特点* 药物的抗菌谱、抗菌作用、药物的体内动态、不良反应、药物间的相互作用等特点均是正确选药、用药的基本依据。常见的感染性疾病的致病原及选药标准为：

（1）葡萄球菌属可引起疖、痈、呼吸道感染、败血症、心内膜炎、脑膜炎、假膜性肠炎，骨髓炎。对不产酶菌株应首选青霉素，替代药物为大环内酯类、林可霉素类、复方新诺明（复方磺胺甲噁唑）等；对产青霉素酶的菌株可首选苯唑西林、氯唑西林，替代药物为头孢唑啉、头孢呋新、万古霉素等；对甲氧西林耐药的菌株应首选万古霉素，替代药物有氧氟沙星、依诺沙星、阿米卡星、利福平（合用）。

（2）链球菌属可引起蜂窝织炎、丹毒、扁桃体炎、猩红热、败血症、中耳炎、呼吸道感染，宜首选青霉素，替代药物有氨苄西林、大环内酯类、头孢唑啉及头孢氨苄等，用于肺炎球菌的治疗，溶血性链球菌则可用大环内酯、林可霉素类。草绿色链球菌所引起的心内膜炎可首选青霉素联合庆大霉素或链霉素进行治疗，替代药物为万古霉素。

（3）肠球菌属可引起心内膜炎、败血症、尿路感染等，首选氨苄西林，心内膜炎则还应加用庆大霉素。替代药物有万古霉素、哌拉西林，氟喹诺酮类、红霉素。

（4）奈瑟球菌属：脑膜炎球菌可引起流行性脑膜炎及败血症等，应首选青霉素，替代药物为磺胺嘧啶、氯霉素、头孢呋新、第三代头孢菌素。淋球菌性淋病及心内膜炎也首选青霉素，可用氧氟沙星、依诺沙星、头孢曲松，对产酶淋球菌可用氧氟沙星及依诺沙星做首选治疗，替代药物为大观霉素及头孢曲松。

（5）流感杆菌性脑膜炎可首选氨苄西林、氯霉素，替代药物为头孢呋新、头孢曲松、头孢噻肟；流感杆菌性呼吸道感染如肺炎等可首选氨苄西林、氯霉素，替代药物为阿莫西林加克拉维酸钾、头孢呋新、头孢曲松。

（6）以铜绿假单胞菌为代表的假单胞菌属可引起尿路感染、败血症、脑膜炎、腹膜炎、肺部感染、烧伤、创面、压疮感染等，可首选庆大霉素或妥布霉素、头孢他啶、哌拉西林，替代药物有氧氟沙星、环丙沙星、头孢哌酮、氨曲南、多黏菌素B、阿米卡星。重症者应联合使用头孢他啶或头孢哌酮与庆大霉素或妥布霉素、阿米卡星，或哌拉西林加氨基糖苷类。

（7）以大肠埃希菌为代表的艾氏菌属可引起败血症、胆道感染、尿路感染、腹膜炎、脑膜炎、肺炎，应首选庆大霉素、哌拉西林、诺氟沙星，重症者可首选头孢拉定、头孢呋新、头孢他啶等，替代药物有氧氟沙星、依诺沙星等，还可将第三代头孢菌素如头孢他啶、头孢曲松、头孢噻肟等与庆大霉素等合用。

（8）厌氧菌中的类杆菌属可致腹部手术、妇产科手术感染、败血症、组织及器官脓肿，且常与需氧菌一起混合感染。脆弱类杆菌感染可首选甲硝唑、替硝唑，替代药物为氯霉素、克林霉素、哌拉西林、头孢西丁等，治疗产黑素类杆菌感染则应首选青霉素或甲硝唑、克林霉素，轻症者可用大环内酯类治疗。

（9）深部真菌感染可首选两性霉素B联合氟胞嘧啶，替代药物有酮康唑、氟康唑、伊曲康唑。阴道或肠道真菌病可首选制霉菌素。其他感染均可按具体病原体选药治疗，如螺旋体感染应首选青霉素，立克次体、衣原体、支原体等感染可首选四环素进行治疗。

3. *根据患者的病情及机体具体状况用药*　新生儿和老年人的肾功能与成年人有差别，老年人随年龄增长肾功能逐渐减退，血中药物半衰期往往较成年人长，故应注意减少用量，尤其是对具有肾毒性的药物如氨基糖苷类，要认真根据肾功能来调整药物剂量并尽可能做血药浓度监测。肝功能减退及肝病患者应避免应用四环素、氯霉素、异烟肼、两性霉素B等。孕妇要避免使用四环素、氨基糖苷类、红霉素等。免疫功能低下或缺陷者常易发生细菌感染，应尽快根据病原诊断使用适宜药物如头孢他啶、亚胺培南等。

4. *禁用或严格控制用药范围*　①发热原因不明时一般不用抗微生物药物。②病毒感染不用抗微生物药物。③尽量避免在皮肤和黏膜等局部应用抗微生物药物，以防止发生变态反应及耐药菌株的产生。④抗微生物药物的预防性应用要在证实有效时再实行，如预防风湿热复发用苄星青霉素、预防流行性脑膜炎用磺胺嘧啶等均已被证明有效，故广泛采用。

5. *联合应用药物要有确切的指征*　①严重感染时，虽病因尚未确诊，也可采用经验性治疗，如大面积烧伤后引起的败血症可采用哌拉西林联合庆大霉素治疗或头孢哌酮等联合庆大霉素或妥布霉素治疗。②一种抗微生物药物不能有效的控制的混合感染，如肠穿孔引起的腹膜炎、腹部严重创伤后等多为混合感染，应将哌拉西林或头孢菌素如头孢西丁、头孢哌酮、头孢他啶等与甲硝唑、克林霉素、氨基糖苷类等联合应用。③败血症、心内膜炎等严重感染的病例用单一抗微生物药物不能控制时要联合应用。④长期用药有可能产生耐药者，如结核病，多采用异烟肼联合利福平等治疗。⑤联合用药时可减小毒性大的药物的用量，如氟胞嘧啶加两性霉素 B 治疗隐球菌脑膜炎，既可提高疗效，又可减少两性霉素 B 的剂量而使其毒性作用减小。⑥联合用药可使药物对组织的渗透性加强，如治疗细菌性脑膜炎可采用大量青霉素或氨苄西林联合磺胺嘧啶或氯霉素以增强疗效。

6. *预防用药的范围*

（1）有效的预防范围：如防止风湿热的发作常用苄星青霉素或普鲁卡因青霉素；气性坏疽的预防常用青霉素；接触感染者的预防，如接触过流行性脑脊髓膜炎、结核病、白喉而无免疫力者应以相应药物预防；粒细胞减少伴发热患者及免疫缺陷患者，慢性病患者长期使用广谱抗菌药时，烧伤患者等均可根据具体情况来用药以预防感染；实验室工作者接触致病性强的细菌如鼠疫杆菌等应预防用药。

（2）外科领域的预防用药：如口咽部大手术、胸部手术、心血管手术、腹部手术、骨科手术、经阴道子宫切除术、高危患者剖宫产、菌尿症患者行尿路手术等均可用适宜的药物来预防感染，多在术前短程使用抗菌药，术中及术后可根据病情决定是否继续用药。

7. *制定合理的给药方案* 根据患者病情选用合理的给药途径及用量，通常按药物的 3～4 个半衰期给药一次，剂量要适当，疗程要足够，一般用至患者体温正常及症状消退 3～4 日，如果急性感染在用药后 2～3 日疗效欠佳，应考虑调整用药方案。

8. *加强综合治疗* 如维持水、电解质及酸碱平衡，改善微循环，补充血容量，处理原发病及局部病灶。防止不合理用药，防止药物不良反应，防止院内感染等。

第二节 β-内酰胺类抗生素

β-内酰胺类抗生素是指化学结构中具有 β-内酰胺环的一大类抗生素，包括临床最常用的青霉素类与头孢菌素类，以及新发展的碳青霉烯类等其他非典型 β-内酰胺类抗生素。

一、抗菌作用机制

β-内酰胺类抗生素主要抑制细菌细胞壁的主要成分黏肽的合成，阻止黏肽链的交叉联结，同时抑制正常糖肽结构的形成，使细菌无法形成细胞壁。其作用的靶分子是青霉素结合蛋白（penicillin binding proteins，PBP）。PBP 是一组位于细菌内膜、具有催化作用的酶，参与细菌细胞壁的合成、形态维持和糖肽结构调整等功能。不同细菌的 PBP 不同，各种抗生素与蛋白质的亲和力也不相同。在革兰阳性菌如金黄色葡萄球菌中，PBP_1 是合成细菌细胞壁初始黏肽（又称肽聚糖）的转肽酶；PBP_2 是在细菌处于非生长状态发生作用的转肽酶；PBP_3 为与细菌分裂有关的转肽酶。而在革兰阴性菌如大肠埃希菌中，这三种 PBP 则同时具有转肽酶和转糖基酶的活性。$PBP_{1A,1B,\cdots,3}$ 主要与中隔形成、细胞延长及分裂繁殖有关，多数青霉素类或头孢菌素类抗生素与 PBP_1 和（或）PBP_3 结合，形成丝状体和球形体，使细菌发生变形萎缩，最后逐渐溶解死亡；PBP_2 主要参与细菌细胞的正常形态的形成，亚胺培南、美西林能选择性地与其结合。有些 PBP 则是属于自溶酶，此酶一旦被激活就会导致菌体细胞裂解，缺乏自溶酶的突变株细菌则表现为对青霉素耐药。

二、耐药机制及临床对策

（一）耐药机制

1. *由 PBP 介导的耐药机制* PBP 基因变异造成 PBP 结构变化，使 β-内酰胺类抗生素与靶蛋白的亲和性下降，而引起β-内酰胺类抗生素的抗菌力低下，并可进一步转化为高度耐药性菌株；另外，PBP增多或产生新的PBP均可使抗生素失去抗菌作用。如耐甲氧西林金黄色葡萄球菌（MRSA）表现为对多种类型的抗微生物药物多重耐药，其产生的主要原因是生成了对β-内酰胺类抗生素具有很低亲和力的蛋白质PBP_{2a}，且PBP_{2a}编码的基因mecA与其他几种耐药性决定基因紧密相邻，共同传播。临床上治疗MRSA最有效的药物是糖肽类抗生素万古霉素、去甲万古霉素及替考拉宁。

2. *由β-内酰胺酶介导的耐药机制* β-内酰胺酶根据其功能和结构特点可分为四型，重要的为第Ⅰ和Ⅱ型。第Ⅰ型酶即AmpC型β-内酰胺酶，由染色体或质粒介导。其产生菌有阴沟杆菌、铜绿假单胞菌、枸橼酸杆菌、沙雷菌、肺炎克雷伯杆菌和大肠埃希菌等。它主要作用于大多数青霉素，第一、二、三代头孢菌素和单环类抗生素。第四代头孢菌素、碳青霉烯类则不受该酶作用。该酶不能被β-内酰胺酶抑制剂所抑制。第Ⅱ型酶是由质粒介导的ESBL，主要由肺炎克雷伯杆菌、大肠埃希菌及大肠埃希菌属、枸橼酸杆菌、沙雷菌属和沙门菌属产生，作用于大多数青霉素、第一、二、三代头孢菌素和单环类药物。第四代头孢菌素、碳青霉烯类则不受该酶作用。该酶可被β-内酰胺酶抑制剂所抑制。ESBL还可将耐药质粒以转化、传导、整合、易位、转座等方式传播给其他细菌，从而可导致多种细菌产生耐药性。

由β-内酰胺酶介导的作用机制又分为水解机制和牵制机制。前者通过水解或破坏β-内酰胺抗生素而使之灭活；后者则是对酶稳定的β-内酰胺药物与在质粒周围空间、诱导产生大量的β-内酰胺酶迅速、牢固地结合为无活力的复合物，因而使β-内酰胺药物不能进入靶位发挥抗菌作用，如广谱青霉素和第二、三代头孢菌素。

3. *细菌细胞膜渗透性改变* 细菌细胞壁或外膜的通透性改变可使抗生素无法进入细菌体内；另外，细菌的能量依赖性主动转运机制，能将已经进入细菌体内的抗生素泵至细菌体外；或降低抗生素吸收速率、改变转运途径，也能导致耐药性的产生。

4. *细菌缺少自溶酶而出现细菌对抗生素的耐药性* 表现为抗生素具有正常的抑菌作用，但杀菌作用较差。

（二）临床对策

1. *应用β-内酰胺类抗生素/β-内酰胺酶抑制剂* 目前应用于临床的β-内酰胺酶抑制剂包括克拉维酸、舒巴坦和三唑巴坦，通过与β-内酰胺酶竞争性的结合，发生不可逆反应，使酶失活。且其药代动力学特点与配伍的β-内酰胺类相似，有利于发挥协同抗菌作用。这三种β-内酰胺酶抑制剂的抑酶作用强度依次为三唑巴坦、克拉维酸、舒巴坦，其中克拉维酸难以透过血-脑屏障。β-内酰胺酶抑制剂可以有效地抑制ESBL，但对AmpC酶的作用弱。临床上主要用于革兰阴性杆菌、产酶菌、耐药菌，包括产ESBL菌株所致的感染；需氧菌与厌氧菌或革兰阴性菌与革兰阳性菌的混合感染；小儿、老人、孕妇、哺乳期妇女的革兰阴性菌为主的严重感染与耐药菌感染等。

2. *选用碳青霉烯类和青霉烯类抗生素和第四代头孢菌素* 碳青霉烯类和青霉烯类抗生素抗菌谱广，对革兰阳性菌、革兰阴性菌和厌氧菌均有抗菌活性，对静止状态的细菌也有杀灭作用；抗菌力强，且对β-内酰胺酶高度稳定，并有抑制作用。对ESBL产生菌和AmpC酶产生菌均有良好的抗菌作用。而第四代头孢菌素的穿透力和抗菌活性均较强，并对AmpC酶有效，且细菌需要经过多次突变才能对第四代头孢菌素产生耐药，故在治疗上可维持其敏感性。

3. *循环使用抗生素以保持其高抗菌活性* 循环使用抗生素的依据是恢复调节基因发生突变理论。如在经验性治疗严重的全身感染时，β-内酰胺类抗生素应循环使用，即先用第三或第四代头孢菌素，然后停下来换用酶抑制剂复合药，再停下来换用碳青霉烯类抗生素，再回到使用第三或第四代头孢菌素，如此依次循环，可延迟耐药性的发展。

三、β-内酰胺类抗生素的临床应用

1. 选择适宜的溶媒　β-内酰胺类抗生素分子中存在不稳定的β-内酰胺环，此环在干燥状态下稳定，在水溶液中易受pH的影响发生降解反应和聚合反应，生成致敏性的聚合物。故临床在选择β-内酰胺类抗生素的溶媒时，应根据药物的理化特性，尽量选择与药物自身pH相近的溶媒，以减少药物的降解和聚合。β-内酰胺类抗生素在临床常用的几种输液中的稳定性顺序为氯化钠注射液或复方氯化钠注射液、葡萄糖氯化钠注射液、5%或10%葡萄糖注射液。

2. 选择合理的给药方案　β-内酰胺类属半衰期短、时间依赖性的抗生素，其抗菌活性与药物同细菌接触的时间密切相关，而与药物的峰浓度关系较小，同时这类抗生素后效应较短，因此，应根据其半衰期的长短给予不同的给药间隔，以达到持续超过MIC。另外，由于这类抗生素的杀菌效果主要取决于血药浓度的高低，因此有学者主张将一次剂量的药物溶于少量输液中，于短时间内滴完为宜。同时也可避免β-内酰胺类溶解后分解破坏导致效价降低。

3. β-内酰胺类抗生素不宜通用青霉素皮试液　由于β-内酰胺类抗生素抗原的多样性和抗体的不均一性，因此给预测过敏反应的发生造成了一定困难。其过敏反应的发生情况比较复杂，无规律可循，所以，皮试液应以拟用品配制，而不宜通用青霉素皮试液。

4. 联合用药　对多种细菌引起的混合感染或病原菌未明的感染，可考虑联合用药。繁殖期杀菌剂加静止期杀菌剂，如β-内酰胺类加氨基糖苷类，可以起到协同作用，但两者联用时，应分别溶解并分瓶输注。此外，β-内酰胺类抗生素联用可攻击不同的PBP靶位，从而使杀菌作用加强，耐药性降低，如青霉素G与美洛西林联用。对严重感染早期尚未得到病原学依据时，选用药物应对常见的革兰阴性肠道杆菌、革兰阳性球菌和铜绿假单胞菌有较好疗效，对盆、腹腔感染还应考虑合用抗厌氧菌药。并可考虑并用β-内酰胺酶抑制剂。

四、不良反应

β-内酰胺类抗生素的主要不良反应主要有过敏反应和二重感染。前者表现为过敏性休克、药物热及皮疹，发生过敏反应率的大小顺序为青霉素、合成青霉素类、头孢菌素类。后者表现为真菌和条件致病菌的感染。其他不良反应还包括胃肠道反应，肝、肾毒性反应，血液系统及神经系统的损害。

五、β-内酰胺类抗生素药物

（一）青霉素类

青霉素类抗生素因具有抗菌活性强、毒性低、组织分布广、价格低廉、使用方便等优点，迄今仍是很多细菌感染的首选药物。通过对青霉素的母核6-氨基青霉烷酸（6-APA）进行化学改造，青霉素类已由原来的不稳定、抗菌谱窄的天然青霉素发展出了广谱、强效、耐酶、耐酸的新型半合成青霉素。

天然青霉素如青霉素G（钾、钠）、青霉素V等易透过革兰阳性菌胞壁黏肽层，而不能透过革兰阴性菌糖蛋白磷脂外膜，因而属于窄谱青霉素类，其主要适用于溶血性链球菌、肺炎链球菌、对青霉素敏感（不产青霉素酶）金葡菌等革兰阳性球菌所致的感染，包括败血症、肺炎、脑膜炎、咽炎、扁桃体炎、中耳炎、猩红热、丹毒等。半合成青霉素如氨苄青霉素、阿莫西林等不仅能透过革兰阳性菌的胞壁黏肽层，而且还具有较强的革兰阴性菌的外膜透过能力，因而属于广谱青霉素类。本类对革兰阳性球菌如链球菌、肺炎球菌、敏感的葡萄球菌作用较强，对绿色链球菌、肠球菌的作用优于青霉素G，而对耐酶青霉素G的金葡菌无效。革兰阴性菌中对淋球菌、脑膜炎球菌、流感杆菌、百日咳杆菌、大肠埃希菌、伤寒杆菌、副伤寒杆菌、痢疾杆菌、奇异变形杆菌及布氏杆菌等的抗菌作用也较强，但易产生耐药性。主要适用于敏感细菌所致的呼吸道感染、尿路感染、胃肠道感染、皮肤软组织感染、脑膜炎、败血症、心内膜炎等。而羧苄西林、磺苄西林、阿帕西林、替卡西林、哌拉西林、阿洛西林等除对革兰阳性和阴性菌有显著的抗菌作用外，对假单胞菌属（铜绿假单胞菌）及变形杆菌亦有较强作用。主要适用于肠杆菌科细菌及铜绿假单胞菌所致的呼吸道感染、尿路感染、胆管感染、腹腔感染、皮肤软组织感染等。但青霉素类抗生素易被细菌产生的β-内酰胺酶灭活而产生耐药性，使其疗效降低。为避免耐药性的发生，早在20世纪60年代已开发研制出对β-内酰胺酶稳定的不被其灭活的耐酶青霉素类，如甲氧西林、苯唑西林和氯唑西林等，主要适用于产青霉素酶的葡萄球菌（甲氧西林耐药者除外）的感染，如败血症、脑膜炎、呼吸道感染、软组织感染等；也可用于溶血性链球菌或肺炎链球菌与耐青霉素葡萄球菌的混合感染。然而，由于耐甲氧青霉素金黄色葡萄球菌和表皮葡萄球菌感染的日益增多，使上述这些耐酶的青霉素已不能发挥应有的作用。将β-内酰胺酶抑制剂与青霉素类抗生素组成的复合制剂不仅可增强对产酶菌的抗菌作用，还扩大了抗菌谱，从而使青霉素类抗生素仍具有较高的实用价值。如临床上使用的氨苄青霉素-舒巴坦，羟氨苄青霉素-克拉维酸及哌拉西林-他唑巴坦（tazobactam）等。

青霉素类抗生素在临床使用时应注意以下几点：①青霉素类药物为繁殖期杀菌药，因此一般应避免与大环内酯类、四环素类和氯霉素等快效抑菌剂同时使用，以防产生拮抗。必须联合用药时，应交叉给药。②不宜将作用于相同靶位的药物合用，如青霉素与氨苄西林合用，二者可同时竞争青霉素结合蛋白而产生拮抗，甚至诱导耐药菌株的产生。③青霉素类药物在近中性的（pH 6～7）溶液中较稳定，酸性或碱性均可加速其分解。因此青霉素类药物所用的溶媒最好是0.9%氯化钠溶液，若确需用葡萄糖为溶媒者，也只能使用5%葡萄糖或含糖浓度低的糖盐，溶媒容量在100ml以内，可30min左右滴毕。这样可使药物能在短时间内达到较高的有效杀菌的血药浓度，同时还可避免药物分解降效及过敏反应等不良反应的发生。④青霉素类抗生素的抗菌效应呈时间依赖性，将一天的剂量分次间隔给药可使血药浓度高于最低抑菌浓度（MIC）的时间延长，即达到冲击剂量且延长抗生素的后效应，从而增强其杀菌效能。⑤大剂量静脉给药时，进药速度不宜过快，以免药物在脑脊液中的浓度过高，产生中枢神经系统毒性。特别是对老年人、新生儿、肾功能不全的患者更应注意。⑥青霉素类药物的主要不良反应有过敏反应，肾脏、肝脏、神经毒性，胃肠道反应及二重感染等，其中过敏反应最为常见。为预防过敏反应的发生，用药前必须详细询问患者的过敏史，明确患者是否有过该药或类似药品的过敏经历；3～7日内未用过青霉素类的患者必须做皮试；注射青霉素后必须观察30min方可离开；应在有抢救过敏性休克的条件下才能注射青霉素类抗生素。一旦发现过敏性休克应立即注射肾上腺素抢救。

Ⅰ. 窄谱青霉素

苄星青霉素

【英文名】 benzathine benzylpenicillin

【化学名及结构式】（2*S*，5*R*，6*R*）-3，3-二甲基-6-（2-苯乙酰氨基）-7-氧代-4-硫杂-1-氮杂双环［3，2，0］庚烷-2-甲酸二苄基乙二胺。

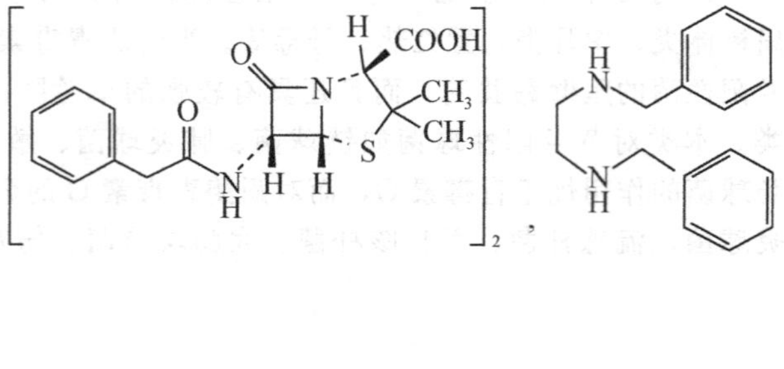

【性状】本品为白色结晶性粉末，极难溶于水。

【药理与毒理】本品为青霉素的二苄基乙二胺盐，其抗菌活性成分为青霉素。青霉素对溶血性链球菌等链球菌属、肺炎链球菌和不产青霉素酶的葡萄球菌具有良好的抗菌作用。对肠球菌有中等度抗菌作用。淋病奈瑟菌、脑膜炎奈瑟菌、白喉棒状杆菌、炭疽芽孢杆菌、牛型放线菌、念珠状链杆菌、李斯特菌、钩端螺旋体和梅毒螺旋体对本品敏感。本品对流感嗜血杆菌和百日咳鲍特菌亦具有一定的抗菌活性。本品对梭状芽孢杆菌属、消化链球菌和产黑色素拟杆菌等厌氧菌具有良好的抗菌作用，对脆弱拟杆菌的抗菌作用差。青霉素通过抑制细菌细胞壁的合成而发挥其杀菌作用。

【药代动力学】肌内注射苄星青霉素后，青霉素缓慢释放并被人体吸收。成人肌内注射240万U后，第14日的血药浓度为0.12mg/L；青霉素的血清蛋白结合率为60%，在人体组织和体液中分布良好。青霉素主要通过肾小管分泌排泄，在新生儿和肾功能不全的患者中本品经肾小管的排泄减少。

【适应证】主要用于预防风湿热复发，也可用于控制链球菌感染的流行。

【用法与用量】临用前加适量灭菌注射用水使之成为混悬液。肌内注射，成人一次60万～120万U，2～4周1次；小儿一次30万～60万U，2～4周1次。

【不良反应】①过敏反应，青霉素所致的过敏反应在应用本品过程中均可能发生，其中以皮疹最为多见，白细胞减少、间质性肾炎、哮喘发作和血清病型反应等少见，严重者如过敏性休克偶见；过敏性休克一旦发生，必须就地抢救，予以保持患者气道畅通、吸氧及使用肾上腺素、糖皮质激素等治疗措施。②二重感染，可出现耐青霉素金葡菌、革兰阴性杆菌或念珠菌二重感染。

【禁忌证】有青霉素类药物过敏史者或青霉素皮肤试验阳性的患者禁用。

【注意事项】①应用本品前需详细询问药物过敏史并进行青霉素皮肤试验。②对一种青霉素过敏者可能对其他青霉素类药物、青霉胺过敏，有5%～7%的青霉素过敏史者可能存在对头孢菌素类药物交叉过敏。③有哮喘、湿疹、枯草热、荨麻疹等过敏性疾病的患者应慎用本品。④应用本品须新鲜配制。⑤应用青霉素期间，以硫酸铜法测定尿糖可能出现假阳性，而用葡萄糖酶法则不受影响。

【孕妇及哺乳期妇女用药】动物生殖试验未发现青霉素可引起胎儿损害，但尚未在孕妇中进行严格对照试验以排除这类药物对胎儿的不良影响，所以孕妇应仅在确有必要使用本品时使用。少量本品可从乳汁中分泌，一般不超过乳母服用药量的1%，哺乳期妇女用药时宜暂停哺乳。本药的妊娠安全性分级为B级。

【儿童用药】本药因局部刺激症状较强，一般不宜用于婴儿。

【老年患者用药】老年患者各组织器官功能下降，使用时可能需要调整剂量。

【药物相互作用】丙磺舒、阿司匹林、吲哚美辛、保泰松和磺胺药可减少青霉素的肾小管分泌而延长本品的血清半衰期。青霉素可增强华法林的抗凝作用。

【贮藏】密闭、干燥处贮存。

青霉素G

【英文名】penicillin G

【化学名及结构式】 (2*S*，5*R*，6*R*)-3，3-二甲基-6-(2-苯乙酰氨基)-7-氧代-4-硫杂-1-氮杂双环［3.2.0］庚烷-2-甲酸。

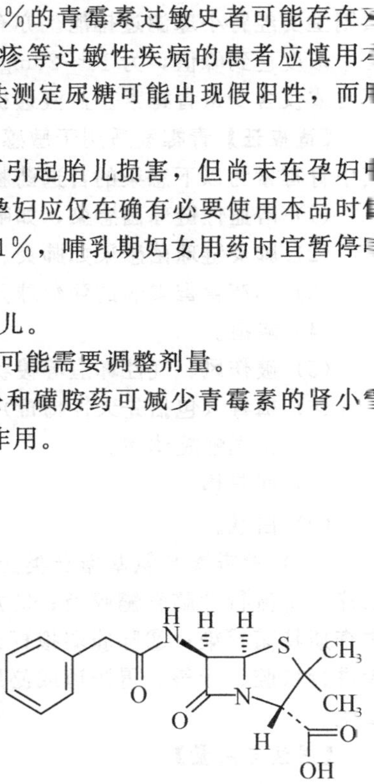

【性状】本品为白色结晶性粉末。

【药理与毒理】青霉素对溶血性链球菌等链球菌属、肺炎链球菌和不产青霉素酶的葡萄球菌具有良好的抗菌作用。对肠球菌有中等度抗菌作用，淋病奈瑟菌、脑膜炎奈瑟菌、白喉棒状杆菌、炭疽芽孢杆菌、牛型放线菌、念珠状链杆菌、李斯特菌、钩端螺旋体和梅毒螺旋体亦对本品敏感。本品对流感嗜血杆菌和百日咳鲍特菌亦具一定的抗菌活性，其他革兰阴性需氧或兼性厌氧菌对本品敏感性差。本品对梭状芽孢杆菌属、消化链球菌厌氧菌以及产黑色素拟杆菌等具良好抗菌作用，对脆弱拟杆菌的抗菌作用差。青霉素通过抑制细菌细胞壁的合成而发挥杀菌作用。

【药代动力学】肌内注射后0.5h达到血药峰浓度（C_{max}），肌内注射100万U（600mg）的峰浓度为20 000U/L（12mg/L）。新生儿按体质量肌注青霉素2.5万U/kg（15mg/kg），经0.5～1h后，平均血药浓度约为22mg/L，12h后即降至9.6～19.2mg/L。成人每2h静脉注射本品200万U或每3h注射300万U，平均血药浓度约为19.2mg/L。于5min内静脉注射500万U（3g）青霉素，给药后5min和10min的平均血药浓度为400mg/L和273mg/L，1h即降至45mg/L，4h仅有3.0mg/L。本品可广泛分布于组织、体液中。在胸、腹腔和关节腔液中的浓度约为血清浓度的50%。本品不易透入眼、骨组织、无血供区域和脓腔中，易透入有炎症的组织。青霉素可通过胎盘，除在妊娠头3个月羊水中青霉素浓度较低外，一般在胎儿和羊水中皆可获得有效治疗浓度。本品难以透过血-脑脊液屏障，在无炎症脑脊液中的浓度仅为血药浓度的1%～3%。在有炎症的脑脊液中浓度可达同期血药浓度的5%～30%。乳汁中可含有少量青霉素，其浓度为血药浓度的5%～20%。本品血浆蛋白结合率为45%～65%。血消除半衰期（$T_{1/2}$）约为30min，肾功能减退者可延长至2.5～10h，老年人和新生儿也可延长。新生儿的$T_{1/2}$与体质量、日龄有关，体质量低于2kg者，7日内和8～14日龄新生儿的$T_{1/2}$分别为4.9h和2.6h；体质量＞2kg者，7日内和8～14日龄的$T_{1/2}$则分别为2.6h和2.1h。本品约有19%在肝内代谢。在肾功能正常的情况下，约75%的给药量于6h内自肾脏排出。青霉素主要通过肾小管分泌排泄，在健康成年人经肾小球滤过排泄者仅占10%左右；但在新生儿，青霉素则主要经肾小球滤过排泄。亦有少量青霉素经胆道排泄，肌内注射600mg青霉素后2～4h胆汁中浓度达到峰值，为10～20mg/L。由于青霉素可被肠道细菌所产的青霉素酶破坏，粪便中不含或仅含少量青霉素。血液透析可清除本品，而腹膜透析则不能清除。

【适应证】青霉素适用于敏感细菌所致的各种感染，如脓肿、菌血症、肺炎和心内膜炎等。其中青霉素为以下感染的首选药物：

（1）溶血性链球菌感染，如咽炎、扁桃体炎、猩红热、丹毒、蜂窝织炎和产褥热等。

（2）肺炎链球菌感染如肺炎、中耳炎、脑膜炎和菌血症等。

（3）不产青霉素酶的葡萄球菌感染。

（4）炭疽。

（5）破伤风、气性坏疽等梭状芽孢杆菌的感染。

（6）梅毒（包括先天性梅毒）。

（7）钩端螺旋体病。

（8）回归热。

（9）白喉。

（10）青霉素与氨基糖苷类药物联合用于治疗草绿色链球菌心内膜炎。青霉素亦可用于治疗：①流行性脑脊髓膜炎；②放线菌病；③淋病；④奋森咽峡炎；⑤莱姆病；⑥鼠咬热；⑦李斯特菌感染；⑧除脆弱拟杆菌以外的许多厌氧菌感染。风湿性心脏病或先天性心脏病患者进行口腔、牙科、胃肠道或泌尿生殖道手术和操作前，可用青霉素预防感染性心内膜炎的发生。

【用法与用量】

（1）肌内注射：成人120万～480万U/d，儿童5万～10万U/（kg·d），分3～4次给予。

(2) 静脉滴注给药：成人200万～2000万U/d，儿童20万～40万U/(kg·d)，分2～4次给药。

【不良反应】

(1) 过敏反应：青霉素过敏反应较常见，包括荨麻疹等各类皮疹、白细胞减少、间质性肾炎、哮喘发作等和血清病型反应；过敏性休克偶见，一旦发生，必须就地抢救，予以保持患者气道畅通、吸氧及使用肾上腺素、糖皮质激素等治疗措施。

(2) 毒性反应：少见，但静脉滴注大剂量本品或鞘内给药时，可因脑脊液药物浓度过高导致患者抽搐、肌肉阵挛、昏迷及严重精神症状等（青霉素脑病）。此种反应多见于婴儿、老年人和肾功能不全的患者。

(3) 赫氏反应和治疗矛盾：用青霉素治疗梅毒、钩端螺旋体病等疾病时可由于病原体死亡致症状加剧，称为赫氏反应；治疗矛盾也见于梅毒患者，系治疗后梅毒病灶消失过快，而组织修补相对较慢或病灶部位纤维组织收缩，妨碍器官功能所致。

(4) 二重感染：可出现耐青霉素金葡菌、革兰阴性杆菌或念珠菌等二重感染。

(5) 应用大剂量青霉素钠可因摄入大量钠盐而导致心力衰竭。

【禁忌证】 有青霉素类药物过敏史或青霉素皮肤试验阳性的患者禁用。

【注意事项】

(1) 应用本品前需详细询问患者的药物过敏史并进行青霉素皮肤试验，皮试液为每1ml含500U青霉素，皮内注射0.05～0.1ml，经20min后，观察皮试结果，呈阳性反应者禁用。必须使用者应脱敏后再应用，应随时做好过敏反应的急救准备。

(2) 对一种青霉素过敏者可能对其他青霉素类药物、青霉胺过敏，有哮喘、湿疹、枯草热、荨麻疹等过敏性疾病的患者应慎用本品。

(3) 青霉素水溶液室温时不稳定，20U/ml青霉素溶液30℃放置24h效价下降56%，青霉烯酸含量增加200倍，因此应用本品时须新鲜配制。

(4) 大剂量使用本品时应定期检测电解质。

(5) 对诊断的干扰：①应用青霉素期间，以硫酸铜法测定尿糖时可能出现假阳性，而用葡萄糖酶法则不受影响。②静脉滴注本品时可出现血钠测定值增高。③本品可使血清丙氨酸氨基转移酶或门冬氨酸氨基转移酶升高。

【孕妇及哺乳期妇女用药】 动物生殖试验未发现本品可引起胎儿损害。但尚未在孕妇进行严格对照试验以排除这类药物对胎儿的不良影响，所以孕妇应仅在确有必要使用本品时再使用。少量本品可从乳汁中分泌，一般不超过乳母服用药量的1%，哺乳期妇女用药时宜暂停哺乳。本药妊娠安全性分级为B级。

【儿童用药】 尚无可靠参考文献。

【老年患者用药】 老年患者使用本药时，须酌情调整剂量。

【药物相互作用】

(1) 氯霉素、红霉素、四环素类、磺胺类可干扰本品活性，故本品不宜与这些药物合用。

(2) 丙磺舒、阿司匹林、吲哚美辛、保泰松和磺胺类可减少青霉素的肾小管分泌而延长本品的血清半衰期。青霉素可增强华法林的抗凝作用。

(3) 本品与重金属，特别是铜、锌、汞呈配伍禁忌。

(4) 青霉素静脉输液中加入头孢噻吩、林可霉素、四环素、万古霉素、琥乙红霉素、两性霉素B、去甲肾上腺素、间羟胺、苯妥英钠、盐酸羟嗪、丙氯拉嗪、异丙嗪、维生素B族、维生素C族等后溶液将出现浑浊。

(5) 本品与氨基糖苷类抗生素同瓶滴注可导致两者抗菌活性降低，因此不能置于同一容器内给药。

【药物过量】药物过量的主要表现是中枢神经系统的不良反应，应及时停药并予对症、支持治疗。血液透析可清除青霉素。

【贮藏】密闭、干燥处贮存。

青霉素 V

【英文名】phenoxymethyl penicillin V

【化学名及结构式】（2*S*，5*R*，6*R*）-3，3-二甲基-7-氧代-6-（2-苯氧基乙酰氨基）-4-硫杂-1-氮杂双环［3.2.0］-庚烷-2-甲酸。

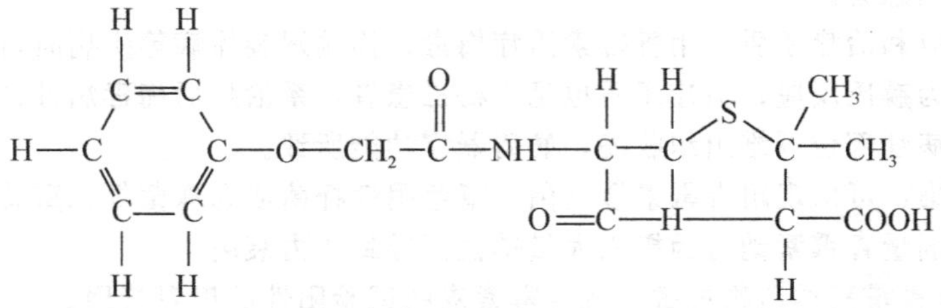

【性状】本品为白色结晶或结晶性粉末，无臭或微臭，微苦。本品在水中易溶，在氯仿、乙醚或液体石蜡中几乎不溶。

【药理与毒理】青霉素 V 钾为苯氧甲基青霉素的钾盐。其抗菌谱和抗菌活性与青霉素 G 相同。其主要对青霉素 G 敏感的革兰阳性菌如葡萄球菌、链球菌及肺炎球菌高度敏感。其他敏感菌体还有白喉棒状杆菌、炭疽杆菌、梭状芽孢杆菌、牛放线菌、念珠状链杆菌、单核细胞增多性李斯特菌、钩端螺旋体及淋病奈瑟菌，并对梅毒螺旋体极为敏感。实验测得青霉素 V 钾分散片小鼠灌胃给药的 LD_{50} 的值为 4797.9mg/kg，95%可信限为 4259.8～5399.4mg/kg；腹腔注射给药的 LD_{50} 值为 2434.1mg/kg，95%的可信限为 2234.7～2651.4mg/kg。

【药代动力学】青霉素 V 钾耐酸，口服后 60%在十二指肠吸收。口服 0.5g 后 1h 达血药峰浓度，为 3～5mg/L。食物可减少其吸收。蛋白结合率为 80%。约 20%～35%的给药量以原形经尿排出。

【适应证】主要用于对青霉素 G 敏感菌株的轻度、中度感染：如上呼吸道感染、猩红热、支气管炎、肺炎、丹毒、蜂窝织炎等。也可作为风湿热复发和感染性心内膜炎的预防用药。

【用法与用量】本品给药前须仔细询问患者有无药物过敏史，并做青霉素皮肤试验，既往有青霉素过敏史者及皮试阳性反应者应禁用。本品可在空腹时或饭后服用。药品加入温水内分散后口服。成人及 12 岁以上患者推荐量为：链球菌感染 125～250mg，每 6～8h 一次，疗程 10d；肺炎球菌感染 250～500mg/次，每 6h 一次，疗程至热退后至少 2d；葡萄球菌感染、螺旋体感染（奋森咽峡炎）250～500mg/次，每 6～8h 一次；预防风湿热复发 250mg/次，2 次/日；预防心内膜炎时，拔牙或上呼吸道手术前 1h 口服 2g，6h 后再服 1g（27kg 以下儿童剂量减半）。12 岁以下儿童：15～56mg/（kg·d），分 3～6 次服用。

【不良反应】口服青霉素 V 钾可能发生的不良反应有：

（1）消化道反应：少数患者服药时会出现恶心、呕吐、腹泻等胃肠道反应。

（2）过敏反应：少数患者可能发生。主要表现为皮疹，如荨麻疹。但亦有发生严重过敏反应的报道。

（3）其他：血清病样反应、喉水肿、发热和嗜酸粒细胞增多亦有报道。但溶血性贫血、白细胞减少、血小板减少、神经炎和肾病等通常只与高剂量非肠道使用青霉素 G 有关。口服本品时很少发生。

【禁忌证】有青霉素、头孢菌素类药物过敏史者禁用。

【注意事项】

(1) 有严重过敏史及哮喘患者慎用。

(2) 有恶心、呕吐、胃扩张、贲门痉挛及肠运动过度的患者使用本品时可能会使上述症状加重。

(3) 首次应用青霉素类药的患者应在医生和护士的监护下使用本品。

(4) 如果患者服药后发生呼吸困难、发绀、血压下降等过敏性休克症状，应立即处置：患者平卧、吸氧、皮下或肌内注射0.1%肾上腺素0.5～1ml，同时静脉注射氢化可的松50～100mg等。

【孕妇及哺乳期妇女用药】本药可透过胎盘进入胎儿体内，故孕妇慎用。本药的妊娠安全性分级为B级。本药可分泌进入母乳中，一般不超过乳母服用药量的1%，但存在使婴儿致敏并引起婴儿皮疹、腹泻、念珠菌属感染等的可能性，故哺乳妇女用药期间应暂停哺乳或慎用本品。

【儿童用药】儿童用药量应酌情减少，具体用法见【用法与用量】。

【老年患者用药】由于老年人生理功能减退，老年患者应根据肾功能情况调整用药剂量或用药间期。

【药物相互作用】

(1) 丙磺舒可阻滞本品经肾小球滤过排泄。

(2) 与氯霉素、红霉素、四环素类、林可霉素类、磺胺类等抑菌药合用可减弱其杀菌作用，因此不宜合用。

(3) 大剂量青霉素有抑制血小板聚集的作用，故可加强抗凝药的作用。

【贮藏】密闭、干燥处贮存。

Ⅱ. 广谱青霉素

阿洛西林

【英文名】azlocillin

【化学名及结构式】(2*S*，5*R*，6*R*)-3，3-二甲基-6-[(*R*)-2-(2-氧代-1-咪唑烷甲酰氨基)-2-苯乙酰氨基]-7-氧代-4-硫杂-1-氮杂双环[3，2，0]庚烷-2-甲酸。

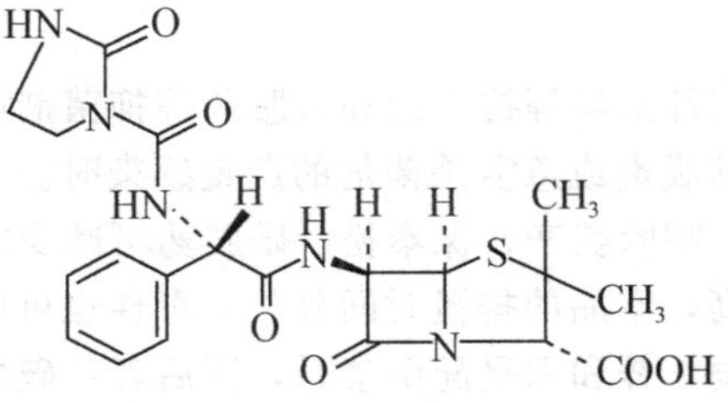

【性状】白色或几近白色的结晶性粉末，易溶于水，水溶液为微黄色透明溶液，pH为6.0～8.0。

【药理与毒理】本品为半合成青霉素，对革兰阳性菌和阴性菌及铜绿假单胞菌均有良好的抗菌作用。与阿米卡星、庆大霉素、奈替米星合用时可产生协同作用。

【药代动力学】本品注射后广泛分布于人体组织和体液中。在正常脑脊液中仅含少量，但脑膜有炎症时，脑脊液中此药的浓度可增加。此药可透过胎盘进入胎儿血循环，少量随乳汁分泌。本品的剂量与药代动力学参数之间呈非线性关系。血消除半衰期($T_{1/2\beta}$)约为1h，肾功能不全患者血消除半衰期($T_{1/2\beta}$)为2～6h。血清蛋白结合率为40%左右，尿排泄为60%～

65%，胆汁排泄为5.3%。本品可为血液透析所清除。

【适应证】主要用于敏感的革兰阳性菌及革兰阴性菌所致的各种感染以及铜绿假单胞菌感染，包括败血症、脑膜炎、心内膜炎、化脓性胸膜炎、腹膜炎及下呼吸道、胃肠道、胆道、泌尿道、骨及软组织和生殖器官等的感染，妇科、产科感染，恶性外耳炎、烧伤、皮肤及手术感染等。

【用法与用量】

(1) 静脉注射：3～4g/次，2次/日。

(2) 静脉滴注：加入适量5%葡萄糖氯化钠注射液或5%～10%葡萄糖注射液中，缓慢静脉滴注。成人6～10g/d，严重病例可增至10～16g/d，一般分2～4次滴注。儿童按体质量75mg/(kg·d)，婴儿及新生儿按体质量100mg/(kg·d)，分2～4次滴注。

【不良反应】类似青霉素的不良反应，主要为过敏反应（如瘙痒、荨麻疹等），其他反应有腹泻、恶心、呕吐、发热，个别病例可见出血时间延长、白细胞减少等，电解质紊乱（高钠血症）较少见。

【禁忌证】对青霉素类抗生素过敏者禁用。

【注意事项】

(1) 用药前须做青霉素皮肤试验，皮肤试验阳性者禁用。

(2) 交叉过敏反应：对一种青霉素类抗生素过敏者可能对其他青霉素类抗生素也过敏。也可能对青霉胺或头孢菌素类过敏。

(3) 肾功能减退患者应适当降低用量。

(4) 下列情况应慎用：有哮喘、湿疹、枯草热、荨麻疹等过敏性疾病史者。

(5) 应用大剂量时应定期检测血清钠。

(6) 静脉滴注时注意速度不宜太快。

(7) 对诊断的干扰：①用药期间，以硫酸铜法进行尿糖测定时可出现假阳性，用葡萄糖酶法者则不受影响；②大剂量注射给药可出现高钠血症；③可使血清丙氨酸氨基转移酶或门冬氨酸氨基转移酶升高。

【孕妇及哺乳期妇女用药】本品可透过胎盘进入胎儿血液循环，并有少量随乳汁分泌，哺乳期妇女虽尚无应用本品发生严重问题的报告，但孕妇及哺乳期妇女应用本品时仍须权衡利弊，因其应用后可使婴儿致敏和引起婴儿腹泻、皮疹、念球菌属感染等。

【儿童用药】儿童用药量应酌情减少，具体用法见【用法与用量】。

【老年患者用药】老年患者肾功能减退，须调整用药剂量。

【药物相互作用】

(1) 氯霉素、红霉素、四环素类等抗生素和磺胺药等抑菌剂可干扰本品的杀菌活性，不宜与本品合用，尤其是在治疗脑膜炎或急需杀菌剂的严重感染时。

(2) 丙磺舒、阿司匹林、吲哚美辛、保泰松、磺胺药可减少本品自肾脏的排泄，因此与本品合用时会使其血药浓度增高，本品的排泄时间延长，毒性也可能增加。

(3) 与重金属，特别是铜、锌和汞呈配伍禁忌，因后者可破坏其氧化噻唑环。由锌化合物制造的橡皮管或瓶塞也可影响其活力。呈酸性的葡萄糖注射液或四环素注射液皆可破坏其活性。本品也可被氧化剂、还原剂或羟基化合物灭活。

(4) 本品静脉输液时加入头孢噻吩、林可霉素、四环素、万古霉素、琥乙红霉素、两性霉素B、去甲肾上腺素、间羟胺、苯妥英钠、盐酸羟嗪、丙氯拉嗪、异丙嗪、维生素B族、维生素C等后将出现浑浊。

(5) 本品可加强华法林的作用。

(6) 本品与氨基糖苷类抗生素混合后，两者的抗菌活性明显减弱，因此两药不能置于同一容器内给药。

(7) 本品可减慢头孢噻肟及环丙沙星自体内清除速度，故合用时应降低后两者的剂量。

【贮藏】密闭，在干燥处保存。

阿 莫 西 林

【英文名】amoxicillin

【化学名及结构式】化学名称为（2*S*，5*R*，6*R*）-3，3-二甲基-6-［（*R*）-（—）-2-氨基-2-（4-羟基苯基）乙酰氨基］-7-氧代-4-硫杂-1-氮杂双环［3.2.0］庚烷-2-甲酸三水合物。

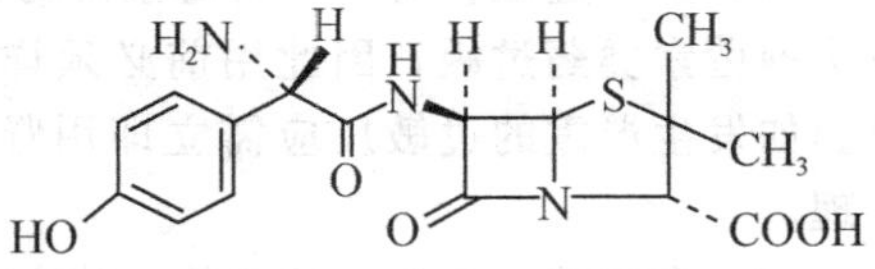

【性状】白色或类白色结晶粉末，味微苦。微溶于水，对酸稳定，在碱性溶液中可迅速被破坏。

【药理与毒理】阿莫西林为青霉素类抗生素，对肺炎链球菌、溶血性链球菌等链球菌属、不产青霉素酶葡萄球菌、粪肠球菌等需氧革兰阳性球菌，大肠埃希菌、奇异变形杆菌、沙门菌属、流感嗜血杆菌、淋病奈瑟菌等需氧革兰阴性菌的不产内酰胺酶菌株及幽门螺杆菌具有良好的抗菌活性。阿莫西林通过抑制细菌细胞壁的合成而发挥其杀菌作用，可使细菌迅速成为球状体而被溶解、破裂。

【药代动力学】口服本品后，本品在人体内吸收迅速，本品75%～90%可自胃肠道吸收。口服0.25g、0.5g和1g后血药峰浓度（C_{max}）分别为5.1mg/L、10.8mg/L和20.6mg/L，1～2h达峰。本品在多数组织和体液中分布良好，肺炎或慢性支气管炎急性发作的患者口服本品0.5g后2～3h和6h痰中的平均药物浓度分别为0.52mg/L和0.53mg/L，而同期血药浓度为11mg/L和3.5mg/L。慢性中耳炎的儿童患者口服本品1g后1～2h，中耳液中药物浓度为6.2mg/L。结核性脑膜炎患者口服本品1g后2h脑脊液中的浓度为0.1～1.5mg/L，相当于同期血药浓度的0.9%～21.1%。本品可通过胎盘，在脐带血中浓度为母体血药浓度的1/4～1/3，也纳在乳汁、汗液和泪液中也含微量。阿莫西林的蛋白结合率为17%～20%。本品血消除半衰期（$T_{1/2\beta}$）为1～1.3h，服药后24%～33%的给药量在肝内代谢，6h内给药量的45%～68%以原形药的形式自尿中排出，尚有部分药物经胆道排泄。严重肾功能不全患者血清半衰期可延长至7h。经血液透析可清除本品，腹膜透析则无清除本品的作用。

【适应证】阿莫西林适用于敏感菌（不产β内酰胺酶菌株）所致的下列感染的患者。

(1) 溶血链球菌、肺炎链球菌、葡萄球菌或流感嗜血杆菌所致中耳炎、鼻窦炎、咽炎、扁桃体炎等上呼吸道感染。

(2) 大肠埃希菌、奇异变形杆菌或粪肠球菌所致的泌尿生殖道感染。

(3) 溶血链球菌、葡萄球菌或大肠埃希菌所致的皮肤软组织感染。

(4) 溶血链球菌、肺炎链球菌、葡萄球菌或流感嗜血杆菌所致急性支气管炎、肺炎等下呼吸道感染。

(5) 本品尚可用于治疗伤寒及钩端螺旋体病。

【用法与用量】

(1) 口服：成人0.5g/次，每6～8h一次，剂量不超过4g/d。有肾功能严重损害的患者需调整给药剂量，其中内生肌酐清除率为10～30ml/min的患者每12h剂量为0.25～0.5g；内生肌酐清除率＜10ml/min的患者0.25～0.5g/24h。小儿剂量按体质量20～40mg/（kg·d）计算，3次/日，以温开水冲服或含服，或遵医嘱。

(2) 肌内注射或稀释后静脉滴注给药：成人0.5～1g/次，每6～8h 1次。小儿剂量按体质量50～100mg/（kg·d）计算，分3～4次给药。

【不良反应】

(1) 恶心、呕吐、腹泻及假膜性肠炎等胃肠道反应。

(2) 皮疹、药物热和哮喘等过敏反应。

(3) 贫血、血小板减少、嗜酸粒细胞增多等。

(4) 血清氨基转移酶可轻度增高。

(5) 由念珠菌或耐药菌引起的二重感染。

(6) 偶见兴奋、焦虑、失眠、头晕以及行为异常等中枢神经系统症状。

【禁忌证】有青霉素类药物过敏史或青霉素皮肤试验阳性患者禁用。

【注意事项】

(1) 交叉过敏：对一种青霉素类药过敏者可能对其他青霉素类药过敏，也可能对青霉素胺或头孢菌素类药过敏，因此用前必须详细询问青霉素过敏史、其他药物过敏史及过敏性疾病史。如发生严重的过敏反应需立即用肾上腺素治疗，进行吸氧、静脉注射类固醇、喉管导气处理。

(2) 有哮喘、湿疹、枯草热、荨麻疹等过敏性疾病史者慎用。

(3) 肝、肾功能严重损害者慎用。

(4) 本药与氨基糖苷类药（如庆大霉素、卡那霉素）、环丙沙星、培氟沙星等药呈配伍禁忌，联用时不可置于同一容器内。

(5) 以硫酸铜法进行尿糖测定时可呈假阳性，用葡萄糖酶法测定则不受影响。

(6) 用药时，可用10ml静脉注射用水作为本药的稀释液。在粉末溶解时，含药溶液会显示出一过性粉红色，但在5min内溶液会变成淡黄色，此种情况为正常现象。

(7) 传染性单核细胞增多症患者应用本品易发生皮疹，应避免使用。

【孕妇及哺乳期妇女用药】动物生殖试验显示，10倍于人类剂量的阿莫西林未损害大鼠和小鼠的生育力和胎仔。但在人类尚缺乏足够的对照研究，鉴于动物生殖试验不能完全预测人体反应，孕妇应仅在确有必要时才可应用本品。本品的妊娠安全性分级为B级。

由于乳汁中可分泌少量阿莫西林，乳汁中的分泌量一般不超过乳母服用药量的1%，虽尚无发生严重问题的报告，但乳母服用后可能导致婴儿过敏或引起婴儿皮疹、腹泻、念珠菌属感染等，故应用本品时须权衡利弊。

【儿童用药】儿童用药量应酌情减少，具体用法见【用法与用量】。

【老年患者用药】老年患者生理功能减退，可能须调整剂量。

【药物相互作用】

(1) 丙磺舒可延缓本药自肾排泄升高其血药浓度。

(2) 本药与伤寒活疫苗同用可降低伤寒活疫苗的免疫效应，其可能的机制是本药对伤寒沙门菌具有抗菌活性。

(3) 本药与甲氨蝶呤同用可使甲氨蝶呤肾清除率降低，从而增加甲氨蝶呤对人体的毒性。

(4) 本药与避孕药同用时，能刺激雌激素代谢或减少其肠肝循环，降低口服避孕药的药效。

(5) 别嘌呤类尿酸合成抑制剂可增加本药发生皮肤不良反应的危险性。

(6) 本药与庆大霉素或阿米卡星合用时，可增强本药对肠球菌的抗菌作用。

【药物过量】在一项51例儿童患者参与的前瞻性研究提示，阿莫西林给药剂量≤250mg/kg时不引起显著临床症状。有报道少数患者因阿莫西林过量引起肾功能不全、少尿，但肾功能损害在停药后可逆。

阿帕西林

【英文名】apalcillinum

【化学名及结构式】(2*S*，5*R*，6*R*)-6-［(2*R*)-2-［(2*R*)-2-氨基-3-(*N*-甲基氨基甲酰)-

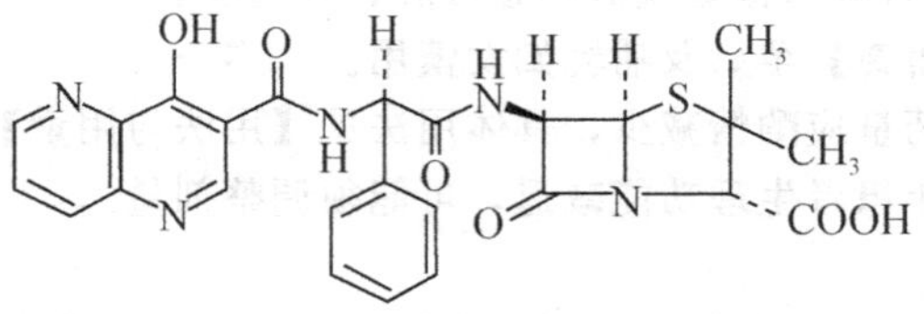

丙酰胺基]-2-(4-羟基苯基)乙酰胺基]-3，3-二甲基-7-氧代-4-硫-1-氮杂双环[3.2.0]庚烷-2-羧酸三水物。

【性状】其钠盐为白色或类白色的结晶性粉末，无臭，略有引湿性，易溶于水。

【药理与毒理】阿帕西林为广谱半合成的抗假单胞青霉素。其作用机制同其他青霉素类抗生素相似，是通过干扰细菌细胞壁的合成而起抗菌作用。其抗菌谱较氨苄青霉素和羧苄青霉素更加广泛且毒性极低。阿帕西林对大多数革兰阳性菌、革兰阴性菌如沙门菌属、志贺菌属、梭状芽孢菌属、奈瑟菌属和大肠埃希菌、肺炎杆菌、奇异变形菌、铜绿假单胞菌等均有较强的抗菌作用。对铜绿假单胞菌的活性比羧苄西林强35倍，并略优于庆大霉素。脆弱拟杆菌和耐氨苄青霉素的流感嗜血杆菌对本药耐药。本药口服不被人体吸收，肌内或静脉给药后本品被人体吸收迅速。

【适应证】阿帕西林用于治疗敏感菌所致的下列感染：

(1) 呼吸道感染：如肺炎、支气管炎、肺脓肿、肺囊性纤维病变、感染性支气管扩张等。

(2) 泌尿生殖器感染：如肾盂肾炎、尿道炎、子宫附件炎、盆腔炎等。

(3) 腹内感染：如胆囊炎、胆管炎、腹膜炎等。

(4) 浅表性继发感染：如毛囊炎、疖、蜂窝织炎、外伤、手术创口等。

(5) 耳、鼻、喉感染。

【用法与用量】静脉滴注或静脉注射：

(1) 成人：2～3g/次，3次/日，严重感染可用至10～12g/d。

(2) 儿童：60～200mg/(kg·d)，3～4次/日。

(3) 给药说明：使用阿帕西林前应注意询问患者有无青霉素过敏史并注意患者有无过敏疾患或过敏状态。用药前必须做皮肤过敏试验，皮试阳性者不能使用本品。如发生过敏休克反应，抢救的原则和方法与青霉素G相同。阿帕西林肌内注射后可引起局部剧烈疼痛，故多用于静脉滴注或静脉注射。阿帕西林静脉用药时，溶液须现配现用，不宜将配制的溶液久置。

【不良反应】阿帕西林毒性极低。主要不良反应有：

(1) 常见药疹、接触性皮炎、荨麻疹等过敏反应，罕见过敏性休克。

(2) 偶见腹泻、恶心、呕吐等胃肠道症状。

(3) 少数患者用药后可出现肝酶轻度升高。

(4) 长期用药后可致二重感染。

(5) 阿帕西林肌内或静脉给药可引起局部疼痛、红肿、硬结；严重者可致血栓性静脉炎。

【禁忌证】有青霉素类药物过敏史或青霉素皮肤试验阳性的患者禁用。

【注意事项】

(1) 如果患者对一种青霉素过敏者可能对其他青霉素也过敏，也可能对青霉胺或头孢菌素过敏。

(2) 对阿帕西林或其他青霉素类药过敏者禁用。

(3) 慎用于对头孢菌素类药物过敏患者，有哮喘、湿疹、枯草热、荨麻疹等过敏性疾病史者，孕妇及哺乳期妇女，严重肝、肾功能障碍患者慎用。

(4) 应用阿帕西林期间，直接抗人球蛋白试验呈阳性反应。

(5) 少数患者用药后可出现碱性磷酸酶和血清转氨酶上升。

(6) 用药前后及用药时应当检查或监测患者肝、肾功能。

【孕妇及哺乳期妇女用药】孕妇及哺乳妇女慎用。

【儿童用药】儿童用药量应酌情减少，具体用法见【用法与用量】。

【老年患者用药】老年患者生理功能减退，可能须调整剂量。

【药物相互作用】

(1) 阿帕西林与氨基糖苷类药如庆大霉素合用时，对铜绿假单胞菌有协同抗菌作用。

(2) 阿帕西林与氯霉素合用时，对沙门杆菌有协同抗菌作用。

【贮藏】密闭、阴凉干燥处贮存。

氨苄西林

【英文名】ampicillin

【化学名及结构式】(2*S*，5*R*，6*R*)-3，3-二甲基-6-(*R*)-[2-氨基-2-苯乙酰氨基]-7-氧代-4-硫杂-1-氮杂双环[3.2.0]庚烷-2-甲酸。

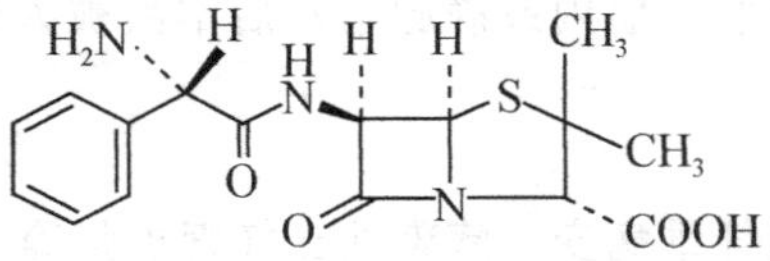

【性状】白色或类白色粉末或结晶，无臭或微臭，味微苦，有引湿性，微溶于水，对酸稳定。

【药理与毒理】氨苄西林钠为广谱半合成青霉素。本品对溶血性链球菌、肺炎链球菌和不产青霉素酶葡萄球菌具较强的抗菌作用，抗菌能力与青霉素相仿或稍逊于青霉素。氨苄西林对草绿色链球菌亦有良好抗菌作用，对肠球菌属和李斯特菌属的作用优于青霉素。本品对白喉棒状杆菌、炭疽芽孢杆菌、放线菌属、流感嗜血杆菌、百日咳鲍特杆菌、奈瑟菌属以及除脆弱拟杆菌外的厌氧菌均具有抗菌活性，部分奇异变形杆菌、大肠埃希菌、沙门菌属和志贺菌属细菌对本品亦敏感。氨苄西林通过抑制细菌细胞壁的合成发挥杀菌作用。

【药代动力学】肌内注射本品0.5g，血药峰浓度(C_{max})于0.5～1h到达，为12mg/L，6h血药浓度为0.5mg/L。静脉注射0.5g后15min和4h的血药浓度分别为17mg/L和0.6mg/L。新生儿和早产儿按体质量肌内注射10mg/kg和25mg/kg后1h，血药浓度达峰值，分别为20mg/L和60mg/L。孕妇血药浓度明显较非妊娠期为低。本品在体内分布良好，细菌性脑膜炎患者按体质量静脉注射150mg/(kg·d)，前3d本品在脑脊液中浓度可达2.9mg/L，以后本品浓度随炎症减轻而降低。正常脑脊液中仅含少量氨苄西林。本品可透过血-胎盘屏障，在羊水中达到一定浓度。肺部感染患者的支气管分泌液中本品浓度为同期血药浓度的1/50。胸腹水、眼房水、关节腔积液、乳汁中皆有相当量的本品。伤寒带菌者胆汁中的本品浓度平均为血药浓度的3倍多，最高可达17.8倍。本品血清蛋白结合率为20%，血消除半衰期($T_{1/2\beta}$)为1～1.5h，新生儿$T_{1/2\beta}$为1.7～4h，肾功能不全患者可延长至7～20h。肌内注射和静脉注射后24h尿中排出的氨苄西林分别为给药量的50%和70%，少量本品在肝脏代谢灭活或经胆汁排泄。本品可用血液透析清除，而腹膜透析则不能清除本品。

【适应证】适用于敏感菌所致的呼吸道感染、胃肠道感染、泌尿道感染、软组织感染、心内膜炎、脑膜炎、败血症等。

【用法与用量】

(1) 成人：肌内注射2～4g/d，分4次给药；静脉滴注或静脉注射剂量为4～8g/d，分2～4次给药。重症感染患者剂量可以增加至12g/d，最高剂量为14g/d。

(2) 儿童：肌内注射按体质量50～100mg/(kg·d)，分4次给药；静脉滴注或静脉注射按体质量100～200mg/(kg·d)，分2～4次给药。最高剂量为按体质量300mg/(kg·d)。

(3) 足月新生儿：按体质量一次12.5～25mg/kg，出生第1、2日每12h一次，第3日～2周每8h一次，以后每6h一次。

(4) 早产儿：出生第1周、1～4周和4周以上按体质量每次12.5～50mg/kg，分别为每12h、8h和6h一次，静脉滴注给药。

(5) 肾功能不全者：内生肌酐清除率为10～50ml/min或＜10ml/min时，给药间期应分别延长至6～12h和12～24h。氨苄西林钠溶液浓度愈高，其稳定性愈差。在5℃时1%氨苄西林钠溶液能保持其生物效价7d，但5%的溶液则保持其生物效价24h。浓度为30mg/ml的氨苄西林钠静脉注射液在室温放置2～8h仍能至少保持其90%的效价，若放置于冰箱内则可保持其90%的效价至72h。其稳定性可因葡萄糖、果糖和乳酸的存在而降低，亦可随温度升高而降低。供肌内注射可分别溶解125、500mg和1g氨苄西林钠于0.9～1.2ml、1.2～1.8ml和2.4～7.4ml灭菌注射用水中。氨苄西林钠静脉注射液的浓度不宜超过30mg/ml。

【不良反应】本品的不良反应与青霉素相仿，其中以过敏反应较为常见。皮疹是最常见的不良反应，多发生于用药后5d，呈荨麻疹或斑丘疹，亦可发生间质性肾炎，过敏性休克偶见，一旦发生，必须就地抢救，予以保持患者气道畅通、吸氧及给予肾上腺素、糖皮质激素等治疗措施。粒细胞和血小板减少偶见于应用氨苄西林的患者。抗生素相关性肠炎少见，少数患者出现血清转氨酶升高。大剂量氨苄西林静脉给药可发生抽搐等神经系统毒性症状，婴儿应用氨苄西林后可出现颅内压增高，表现为前囟隆起。

【禁忌证】有青霉素类药物过敏史或青霉素皮肤试验阳性的患者禁用。

【注意事项】

(1) 应用本品前须详细询问患者的药物过敏史并对患者进行青霉素皮肤试验。

(2) 传染性单核细胞增多症、巨细胞病毒感染、淋巴细胞白血病、淋巴瘤患者应用本品时易发生皮疹，应避免使用。

(3) 本品须新鲜配制。

【孕妇及哺乳期妇女用药】晚期妊娠的妇女应用本药后可减少血浆中结合的雌激素浓度，但对不结合的孕激素和雌激素无影响。本药可透过胎盘进入胎儿体内，但人类尚缺乏孕妇应用的严格对照试验，因此建议孕妇仅在确有必要使用本药时方才使用。本药可分泌进入孕妇的乳汁中，本品在乳汁中的浓度一般不超过乳母服用药量的1%，存在致使婴儿过敏和引起皮疹、腹泻、念珠菌属感染等的可能性，因此哺乳期妇女用药时宜暂停哺乳。

【儿童用药】尚无可靠参考文献。

【老年患者用药】老年患者应根据肾功能情况调整用药剂量或用药间期。

【药物相互作用】

(1) 与丙磺舒合用会延长本品的半衰期。

(2) 氨苄西林与卡那霉素对大肠埃希菌、变形杆菌具有协同抗菌的作用。

(3) 本品宜单独滴注，不可与下列药物同瓶滴注：氨基糖苷类药物、磷酸克林霉素、盐酸林可霉素、多黏菌素B、琥珀氯霉素、红霉素、肾上腺素、间羟胺、多巴胺、阿托品、葡萄糖酸钙、维生素B族、维生素C、含有氨基酸的营养注射剂和琥珀酸氢化可的松等。

(4) 别嘌醇可使氨苄西林的皮疹反应发生率增加，尤其多见于高尿酸血症。

(5) 氨苄西林能刺激雌激素代谢或减少雌激素的肝肠循环，因而可降低口服避孕药的效果。

【药物过量】大剂量氨苄西林钠静脉给药可发生抽搐等神经系统毒性症状。有婴儿应用大剂量本品后出现血尿、蛋白尿和尿毒症的报道。

【贮藏】密闭，在干燥处保存。

呋布西林

【英文名】furbucillin

【化学名及结构式】(2*S*，5*R*，6*R*)-3，3-二甲基-6-［*D*-a-［3-(2-呋喃甲酰)脲］苯乙酰氨基］-7-氧代-4-硫杂-1-氮杂双环［3.2.0］庚烷-2-甲酸。

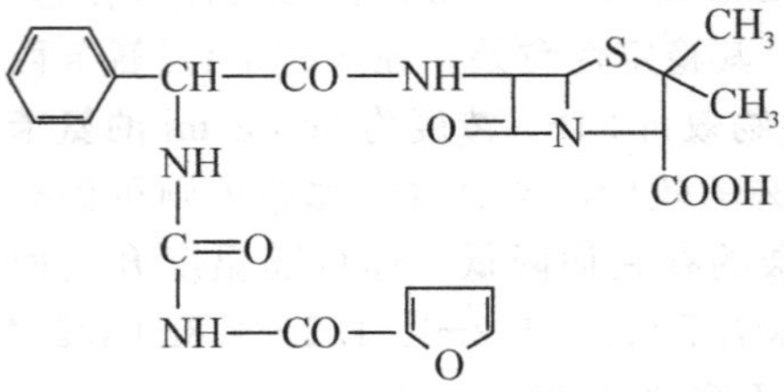

【性状】本品为白色或类白色结晶性粉末，微有特异臭，味苦。

【药理与毒理】本品为广谱半合成青霉素，对流感嗜血杆菌、奇异变形杆菌、伤寒沙门菌、部分大肠埃希菌和铜绿假单胞菌等革兰阴性杆菌具有良好的抗菌作用。对链球菌属、肺炎链球菌、部分肠球菌属和不产青霉素酶金葡菌等革兰阳性细菌也有较好的抗菌作用。本品对革兰阳性厌氧菌具抗菌作用，但对脆弱拟杆菌和其他拟杆菌属细菌作用较差。

【药代动力学】本品溶解度小，局部刺激性大，所以不宜肌内注射。静脉滴注本品2g后本品的血药峰浓度(C_{max})为174mg/L，尿液中药浓度可达2600mg/L，12h尿排出量为给药量的39%。呋布西林的血清蛋白结合率为90%。

【适应证】本品主要用于铜绿假单胞菌、大肠埃希菌、奇异变形杆菌及其他敏感菌所致的各种感染。

【用法与用量】静脉注射或静脉滴注。成人，4～8g/d，儿童按体质量50～150mg/(kg·d)，分4次给药。本品不宜静脉推注或肌内注射。

【不良反应】

(1) 青霉素类药物过敏反应较常见，包括皮疹、药物热等；过敏性休克偶见，一旦发生，必须就地抢救，予以保持患者的气道畅通、吸氧及使用肾上腺素、糖皮质激素等治疗措施。

(2) 少数患者出现恶心、呕吐、食欲减退、上腹部不适等胃肠道反应和血清氨基转移酶升高等不良反应；患者的口周、面部和四肢皮肤麻木感；严重时发生肌颤等。

(3) 静脉炎亦可见。

【禁忌证】有青霉素类药物过敏史或青霉素皮肤试验阳性的患者禁用本品。

【注意事项】使用本品前需详细询问患者的药物过敏史并对患者进行青霉素皮肤试验，皮肤过敏试验呈阳性反应者禁用本品。

【孕妇及哺乳期妇女用药】孕妇慎用，其中妊娠早期妇女不宜使用本品。哺乳期妇女使用时须权衡利弊。

【儿童用药】儿童用药量应酌情减少，具体用法见【用法与用量】。

【老年患者用药】老年患者应根据肾功能情况来调整用药剂量或用药间期。

磺苄西林

【英文名】sulbenicillin

【化学名及结构式】(2*S*，5*R*，6*R*)-3，3-二甲基-6-(2-苯基-2-磺基乙酰氨基)-7-氧代-4-硫杂-1-氮杂双环［3.2.0］庚烷-2-甲酸。

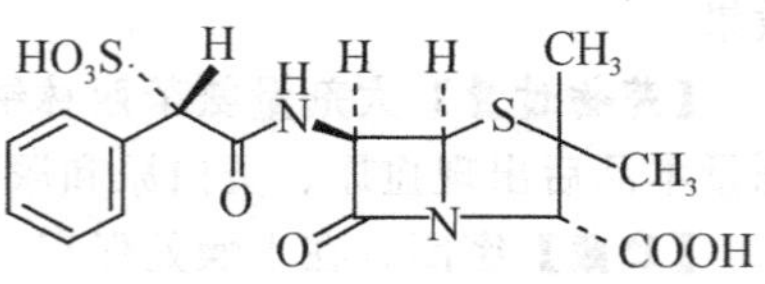

【性状】钠盐为白色结晶性粉末，无臭，味微咸，有引湿性，极易溶于水。

【药理与毒理】磺苄西林属广谱半合成青霉素类抗生素，对大肠埃希菌、变形杆菌属、肠杆菌属、枸橼酸菌属、沙门菌属和志贺菌属等肠杆菌科细菌，以及铜绿假单胞菌、流感嗜血杆菌、奈瑟菌属等其他革兰阴性菌均具有抗菌作用。本品对溶血性链球菌、肺炎链球菌以及不产青霉素酶的葡萄球菌亦具有抗菌活性。本品对消化链球菌、梭状芽孢杆菌在内的厌氧菌也对有一定的抗菌作用。磺苄西林的作用机制为通过抑制细菌细胞壁的合成来发挥杀菌作用。

【药代动力学】肌内注射本品1g后0.5h达血药峰浓度（C_{max}），为30mg/L。静脉推注本品2g后15min血药浓度为240mg/L。于1h内和2h内静脉滴注本品5g，滴注结束时即刻血药浓度均>200mg/L。24h尿中药物排出量为给药量的80%。本品血清蛋白结合率约为50%。本品在胆汁中的浓度可为血药浓度的3倍。

【适应证】主要适用于对本品敏感的铜绿假单胞菌、某些变形杆菌属以及其他敏感革兰阴性菌所致肺炎、尿路感染、复杂性皮肤软组织感染和败血症等。对本品敏感菌所致的腹腔感染、盆腔感染宜与抗厌氧菌药物联合应用。

【用法与用量】静脉滴注，也可静脉注射；中度感染成人剂量8g/d，重症感染或铜绿假单胞菌感染时剂量需增至20g/d，分4次静脉给药；儿童根据病情剂量按体质量80～300mg/(kg·d),分4次给药。

【不良反应】

(1) 不良反应较常见，包括皮疹、发热等；过敏性休克偶见，一旦发生，必须就地抢救，予以保持气道畅通、吸氧及给用肾上腺素、糖皮质激素等治疗措施。

(2) 恶心、呕吐等胃肠道反应。

(3) 实验室检查异常包括白细胞或中性粒细胞减少，血清转氨酶一过性增高等。

【禁忌证】有青霉素类药物过敏史或青霉素皮肤试验阳性的患者禁用。

【注意事项】

(1) 使用本品前需详细询问患者的药物过敏史并对患者进行青霉素皮肤试验，皮肤试验呈阳性反应者禁用本品。

(2) 对一种青霉素过敏者可能也对其他青霉素类药物、青霉胺过敏，有青霉素过敏性休克史者5%～7%可能存在对头孢菌素类药物交叉过敏。

【孕妇及哺乳期妇女用药】尚缺乏孕妇应用本品的安全性资料，孕妇应仅在确有必要使用本品时才可使用。青霉素类药物可通过乳汁排出，乳汁中药物浓度一般不超过乳母服用药量的1%，哺乳期妇女使用后可使婴儿过敏，故哺乳妇女须权衡利弊后方可应用本药。

【儿童用药】儿童用药量应酌情减少，具体用法见【用法与用量】。

【老年患者用药】老年患者应根据肾功能情况来调整用药剂量或用药间期。

仑氨西林

【英文名】lenampicillin

【化学名及结构式】(5-甲基-2-氧代-1，3-间二氧杂环戊烯-4-基)-甲基-(2*S*，5*R*，6*R*)-6-[(*R*)-2-氨基-2-苯乙酰氨基]-3，3-二甲基-7-氧代-4-硫杂-1-氮杂双环[3.2.0]庚烷-2-羧酸酯。

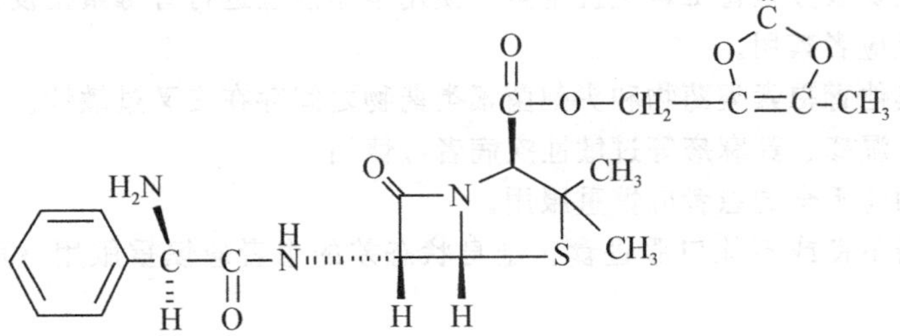

【性状】 本品为白色至淡黄色粉末。

【药理与毒理】 仑氨西林属半合成青霉素类广谱抗生素，本品是氨苄西林的前体药物，它在肠壁中水解成氨苄西林而发挥其抗菌作用。其抗菌作用机制与青霉素相同，主要通过与细菌主要青霉素结合蛋白（PBP）结合，干扰细菌细胞壁的合成而起杀菌作用。本品对金黄色葡萄球菌、表皮葡萄球菌、化脓性链球菌、肠球菌、肺炎球菌等革兰阳性菌，淋球菌、大肠埃希菌、奇异变形杆菌、流感杆菌等革兰阴性菌以及消化球菌属有良好的抗菌作用。

【药代动力学】 本品口服后吸收迅速，在肠壁中水解成氨苄西林。健康成人口服本品0.25g，45min后达到血药峰浓度，为6.6μg/ml，约为口服氨苄西林的2.2倍。进食对本品的吸收影响较小。本品口服后吸收良好，在痰液、扁桃体、鼻旁窦黏膜、皮肤及软组织中都有较高药物浓度，药物不能通过血-胎盘屏障，也不能分泌入乳汁中。大部分药物以氨苄西林的形式在肾脏中排泄，给药后6h内平均尿中回收率为50.4％。

【适应证】 本品主要用于治疗敏感菌所引起的感染，如：

（1）呼吸系统感染：扁桃体炎、咽炎、急性支气管炎、肺炎等。

（2）泌尿系统感染：单纯性膀胱炎、淋菌性尿道炎。

（3）妇科感染：子宫内感染、子宫附件炎、前庭大腺炎。

（4）皮肤软组织感染：毛囊炎（脓疱性痤疮）、疖、痈、丹毒、蜂窝织炎、淋巴管（结）炎、化脓性甲沟炎、皮下脓肿、汗腺炎、簇状痤疮、皮脂性囊肿合并感染、肛周脓肿等。

（5）外伤、手术创口等的浅表性继发感染。

（6）耳鼻科感染：中耳炎、鼻旁窦炎、泪囊炎、角膜溃疡等。

（7）口腔科感染：牙周组织炎、冠周炎等。

【用法与用量】 成人口服500mg/次（2片），3～4次/日。严重感染时剂量可加倍。

【不良反应】

（1）过敏反应：用药后偶见发热、皮疹、荨麻疹等症状，出现此症状时应中止给药；罕见休克症状，出现此症状时应严密观察，患者遇有不适感、口内异常感、哮喘、眩晕、耳鸣等症状时应中止给药。

（2）胃肠道反应：偶见恶心、食欲不振、腹泻等，罕见假膜性肠炎。

（3）肝脏毒性：少数患者用药后出现转氨酶升高等肝功能检查异常的表现。

（4）肾毒性：少数患者用药后可出现间质性肾炎。

（5）血液系统：罕见嗜酸粒细胞增多、粒细胞减少、血小板减少、溶血性贫血等。

（6）其他：长期大剂量服用本品偶可见菌群失调、二重感染等。偶见维生素K、维生素B族缺乏症。

【禁忌证】

（1）对青霉素类或头孢菌素类药物过敏者禁用。

（2）有传染性单核细胞增多症的患者禁用。

【注意事项】

（1）本品的主要成分是青霉素类抗生素，使用本品前应进行青霉素钠皮内敏感试验，皮内敏感试验呈阳性反应者禁用。

（2）本品与其他青霉素类药物和头孢菌素类药物之间存在交叉过敏性。

（3）有哮喘、湿疹、荨麻疹等过敏性疾病者应慎用。

（4）严重肾功能不全的患者应慎重服用。

（5）口服用药不良或不能口服进食、全身状态差的患者应慎重服用（可能发生维生素K缺乏症）。

【孕妇及哺乳期妇女用药】 孕妇及哺乳期妇女用药的安全性尚未确立，必须使用本品时应权衡利弊。

【儿童用药】 儿童用药须权衡利弊，推荐用法用量为：儿童一般剂量25mg/（kg·d)，3～4次/日。

【老年患者用药】 老年人给药时应注意用量及用药间隔时间，服药后应留意观察患者的状态，慎重给药。老年人维生素K缺乏者，易发生出血倾向。

【药物相互作用】

(1) 与丙磺舒合用会延长本品的半衰期。

(2) 氨苄西林与卡那霉素对大肠埃希菌、变形杆菌具有协同抗菌作用。

(3) 别嘌呤醇可使氨苄西林皮疹反应发生率增加，尤其多见于高尿酸血症的患者。

(4) 氨苄西林能刺激雌激素代谢或减少雌激素的肝肠循环，因而可降低口服避孕药的效果。

美洛西林

【英文名】 mezlocillin

【化学名及结构式】（2*S*，5*R*，6*R*）-3，3-二甲基-6-［（*R*）-2-［3-（甲磺酰）-2-氧代-1-咪唑烷甲酰氨基］-2-苯乙酰氨基］-7-氧代-4-硫杂-1-氮杂双环［3.2.0］-庚烷-2-甲酸。

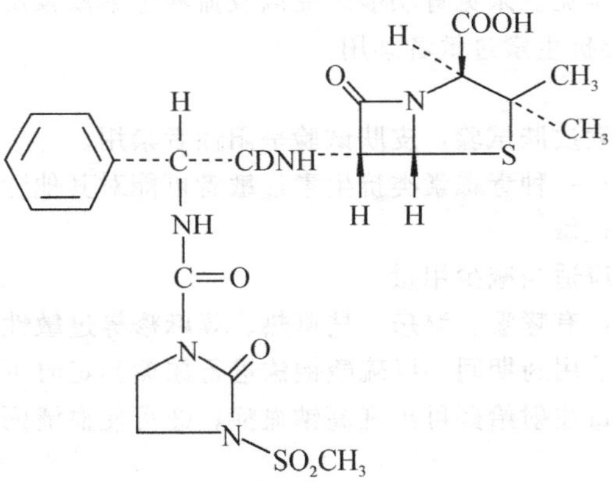

【性状】 钠盐单水化合物，为暗黄色结晶，易溶于水。

【药理与毒理】 本品为半合成青霉素类抗生素，对铜绿假单胞菌、大肠埃希菌、肺炎杆菌、变形杆菌、肠杆菌属、枸橼酸杆菌、沙雷菌属、不动杆菌属以及对青霉素敏感的革兰阳性球菌均有抑菌作用，本品大剂量时有杀菌作用。对大肠埃希菌、肠杆菌属、肺炎杆菌、枸橼酸杆菌、沙雷菌属以及不动杆菌属等的抗菌活性强于羧苄西林、氨苄西林；对吲哚阳性变形杆菌、铜绿假单胞菌的抗菌活性强于羧苄西林和磺苄西林；对革兰阳性菌如金黄色葡萄球菌的抗菌活性与羧苄西林相似，而对粪链球菌的抗菌活性比羧苄西林、磺苄西林优越。对脆弱拟杆菌等大多数厌氧菌具有较好抗菌作用。本品的体外试验表明其对细菌所产生的β-内酰胺酶不稳定。本品与庆大霉素、卡那霉素等氨基糖苷类抗生素联合应用有显著的协同作用。

【药代动力学】 成人静脉注射本品1、2g后15min平均血药浓度分别为53.4、152μg/ml，1h后分别为12.8、47.8μg/ml，6h后已无法测得血药浓度，血消除半衰期（$T_{1/2\beta}$）分别为39min、45min，6h后给药量的42.5%、57.9%由尿中排泄。1h内静脉滴注本品2g，滴注结束时血药浓度为86.5μg/ml，1h后血药浓度为28.3μg/ml，血消除半衰期（$T_{1/2\beta}$）为40min。本品在胆汁中浓度极高，1h内滴注2g，最高可达248～1070μg/ml，6h后仍保持63.5～300μg/ml，胆汁排泄率为1.65%～7.0%。本品到达脑脊液的渗透率为17%～25%，蛋白结合率为42%，尿排泄率为50%～55%，胆汁消除率变化较大，从0.05%～25%（与患者肝功能有关）。其主物半衰期约为1h，肌内注射的半衰期约为1.5h，<7d的新生儿约为4.3h。在新生儿静脉滴注100mg/kg后，血药浓度的降低较缓慢，5h后尚可检出。在小儿脑膜炎病例中，脑脊液内药物浓度最高可达23μg/ml。在静脉滴注100mg/kg后，小儿脓胸胸水中最高浓度达到6.3μg/ml，而且持续时间很长。妊娠妇女静脉滴注1～2g，1～2h后27%～34%转移至脐带血中，羊水中药物浓度约为10μg/ml。

【适应证】用于大肠埃希菌、肠杆菌属、变形杆菌等革兰阴性杆菌中敏感菌株所致的呼吸系统、泌尿系统、消化系统、妇科和生殖器官等的感染，如败血症、化脓性脑膜炎、腹膜炎、骨髓炎、皮肤及软组织感染及眼、耳、鼻、喉科感染。

【用法与用量】肌内注射、静脉注射或静脉滴注。肌内注射临用前加入灭菌注射用水溶解，静脉注射通常加入5%葡萄糖氯化钠注射液或5%～10%葡萄糖注射液溶解后使用。成人2～6g/d，严重感染者可增至8～12g/d，最大可增至15g/d；儿童按体质量0.1～0.2g/（kg·d），严重感染者可增至0.3g/（kg·d）。肌内注射2～4次/日，静脉滴注按需要每6～8h一次，其剂量根据病情而定，严重者可每4～6h静脉注射一次。

【不良反应】不良反应主要有食欲缺乏、恶心、呕吐、腹泻、肌注局部疼痛和皮疹，且多在给药过程中发生，大多程度较轻，不影响继续用药，重者停药后上述症状迅速减轻或消失。少数病例可出现血清氨基转移酶、碱性磷酸酶升高及嗜酸粒细胞一过性增多等现象。中性粒细胞减少、低钾血症等极为罕见。未见肾功能改变以及血液电解质紊乱等严重不良反应。

【禁忌证】对青霉素类抗生素过敏者禁用。

【注意事项】

（1）用药前须做青霉素皮肤试验，皮肤试验呈阳性者禁用。

（2）交叉过敏反应：对一种青霉素类抗生素过敏者可能对其他青霉素类抗生素也过敏。也可对青霉胺或头孢菌素类过敏。

（3）肾功能减退患者应适当减少用量。

（4）下列情况应慎用：有哮喘、湿疹、枯草热、荨麻疹等过敏性疾病史者。

（5）对诊断的干扰：①用药期间，以硫酸铜法进行尿糖测定时可出现假阳性，用葡萄糖酶法者则不受影响；②大剂量注射给药可出现高钠血症；③可使血清丙氨酸氨基转移酶或门冬氨酸氨基转移酶升高。

（6）应用大剂量时应定期检测血清钠。

【孕妇及哺乳期妇女用药】本品可透过胎盘进入胎儿血液循环，并有少量药物可随乳汁分泌，哺乳期妇女应用本品虽尚无发生严重问题的报告，但孕妇及哺乳期妇女应用本品时仍须权衡利弊，因其应用后可使婴儿致敏和引起婴儿腹泻、皮疹、念球菌属感染等。

【儿童用药】儿童用药量应酌情减少，具体用法见【用法与用量】。

【老年患者用药】老年患者肾功能减退，须调整用药剂量。

【药物相互作用】

（1）氯霉素、红霉素、四环素类等抗生素和磺胺药等抑菌剂可干扰本品的杀菌活性，不宜与本品合用，尤其是在治疗脑膜炎或急需杀菌剂的严重感染时。

（2）丙磺舒、阿司匹林、吲哚美辛、保泰松、磺胺药可减少本品自肾脏的排泄，因此与本品合用时可使其血药浓度增高，排泄时间延长，对人体的毒性也可能增加。

（3）本品与重金属，特别是铜、锌和汞呈配伍禁忌，因后者可破坏其氧化噻唑环。由锌化合物制造的橡皮管或瓶塞也可影响其活力。本品也可被氧化剂、还原剂或羟基化合物灭活。

（4）本品静脉输液加入头孢噻吩、林可霉素、四环素、万古霉素、琥乙红霉素、两性霉素B、去甲肾上腺素、间羟胺、苯妥英钠、盐酸羟嗪、丙氯拉嗪、异丙嗪、维生素B族、维生素C等后将出现混浊。

(5) 本品应避免与酸碱性较强的药物配伍，pH 在 4.5 以下会有沉淀发生，pH 在 4.0 以下及 pH 在 8.0 以上本品的效价下降较快。

(6) 本品可加强华法林的作用。

(7) 本品与氨基糖苷类抗生素合用时可有协同作用，但混合后，两者的抗菌活性均明显减弱，因此两药不能置于同一容器内给药。

哌拉西林

【英文名】piperacillin

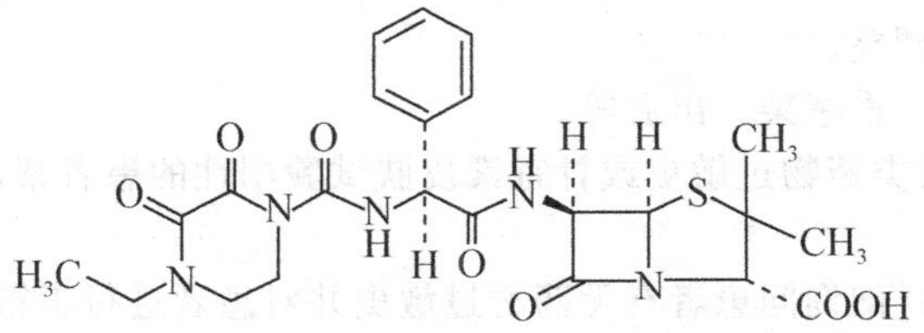

【化学名及结构式】(2*S*，5*R*，6*R*) -3，3-二甲基-6-［(4-乙基-2，3-二氧代-1-哌嗪甲酰氨基) 苯乙酰氨基］-7-氧代-4-硫杂-1-氮杂双环［3.2.0］庚烷-2-甲酸。

【性状】钠盐，为白色或类白色结晶性粉末，无臭，极易潮湿。

【药理与毒理】哌拉西林是半合成青霉素类抗生素，具广谱抗菌作用。哌拉西林对大肠埃希菌、变形杆菌属、沙雷菌属、克雷伯菌属、肠杆菌属、枸橼酸菌属、沙门菌属和志贺菌属等肠杆菌科细菌，以及铜绿假单胞菌、不动杆菌属、流感嗜血杆菌、奈瑟菌属等其他革兰阴性菌均具有良好的抗菌作用。本品对肠球菌属、A 组、B 组溶血性链球菌、肺炎链球菌以及不产青霉素酶的葡萄球菌亦具有一定的抗菌活性。包括脆弱拟杆菌、梭状芽孢杆菌等许多厌氧菌也对哌拉西林敏感。哌拉西林的作用机制为通过抑制细菌细胞壁的合成而发挥杀菌作用。

【药代动力学】本品口服不被人体吸收。正常人肌内注射本品 1g 后 0.71h 血药浓度达峰值，C_{max} 为 52.2mg/L，6h 血药浓度为 1.3mg/L。静脉滴注和静脉推注本品 1g 后即刻血药浓度达 58.0mg/L 和 142.1mg/L，6h 分别为 0.5mg/L 和 0.6mg/L。给严重肾功能损害患者（内生肌酐清除率≤5ml/L）于 30min 内按体质量静脉滴注 70mg/kg，1h 后的血药浓度约为 350mg/L。本品的血清蛋白结合率为 17%～22%，表观分布容积（V_d）为 0.18～0.3L/kg，分布半衰期（$T_{1/2\alpha}$）为 11～20min，本品在骨、心脏等组织和体液中分布良好，脑膜有炎症时本品在脑脊液中也可达到相当浓度。正常肾功能者哌拉西林血消除半衰期（$T_{1/2\beta}$）为 0.6～1.2h，中度以上肾功能不全者血消除半衰期可延长至 3.3～5.1h，本品在肝内不代谢。本品系通过肾（肾小球滤过和肾小管分泌）和非肾（主要经胆汁）途径清除。静脉注射本品 1g 后，12h 尿中排出给药量的 49%～68%。肝功能正常者 10%～20%的药物经胆汁排泄。仅很少量药物经乳汁排出。血液透析 4h 可清除给药量的 30%～50%。肌内注射前 1h 口服丙磺舒 1g，可使血药峰浓度（C_{max}）增高 30%，血消除半衰期（$T_{1/2\beta}$）延长 30%。

【适应证】本品适用于敏感肠杆菌科细菌、铜绿假单胞菌、不动杆菌属所致的败血症、上尿路及复杂性尿路感染、呼吸道感染、胆道感染、腹腔感染、盆腔感染、皮肤和软组织感染等。哌拉西林与氨基糖苷类联合应用亦可用于有粒细胞减少症和免疫缺陷患者的感染。

【用法与用量】本品可供静脉滴注和静脉注射。成人中度感染时 8g/d，分 2 次静脉滴注；严重感染者 3～4g/次，每 4～6h 静脉滴注或静脉注射。总剂量≤24g/d。婴幼儿和 12 岁以下儿童的剂量为按体质量 100～200mg/（kg · d）。新生儿体质量低于 2kg 者，出生后第 1 周每 12h 50mg/kg，静脉滴注；第 2 周起 50mg/kg，每 8h 一次。新生儿体质量 2kg 以上者出生后第 1 周每 8h 50mg/kg，静脉滴注；1 周以上者每 6h 50mg/kg。

【不良反应】

(1) 过敏反应：青霉素类药物的过敏反应较常见，包括荨麻疹等各类皮疹、白细胞减少、间质性肾炎、哮喘发作和血清病型反应，严重者如过敏性休克偶见。过敏性休克一旦发生，必须就地抢救，保持患者气道畅通，予以吸氧及给予肾上腺素、糖皮质激素等治疗。

(2) 局部症状：局部注射部位疼痛、血栓性静脉炎等。

(3) 消化道症状：腹泻、稀便、恶心、呕吐等；假膜性肠炎罕见。

(4) 个别患者可出现胆汁淤积性黄疸。

(5) 中枢神经系统症状：头痛、头晕和疲倦等。

(6) 肾功能减退者应用大剂量时，因脑脊液浓度增高，可出现青霉素脑病，故此时应按肾功能减退情况进行剂量调整。

(7) 其他：念珠菌二重感染、出血等。

【禁忌证】有青霉素类药物过敏史或青霉素皮肤试验阳性的患者禁用本品。

【注意事项】

(1) 使用本品前需详细询问患者有无药物过敏史并对患者进行青霉素皮肤试验，皮肤试验呈阳性反应者禁用本品。

(2) 对一种青霉素过敏者可能也对其他青霉素类药物过敏；对头孢菌素类、头霉素类、灰黄霉素或青霉胺过敏者，对本品也可能过敏。

(3) 本品在少数患者尤其是肾功能不全患者可导致出血，发生后应及时停药并予适当治疗；肾功能减退者使用本品时应适当减量。

(4) 对诊断的干扰：应用本品可引起直接抗球蛋白试验（Coombs 试验）呈阳性，也可出现血尿素氮和血清肌酐升高、高钠血症、低钾血症、血清氨基转移酶和血清乳酸脱氢酶升高、血清胆红素增多等现象。

(5) 有过敏史、出血史、溃疡性结肠炎、克罗恩病或抗生素相关肠炎者皆应慎用。

(6) 本品不可加入碳酸氢钠溶液中静脉滴注。

【孕妇及哺乳期妇女用药】动物生殖试验未发现本品有损害，但本品尚未在孕妇中进行严格对照试验以排除这类药物对胎儿的不良影响，所以孕妇应仅在确有必要使用本品时方可使用。本药的妊娠安全性分级为 B 级。少量本品可从乳汁中分泌，乳汁中本品的浓度一般不超过乳母服用药量的 1%，但可能会导致婴儿过敏，可使婴儿出现念珠菌感染、腹泻和皮疹，因此哺乳期妇女用药时宜暂停哺乳。

【儿童用药】12 岁以下儿童的用药安全性剂量尚未正式确定，应慎用本品。

【老年患者用药】老年患者因生理功能减退，应慎用本品。

【药物相互作用】

(1) 本品与氨基糖苷类药物（阿米卡星、庆大霉素或妥布霉素）在体外合用对铜绿假单胞菌、部分肠杆菌科细菌具有协同抗菌作用。

(2) 本品与头孢西丁合用时，因后者可诱导细菌产生β-内酰胺酶而对铜绿假单胞菌、沙雷菌属、变形杆菌属和肠杆菌属出现拮抗作用。

(3) 与肝素、香豆素、茚满二酮等抗凝血药及非甾体抗炎止痛药合用时可增加出血的危险，与栓溶剂合用时可发生严重出血。

(4) 本品与氨基糖苷类抗生素不能同瓶滴注，否则两者的抗菌活性均减弱。

【药物过量】应及时停药并予对症、支持治疗。血液透析可清除哌拉西林。

【贮藏】密闭、阴凉干燥处贮存。

羧苄西林

【英文名】carbenicilin

【化学名及结构式】［6*S*-（2α，5α，6β）］-［（羧苯基-乙基）氨基］-3，3-二甲基-7-氧代-4-硫杂-1-氮杂双环［3.2.0］庚烷-2-甲酸。

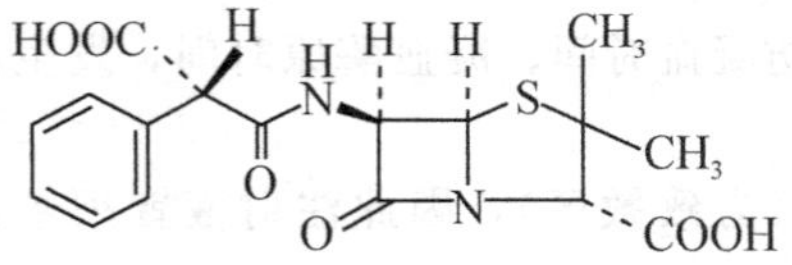

【性状】二钠盐为白色结晶性粉末，易溶于水，吸湿性强，对热敏感，在水溶液中逐渐被分解，不宜配置后存放。

【药理与毒理】本品为广谱青霉素类抗生素，可通过抑制细菌细胞壁的合成而发挥其杀菌作用。本品对大肠埃希菌、变形杆菌属、肠杆菌属、枸橼酸菌属、沙门菌属和志贺菌属等肠杆菌科细菌，以及铜绿假单胞菌、流感嗜血杆菌、奈瑟菌属等其他革兰阴性菌均具有抗菌作用。对溶血性链球菌、肺炎链球菌以及不产青霉素酶的葡萄球菌亦具有抗菌活性。脆弱拟杆菌、梭状芽孢杆菌等许多厌氧菌也对本品敏感。

【药代动力学】肌内注射本品1g后1h达血药峰浓度（C_{max}），为34.8mg/L，4h后血药浓度为10mg/L。静脉推注本品5g后15min和2h的血药浓度分别为300mg/L和125mg/L。新生儿肌内注射100mg/kg后，血药峰浓度（C_{max}）可达147mg/L。本品的分布容积（V_d）为0.18L/kg，血清蛋白结合率约为50%。本品难以透过正常血-脑屏障，但肺炎链球菌脑膜炎患儿每6h静脉滴注69～103mg/kg本品后，第2日至第17日脑脊液内药物浓度为2.3～24.5mg/L。本品约2%在肝内代谢，血消除半衰期（$T_{1/2\beta}$）为1～1.5h。本品的大部分以原形通过肾小球滤过和肾小管分泌被清除，小部分经胆道排泄。血液透析可清除本品，腹膜透析则仅可部分清除本品。

【适应证】主要适用于系统性铜绿假单胞菌的感染，如败血症、尿路感染、呼吸道感染、腹腔、盆腔感染以及皮肤、软组织感染等，也可用于其他敏感肠杆菌科细菌所引起的系统性感染。

【用法与用量】本品可供静脉滴注和静脉注射。中度感染时，成人8g/d，分2～3次肌内注射或静脉注射，儿童每6h按体质量12.5～50mg/kg注射；严重感染时，成人10～30g/d，分2～4次静脉滴注或静脉注射，儿童按体质量100～300mg/（kg·d），分4～6次注射。新生儿体质量<2kg者，首剂按体质量100mg/kg，出生第1周每12h 75mg/kg，静脉滴注；出生第2周起100mg/kg，每6h一次。新生儿体质量>2kg者出生后第1周每8h 75mg/kg，静脉滴注，以后每6h 75mg/kg。严重肾功能不全者，每8～12h静脉给药2g即可维持血药浓度在100mg/L水平；如同时伴肝功能损害，2g/d即可。

【不良反应】

（1）过敏反应：青霉素类药物的过敏反应较常见，包括荨麻疹等各类皮疹、白细胞减少、间质性肾炎、哮喘发作和血清病型反应（Ⅲ型变态反应）。严重者偶可发生过敏性休克，过敏性休克一旦发生，必须就地抢救，保持患者的气道畅通，给予吸氧及肾上腺素、糖皮质激素等治疗。

（2）消化道反应：恶心、呕吐和肝肿大等，ALT、AST、肌酐升高。

（3）大剂量静脉注射本品时患者可出现抽搐等神经系统反应、高钠和低钾血症。

（4）本品为弱酸，故血药浓度过高时患者可发生急性代射性酸中毒，此反应尤多见于肾病患者且已有酸中毒者。

（5）其他：念珠菌二重感染、出血等。

【禁忌证】有青霉素类药物过敏史或青霉素皮肤试验阳性的患者禁用本品。

【注意事项】

（1）本品含钠量较高，故限制钠盐摄入的患者应慎用本品。

（2）使用本品前需详细询问患者的药物过敏史并对患者进行青霉素皮肤试验，皮肤试验呈阳性反应者禁用。

(3) 对一种青霉素过敏者可能对其他青霉素类药物、青霉胺过敏，5%～7%的有青霉素过敏性休克史者可能存在对头孢菌素类药物交叉过敏。

(4) 肾功能不全患者应用本品可导致出血，应注意随访凝血时间、凝血酶原时间，发生出血时应及时停药并给予适当治疗。

(5) 由于浓度较高的羧苄西林钠溶液可形成多聚体（为致敏区），因此注射液皆须新鲜配制。

【孕妇及哺乳期妇女用药】尚未在孕妇中进行严格对照试验以排除本品对胎儿的不良影响，故孕妇应仅在确有必要使用本品时使用。本药的妊娠安全性评级为B级。少量本品可从乳汁中分泌，但乳汁中药物浓度一般不超过乳母服用药量的1%，哺乳期妇女应慎用或暂停哺乳。

【儿童用药】儿童用药量应酌情减少，具体用法见【用法与用量】。

【老年患者用药】肾功能不全的老年患者应注意随访凝血时间、凝血酶原时间，发生出血时应及时停药并给予适当治疗。

【药物相互作用】

(1) 本品与琥珀氯霉素、琥乙红霉素、盐酸土霉素、盐酸四环素、卡那霉素、链霉素、庆大霉素、妥布霉素、两性霉素B、维生素B族、维生素C、苯妥英钠、拟交感类药物、异丙嗪等有配伍禁忌。

(2) 本品在体外与氨基糖苷类药物（阿米卡星、庆大霉素或妥布霉素）对铜绿假单胞菌、部分肠杆菌科细菌具有协同抗菌的作用。

(3) 本品与氨基糖苷类抗生素同瓶滴注时，可导致两种药物的抗菌活性明显减弱。

(4) 大剂量本品与肝素等抗凝药、血栓溶解药、水杨酸制剂、苯磺唑酮或血小板聚集抑制剂合用可增加出血危险。

(5) 本品与磺胺类合用时可使本品的血药浓度增高，故须适当减少本品的剂量。

【贮藏】密闭阴凉干燥处贮存。

替卡西林

【英文名】ticarcilline

【化学名及结构式】（2*S*，5*R*，6*R*）-6-｛［（2*RS*）-2-羧酸-2-（噻吩-3-基）乙酰基］氨基｝-3，3-二甲基-7-氧代-4-硫杂-1-氮杂二环［3.2.0］庚烷-2-羧酸。

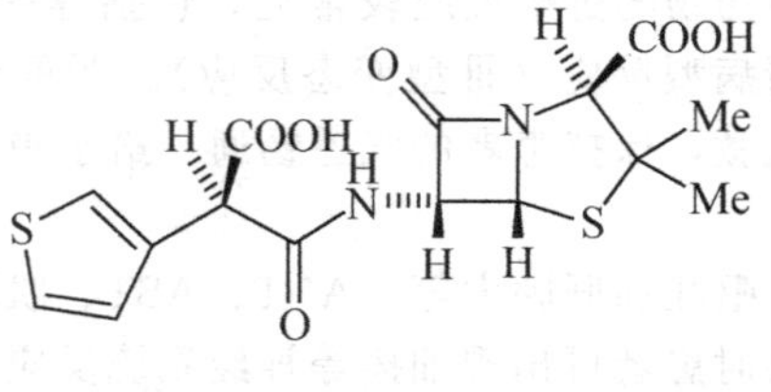

【性状】常用其二钠盐，为白色或乳白色的结晶性粉末，易溶于水。

【药理与毒理】替卡西林为半合成的抗假单胞菌青霉素，对于严重革兰阴性菌的感染特别有效。其常用制剂替卡西林二钠，是一种注射用半合成青霉素注射剂。替卡西林是一种新的噻烯羧基青霉素，其抗菌谱和药理学特性与羧苄西林类似，替卡西林是一种杀菌药，通过干扰黏肽交叉联结从而影响细菌的细胞壁的合成，导致细胞壁的缺陷或薄弱，细菌呈现畸形，继以迅速溶解而死亡，从而达抗菌的作用。替卡西林的抗菌谱与羧苄西林近似，对革兰阳性菌的抑菌作用低于青霉素G；对革兰阴性菌的抑菌作用较羧苄西林强数倍。现已明确证实本品在体外具有抗革兰阳性菌和革兰阴性菌的作用。铜绿假单胞菌易对本品耐药。

【药代动力学】 本品良好的分布于体液和组织中，但本品与血清蛋白结合程度较低（45%）。和其他青霉素一样，替卡西林主要通过肾消除。

【适应证】 替卡西林临床上主要用于敏感菌所致的下列感染：①泌尿、生殖器感染。②急性、慢性呼吸道感染。③腹内感染。④皮肤、软组织感染。⑤败血症。

【用法与用量】

（1）成人：肌内注射，泌尿系感染，1g/次，4次/日，用0.25%～0.5%利多卡因注射液2～3ml溶解后深部肌内注射。静脉注射，200～300mg/(kg·d)，分次给予。或3g/次，根据病情每4h或6h一次。按每克药物4ml溶剂溶解后缓缓静脉注射。静脉滴注，200～300mg/(kg·d)，分次给予；或3g/次，根据病情每4h或6h一次。按每克药物4ml溶剂溶解后加入适量溶剂中静脉滴注0.5～1h。

（2）儿童：静脉给药，儿童用量为200～300mg/(kg·d)；婴儿量为225mg/(kg·d)；7日龄以下新生儿则为150mg/(kg·d)，均分次给予。

（3）给药说明

1）使用替卡西林前应注意询问患者有无青霉素过敏史并注意患者有无过敏疾患或过敏状态。用药前患者必须做皮肤过敏试验。可以用青霉素G皮试液做皮试，也可以用本品注射用针剂配制皮试液，皮内注射0.05～0.1ml，20min后观察结果，皮试阳性反应者禁用本品。

2）用药过程中如发生过敏性休克反应，抢救原则和方法与处理青霉素G过敏相同。一旦发生严重过敏反应，必须就地抢救。包括立即给患者肌内注射0.1%肾上腺素0.5～1ml；必要时以5%葡萄糖注射液或0.9%氯化钠注射液稀释后做静脉注射。临床表现无改善者，半小时后重复一次。心跳停止者，可用肾上腺素心内注射，同时静脉滴注大剂量肾上腺皮质激素，并补充患者的血容量。血压持久不升者给以多巴胺等血管活性药。同时还可考虑采用抗组胺药，以减轻荨麻疹。有呼吸困难者应予以氧气吸入或人工呼吸，喉头水肿明显者，应及时做气管切开。

3）有报道，替卡西林不宜鞘内给药。

4）替卡西林的水溶液不稳定，应现配现用，不宜配制后久置。

5）替卡西林与乳酸钠溶液属配伍禁忌。

6）替卡西林与阿米卡星、氟康唑、庆大霉素、奈替米星、西梭米星、妥布霉素等药物属配伍禁忌。

【不良反应】 替卡西林不良反应与羧苄西林相同，但其对血小板功能的影响较为少见。

（1）过敏反应：皮疹、药物热等过敏反应较为多见，过敏性休克少见。

（2）肝脏：偶可有血清转氨酶升高，甚至出现恶心、呕吐、肝肿大和压痛等轻型无黄疸型肝炎症状，肝活检显示点状肝细胞坏死。

（3）血液系统：有报道，肾功能损害的患者应用大剂量替卡西林时，可使血小板功能异常或干扰其他凝血机制。产生出血性疾患，如紫癜、黏膜出血、鼻出血及注射部位或小手术操作出血等。

（4）神经毒性反应：有报道，静脉注射高浓度替卡西林时可出现惊厥、抽搐、癫痫发作、短暂的精神失常等神经毒性症状。肾功能不全患者尤易发生。

（5）其他：肌内注射或静脉给药时，可出现局部疼痛、红肿、硬结，严重者可致血栓性静脉炎。

【禁忌证】 有青霉素类药物过敏史或青霉素皮肤试验阳性的患者禁用本品。

【注意事项】

（1）替卡西林与青霉素类药物有交叉过敏。

（2）对本品及其他青霉素类药物过敏患者禁用。

（3）慎用于以下情况。①对头孢菌素有过敏史者慎用。②乳母采用本品后可使婴儿致敏，因此，哺乳期妇女应慎用。③严重肝、肾功能障碍者慎用。④凝血异常者慎用。

（4）尿液中高浓度替卡西林可致蛋白反应出现假阳性（假性蛋白尿）。磺基水杨酸和沸腾试验、乙酸试验、双缩脲反应以及硝酸试验均可出现这一反应。

（5）少数患者用药后可出现血清转氨酶、碱性磷酸酯酶及乳酸脱氢酶的值升高；血小板功能异常、凝血酶原时间延长等。

（6）肾功能减退患者接受大剂量替卡西林时，应随访出血时间、凝血时间、凝血酶原时间等。

（7）长期大剂量使用替卡西林应常规检查肝、肾功能和血象。

【孕妇及哺乳期妇女用药】孕妇及哺乳期妇女应慎用。本药的妊娠安全性分级为B级。

【儿童用药】儿童用药量应酌情减少，具体用法见【用法与用量】。

【老年患者用药】尚无可靠参考文献。

【药物相互作用】

（1）替卡西林与克拉维酸合用时，对多种产β-内酰胺酶的细菌有协同抗菌作用。

（2）丙磺舒能抑制替卡西林从肾小管分泌，从而可导致替卡西林的血清浓度升高以及其半衰期延长。

（3）有报道，替卡西林可增加环孢霉素的血药浓度。

（4）有报道，替卡西林与氨基糖苷类联合使用可导致氨基糖苷类药物在体内和体外都失去活性。

（5）替卡西林与伤寒活疫苗合用时，可减弱伤寒活疫苗的免疫反应。

【贮藏】密封、阴凉干燥处贮存。

3. 耐酶青霉素　本类药物通过空间障碍作用保护β-内酰胺环，使其不易被青霉素酶水解。本类药物的共同特点是耐酶、耐酸，但抗菌作用不及青霉素G。主要用于耐青霉素G的金黄色葡萄球菌感染，其中以双氯西林和氟氯西林的作用较强。

苯 唑 西 林

【英文名】oxacillin

【化学名及结构式】（2*S*，5*R*，6*R*）-3，3-二甲基-6-（5-甲基-3-苯基-4-异唑甲酰氨基）-7-氧代-4-硫杂-1-氮杂双环［3.2.0］庚烷-2-甲酸钠盐一水合物。

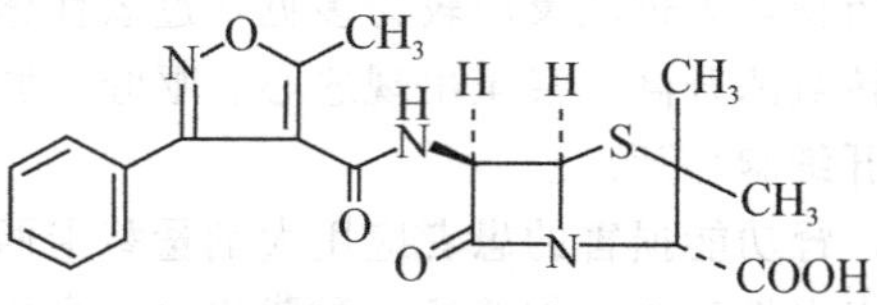

【性状】本品为白色粉末或结晶性粉末，味微苦。

【药理与毒理】本品是耐酸和耐青霉素酶青霉素。苯唑西林对产青霉素酶葡萄球菌具有良好的抗菌活性，对各种链球菌及不产青霉素酶的葡萄球菌的抗菌活性则逊于青霉素G。苯唑西林通过抑制细菌的细胞壁的合成而发挥其杀菌作用。

【药代动力学】苯唑西林耐酸，口服可吸收给药量的30%～33%。肌内注射苯唑西林0.5g，0.5h达到血药峰浓度（C_{max}），为16.7mg/L；剂量加倍，血药浓度亦倍增。静脉滴注苯唑西林0.25g，滴注结束时血药浓度为9.7mg/L，2h后血药浓度为0.16mg/L。出生8～15d和20～21d的新生儿肌内注射20mg/kg后，血药峰浓度分别为51.5mg/L和47.0mg/L。苯唑西林蛋白结合率为93%。在肝、肾、肠、脾、胸腔积液和关节腔液中均可达到有效治疗浓度，在腹水和痰液中则浓度较低。苯唑西林难以透过正常血-脑屏障，但可透过胎盘进入胎儿体内，亦有少量分泌至乳汁。本品健康成人消除半衰期为0.4～0.7h；出生8～15d和20～21d的新生儿的消除半衰期分别达1.6d和1.2d。约49%的苯唑西林在肝脏代谢，肌内注射后约40%以原形药从尿液中排泄，约10%药物经胆道排泄。血液透析和腹膜透析均不能清除本品。

【适应证】本品仅适用于治疗产青霉素酶葡萄球菌感染，包括败血症、心内膜炎、肺炎和皮肤、软组织感染等，也可用于化脓性链球菌或肺炎球菌与耐青霉素葡萄球菌所致的混合感染。

【用法与用量】本品供肌内注射时，每0.5g加入灭菌注射用水2.8ml。肌内注射成人4～6g/d，分4次给药；静脉滴注成人4～8g/d，分2～4次给药，严重感染者剂量可增加至12g/d。小儿体质量40kg以下者，每6h按体质量给予12.5～25mg/kg，体质量>40kg者予以成人剂量。新生儿体质量<2kg者，日龄1～14d者每12h按体质量25mg/kg，日龄15～30d者每8h按体质量25mg/kg；体质量>2kg者，日龄1～14d者每8h按体质量25mg/kg，日龄15～30d者每6h按体质量25mg/kg。轻、中度肾功能减退患者不需调整用药剂量，严重肾功能减退患者应避免应用药物的剂量过大，以防中枢神经系统毒性反应的发生。

【不良反应】

(1) 过敏反应：荨麻疹等各类皮疹较常见，白细胞减少、间质性肾炎、哮喘发作等和血清病型反应少见；过敏性休克偶见，一旦发生，必须就地抢救，予以保持患者气道畅通、吸氧及使用肾上腺素、糖皮质激素等治疗措施。

(2) 静脉使用本品偶可产生恶心、呕吐和血清氨基转移酶升高等现象。

(3) 大剂量静脉滴注本品可引起抽搐等中枢神经系统毒性反应。

(4) 有报道称婴儿使用大剂量本品后可出现血尿、蛋白尿和尿毒症。

【禁忌证】有青霉素类药物过敏史者或青霉素皮肤试验阳性的患者禁用本品。

【注意事项】

(1) 应用本品前需详细询问患者的药物过敏史并对患者进行青霉素皮肤试验。

(2) 对一种青霉素过敏者可能也对其他青霉素类药物、青霉胺过敏，5%～7%的有青霉素过敏性休克史者可能存在对头孢菌素类药物交叉过敏。

(3) 有哮喘、湿疹、枯草热、荨麻疹等过敏性疾病及肝病患者应慎用本品。

【孕妇及哺乳期妇女用药】目前缺乏本品对孕妇影响的充分研究，所以孕妇应仅在确有必要使用本品时方可使用。本药的妊娠安全性分级为B级。少量本品可从乳汁中分泌，乳汁中的药物浓度一般不超过乳母服用药量的1%，哺乳期妇女用药时宜暂停哺乳。

【儿童用药】有报道称婴儿使用大剂量本品后出现血尿、蛋白尿和尿毒症，新生儿尤其是早产儿应慎用本品。

【老年患者用药】尚无可靠参考文献。

【药物相互作用】

(1) 本品与氨基糖苷类、去甲肾上腺素、间羟胺、苯巴比妥、维生素B族、维生素C等药物存在着配伍禁忌，不宜同瓶滴注。

(2) 丙磺舒可减少苯唑西林的肾小管分泌，可延长本品的血清半衰期。

(3) 阿司匹林、磺胺药可抑制本品跟血清蛋白的结合，可提高本品的游离血药浓度。

【药物过量】药物过量主要表现为中枢神经系统的不良反应，应及时停药并予对症、支持治疗。血液透析不能清除苯唑西林。

氟氯西林

【英文名】flucloxacillin

【化学名及结构式】3-（2-氯-6-氟苯）-5-甲基异噁唑-4-羧酸。

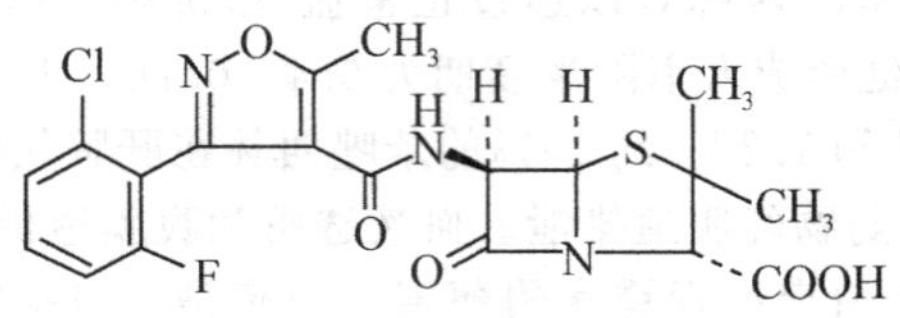

【性状】为白色或类白色结晶性粉末，易溶于水(1∶1)，溶于乙醇(1∶12)或丙酮(1∶12)。

【药理与毒理】本品有抗耐葡萄球菌所产生的β-内酰胺酶的能力。肌内注射同量的本品与氯唑西林，本品的血药浓度明显较高，血中的有效浓度维持时间较长。

【药代动力学】静脉注射氟氯西林 500mg 后，绝对表观分布容积为 16.792L，血清蛋白结合率为 92%～94%，消除半衰期为 0.75～1.5h。药物小部分在肝内代谢，大部分药物(50%～65%）以原形经肾脏随尿液排泄，血液透析不能清除氟氯西林。

【适应证】主要用于治疗耐青霉素金黄色葡萄球菌的严重感染，以及呼吸道感染（如急性咽炎、化脓性扁桃体炎）、治疗感冒继发细菌感染、急慢性气管炎、支气管炎、肺炎、肺脓肿、脓胸、骨髓炎、化脓性关节炎、急慢性中耳炎、鼻旁窦炎、牙周炎、疖、痈、丹毒、蜂窝织炎、破伤风、甲沟炎、创面及伤口感染、烧伤感染、导尿后引起的尿道炎、前列腺炎、淋病、心内膜炎、革兰阳性菌尤是金黄色葡萄球菌引起的败血症等。

【用量与用法】

(1) 口服：成人，250～500mg/次，儿童，2～10 岁为成人剂量的一半，＜2 岁为成人剂量的 1/4；100～125mg/次，3 次/日，餐前 1h 服用本品。

(2) 肌内注射 250～500mg/次，儿童 30～50mg/(kg·d)，分 3～4 次给予，溶于 0.5%利多卡因注射液中。

(3) 静脉滴注、静脉注射：2～4g/d，分 2～4 次注射。溶于 20ml 注射用水中，在 3～4min 内缓慢静脉注射或加入输液中静脉滴注。胸腔内注射：250mg/d，溶于 5～10ml 注射用水中。关节腔注射：250～500mg/d，溶于 5ml 注射用水中。

【不良反应】

(1) 口服给药时较常见胃肠道反应，如恶心、呕吐、腹胀、腹泻、食欲不振等。

(2) 大剂量使用氟氯西林可出现神经系统反应，如抽搐、痉挛、神志不清、头痛等。

(3) 大剂量使用氟氯西林偶可见中性粒细胞减少，对特异体质者可致出血倾向。

(4) 少数患者用药后可致急性胆汁淤积和氨基转移酶升高。

(5) 用药后可见药疹、药物热等过敏反应。

(6) 长期用药可致菌群失调，发生二重感染。

(7) 肌内注射或静脉给药时可致注射部位疼痛、硬结，严重者可致血栓性静脉炎。

【禁忌证】有青霉素类药物过敏史者或青霉素皮肤试验阳性的患者禁用。

【注意事项】偶有过敏反应（如皮疹）、恶心、呕吐、上腹不适、结肠炎等。长期应用应检查患者的肝功能。在怀疑复合感染时，可合用阿莫西林、氨苄西林、头孢三嗪、头孢他啶等联合治疗。用本品前需做皮试。

【孕妇及哺乳期妇女用药】①妊娠期，动物实验表明氟氯西林无致畸作用。自 1970 年临床使用该药以来，用于孕妇的有限病例未显示其不良影响。不过对怀孕期妇女的任何用药都应极度小心，因此只有当潜在的优势大于潜在的危险时，才将氟氯西林用于孕妇。②哺乳期，在乳汁中可检测到低量的氟氯西林。必须考虑哺乳期婴儿发生过敏反应的可能性。因此也只有当潜在的优势大于潜在的危险时，才将氟氯西林用于哺乳期妇女。

【儿童用药】新生儿慎用。

【老年患者用药】 肾功能严重减退的老年患者，应适当减少本品的使用剂量。

【药物相互作用】

(1) 本药与阿米卡星联用可增强其对金葡菌的抗菌作用。

(2) 氟氯西林与伤寒活疫苗同用时，可使伤寒活疫苗的免疫反应降低。

(3) 丙磺舒可影响本药排泄从而升高本药的血药浓度。

(4) 氟氯西林与甲氨蝶呤同用时，可使甲氨蝶呤的药物浓度时间曲线下面积（AUC）下降，但这种结果只有统计学上的显著差异，而无临床意义。

(5) 有报道，氟氯西林与氨基糖苷类联用将导致氨基糖苷类在体内和体外失活，使氨基糖苷类的药效下降。

(6) 食物可显著延迟呋氯西林的吸收，并使其血浆峰浓度降低50%。

甲氧西林

【英文名】 methicillin

【结构式】 见右侧结构式。

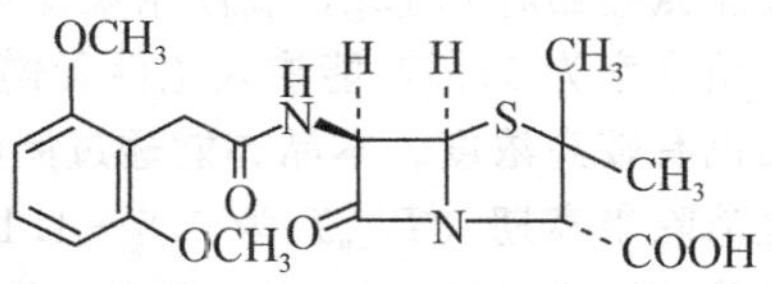

【性状】 白色结晶性粉末，无味或微有气味，有引湿性。

【药理与毒理】 与青霉素相似，但耐青霉素酶，不被该酶水解破坏，对产青霉素酶金葡菌有良好的抗菌作用。对于对青霉素敏感的葡萄球菌，各种链球菌和脑膜炎球菌的抗菌作用不及青霉素。

【药代动力学】 肌内注射后血药浓度达峰时间约为0.5h，血清蛋白结合率约40%，约70%给药量经肾脏排出。

【适应证】 主要用于治疗产酶耐药金葡菌所致的感染。

【用法与用量】 肌内注射或静脉滴注。成人，6～12g/d，分4～6次给药。儿童，体质量0.1～0.15g/(kg·d)，分4～6次给药。

【不良反应】

(1) 与青霉素有交叉过敏反应，应用本品前须做本品或青霉素过敏试验，方法同青霉素。

(2) 对本品耐药的菌株日益增多，其机制与青霉素酶无关，此类菌株对所有β-内酰胺类抗生素均耐药。

(3) 本品使用期间尚可出现白细胞减少和间质性肾炎，目前临床上多由噁唑类青霉素（如苯唑西林、氯唑西林等）替代。

【禁忌证】 有青霉素类药物过敏史或青霉素皮肤试验阳性的患者禁用本品。

【注意事项】

(1) 应用本品前需详细询问患者的药物过敏史并对患者进行青霉素皮肤试验，皮试结果呈阳性反应者禁用本品。必须使用本品者应于脱敏后应用，应随时做好过敏反应的急救准备。

(2) 对一种青霉素过敏者可能对其他青霉素类药物、青霉胺过敏，有哮喘、湿疹、枯草热、荨麻疹等过敏性疾病患者应慎用本品。

【孕妇及哺乳期妇女用药】 目前缺乏本品对孕妇影响的充分研究，所以孕妇应仅在确有必要使用本品时方可使用。本药的妊娠安全性分级为B级。少量本品可从乳汁中分泌，乳汁中的药物浓度一般不超过乳母服用药量的1%，但哺乳期妇女用药时宜暂停哺乳。

【儿童用药】 儿童用药量应酌情减少，具体用药方法见【用法与用量】。

【老年患者用药】 肾功能严重减退的老年患者应适当减少使用剂量。

氯唑西林

【英文名】cloxacillin

【化学名及结构式】(2*S*，5*R*，6*R*) -3，3-二甲基-6-[5-甲基-3-(2-氯苯基) -4-异噁唑甲酰氨基] -7-氧代-4-硫杂-1-氮杂双环 [3.2.0] 庚烷-2-甲酸。

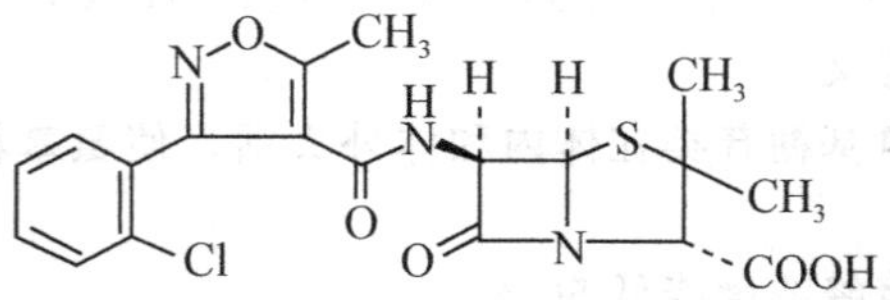

【性状】本品为白色粉末或结晶性粉末，味微苦，微溶于水。

【药理与毒理】本品为半合成青霉素，具有耐酸、耐青霉素酶的特点，对革兰阳性球菌和奈瑟菌有抗菌活性，对葡萄球菌属（包括金黄色葡萄球菌和凝固酶阴性葡萄球菌）产酶株的抗菌活性较苯唑西林强，但对青霉素敏感葡萄球菌和各种链球菌的抗菌作用较青霉素为弱，本品对甲氧西林耐药的葡萄球菌无效。

【药代动力学】肌内注射氯唑西林 0.5g，0.5h 血药浓度达峰值，C_{max} 为 15mg/L。3h 静脉滴注氯唑西林 0.75g，滴注结束即刻和 3h 后血药浓度分别为 15mg/L 和 0.6mg/L，本品血清蛋白结合率为 94%，能渗入急性骨髓炎患者的骨组织、脓液和关节腔积液中，在胸腔积液中本品也有较高浓度。本品亦能透过胎盘进入胎儿，但难以透过正常的血-脑脊液屏障。氯唑西林血消除半衰期（$T_{1/2\beta}$）为 0.5～1.1h，其主要通过肾小球滤过和肾小管分泌，自尿液中排出，静脉滴注本品后，约 62% 自尿液排出，约 6% 自胆汁排出，少量在肝脏代谢。

【适应证】本品仅适用于治疗产青霉素酶葡萄球菌感染，包括败血症、心内膜炎、肺炎和皮肤、软组织感染等，也可用于化脓性链球菌或肺炎球菌与耐青霉素葡萄球菌所致的混合感染。

【用法与用量】

(1) 肌内注射：成人 2g/d，分 4 次，小儿按体质量 25～50mg/ (kg · d)，分 4 次。肌内注射时可加 0.5% 利多卡因以减少局部疼痛。

(2) 静脉滴注：成人 4～6g/d，分 2～4 次；小儿按体质量 50～100mg/ (kg · d)，分 2～4 次。新生儿体质量＜2kg 者，日龄 1～14d 时每 12h 按体质量予 25mg/kg，日龄 15～30d 时每 8h 按体质量予 25 mg/kg；体质量＞2kg 者，日龄 1～14d 时每 8h 按体质量予 25mg/kg，日龄 15～30d 时每 6h 按体质量予 25mg/kg。

(3) 口服：成人 500～1000mg/次，儿童 15～25mg/kg，4 次/日。

(4) 滴耳：0.5% 溶液，3 滴/次，4～6 次/日。

【不良反应】

(1) 过敏反应：以荨麻疹等各类皮疹最为多见，白细胞减少、间质性肾炎、哮喘发作等和血清病型反应也可发生，严重者如过敏性休克偶见；过敏性休克一旦发生，必须就地抢救，保持患者气道畅通、吸氧并予以肾上腺素、糖皮质激素等治疗措施。

(2) 静脉注射本品时偶可产生恶心、呕吐和血清氨基转移酶升高等现象。

(3) 大剂量注射本品时可引起抽搐等中枢神经系统毒性反应。

(4) 有报道婴儿使用大剂量本品后出现血尿、蛋白尿和尿毒症。

(5) 个别病例发生粒细胞缺乏症或淤胆型黄疸。

【禁忌证】有青霉素类药物过敏史者或青霉素皮肤试验阳性的患者禁用。

【注意事项】

(1) 用本品前需详细询问患者有无药物过敏史并对患者进行青霉素皮肤试验。

(2) 对一种青霉素过敏患者也可能对其他青霉素类药物或青霉胺过敏。

(3) 有哮喘、湿疹、枯草热、荨麻疹等过敏性疾病的患者应慎用本品。

(4) 本品可降低患者胆红素与血清蛋白结合能力,新生儿尤其是有黄疸者慎用本品。

(5) 轻中度肾功能减退患者不需要调整剂量,严重肾功能减退患者应避免应用大剂量,以防中枢神经系统毒性反应的发生。

【孕妇及哺乳期妇女用药】目前缺乏本品对孕妇影响的充分研究,由于本药能透过胎盘,所以孕妇应仅在确有必要使用本品时方可使用。本药的妊娠安全性分级为B级。本品有少量在乳汁中分泌,乳汁中药物浓度一般不超过乳母服用药量的1%,因此哺乳期妇女应用本品时宜暂停哺乳。

【儿童用药】本药可降低胆红素与血清蛋白的结合力,新生儿尤其早产儿应慎用本品。另有报道称婴儿使用大剂量本品后出现血尿、蛋白尿和尿毒症。

【老年患者用药】老年患者因生理功能减退,应用本品时须调整剂量。

【药物相互作用】

(1) 本品与氨基糖苷类、去甲肾上腺素、间羟胺、苯巴比妥、维生素B族、维生素C等药物存在配伍禁忌,不宜同瓶滴注。

(2) 丙磺舒可减少氯唑西林的肾小管分泌,可延长本品的血清半衰期。

(3) 阿司匹林、磺胺药抑制本品与血清蛋白结合,可提高本品的游离血药浓度。

(二)头孢菌素类

头孢菌素类抗生素是在其母核7-氨基头孢烷酸(7-ACA)上接上不同的侧链而制成的一类广谱半合成抗生素。本类药物以抗菌谱广、杀菌力强、耐酸、耐酶、疗效好、毒副作用相对较小等优点而广泛应用于临床。根据抗菌谱和对革兰阴性杆菌抗菌活性的不同,头孢菌素可分为四代。

第一代头孢菌素虽对青霉素酶稳定,但仍为许多革兰阴性菌产生的β-内酰胺酶所破坏,因此,本品主要用于需氧革兰阳性球菌感染。其抗菌效能特别是对产酶葡萄球菌的抗菌能力要优于其他几代头孢菌素。常见的有头孢唑林、头孢拉定、头孢氨苄和头孢羟氨苄等。第二代头孢菌素对多数β-内酰胺酶稳定,其抗菌谱较第一代广,对革兰阴性菌的作用较第一代强,但对某些肠道杆菌和铜绿假单胞菌的抗菌活性仍差。常见的有头孢呋辛、头孢替安、头孢克洛等。第三代头孢菌素对多数β-内酰胺酶稳定,对产青霉素酶肺炎球菌具有良好活性,并优于第二代及第一代头孢菌素;第三代头孢菌素对肠杆菌科细菌等革兰阴性杆菌亦具有强大的抗菌作用,其中某些品种对铜绿假单胞菌有良好作用。常见的有头孢噻肟、头孢曲松、头孢他啶、头孢哌酮等。第四代头孢菌素的抗菌谱广,对金葡菌等革兰阳性球菌活性较第三代增强,与第二代头孢相似。第四代头孢菌素对革兰阴性杆菌的作用要强于其他几代头孢菌素。第四代头孢菌素对广谱β-内酰胺酶稳定,与酶的亲和力更低,对细菌细胞膜的穿透力更强。常用药物为头孢吡肟、头孢匹罗等。

头孢菌素类抗生素的作用机制与不良反应与青霉素类相似,在临床应用中应注意以下几点:

(1) 头孢菌素对β-内酰胺酶的稳定性顺序为第四代、第三代、第二代、第一代。因此革兰阴性杆菌感染时,可按严重程度或药敏结果,优先选择第三、四代头孢菌素。所有头孢菌素通常不作为产ESBL菌株感染的选用药物。

(2) 头孢菌素类均为广谱杀菌剂,常可引起菌群失调,如K族和B族维生素的缺乏,腹泻和二重感染(如假膜性肠炎、念珠菌感染)等,因此在营养不良、肾功能不全、溃疡、血友病等有可能导致凝血功能异常的患者及老年人中应避免大剂量、长疗程应用该类药物,并应及时补充维生素K,以使延长的凝血酶原时间恢复。头孢菌素类药物也不宜与肝素、华法林、阿司匹林等药物合用。在治疗过程中一旦发生假膜性肠炎应立即停药、卧床休息，轻者可以很快改善，重者应给予补液、万古霉素和激素等方法治疗。

(3) 由于本类药物的中枢神经系统反应绝大部分发生于肾功能不全的患者。因此，本类药物应慎用于儿童、老年人和肾功能不全者，必要时应按内生肌酐清除率调整药物剂量。

(4) 头孢菌素在血清和组织中有较高浓度，头孢呋辛和大多数第三代头孢菌素易透过血-脑屏障，在脑脊液中达到适当浓度，故头孢菌素可用于中枢神经系统的感染。头孢哌酮和头孢曲松等主要由肝脏代谢，本品在胆道和胃肠道内可达到很高水平，可用于肝胆系统感染。

(5) 口服头孢菌素以原药吸收入血直接起抗菌作用，宜空腹服用；但头孢菌素的酯类衍生物如头孢呋辛酯，口服后在肠黏膜被非特异性酯酶水解为原药被吸收而发挥抗菌作用，餐后服用优于空腹给药。

(6) 头孢菌素类具甲硫四唑侧链，饮酒或含乙醇的药物与头孢曲松钠、头孢哌酮钠、头孢甲肟等合用时可引起双硫仑样作用：颜面潮红、心悸、眩晕、头痛、欲吐等症状。故患者在应用头孢菌素类期间和用药后3d应避免饮酒或服用含乙醇的药物，如氢化可的松。

(7) 头孢菌素类主要经肾排泄，氨基糖苷类抗生素以及强利尿剂与头孢菌素类尤其是第一代头孢菌素合用时，可增强肾毒性。头孢菌素与排泄阻滞剂丙磺舒同用时可通过减少肾脏排泄而增强其治疗作用。

(三) 头孢菌素药物

Ⅰ. 第一代头孢菌素

第一代头孢菌素注射液主要适用于甲氧西林敏感葡萄球菌、溶血性链球菌和肺炎球菌所致的上、下呼吸道感染及皮肤软组织感染、尿路感染、败血症、心内膜炎等。亦可用于流感嗜血杆菌、奇异变形杆菌、大肠埃希菌等敏感株所致的尿路感染以及肺炎等。对于产酶金葡菌，其作用类似耐酶青霉素。某些对氨苄西林耐药菌株对第一代头孢菌素是敏感的。因此，第一代头孢菌素特别是头孢唑啉可应用于一些耐氨苄西林的革兰阴性菌感染。

头 孢 拉 定

【英文名】 cefradine

【化学名及结构式】 (6*R*，7*R*) -7［(*R*) -2-氨基-2-(1，4-环己烯基) 乙酰氨基］-3-甲基-8-氧代-5-硫杂-1-氮杂双环［4.2.0］辛—2—烯—2—羧酸。

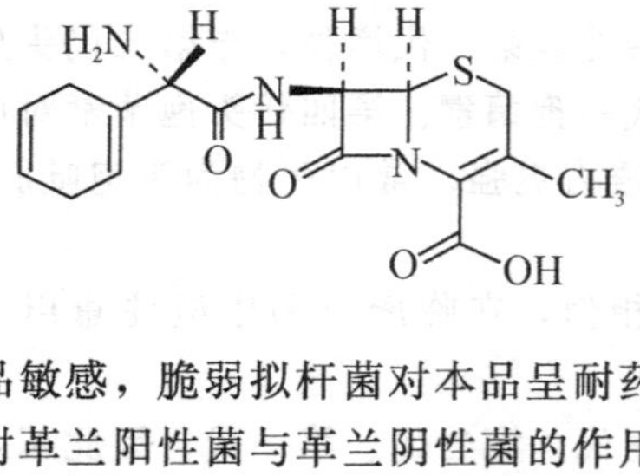

【性状】 游离酸为白色或类白色的结晶性粉末，微臭，略溶于水，1%水溶液的 pH 为 3.5～6。

【药理与毒理】 本品为第一代头孢菌素，对不产青霉素酶和产青霉素酶的金葡菌、凝固酶阴性葡萄球菌、A 组溶血性链球菌、肺炎链球菌和草绿色链球菌等革兰阳性球菌的部分菌株具有良好抗菌作用。厌氧革兰阳性菌多数对本品敏感，脆弱拟杆菌对本品呈耐药性。耐甲氧西林葡萄球菌属、肠球菌属亦对本品耐药。本品对革兰阳性菌与革兰阴性菌的作用与头孢氨苄相似。本品对淋球菌有一定作用，对产酶淋球菌也具活性，对流感嗜血杆菌的活性较差。

【药代动力学】 静脉滴注本品 0.5g，5min 后血药浓度为 46mg/L，肌内注射 0.5g，1～2h 血药浓度达峰值，C_{max}为 6mg/L。肌内注射吸收较口服为差，但血药浓度维持较久。血消除半衰期 ($T_{1/2\beta}$) 为 0.8～1h。本品在组织体液中分布良好。本品在肝组织中的浓度与血清浓度相等。在心肌、子宫、肺、前列腺和骨组织中皆可获得有效浓度。脑脊液中的药物浓度仅为同期血药浓度的 8%～12%。本品可透过血-胎盘屏障进入胎儿血液循环，本品可少量经乳汁排出。

血清蛋白结合率为6%～10%。静脉给药6h后尿中累积排出量为给药量的90%以上；肌内注射6h后尿中累积排出量为给药量的66%。尿中浓度较高，多可超过1000mg/L。少量本品可自胆汁排泄，后者的浓度可为血清浓度的4倍。本品在体内很少代谢，能被血液透析和腹膜透析清除。丙磺舒可减少本品经肾排泄。

【适应证】本品适用于敏感菌所致的急性咽炎、扁桃体炎、中耳炎、支气管炎和肺炎等呼吸道感染、泌尿生殖道感染及皮肤软组织感染等。

【用法与用量】

(1) 口服：成人0.25～0.5g/次，每6h服一次。严重感染者可增至1g/次，但总用量≤4g/d。宜饭后服用。儿童按25～50mg/(kg·d)，每6h或12h等量分次服用，严重病例可增至75～100mg/(kg·d)。

(2) 静脉滴注、静脉注射或肌内注射，成人：0.5～1.0g/次，每6h一次，一日最高剂量为8g。儿童（1周岁以上）按体质量一次12.5～25mg/kg，每6h一次。肌酐清除率>20ml/min、等于5～20ml/min或<5ml/min时，剂量宜分别调整为每6h 0.5、0.25g和每12h 0.25g。

【不良反应】本品不良反应较轻，发生率也较低，不良反应发生率约6%。恶心、呕吐、腹泻、上腹部不适等胃肠道反应较为常见。药疹发生率为1%～3%，假膜性肠炎、嗜酸粒细胞增多、直接Coombs试验阳性反应、外周血白细胞及中性粒细胞减少等见于个别患者。少数患者可出现暂时性血尿素氮升高、血清氨基转移酶、血清碱性磷酸酶一过性升高等现象。本品肌内注射疼痛明显，静脉注射后有发生静脉炎的报道。

【禁忌证】对头孢菌素过敏者及有青霉素过敏性休克或即刻反应史者禁用本品。

【注意事项】

(1) 在应用本品前须详细询问患者有无对头孢菌素类、青霉素类及其他药物过敏史，有青霉素类药物过敏性休克史者不可应用本品，其他患者应用本品时必须注意头孢菌素类与青霉素类存在交叉过敏反应的机会有5%～7%，因此患者需在严密观察下慎用。一旦发生过敏反应，应立即停用药物。如发生过敏性休克，须立即就地抢救，包括保持患者的气道通畅、吸氧和肾上腺素、糖皮质激素的应用等措施。

(2) 本品主要经肾脏排出，肾功能减退者须减少剂量或延长给药间期。

(3) 应用本品的患者以硫酸铜法测定尿糖时可出现假阳性反应。

【孕妇及哺乳期妇女用药】因本品可透过血-胎盘屏障进入胎儿血液循环，虽尚无证据表明本品有胚胎毒性和致畸作用，但孕妇用药需有确切指征时方可用药。本药的妊娠安全性分级为B级。本品亦可少量进入乳汁，虽至今尚无哺乳期妇女应用头孢菌素类抗生素发生问题的报告，但应用时仍须权衡利弊。

【儿童用药】儿童用药量应酌情减少，具体用法见【用法与用量】。

【老年患者用药】伴有肾功能减退的老年患者，应适当减少剂量或延长给药间期。

【药物相互作用】

(1) 本品与氨基糖苷类抗生素可相互灭活，当两药同时给予时，应在不同部位给药，两类药物不能混入同一容器内。

(2) 呋塞米、依他尼酸、布美他尼等强利尿剂，卡氮芥，链佐星等抗肿瘤药，保泰松以及糖肽类抗生素和氨基糖苷类抗生素等与本品合用有增加肾毒性的可能。

(3) 本品可延缓苯妥英钠在肾小管的排泄。

(4) 丙磺舒可延迟本品经肾排泄。

(5) 与美西林联合应用时，对大肠埃希菌、沙门菌属等革兰阴性杆菌具协同作用。

头孢硫脒

【英文名】cephathiamidine

【化学名及结构式】（6*R*，7*R*）-3［（乙酰氧）甲基］-7-［α-（*N*，*N'*-二异丙基脒硫基）-乙酰氨基］8-氧代-5-硫杂-1-氮杂双环［4，2，0］辛-2-烯-2-甲酸。

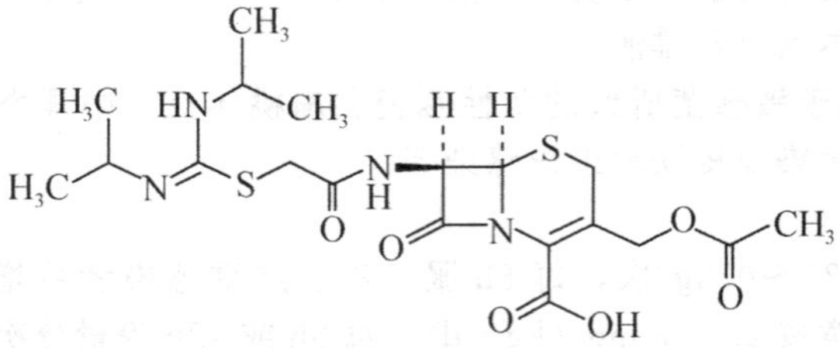

【性状】白色或米色结晶性粉末，几乎无臭，有引湿性，味苦，极易溶于水。

【药理与毒理】

（1）药理作用：本品对革兰阳性菌及部分革兰阴性菌有抗菌活性，对革兰阳性球菌的抗菌作用尤强。本品体外抗菌活性试验表明，对肺炎球菌、化脓性链球菌、金黄色葡萄球菌（MSSA 菌株）、表皮葡萄球菌（MSSE 菌株）和卡他布兰汉菌有较强的抗菌活性，对肺炎链球菌 MIC_{90} 为 0.25μg/ ml，对化脓性链球菌 MIC_{90} 为 0.5μg/ml，对其他 3 种细菌的 MIC_{90} 均＜8.0μg/ml，对流感嗜血杆菌亦有较强的抗菌活性，MIC_{90} 为 2.0μg/ml。对肠球菌亦显示有很强的体外抗菌活性，MIC_{90} 为 2.0μg/ml。对草绿色链球菌、溶血性链球菌、非溶血性链球菌、白喉杆菌、产气荚膜杆菌、破伤风杆菌和炭疽杆菌均有良好抗菌作用。对金黄色葡萄球菌（MRSA 菌株）、表皮葡萄球菌（MRSE 菌株）的体外抗菌活性不如万古霉素。本品作用机制为抑制敏感菌的细胞壁的合成，从而产生杀菌作用。

（2）毒理研究：本品小鼠静脉注射的 LD_{50} 为（1.02±0.04）g/kg，腹腔注射的 LD_{50} 为（1.26±0.23）g/kg。生殖毒性试验中，试验组小鼠的胎仔死亡率明显高于对照组（$p<0.01$）。

【药代动力学】本品口服不被人体吸收，静脉滴注 1.0g 后，血药峰浓度（C_{max}）为（68.93±6.86）mg/L，血消除半衰期（$T_{1/2\beta}$）为（1.19±0.12）h，血药浓度-时间曲线下面积（AUC）为（94.7±9.8）mg/（L·h），12h 尿药累计排泄率为（93.1±3.2）%。肌内注射 1.0g 后，血药峰浓度（C_{max}）为（35.12±4.34）mg/L，达峰时间（T_{max}）为（0.78±0.08）h，半衰期为（1.38±0.21）h，血药浓度-时间曲线下面积（AUC）为（85.3±8.0）mg/（L·h），12h 尿中药累计排泄率为（84.2±5.9）%。与静脉滴注相比，其绝对生物利用度为（90.3±6.4）%。本品注射后在体内组织分布广泛，以胆汁、肝、肺等处含量为高，不透过血-脑脊液屏障。在机体内几乎不代谢，主要从尿液中排出，12h 尿中排出给药量的 90%以上。肾功能减退患者，肌内注射后血清半衰期延长至 13.2h，约为正常半衰期的 10 倍，24h 尿中仅排出给药量的 3.2%，血液透析可排出给药量的20%～30%。

【适应证】本品可用于敏感菌所引起呼吸系统、肝胆系统、五官、尿路感染及心内膜炎、败血症。

【用法与用量】

（1）肌内注射：0.5g～1.0g/次，4 次/日；小儿按体质量 50～100mg/(kg·d)，分 3～4 次给药。

（2）静脉注射：2g/次，2～4 次/日；小儿按体质量 50～100mg/(kg·d)，分 2～4 次给药。

【不良反应】偶有荨麻疹、哮喘、皮肤瘙痒、寒战高热、血管神经性水肿等不良反应，偶见治疗后非蛋白氮和谷丙转氨酶升高。

【禁忌证】对头孢菌素类抗生素过敏者禁用本品。

【注意事项】

（1）交叉过敏反应：应用本品前须详细询问患者有无头孢菌素类及青霉素类的药物过敏

史，对一种头孢菌素或头霉素（cephamycin）过敏者也可能对其他头孢菌素或头霉素过敏。对青霉素类、青霉素衍生物或青霉胺过敏者也可能对头孢菌素或头霉素过敏。对青霉素过敏患者应用头孢菌素时发生过敏反应者达5%～7%；如做免疫反应测定时，则对青霉素过敏的患者对头孢菌素过敏者达20%。

(2) 对青霉素过敏患者应用本品时应根据患者情况充分权衡利弊后决定。有青霉素过敏性休克或即刻反应者，不宜再选用头孢菌素类。

(3) 胃肠道疾病史者，特别是溃疡性结肠炎、局限性肠炎或抗生素相关性结肠炎（头孢菌素类很少产生假膜性结肠炎）的患者应慎用。

(4) 肾功能减退患者应用本品时须适当减量。

(5) 对诊断的干扰：应用本品的患者抗球蛋白试验可出现阳性，孕妇产前应用本品，此阳性反应也可出现于新生儿。

【孕妇及哺乳期妇女用药】本品可通过胎盘进入胎儿体内，虽尚无证据表明本品有胚胎毒性和致畸作用，但怀孕早期仍应慎用。头孢菌素类药物可经乳汁排出，哺乳期妇女应用头孢菌素类虽尚未见发生问题的报道，但其应用仍须权衡利弊。

【儿童用药】应用本品的新生儿抗球蛋白试验可能出现阳性。

【老年患者用药】老年患者肾功能减退，应用本品时须适当减量。

【药物相互作用】本品肌内注射合用丙磺舒1g后，12h尿排泄量降为给药量的65.7%。

头孢羟氨苄

【英文名】cefadroxil

【化学名及结构式】(6*R*，7*R*)-3-甲基-7-［(*R*)-2-氨基-2-(4-羟基苯基)乙酰氨基］-8-氧代-5-硫杂-1-氮杂双环［4.2.0］辛-2-烯-2-甲酸一水合物。

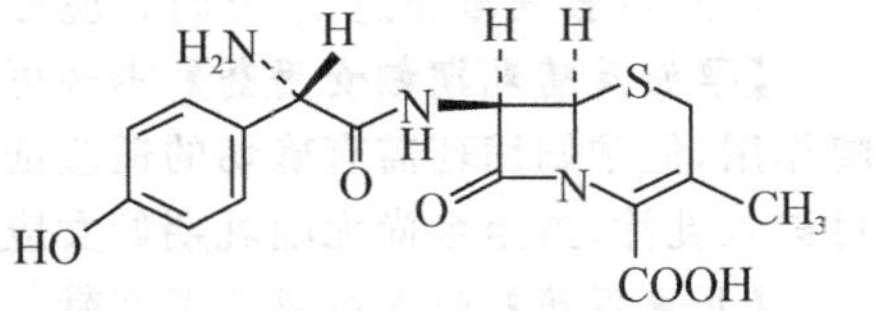

【性状】白色或类白色结晶粉末，有特异性臭味，微溶于水，弱酸性条件下稳定。

【药理与毒理】

(1) 药理作用：头孢羟氨苄为第一代口服头孢菌素，对产青霉素酶和不产青霉素酶的金葡菌，凝固酶阴性葡萄球菌、肺炎链球菌、A组溶血性链球菌等大部分菌株具良好的抗菌作用。对大肠埃希菌、奇异变形杆菌、沙门菌属、志贺菌属、流感嗜血杆菌和淋球菌亦有一定的抗菌活性。耐甲氧西林葡萄球菌、肠球菌属、吲哚阳性变形杆菌属、肠杆菌属、沙雷菌属等肠杆菌科细菌、铜绿假单胞菌属及脆弱拟杆菌等对本品耐药。

(2) 毒理研究：头孢羟氨苄毒性低。给新生大鼠12 600mg/kg的高剂量未发生死亡；犬口服本品600mg/(kg·d)，大鼠口服本品1000mg/(kg·d)，连续服用6个月，对各组织器官未产生毒性反应。

【药代动力学】本品吸收良好，空腹口服本品0.5g 1.5h后，血药峰浓度（C_{max}）为16mg/L。给药后12h尚可测得微量，血消除半衰期（$T_{1/2\beta}$）为1.27～1.5h。食物对血药峰浓度和$T_{1/2\beta}$均无明显影响。头孢羟氨苄自胃肠道的吸收较头孢氨苄和头孢拉定缓慢，但维持的血药浓度的时间较后两者持久。本品的蛋白结合率为20%。本品体内分布广泛，口服1.0g后2～5h，痰、胸水和肺组织中的浓度分别为1.3、11.4、7.4mg/L；骨骼、肌肉和滑囊液中的药物浓度分别为同期血药浓度的23%、31%和43%。胆汁中的药物浓度较血药浓度为低。本品可进入胎盘，也可进入乳汁。24h累积可排出给药量的86%。本品能被血液透析清除。

【适应证】适用于敏感细菌所致的尿路感染、皮肤软组织感染以及急性扁桃体炎、急性咽炎、中耳炎和肺部感染等。本品为口服制剂，不宜用于重症感染的患者。

【用法与用量】

(1) 成人常用量：口服，0.5～1.0g/次，2次/日。

(2) 儿童常用量：一次按体质量15～20mg/kg，2次/日。A组溶血性链球菌咽炎及扁桃体炎每12h 15mg/kg，疗程≥10d；成人肾功能减退者首次剂量为1g饱和量，然后根据肾功能减退程度予以延长给药间期。肌酐清除率为25～50、10～25ml/min和0～10ml/min时，分别每12、24和36h服药500mg。

【不良反应】本品的不良反应发生率约为5%，以恶心、上腹部不适等胃肠道反应为主，少数患者还可发生皮疹等过敏反应。偶可发生过敏性休克，也可出现尿素氮、血清氨基转移酶、血清碱性磷酸酶一过性升高等现象。

【禁忌证】有头孢菌素类药物过敏史者和有青霉素过敏性休克史者或即刻反应史者禁用本品。

【注意事项】

(1) 在应用本品前须详细询问患者有无对头孢菌素类、青霉素类及其他药物过敏史，有青霉素类药物过敏性休克史者不可应用本品，其他患者应用本品时必须注意头孢菌素类与青霉素类存在交叉过敏反应的机会有5%～7%，本品需在严密观察下慎用。一旦患者发生过敏反应，应立即停用药物。如发生过敏性休克，须立即就地抢救，包括保持气道通畅、吸氧和肾上腺素、糖皮质激素等的应用措施。

(2) 有胃肠道疾病史的患者，尤其是有溃疡性结肠炎、局限性肠炎或抗微生物药物相关性结肠炎（头孢菌素很少产生假膜性肠炎）的患者以及有肾功能减退者慎用本品。

(3) 应用头孢羟氨苄时可出现直接Coombs试验阳性反应和尿糖假阳性反应(硫酸铜法)；少数患者的碱性磷酸酶、血清丙氨酸转移酶、门冬氨基酸转移酶和碱性磷酸酶可有短暂性升高。

(4) 头孢羟氨苄主要经肾脏排出，肾功能减退患者应用本品时须适当减量。

(5) 口服剂量超过4g/d时，应考虑改用注射用头孢菌素类药物。

【孕妇及哺乳期妇女用药】本药可透过血-胎盘屏障，虽尚无证据表明本品有胚胎毒性和致畸作用，但孕妇用药需有确切的适应证方可使用本品。本药的妊娠安全性分级为B级。本品亦可进入乳汁，虽至今尚无哺乳期妇女应用头孢菌素类发生问题的报告，但仍须权衡利弊后应用。

【儿童用药】尚无可靠参考文献。

【老年患者用药】老年患者肾功能减退，用药时须调整剂量。

【药物相互作用】

(1) 丙磺舒可提高本品血药浓度，延缓肾排泄。

(2) 本品与消胆胺（考来烯胺）同时应用时，可使头孢氨苄的平均血药浓度降低。

【贮藏】遮光，密封，在凉暗处保存。

头孢噻吩

【英文名】cefalotin

【化学名及结构式】(6*R*，7*R*)-3-［(乙酰氧基)甲基］-7-［2-(2-噻吩基)乙酰氨基］-8-氧代-5-硫杂-1-氮杂双环［4.2.0］辛-2-烯-2-甲酸。

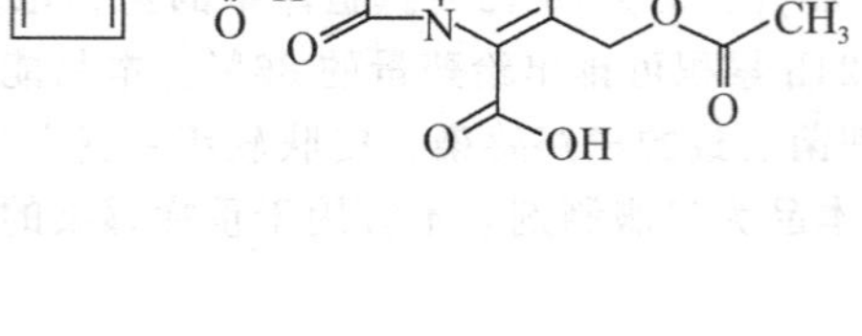

【性状】本品为白色或类白色的结晶性粉末，几无臭，味苦，极易溶于水。

【药理与毒理】本品为第一代头孢菌素，抗菌谱广，对革兰阳性菌的活性较强，产青霉素酶和不产青霉素酶金葡菌、凝固酶阴性葡萄球菌、化脓性链球菌、肺炎链球菌、B组溶血性链球菌、草绿色链球菌、表皮葡萄球菌、白喉杆菌、炭疽杆菌对本品皆非常敏感。肠球菌属、耐甲氧西林葡萄球菌、李斯特菌和奴卡菌耐药。流感嗜血杆菌、脑膜炎奈瑟菌、卡他莫拉菌和淋病奈瑟菌对本品亦高度敏感，部分大肠埃希菌、克雷伯菌属、沙门菌属、志贺菌属、变形杆菌属菌株对本品多中度敏感，其余革兰阴性杆菌则多数耐药。革兰阳性厌氧菌对本品敏感，脆弱拟杆菌对本品耐药。本品主要通过抑制细菌细胞壁的合成产生抗菌作用。

【药代动力学】肌内注射本品0.5g和1g后，血药峰浓度（C_{max}）于30min后到达，分别为10mg/L和20mg/L，4h后血药浓度迅速下降。同时口服丙磺舒可使本品血药峰浓度提高近3倍，血药浓度维持时间亦较久。静脉注射1g本品后15min血药浓度为30～60mg/L，24h内连续静脉滴注12g，血药浓度波动于10～30mg/L。

本品广泛分布于人体中的各种组织和体液中，在肾皮质、胸水、心肌、横纹肌、皮肤和胃中浓度较高，本品在肾组织中的浓度接近血药浓度，在其余组织中的浓度仅为血药浓度的1/3左右，在支气管分泌物、前列腺中的浓度可达血药浓度的25%。头孢噻吩甚易进入炎性腹水中。本品在肝和脑组织中的浓度甚低，亦很难渗透至正常脑脊液。在细菌性脑膜炎患者的脑脊液中药物浓度为血药浓度的1%～10%。胆汁中药物浓度低于同期血药浓度。在骨组织中浓度甚低。本品可透过胎盘，胎儿血循环中药物浓度约为母体血浓度的10%～15%。乳汁中浓度约为血中浓度的30%。本品蛋白结合率50%～65%，血消除半衰期（$T_{1/2\beta}$）为0.5～0.8h，肾功能减退时可延长至3～8h，出生1周内新生儿的$T_{1/2\beta}$为1～2h。约60%～70%的给药量于给药后6h内自尿中排出，其中70%为原形，30%为其代谢产物。头孢噻吩可为血液透析和腹膜透析清除，两者的清除率分别为50%～70%和50%。

【适应证】本品适用于耐青霉素金葡菌（甲氧西林耐药者除外）和敏感革兰阴性杆菌所致的呼吸道感染、软组织感染、尿路感染、败血症等，病情严重者可与氨基糖苷类抗生素联合应用，但应警惕有加重肾毒性的可能。本品不宜用于细菌性脑膜炎的患者。

【用法与用量】

（1）成人肌内或静脉注射，0.5～1g，每6h一次。严重感染患者的剂量可加大至6～8g/d。预防手术后感染可于术前0.5～1h用1～2g，手术时间超过3h者可于手术期间给予1～2g，根据病情可于术后每6h一次应用本品，术后24h内停药。如为心脏手术、人工关节成形术等，预防性应用可于术后维持2d。成人最高剂量不超过12g/d。小儿按体质量50～100mg/kg，分4次给药。1周内的新生儿为每12h按体质量20mg/kg；1周以上者每8h按体质量20mg/kg。肾功能减退患者应用本品须适当减量。肌酐清除率<10、25、50和80ml/min时，每6h给予的剂量分别为0.5、1、1.5和2g。无尿患者维持剂量为1.5g/d，分3次给药。血液透析和腹膜透析能有效的清除本品，透析期间为维持有效血药浓度，应每6～12h给予1g本品。

（2）配制肌内注射液：1g本品加4ml灭菌注射用水使溶解。做静脉注射时可将1g本品溶于10ml灭菌注射用水、5%葡萄糖注射液或0.9%氯化钠注射液，配制成的溶液于3～5min内徐缓注入。供静脉滴注时，先将4g本品溶于20ml灭菌注射用水中，然后再适量稀释。腹腔内给药时，一般每1000ml透析液中含头孢噻吩钠60mg。治疗腹膜炎或腹腔污染后应用头孢噻吩钠的浓度可达0.1%～4%。

【不良反应】

（1）肌内注射局部疼痛较为多见，可有硬块、压痛和温度升高。大剂量或长时间静脉滴注头孢噻吩后血栓性静脉炎的发生率可高达20%。

（2）本品较常见的不良反应为皮疹、嗜酸粒细胞增多、药物热、血清病样反应等过敏反应。过敏性休克极少发生。

(3) 粒细胞减少和溶血性贫血偶可发生。

(4) 本品高剂量时可发生惊厥和其他中枢神经系统症状，肾功能减退患者尤易发生。

(5) 恶心、呕吐等胃肠道不良反应少见。

(6) 可发生由艰难梭菌所致的腹泻和假膜性肠炎。

(7) 大剂量使用本品可发生脑病。

【禁忌证】有头孢菌素过敏史和青霉素过敏性休克史者禁用本品。

【注意事项】

(1) 本品在用药前需进行过敏试验。

(2) 交叉过敏反应：对一种头孢菌素或头霉素（cephamycin）过敏者对其他头孢菌素类或头霉素类也可能过敏。对青霉素类或青霉胺过敏者也可能对本品过敏。

(3) 对诊断的干扰：应用本品的患者抗球蛋白试验可出现阳性；孕妇产前应用本品，新生儿可出现此阳性反应。患者尿中头孢噻吩含量超过10mg/ml时，以磺基水杨酸进行尿蛋白测定可出现假阳性反应。用硫酸铜法测定尿糖可呈假阳性反应。血清丙氨酸氨基转移酶、门冬氨酸氨基转移酶、碱性磷酸酶和血尿素氮在应用本品过程中皆可升高。

(4) 本品与氨基糖苷类不可同瓶滴注。

(5) 肾功能减退患者应在减少剂量情况下谨慎使用；因本品可部分在肝脏代谢，因此肝功能损害患者也应慎用。胃肠道疾病史者慎用。

(6) 下列情况应用头孢噻吩可能发生肾毒性：①每日剂量超过12g。②肾功能减退或疑有肾功能减退患者应用本品时未适当减量。③50岁以上的老年患者。④感染性心内膜炎、败血症、肺部感染等严重感染患者。⑤创伤所致的肾清除功能降低。⑥对青霉素或头孢噻吩过敏者。

(7) 与强利尿药、氨基糖苷类和其他具肾毒性药物联合应用可增加肾毒性。

【孕妇及哺乳期妇女用药】本药可透过胎盘，虽尚无证据表明本品有胚胎毒性和致畸作用，但孕妇用药仍需有确切适应证。本药的妊娠安全性分级为B级。本品可经乳汁排出，哺乳期妇女应用时虽尚无发生问题的报告，但应用本品时宜暂停哺乳。

【儿童用药】应用本品的新生儿抗球蛋白试验可能出现阳性。

【老年患者用药】应用本品时需根据肾功能适当减量或延长给药间期。

【药物相互作用】

(1) 与下列药物有配伍禁忌：硫酸阿米卡星、庆大霉素、卡那霉素、妥布霉素、新霉素、盐酸金霉素、盐酸四环素、盐酸土霉素、黏菌素甲磺酸钠、硫酸多黏菌素B、葡萄糖酸红霉素、乳糖酸红霉素、林可霉素、磺胺异噁唑、氨茶碱、可溶性巴比妥类、氯化钙、葡萄糖酸钙、盐酸苯海拉明和其他抗组胺药、利多卡因、去甲肾上腺素、间羟胺、哌甲酯、琥珀胆碱等。

(2) 偶亦可能与下列药品发生配伍禁忌：青霉素、甲氧西林、氢化可的松琥珀酸钠、苯妥英钠、丙氯拉嗪、维生素B族和维生素C、水解蛋白。

(3) 呋塞米、依他尼酸、布美他尼等强利尿药，卡氮芥、链佐星（streptozocin）等抗肿瘤药以及氨基糖苷类抗生素与本品合用有增加肾毒性的可能。

(4) 克拉维酸可增强本品对某些因产生β内酰胺酶而对之耐药的革兰阴性杆菌的抗菌活性。

【药物过量】本品无特效拮抗药，药物过量时主要给予对症治疗和大量饮水及补液等。本品可被血液透析和腹膜透析清除。

【贮藏】密闭，在凉暗干燥处保存。

头孢利素

【英文名】cefaloridine

【结构式】如右图所示。

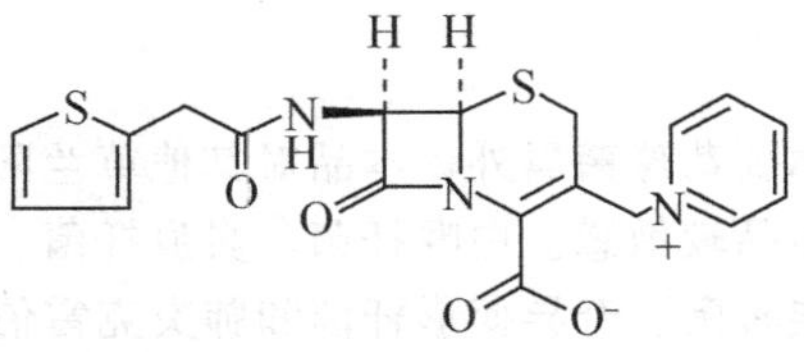

【性状】本品为白色或无色粉末，能溶于水。

【药理与毒理】基本与头孢噻吩相似，但对革兰阳性菌的作用较前者强，对大肠埃希菌的作用亦较强，主要用于敏感菌所致的呼吸道感染、皮肤和软组织感染、泌尿道感染、胆道感染、胸腔腹腔感染，也可用于脑膜炎、败血症、胸膜炎。注射后血中浓度较头孢噻吩高，排泄亦较慢。

【药代动力学】抗菌谱与头孢噻吩近似，对革兰阳性菌的作用较强。本品必须注射给药。应用同量药物，本品的血清峰浓度比头孢噻吩者明显为高，半衰期为1.2～1.5h，血清药物有效浓度也较为持久。本品在体内分布良好，但不易透过正常的血-脑屏障，脑膜炎时，脑脊液药物浓度可为血清浓度的25%～50%，故本品对中枢性感染也可有效。

【适应证】本品应用于敏感菌所致的呼吸道、皮肤和软组织、泌尿生殖器、胆道等感染以及腹膜炎、胸膜炎、败血症、也可用于脑膜炎。本品为第一代头孢菌素，抗菌谱与临床用途与头孢噻吩相似，但对革兰阳性菌作用较头孢噻吩强。与头孢噻吩比较肌内注射后血浓度高，排泄较慢。

【用法与用量】

(1) 成人：肌内注射，1～3g/d，分3～4次；静脉注射或静脉滴注，2～4g/d；鞘内，50mg/次，1日或隔日1次。

(2) 儿童：肌内注射，30～60mg/（kg·d），分3～4次；静脉注射或静脉滴注，50～100mg/（kg·d）。

【不良反应】

(1) 与头孢噻吩相似，但本品的肾毒性较明显，其对肾脏损害与用药剂量相平行，一般成人≤4g/d。肾功能减退者适当减量。

(2) 偶有丙氨酸氨基转移酶升高、白细胞减少及变态反应。

【禁忌证】有头孢菌素过敏史和青霉素过敏性休克史者禁用本品。

【注意事项】本品引起肾功能损害较多见，本品不宜与氨基糖苷类抗生素联用。

【孕妇及哺乳期妇女用药】本药可透过胎盘，虽尚无证据表明本品有胚胎毒性和致畸作用，但孕妇用药需有确切适应证。本药的妊娠安全性分级为B级。本品可经乳汁排出，哺乳期妇女应用时虽尚无发生问题的报告，但应用本品时宜暂停哺乳。

【儿童用药】儿童用药量应酌情减少，具体用法见【用法与用量】。

【老年患者用药】肾功能减退的老年患者适当减量或延长给药间隔。

头孢唑林

【英文名】cefazolin

【化学名及结构式】(6*R*，7*R*)-3-[[(5-甲基-1，3，4-噻二唑-2-基)硫]甲基]-7-[(1H-四唑-1-基)乙酰氨基]-8-氧代-5-硫杂-1-氮杂双环[4.2.0]辛-2-烯-2-甲酸。

【性状】本品为白色或类白色的粉末或结晶性粉末，无臭。

【药理与毒理】头孢唑林为第一代头孢菌素，抗菌谱广。作用机制为与细菌细胞膜上的青霉素结合蛋白结合，使转肽酶酰化，细菌生长受抑制，以致溶解死亡。除肠球菌属、耐甲氧西

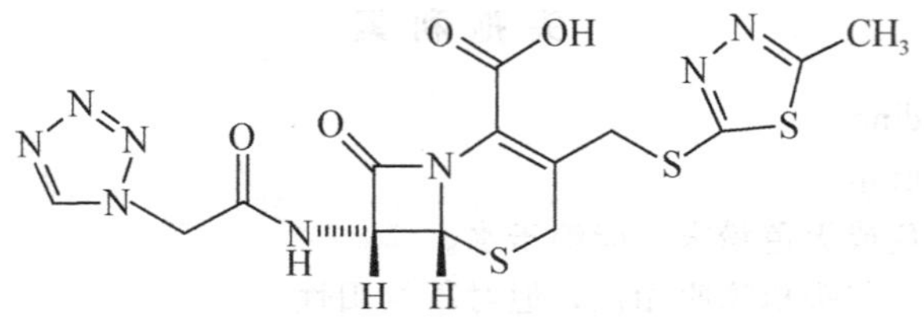

林葡萄球菌属外，本品对其他革兰阳性球菌均有良好抗菌活性，肺炎链球菌和溶血性链球菌对本品较敏感。白喉杆菌、炭疽杆菌、李斯特菌和梭状芽孢杆菌对本品也敏感。本品对部分大肠埃希菌、奇异变形杆菌和肺炎克雷伯菌具有良好抗菌活性，但对金葡菌的抗菌作用较差。伤寒杆菌、志贺菌属和奈瑟菌属对本品敏感，其他肠杆菌科细菌、不动杆菌和铜绿假单胞菌耐药。产酶淋球菌对本品耐药；流感嗜血杆菌仅中度敏感。革兰阳性厌氧菌和某些革兰阴性厌氧菌对本品多敏感。脆弱拟杆菌耐药。

【药代动力学】肌内注射本品 500mg 后，经 1～2h 达血药峰浓度 C_{max} 38mg/L（32～42mg/L），6h 血药浓度尚可测得 7mg/L。20min 内静脉滴注本品 0.5g，血药峰浓度为 118mg/L，有效浓度维持 8h。本品难以透过血-脑脊液屏障，脑脊液中不能测出药物浓度。头孢唑林在胸水、腹水、心包液和滑囊液中可达较高浓度。炎症渗出液中的药物浓度基本与血清浓度相等；胆汁中浓度等于或略超过同期血药浓度。胎儿血药浓度为母体血药浓度的 70%～90%，本品在乳汁中含量低。本品蛋白结合率为 74%～86%。正常成人的血消除半衰期（$T_{1/2\beta}$）为 1.5～2h，老年人中可延长至 2.5h。肾衰竭患者的 $T_{1/2\beta}$ 可延长，内生肌酐清除率为 12～17ml/min 和低于 5 ml/min 时分别为 12h 和 57h。出生 1 周内新生儿的 $T_{1/2\beta}$ 为 4.5～5h。本品在体内几乎不代谢；以原形药通过肾小球滤过，部分通过肾小管分泌自尿中排出。24h 内可排出给药量的 80%～90%。丙磺舒可使血药浓度约提高 30%，有效血药浓度时间延长。血液透析 6h 后血药浓度减少 40%～50%；腹膜透析一般不能清除本品。

【适应证】本品适用于治疗敏感细菌所致的支气管炎及肺炎等呼吸道感染、尿路感染、皮肤软组织感染、骨和关节感染、败血症、感染性心内膜炎、肝胆系统感染及眼、耳、鼻、喉科等感染。本品也可作为外科手术前的预防用药。本品不宜用于中枢神经系统感染。本品对慢性尿路感染，尤其伴有尿路解剖异常者的疗效较差。本品不宜用于治疗淋病和梅毒。

【用法与用量】本品可静脉缓慢推注、静脉滴注或肌内注射。①肌内注射，临用前加灭菌注射用水或 0.9%氯化钠注射液溶解后使用。也可用适量 5%盐酸利多卡因注射液 2～3ml 溶解。静脉注射：临用前加适量注射用水至本品完全溶解后于 3～5min 静脉缓慢推注。②静脉滴注，加适量注射用水溶解后，再用 0.9%氯化钠注射液或葡萄糖注射液 100ml 稀释后静脉滴注。成人常用剂量，0.5～1g/次，2～4 次/日，严重感染可增加至 6g/d，分 2～4 次静脉给予。儿童常用剂量，50～100mg/(kg · d)，分 2～3 次静脉缓慢推注、静脉滴注或肌内注射。

【不良反应】应用头孢唑林的不良反应发生率低，静脉注射发生的血栓性静脉炎和肌内注射区疼痛均较头孢噻吩少而轻。药疹发生率为 1.1%，嗜酸粒细胞增高的发生率为 1.7%，单独以药物热为表现的过敏反应仅偶有报告。本品在实验动物中可产生肾小管损害。本品临床上无肝损害现象，但个别患者可出现暂时性血清氨基转移酶、碱性磷酸酶升高，肾功能减退患者应用高剂量（12g/d）的头孢唑林时可出现脑病反应。偶见白色念珠菌二重感染。

【禁忌证】对头孢菌素过敏者及有青霉素过敏性休克或即刻反应史者禁用本品。

【注意事项】

(1) 交叉过敏反应：患者对一种头孢菌素或头霉素（cephamycin）过敏者对其他头孢菌素或头霉素也可能过敏。患者对青霉素类，青霉素衍生物或青霉胺过敏者也可能对头孢菌素或头霉素过敏。对青霉素过敏患者应用头孢菌素时临床发生过敏反应者达 5%～7%，如做免疫反应测定时，则青霉素过敏患者对头孢菌素过敏者达 20%。对青霉素过敏患者应用本品时应根据患者情况充分权衡利弊后决定是否使用。有青霉素过敏性休克或即刻反应者，不宜再选用头孢菌素类。

(2) 对诊断的干扰：应用本品和其他头孢菌素的患者抗球蛋白试验可出现阳性；孕妇产前应用这类药物，此阳性反应也可出现于新生儿。当应用本品的患者尿中头孢类含量超过 10mg/ml 时，以磺基水杨酸进行尿蛋白测定可出现假阳性反应。以硫酸铜法测定尿糖可呈假阳性反应。血清丙氨酸氨基转移酶、门冬氨酸氨基转移酶、碱性磷酸酶和血尿素氮在应用本品过程中皆可升高。如采用 Jaffe 反应进行血清和尿肌酐值测定时可有假性增高。

(3) 患者有胃肠道疾病病史者，特别是溃疡性结肠炎，局限性肠炎或抗生素相关性结肠炎（头孢菌素类很少产生假膜性结肠炎）者和患者有肾功能减退时应慎用头孢菌素类。

(4) 本品与庆大霉素或其他肾毒性抗生素合用有增加肾损害的危险性；对肾功能减退患者应在减少剂量情况下谨慎使用；因本品部分在肝脏代谢，因此肝功能损害患者也应慎用。

(5) 静脉滴注：将本品用灭菌注射用水、0.9%氯化钠注射液或葡萄糖注射液溶解后使用，当静脉滴注体积超过 100ml 时不要用注射用水。

(6) 肌内注射：可将本品溶于已灭菌的 2～3ml 0.5%利多卡因注射液内，以减轻使用时的疼痛。

(7) 本品配制后请避光保存。室温保存不超过 48h。

(8) 本品常温不溶时，可置 37℃加温使其溶解。

【孕妇及哺乳期妇女用药】本药可通过胎盘进入胎儿体内，虽尚无证据表明本品有胚胎毒性和致畸作用，孕妇用药须有确切适应证。本药的妊娠安全性分级为 B 级。头孢菌素类可经乳汁排出，哺乳期妇女应用头孢菌素类虽尚无发生问题的报告，但其应用仍须权衡利弊后决定是否使用。

【儿童用药】早产儿及 1 个月以下的新生儿不推荐应用本品。

【老年患者用药】本品在老年人中 $T_{1/2}$ 较年轻人明显延长，应按肾功能适当减量或延长给药间期。

【药物相互作用】

(1) 本品与下列药物有配伍禁忌：硫酸阿米卡星、庆大霉素、卡那霉素、妥布霉素、新霉素、盐酸金霉素、盐酸四环素、盐酸土霉素、黏菌素甲磺酸钠、硫酸多黏菌素 B、葡萄糖酸红霉素、乳糖酸红霉素、林可霉素、磺胺异噁唑、氨茶碱、可溶性巴比妥类、氯化钙、葡萄糖酸钙、盐酸苯海拉明和其他抗组胺药、利多卡因、去甲肾上腺素、间羟胺、哌甲酯、琥珀胆碱等。偶亦可能与下列药品发生配伍禁忌：青霉素、甲氧西林、琥珀酸氢化可的松钠、苯妥英钠、丙氯拉嗪（prochlorperazine）、维生素 B 族和维生素 C、水解蛋白。

(2) 呋塞米、依他尼酸、布美他尼等强利尿药，卡氮芥、链佐星（streptozocin）等抗肿瘤药，以及氨基糖苷类抗生素，与本品合用有增加肾毒性的可能。

(3) 棒酸可增强本品对某些因产生 β-内酰胺酶而对之耐药的革兰阴性杆菌的抗菌活性。

【药物过量】本品无特效拮抗药，药物过量时主要给予对症治疗和使患者大量饮水及补液等措施。

【贮藏】遮光、密封、阴凉干燥处贮存。

Ⅱ. 第二代头孢菌素

第二代头孢菌素对耐药葡萄球菌等革兰阳性菌的抗菌效能与第一代头孢菌素相近或较低，但对革兰阴性菌的抗菌效能较强，主要表现在抗 β-内酰胺酶性能强和抗菌谱广，如一些革兰阴性菌（如大肠埃希菌、奇异变形杆菌等）易对第一代头孢菌素耐药，而第二代头孢菌素对这些耐药菌株较有效；且对奈瑟菌、部分吲哚阳性变形杆菌、部分枸橼酸杆菌、部分肠杆菌属均有抗菌作用。但对不动杆菌属及假单孢菌属的作用甚差，因此不应选用。本品用于腹腔感染和盆腔感染时需与抗厌氧菌药合用。口服品种中，以头孢克洛的生物利用度与血药浓度最高，进食对药物吸收影响小，因此临床应用较广。

头孢克洛

【英文名】 cefaclor

【化学名及结构式】 3-氯-7-*D*-（2-苯基甘氨酸基）-3-头孢烯-4-羧酸单水化合物。

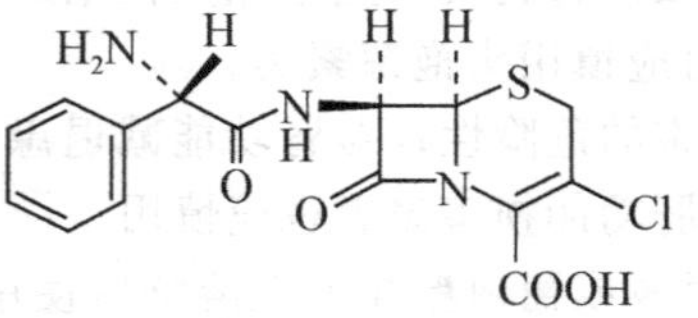

【性状】 白色或类白色结晶性粉末，无臭，味苦，略溶于水，对胃酸稳定。

【药理与毒理】 本品为复方制剂。头孢克洛为广谱半合成头孢菌素类抗生素，对产青霉素酶金黄色葡萄球菌、A组溶血性链球菌、草绿色链球菌和表皮葡萄球菌的活性与头孢羟氨苄相同，对不产酶金黄色葡萄球菌和肺炎球菌的抗菌作用较头孢羟氨苄强2～4倍。对革兰阴性杆菌包括对大肠埃希菌和肺炎克雷伯杆菌等的活性较头孢氨苄强，与头孢羟氨苄相仿，对奇异变形杆菌、沙门菌属和志贺菌属的活性较头孢羟氨苄强。2.9～8mg/L的头孢克洛可抑制所有流感嗜血杆菌，包括对氨苄西林耐药的菌株。卡他莫拉菌和淋病奈瑟菌对本品很敏感。吲哚阳性变形杆菌、沙雷菌属、不动杆菌属和铜绿假单胞菌均对本品耐药。头孢克洛的作用机制是抑制细菌细胞壁的合成。

【药代动力学】 本品口服后可迅速从肠道吸收，分布于全身组织中。口服1g头孢克洛的血药峰浓度（C_{max}）约为13.44mg/L，达峰时间（T_{max}）约0.56h，血浆消除半衰期（$T_{1/2\beta}$）为0.57h。本品在中耳脓液中可达到足够的浓度；在唾液和泪液中浓度高。血清蛋白结合率约为25%。给药量的约15%在体内代谢。本品主要自肾排泄，8h内给药量的约77%以原形自尿中排出，尿药浓度高；约0.05%自胆汁排泄，胆汁中药物浓度较血药浓度低。血液透析能清除部分本品。

【适应证】 本品适用于治疗因敏感菌引起的呼吸道轻度至中度感染的患者，也可用于治疗慢性支气管炎急性发作，慢性阻塞性肺气肿伴发感染、鼻窦炎等的治疗。当严重感染时，或者患者由低敏感的细菌引起感染时，可增加本品的使用剂量，以提高治疗效果（参见剂量和用法）。

【用法与用量】 口服。

（1）成人和10周岁以上儿童：1片/次，3次/日，成人在感染严重时，每次可以加服1片。

（2）儿童：按体质量以头孢克洛计20～40mg/（kg·d），分3次服用。一般情况下，医生会确定服用本品的时间，如果患者感到病情好转时，也应遵医嘱服用。当用本品治疗β-溶血性链球菌感染时，服用本品的疗程，应该持续至少10d。

【不良反应】

（1）可能会出现的副作用：消化道症状，包括出现腹泻、恶心、头晕、腹痛和呕吐。患者在长期使用头孢类药物时，可能会导致不敏感菌的大量繁殖，出现腹泻、假膜性结肠炎等消化道症状。个别情况下患者会出现暂时性肝脏不适，或胆汁郁积性黄疸。

（2）个别情况下患者会出现淋巴结肿大和蛋白尿。停药后几天，这些症状会自然消失。

（3）过敏性症状：如皮肤斑疹、瘙痒、潮红、呼吸困难，体温升高伴有恶寒等。服用头孢类药品后，患者偶有红斑渗出、剥脱性皮炎，斯蒂芬斯-约翰逊综合征。此外还可出现如无力、水肿、呼吸困难、暂时知觉丧失、心率加快等。出现上述症状和体征时，应停止服药，并应立即到医院就诊。

（4）神经系统：下列情况很少出现，如暂时的兴奋、紧张不安、失眠、精神错乱、肌张力增高、头晕、困倦。

（5）服用头孢克洛后实验室检查可能出现的变化：如肝脏 ALT、AST 和碱性磷酸酶轻度升高。暂时性白细胞数量减少，一过性淋巴细胞增多等，溶血性贫血罕见。

（6）偶可出现血小板减少、可逆性间质性肾炎、生殖器瘙痒、阴道炎等。

【禁忌证】对头孢菌素类抗生素过敏的患者禁用本品。

【注意事项】

（1）本品与青霉素类或头霉素（cephamycin）有交叉过敏反应，因此对青霉素类、青霉素衍生物、青霉胺及头霉素过敏者慎用本品。

（2）肾功能减退及肝功能损害者慎用本品。

（3）有胃肠道疾病史者，特别是患有溃疡性结肠炎、局限性肠炎或抗生素相关性结肠炎者慎用本品。

（4）长期服用本品可致菌群失调，引发继发性感染。

（5）对实验室检查指标的干扰：抗球蛋白（Coombs）试验可出现阳性；硫酸铜尿糖试验可呈假阳性，但葡萄糖酶试验法不受影响；血清丙氨酸氨基转移酶、门冬氨酸氨基转移酶、碱性磷酸酶和血尿素氮可升高；采用 Jaffe 反应进行血清和尿肌酐值测定时可有假性增高。

（6）本品宜空腹口服，因食物可延迟其吸收。牛奶不影响本品的吸收。

【孕妇及哺乳期妇女用药】本药可透过血-胎盘屏障，虽尚无证据表明本品有胚胎毒性和致畸作用，故孕妇应慎用本品。本药的妊娠安全性分级为 B 级。哺乳期妇女服用本药后，虽没有数据证明其危害，但由于药物会进入母乳，因此哺乳期妇女应慎用或应用此药时暂停哺乳。

【儿童用药】新生儿的用药安全尚未确定。

【老年患者用药】老年患者应在医师指导下根据肾功能情况调整用药剂量或调整用药间期。

【药物相互作用】

（1）丙磺舒会延缓头孢克洛在肾中的排泄。

（2）在个别情况下，当患者服用头孢克洛的同时，服用香豆素类的抗凝血药，可能会出现凝血时间延长。

（3）呋塞米、依他尼酸、布美他尼等强利尿剂，卡氮芥、链佐星等抗肿瘤药，以及氨基糖苷类抗生素等肾毒性药物，与本品合用有增加肾毒性的可能。

（4）克拉维酸可增强本品对某些因产生 β-内酰胺酶而对本品耐药的革兰阴性杆菌的抗菌活性。

【贮藏】密闭、室温贮存。

头孢丙烯

【英文名】cefprozil

【化学名及结构式】（6*R*，7*R*）-7-［（*R*）-2-氨基-2-（对羟基-苯基）乙酰氨基］-8-氧代-3-丙烯-5-硫杂--1-氮杂双环-（4，2，0）辛-2-烯-2-羧酸-水合物。

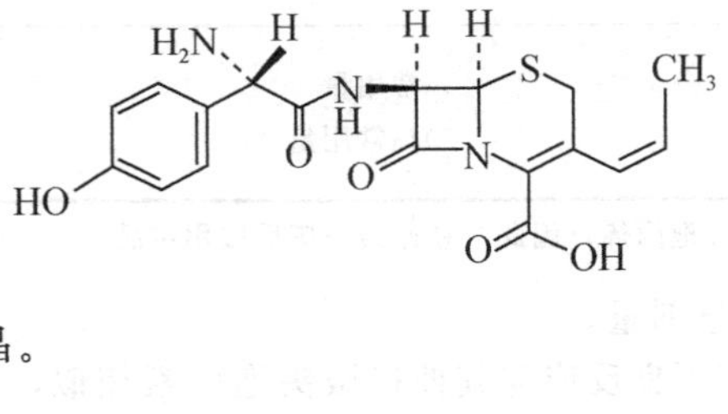

【性状】本品为菱形结晶。

【药理与毒理】

(1) 药理作用：本品为第二代头孢菌素类药物，具有广谱抗菌作用。该药的杀菌机制是通过与细菌细胞膜上的青霉素结合蛋白（PBP）结合，以阻碍细菌细胞壁的合成，从而导致细菌溶解死亡。体外试验证明，头孢丙烯对革兰阳性需氧菌中的金黄色葡萄球菌（包括产β-内酰胺酶菌株）、肺炎链球菌、化脓性链球菌的作用明显，对坚忍肠球菌、单核细胞增多性李斯特菌、表皮葡萄球菌、腐生葡萄球菌、Warnei葡萄球菌、无乳链球菌，链球菌C、D、F、G组和草绿色链球菌均有抑制作用。本品对耐甲氧西林葡萄球菌和粪肠球菌无效。对革兰阴性需氧菌的流感嗜血杆菌（包括产β-内酰胺酶菌株）、卡他莫拉菌（包括产β-内酰胺酶菌株）高度敏感，可抑制Diversus枸橼酸菌、大肠埃希菌、肺炎克雷伯杆菌、淋病奈瑟菌（包括产β-内酰胺酶菌株）、奇异变形杆菌、沙门菌属、志贺菌和弧菌的生长繁殖，对不动杆菌属、肠杆菌属、摩氏摩根菌属、普通变形杆菌、普罗威登菌属、假单胞菌属的多数菌株均无抗菌作用。本品对厌氧菌中的产黑色素类杆菌、艰难梭杆菌、产气荚膜杆菌、梭杆菌属、消化链球菌和痤疮丙酸杆菌均具有一定抑制作用，对多数脆弱杆菌株无抗菌作用。

(2) 毒理研究：本品尚未进行长期致癌性研究。在沙门菌或大肠埃希菌中进行的Ames试验和中国仓鼠卵巢细胞中进行的染色体畸变试验均未发现致突变作用。在鼠骨髓微核试验中给予口服剂量达人用最高剂量的30倍以上（以mg/m^{2}计算）未发现染色体畸变。

【药代动力学】已有试验证明空腹口服该药片剂、胶囊剂和混悬剂具生物等效作用。以下数据主要来自于胶囊剂的研究资料。受试者空腹口服头孢丙烯，约95%给药量可被吸收。受试者空腹口服头孢丙烯250、500mg或1g，服药后1.5h内可达血药峰浓度，平均血药峰浓度分别为6.1、10.5和18.3μg/ml。口服250、500mg和1g后最初4h，尿中平均浓度分别为700、1000和2900μg/ml。尿回收率约为服药量的60%。

【适应证】本品可用于敏感菌所致的轻、中度感染，上呼吸道感染，化脓性链球菌性咽炎/扁桃体炎，肺炎链球菌、嗜血流感杆菌（包括产β-内酰胺酶菌株）和卡他莫拉菌（包括产β-内酰胺酶菌株）性中耳炎；下呼吸道感染，由肺炎链球菌、流感嗜血杆菌（包括产β-内酰胺酶菌株）和卡他莫拉（包括产β-内酰胺酶菌株）引起的急性支气管炎继发细菌感染和慢性支气管炎急性发作；皮肤和皮肤软组织，金黄色葡萄球菌（包括产青霉素酶菌株）和化脓性链球菌引起的非复杂性皮肤和皮肤软组织感染，但脓肿通常需要外科引流排脓。

【用法与用量】口服。成人（13岁或13岁以上）上呼吸道感染，0.5g/次，1次/日；下呼吸道感染，0.5g/次，2次/日；皮肤或皮肤软组织感染，0.5g/d，分1次或2次口服，严重病例0.5g/次，2次/日。2～12岁儿童上呼吸道感染，每次7.5mg/kg体质量，2次/日；皮肤或皮肤软组织感染，每次20mg/kg体质量，1次/日。6个月婴儿至12岁儿童中耳炎，每次15mg/kg体质量，2次/日；急性鼻窦炎，一般每次7.5mg/kg体质量，2次/日；严重病例，每次15mg/kg体质量，2次/日。疗程一般7～14d，但β-溶血性链球菌所致急性扁桃体炎、咽炎的疗程至少10d。应按表2-1调整：

表2-1 肾功能不全患者服用头孢丙烯剂量

肌肝清除率（ml/min）	剂量（mg）	服药间隔
30～120	常用量	常规时间
0～29	50%常用量	常规时间

注：血液透析可清除体内部分头孢丙烯，因此应在血透完毕后服用本品。

肝功能受损患者无需调整剂量。

【不良反应】头孢丙烯的不良反应与其他口服头孢菌素相似，主要为胃肠道反应，包括腹泻、恶心、呕吐和腹痛等。本品亦可发生过敏反应，常见为皮疹、荨麻疹。儿童发生过敏反应较成人多见，多在开始治疗后几天内出现，停药后几天内消失。其他不良反应较少见，包括：

(1) 肝胆系统：AST（谷草转氨酶）和 ALT（谷丙转氨酶）升高。偶可见碱性磷酸酶和胆红素升高。胆汁淤积性黄疸罕见。

(2) 中枢神经系统：眩晕、多动、头痛、精神紧张、失眠。偶见嗜睡。所有这些反应均呈可逆性。

(3) 血液系统：白细胞减少、嗜酸粒细胞增多。

(4) 肾脏：血尿素氮增高，血肌酐增高。

(5) 其他：尿布皮炎样皮疹和二重感染，生殖器瘙痒和阴道炎。

【禁忌证】对头孢菌素类药物过敏患者禁用本品。

【注意事项】使用本品治疗前应仔细询问患者是否有头孢丙烯和其他头孢菌素类药物、青霉素类及其他药物的过敏史。有青霉素过敏史患者应谨慎服用本品。凡以往有青霉素类药物所致过敏性休克史或其他严重过敏反应者不宜使用本品。如患者发生过敏反应，应停止用药。严重过敏反应需使用肾上腺素并采取其他紧急措施，包括给氧、静脉输液，静脉注射抗组胺药、皮质激素、升压药和人工呼吸。几乎所有抗微生物药物包括头孢丙烯长期使用时可引起非敏感性微生物的过度生长，可改变肠道正常菌群，诱发二重感染，尤其是假膜性肠炎。因此应仔细观察用药患者服药后的反应，特别注意对继发腹泻患者的诊断，如在治疗期间患者发生二重感染，应采取适当的措施。对假膜性肠炎患者，轻度病例仅需停用药物，而中至重度病例，应根据临床症状采取调节水和电解质平衡、补充蛋白等措施，并用对耐药菌有效的抗微生物药物治疗。确诊或疑有肾功能损伤的患者（见【用法与用量】）在用本品治疗前和治疗时，应严密观察患者临床症状并进行适当的实验室检查。在这些患者中，常规剂量时血药浓度较高或（和）排泄减慢，故应减少本品的每日用量。同时服用强利尿剂治疗的患者使用头孢菌素应谨慎，因为这类药物可能会对肾功能产生有害影响。患有胃肠道疾病的患者，尤其是肠炎患者应慎用头孢丙烯。

【孕妇及哺乳期妇女用药】家兔、小鼠和大鼠分别经口给予人最大剂量（1000mg）的 0.8、8.5、18.5 倍（以 mg/m^2 计算）未发现本品对胎儿的影响。但本品尚未在妊娠妇女中进行充分和良好对照的研究。因为动物的生殖毒性研究不能完全预测人类的反应，故应仅在确有需要时方可将本品用于妊娠妇女。本药的妊娠安全性分级为 B 级。哺乳妇女口服 1g/次，可在乳汁中测得少量药物（低于服入量的 0.3%）；24h 平均浓度为 0.25～3.3μg/ml。哺乳期妇女应慎用本品或应用本品时暂停哺乳。

【儿童用药】尚无 6 个月以下儿童患者使用头孢丙烯的安全性和疗效的资料。然而，已有有关其他头孢菌素类药物在新生儿体内蓄积（由于在此年龄段儿童药物半衰期延长）的报道。

【老年患者用药】健康老年志愿者（>65 岁）给予 1g 头孢丙烯，与 20～40 岁的成人相比，AUC 升高 35%～60%，肾清除率下降 40%。临床研究显示，当老年人接受和成人同样剂量时，安全有效性是可以接受的，且和非老年患者相当。

【药物相互作用】已有氨基糖苷类抗生素和头孢菌素类药物合用引起肾毒性的报道。与丙磺舒合用可使头孢丙烯的 AUC 增加一倍。

【药物过量】成年、断奶或新生大鼠以及成年小鼠单次口服剂量达 5000mg/kg 未引起鼠的死亡或毒性症状，猴单次口服剂量达 3000mg/kg 引起腹泻和味觉丧失，但未见死亡。头孢丙烯主要经肾脏清除，对应用本品严重过量，尤其是肾功能损伤患者，血液透析有助于头孢丙烯清除。

【贮藏】密闭、室温贮存。

头孢呋辛

【英文名】cefuroxime

【化学名及结构式】(*R*，*S*) ～ (6*R*，7*R*) -3- [（氨甲酰氧基）甲基] -7- [2（*Z*）-呋喃基（甲氧基亚氨基）乙酰氨基] -8-氧代-5-硫杂-1-氮杂双环 [4，2，0] 辛-2-烯-2-羧酸-1-（乙酰氧基）乙酯。

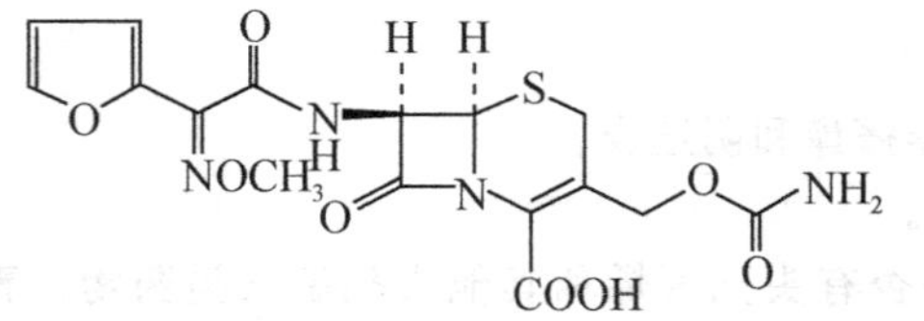

【性状】本品为白色至微黄色粉末，略有异臭，味苦，几乎不溶于水。

【药理与毒理】头孢呋辛钠是一种杀菌性的头孢菌素类抗生素，可抵抗大多数的β-内酰胺酶，并对多种革兰阳性和革兰阴性细菌有效。头孢呋辛钠对金黄色葡萄球菌包括耐青霉素的菌株（但不包括罕见的耐甲氧西林的菌株）、表皮葡萄球菌、流感嗜血杆菌、克雷伯杆菌、肠杆菌、化脓性链球菌、大肠埃希菌、缓症链球菌（草绿色种）、梭状芽孢杆菌、奇异变形杆菌、雷特格变形杆菌、伤寒沙门菌、鼠伤寒沙门菌和其他沙门菌属、志贺菌属、奈瑟菌属（包括产β-内酰胺酶的淋病奈瑟氏菌）和百日咳博德特菌均具有高度活性，同时头孢呋辛钠也对普通变形杆菌、摩根摩菌（以前的摩根变形杆菌）和脆弱拟杆菌具有中度活性。

【药代动力学】本品口服给药后，头孢呋辛酯被胃肠道吸收，并迅速被肠黏膜和血液中的非特异性酯酶水解，释放出头孢呋辛并进入体循环。头孢呋辛广泛分布于细胞外液中，酯基则被代谢成乙醛和醋酸。

12 名成人健康志愿者，进食后立即服用本品，其药物代谢动力学参数见表 2-2：

表 2-2 头孢呋辛药代动力学参数

剂量（mg）（相当于头孢呋辛）	血浆峰浓度（μg/ml）	达峰时间（h）	平均消除半衰期（h）	AUC（μg·h/ml）
125	2.1	2.2	1.2	6.7
250	4.1	2.5	1.2	12.9
500	7.0	3.0	1.2	27.4
1000	13.6	2.5	1.3	50.0

血液中头孢呋辛大约有 50% 与蛋白结合。

进食后服用本品可达到最佳吸收。在饭后服药，片剂的吸收率增加（绝对生物利用度增加 37%～52%）。但是，患者服用片剂后，其临床反应和细菌反应与食物的摄入无关。

头孢呋辛在尿液中以原形由肾小球滤过及肾小管分泌而从尿液中排泄。成人口服本品后 12h，约 50% 头孢呋辛可在尿液中检测到。目前本品尚缺乏儿童的药代动力学研究数据。成人的头孢呋辛的肾脏药物代谢动力学特性不能推断儿科患者。在骨骼、滑液和眼房水中头孢呋辛钠的浓度可超过大多数常见病原菌的最低抑菌浓度。当脑膜有炎症时，头孢呋辛钠可通过血-脑屏障。

本品从尿液中排泄，对于肾功能减低者，其血清半衰期将延长。20 例平均年龄为 83.9 岁，平均肌苷清除率为 34.9ml/min 的老年患者的研究数据表明血清平均消除半衰期为 3.5h。尽管如此，仍不必根据年龄调整剂量。头孢呋辛钠的峰浓度可在肌内注射后 30～45min 出现。肌肉或静脉注射后的血清半衰期约为 70min。如果同时服用丙磺舒，头孢呋辛的平均血清浓度时曲线下面积可增加50%。透析可降低头孢呋辛的血清水平。

【适应证】 头孢呋辛钠是一种杀菌性的头孢菌素类抗生素，可抵抗大多数的β-内酰胺酶，并对多种革兰阳性和革兰阴性细菌有效。在仍未明确感染的细菌或由敏感细菌引起感染时，适合用本品进行治疗。另外，本品可以有效的预防许多手术的术后感染。一般而言，单独使用头孢呋辛钠即可奏效，但在适当情况下，本品可与氨基糖苷类抗生素合用，或者与甲硝唑（口服、栓剂或注射）合用。

【用法与用量】

（1）肌内注射：加3ml注射用水于750mg本品中，轻轻摇动，使之成为不透明的悬浮液。

（2）静脉注射：将750mg本品溶于至少6ml注射用水中，1000mg本品溶于至少10ml注射用水中，1500mg本品溶于至少15ml注射用水中供静脉注射。短时间的静脉输注（例如30min内），则可将1500mg本品溶于50ml注射用水。配制成的这种溶液可直接进行静脉注射，或者患者正接受输液时，即可加入输注管中。

（3）口服：成人一般0.25g/次，2次/日，一般的疗程为5～10d。重症感染或怀疑是肺炎时，0.5g/次，2次/日；一般泌尿道感染，0.125g/次，2次/日；对无并发症的淋病患者推荐剂量为1g，单次服用。儿童一般用量为0.125g/次，2次/日；对于<2岁的中耳炎患者，0.125mg/次，2次/日；对于>2岁的中耳炎患者，0.25mg/次，2次/日；>12岁的儿童患者，使用剂量同成人。注射头孢呋辛钠治疗获得一定疗效，尚需继续治疗的患者，可改为口服本品继续治疗。

【不良反应】 头孢呋辛钠的不良反应不常发生，即使发生，不良反应也较温和且短暂。

【禁忌证】 对头孢菌素类抗生素过敏者禁用本品。

【注意事项】 虽曾有交叉反应的报道，头孢菌素类抗生素一般均可安全用于对青霉素过敏的患者。但有青霉素过敏史的患者应加以特别注意。虽然与肾功能相关的生化实验结果会发生改变，但并不具有临床意义。但对于肾功能已有损害的患者，作为预防，应对其肾功能进行监测。

【孕妇及哺乳期妇女用药】 本品可通过胎盘进入胎儿体内，虽尚无实验证据表明头孢呋辛钠可能会引起胚胎致病或胎儿畸形，但是同所有药物一样，妊娠初期应谨慎使用本品。本药的妊娠安全性分级为B级。头孢呋辛钠可从乳汁中分泌，所以哺乳母亲应用头孢呋辛钠时应加倍小心。

【儿童用药】 有报道新生儿对头孢菌素有蓄积作用，三个月以下儿童的安全有效性尚未确定，因而不推荐三个月以下儿童使用本品。

【老年患者用药】 有资料表明老年患者口服头孢呋辛酯，血清消除半衰期较健康人延长，但老年患者口服本药，不必根据患者年龄调整剂量。目前尚缺乏老年患者使用本药注射剂的研究资料。

【药物相互作用】 对于合用强效利尿剂如呋喃苯胺酸或氨基糖苷类抗生素进行治疗的患者，给予大剂量的头孢菌素类抗生素时应特别注意，因为曾有上述药物合并治疗引起肾功能损害的报告。临床经验表明，在推荐剂量范围内用药，不会产生上述问题。头孢呋辛钠并不干扰检验糖尿的酶基试验。对铜还原法（本尼迪特试验、费林试验及尿糖制剂片试验）可有轻微的干扰。不过本品不会像其他头孢菌素那样造成假阳性结果。建议用葡萄糖氧化酶方法及已糖激酶方法检验使用头孢呋辛钠患者的血液/血浆中葡萄糖浓度。此药不影响碱性苦味酸盐方法测定肌酐。

【药物过量】 服用过多剂量的头孢菌素会导致大脑受刺激及引起惊厥。血液透析法或腹膜透析法可降低头孢呋辛钠的血清浓度。配伍：头孢呋辛钠可与大多数常用的静脉注射剂和电解质溶液配伍。

【贮藏】密闭、室温贮存。

头孢孟多酯

【英文名】cefamandole nafate

【化学名及结构式】7-*D*-（α-甲酰氧苯乙酰胺）-3-［（1-甲基-1H-四唑-5-基）硫甲基］-3-头孢烯-4-羧酸。

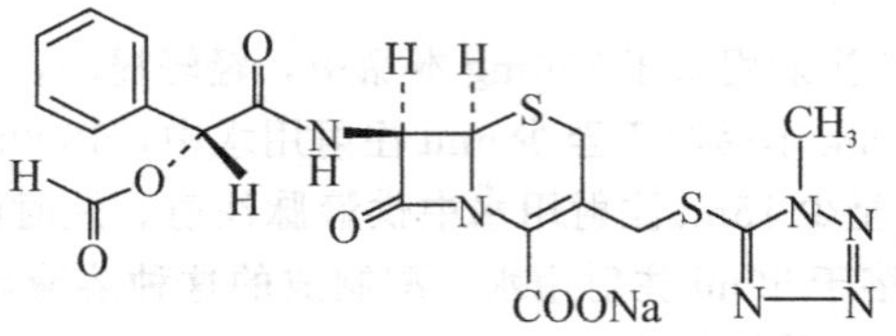

【性状】本品为白色或类白色结晶性粉末，无臭，味微苦，有引湿性。

【药理与毒理】本品为第二代头孢菌素类抗生素。头孢孟多酯钠的抗菌活性仅为头孢孟多的1/10～1/5，头孢孟多酯钠进入人体内可迅速水解为头孢孟多，所以两者在体内的抗菌作用基本相同。头孢孟多对多数革兰阳性球菌有较强的抗菌作用，其活性与头孢噻吩和头孢唑林相仿，肠球菌属和耐甲氧西林金黄色葡萄球菌对本品耐药。本品对白喉杆菌和革兰阳性厌氧菌（厌氧球菌和梭状芽孢杆菌）均有良好抑菌作用，对大肠埃希菌、奇异变形杆菌、肺炎克雷伯杆菌和流感嗜血杆菌的活性较头孢噻吩和头孢唑林强，部分产气肠杆菌、吲哚阳性变形杆菌和普鲁威登菌均对本品敏感。伤寒沙门菌、志贺菌属、淋病奈瑟菌和脑膜炎奈瑟菌对本品也甚敏感，本品对脆弱拟杆菌的抗菌作用差。沙雷菌属、产碱杆菌属、不动杆菌属和铜绿假单胞菌均对本品耐药。

【药代动力学】本品经肌内或静脉给药可在体内迅速水解为头孢孟多。肌内注射头孢孟多1g（即注射相当于1g头孢孟多的头孢孟多酯钠，下同），血药峰浓度于1h后达21.2mg/L，6h的血药浓度为1.3mg/L。静脉注射和静脉滴注（滴注时间1h）1g后即刻血药浓度分别为104.7mg/L和53.9mg/L，15min后皆约下降一半，4h后仅有微量，分别为0.19mg/L和0.06mg/L。头孢孟多的分布容积（V_d）为0.16L/kg。动物注射本品后，药物可迅速分布于全身各组织器官中，本品在心、肺、肝、脾、胃、肠、生殖器官等脏器中的浓度为血药浓度的8%～24%，肾、胆汁和尿中的药物浓度分别为血药浓度的2倍、4.6倍和145倍。本品在胆汁中浓度为141～325mg/L，在腹水、心包液和关节液中浓度为5.5～25mg/L。当脑膜有炎症时，本品可透过血-脑脊液屏障，其脑脊液中浓度与蛋白量有关。细菌性脑膜炎患者按体质量静脉注射33mg/kg，脑脊液蛋白低于或高于100mg/ml时，药物浓度分别为0～0.62mg/L和0.57～7.4mg/L。蛋白结合率为78%。正常成人肌内注射和静脉给药的血消除半衰期（$T_{1/2\beta}$）为0.5～1.2h。肾功能中度和重度减退患者的血消除半衰期（$T_{1/2\beta}$）分别延长至3h和10h以上。本品在体内不代谢，经肾小球滤过和肾小管分泌，自尿液中以原形排出。肌内注射本品1g后0～3h的尿药浓度在3000mg/L以上，24h的排出量为61%。静脉给药后24h的尿排泄量为70%～90%。少量本品（0.08%）可经胆汁中排泄，本品在胆汁中可达有效治疗浓度。口服丙磺舒可增加本品的血药浓度并延长其半衰期。腹膜透析清除本品的效能差，透析12h只能清除给药量的3.9%；血液透析的清除率较高，重度肾功能损害经血液透析后，半衰期可缩短至6.2h。

【适应证】本品适用于敏感细菌所致的肺部感染、尿路感染、胆道感染、皮肤软组织感染、骨和关节感染以及败血症、腹腔感染等。

【用法与用量】本品需用溶剂（碳酸氢钠注射液）进行完全溶解后使用。头孢孟多酯钠

1.11g 相当于头孢孟多 1g，1g 的钠总含量约有 3.3mmol（77mg）。本品可采取肌内注射、缓慢静脉注射（5～10min）或静脉滴注的给药方式。肌内注射，以 2.5%碳酸氢钠 2ml 溶解本品 0.5g 后做深部肌内注射。静脉注射，以上法溶解本品后，稀释于 5%葡萄糖注射液或 0.9%氯化钠注射液 250ml 中进行静脉滴注，或稀释于上述液体 50ml 中于 5～10min 内静脉注射完毕。成人剂量为 2.0～8.0g/d，分 3～4 次给药，最高剂量不超过 12g/d。皮肤感染、无并发症的肺炎和尿路感染，每 6 小时 0.5～1g 即可。肾功能减退者可按肌酐清除率计算剂量。先予以首剂饱和量（1～2g），以后肌酐清除率＞50ml/min 者每 6h 给予 2g，清除率为 25～50ml/min 和 10～25ml/min 者，剂量分别为每 6h 和每 12h 0.5g。肌酐清除率＜10ml/min 者每 24h 0.5g。1 个月以上的婴儿和小儿，根据感染程度，剂量按体质量 50～100mg/（kg·d），分 3～4 次给予。

【不良反应】本品不良反应发生率约为 7.8%，可有肌内注射区疼痛和血栓性静脉炎发生，血栓性静脉炎较头孢噻吩为重。过敏反应表现为药疹、嗜酸粒细胞增多、Coombs 反应阳性等，药物热偶见。少数患者出现血清门冬氨酸氨基转移酶、血清丙氨酸氨基转移酶、碱性磷酸酶、血清肌酐升高，多系暂时性。头孢孟多所致的可逆性肾病也有报告。少数患者应用大剂量本品时，可出现凝血功能障碍所致的出血倾向，凝血酶原时间和出血时间延长，多见于肾功能减退患者，系由于本品干扰维生素 K 在肝中的代谢，导致低凝血酶原血症有关。因此，在停药和注射维生素 K 后，凝血功能即可恢复正常，同时给予维生素 K 可预防此反应的发生。

【禁忌证】对头孢菌素类抗生素过敏者禁用本品。对青霉素过敏者慎用本品。

【注意事项】

（1）交叉过敏反应：对一种头孢菌素或头霉素（cephamycin）过敏者对其他头孢菌素或头霉素也可能过敏，因此对其他头孢菌素过敏者，不宜选用本品。

（2）对青霉素类、青霉素衍生物或青霉胺过敏者也可能对头孢菌素或头孢霉素过敏。对青霉素过敏患者应用头孢菌素时发生过敏反应者达 5%～10%；如做免疫反应测定时，发现对青霉素过敏的患者对头孢菌素过敏者达 20%。因此，对青霉素高度过敏者应用本品时须严密观察；有青霉素过敏性休克或即刻反应者，不宜再选用头孢菌素类药物进行治疗。

（3）有胃肠道疾病史者，特别是溃疡性结肠炎、局限性肠炎或抗生素相关性结肠炎（头孢菌素类很少产生假膜性结肠炎）者应慎用本品。

（4）肾功能减退患者应减少剂量，还应须注意出血并发症的发生。若需大剂量应用本品，患者偶可发生低凝血酶原血症，有时可伴出血，因此在治疗前和治疗过程中应测定出血时间。

（5）患者在应用本品期间饮酒可出现双硫仑样反应，故在应用本品期间和应用本品以后数天内，应避免饮酒和饮用含乙醇性饮料。

（6）对诊断的干扰：应用本品时可出现直接抗球蛋白试验阳性；应用本品时以硫酸铜法测定尿糖时可发生假阳性反应，采用葡萄糖酶法测定尿糖，其结果不受影响；以磺基水杨酸检测尿蛋白时可出现假阳性反应；应用本品期间可出现暂时性碱性磷酸酶、血清丙氨酸氨基转移酶、血清门冬氨酸氨基转移酶、血清肌酐和血尿素氮升高的现象。

【孕妇及哺乳期妇女用药】本品可通过胎盘进入胎儿体内，虽尚无证据表明本品有胚胎毒性和致畸作用，但孕妇应用本品时仍应权衡利弊。本药的妊娠安全性分级为 B 级。本品在乳汁中含量甚少，哺乳期妇女应用本品时应权衡利弊决定用药与否。

【儿童用药】1 个月以内的新生儿和早产儿不推荐应用本药。儿童剂量，根据感染程度，按体质量 50～100mg/（kg·d），分 3～4 次注射。

【老年患者用药】肾功能减退老年患者应用本品时，须调整剂量。

【药物相互作用】

（1）本品与含有钙或镁的溶液（包括林格液或乳酸林格液）有配伍禁忌。两者不能混合在同一容器中，如必须合用时，则应分开在不同容器中给药。

(2) 头孢孟多与产生低凝血酶原血症、血小板减少症或胃肠道溃疡的药物同用时，将干扰凝血功能和增加出血的危险。

(3) 头孢孟多与氨基糖苷类、多黏菌素类、呋塞米、依他尼酸合用时，有增加肾毒性的可能。

(4) 丙磺舒可抑制头孢菌素类的肾小管分泌，两者同时应用将增加头孢菌素类的血药浓度和延长其半衰期。

(5) 红霉素可增加本品对脆弱拟杆菌的体外抗菌活性100倍以上。与庆大霉素或阿米卡星合用时，可在体外对某些革兰阴性杆菌有协同作用。

【贮藏】密闭，在凉暗干燥处保存。

头孢尼西

【英文名】cefonicid

【化学名及结构式】(6*R*，7*R*)-7-［(*R*)-羟基苯乙酰胺基］-3-［［1-(磺酸甲基-1H-四唑-5-基)硫代］甲基］-8-氧代-5-硫杂-1-氮杂双环［4.2.0］辛-2-烯-2-羧酸。

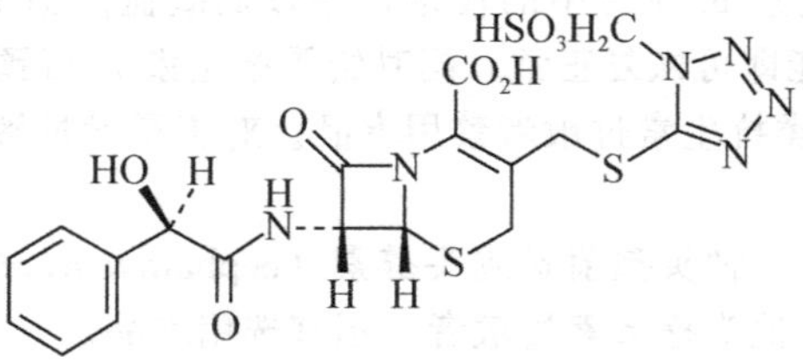

【性状】本品为白色或类白色结晶性粉末，无臭。

【药理与毒理】

(1) 药理作用：头孢尼西钠为第二代广谱、长效的头孢类抗生素，其通过抑制细菌细胞壁的合成而产生抗菌活性。对革兰阳性和阴性菌以及一些厌氧菌均有抗菌作用。对大多数β-内酰胺酶稳定。

(2) 毒理研究：①遗传毒性，致突变研究（包括Ames试验、小鼠微核试验）结果均为阴性；②生殖毒性，具有甲硫四氮唑侧链的β-内酰胺类抗生素曾出现导致青春期前的大鼠睾丸萎缩的情况，从而引起进入成熟期后发生精子减少和生育能力下降的现象。头孢尼西含有一个甲硫四氮唑部分，在相同条件下使用对幼年、青春期及成年雄性大鼠的生殖系统无不良影响；③致癌性：本品的动物长期致癌性研究尚未进行。

【药代动力学】静脉注射头孢尼西1.0g后，平均血浆峰值为129～148mg/L。静脉注射0.5g及2.0g血浆浓度峰值分别为91～95mg/L及270～341mg/L。肌内注射0.5g及1.0g，亦有较高的血浆浓度峰值，分别为49～62mg/L及67～126mg/L。头孢尼西的表观分布容积为5.7～10.8L，本品与血浆蛋白结合率较高，约为98%。本品可在大量组织和体液中，包括外科伤口液体、子宫组织、骨、胆囊、胆汁、前列腺组织、心耳，以及脂肪组织达到治疗浓度。头孢尼西不被代谢，以原形经尿道排泄出体外，24h后尿液回收率为84%～98%。肾脏消除率为1.08～1.32L/h，总血浆消除率为1.26～1.38L/h。在正常肾功能患者中，静脉注射及肌内注射本品后，其血浆半衰期分别为2.6～4.6h及4.5～7.2h。本品与丙磺舒联用后，可导致血浆浓度峰值升高，且半衰期延长至7.5h。在严重肾衰竭患者中，头孢尼西的半衰期延长至65～70h。

【适应证】本品适用于敏感菌引起的下列感染：下呼吸道感染、尿路感染、败血症、皮肤软组织感染、骨和关节感染，也可用于手术预防感染。在外科手术前单剂量注射1g头孢尼西，可以减少由于手术过程中污染或潜在的污染而导致的术后感染发生率。在剖宫产手术中使用头孢尼西（剪断脐带后）可以减少某些术后感染的发生率。

【用法与用量】给药剂量及疗程应根据患者的感染严重程度、患者机体状况以及病菌的敏感性来确定。头孢尼西具有较长半衰期，给予1g头孢尼西能维持24h对敏感菌达到治疗浓度。成人通常剂量为每24h 1g，可供肌内注射、静脉注射和静脉滴注用。在某些情况下也可达到2g。具体如下：

（1）肾功能正常患者：一般轻度至中度感染成人剂量为1g，每24h一次；在严重感染或危及生命的感染中，可2g/d，每24h给药一次。

（2）无并发症的尿路感染：0.5g/d，每24h一次。

（3）手术预防感染：手术前1h单剂量给药1g，术中和术后没有必要再用。必要时如关节成型手术或开胸手术可重复给药2d；剖宫产手术中，应在脐带结扎后才给予本品。疗程依不同病情而定。

（4）对于肾功能损害患者使用本品必须严格依据患者的肾功能损害程度调整剂量。初始剂量为7.5mg/kg，维持剂量应按表2-3根据肌酐清除率进行调整，患者在进行透析之后，无须再追加剂量。

表2-3 肾功能损害患者依肌酐消除率调整剂量

肌酐清除率［ml/（min·1.73m²）］	给药剂量（mg/kg）	
	轻到中度感染	严重感染
79～60	10（每24h）	25（每24h）
59～40	8（每24h）	20（每24h）
39～20	4（每24h）	15（每24h）
19～10	4（每48h）	15（每48h）
9～5	4（每3～5d）	15（每3～5d）
＜5	3（每3～5d）	4（每3～5d）

配制方法：肌内注射或静脉注射按表2-4用注射用水配制溶液，配制溶液应充分摇匀。

表2-4 溶液配制

规格（g）	加入无菌注射用水的量（ml）
0.5	2.0
1.0	2.5
2.0	5

肌内注射时，为防止疼痛，可将本品充分溶解于1%盐酸利多卡因溶液中，在较大肌肉部位注射，应防止误入血管。如剂量需要达2g，则应分两个部位注射。

（5）静脉滴注：每1g头孢尼西钠充分溶解于50～100ml 0.9%氯化钠注射液或5%葡萄糖注射液中静脉滴注，滴注时间应＞1h。

（6）头孢尼西在溶液中不稳定，配制后应立即使用，并应在使用前检查其澄明度，如果配制后溶液颗粒物比较明显，应弃去勿用。

【不良反应】头孢尼西通常耐受较好，最常见的不良反应为肌内注射时的疼痛感。不良反应发生率＞1%的有：①注射部位反应，疼痛不适，患者静脉注射部位烧灼感、静脉炎；②血液系统，血小板增加，嗜酸粒细胞增多；③肝功能实验室检查异常，碱性磷酸酶增加、血清转氨酶（ALT、AST）增加、乳酸脱氢酶（LDH）增加，谷氨酰胺转肽酶（GGTP）增加。

【禁忌证】对头孢菌素类药物过敏者禁用本品。

【注意事项】

（1）对青霉素过敏患者也可能对本品过敏，因此有青霉素过敏史或其他药物过敏史者应慎用本品。对麻醉药过敏患者禁止使用利多卡因作为溶剂。

（2）本品治疗开始和治疗中可引起肠道紊乱，严重的可导致假膜性肠炎，因此患者出现腹泻时应引起警惕。一旦出现，轻度腹泻停药即可，中、重度患者应给予补充电解质、蛋白质以及适当的抗生素（如万古霉素）等措施治疗。

（3）重症患者在大剂量给药或合用氨基糖苷类抗生素治疗时，必须经常注意肾功能情况。肾脏或肝脏损害患者在使用该药物时，应加倍小心。

（4）长期使用任何广谱抗生素都可能导致其他非敏感菌过度生长，应注意观察二重感染的发生。

【孕妇及哺乳期妇女用药】在小鼠、大鼠、家兔进行的生殖毒性研究，使用剂量达成人用剂量的40倍，未见生殖毒性和胚胎毒性。由于目前尚无充分和严格的孕妇研究资料，而动物的试验并不能完全预测人的情况，所以，孕妇只有在确实需要使用本品时才能使用本品。在剖宫产手术时，本品应在剪断脐带后使用。本药的妊娠安全性分级为B级。头孢尼西可在乳汁中分泌。故哺乳妇女应慎用本品。

【儿童用药】本药可增加黄疸新生儿患胆红素脑病的危险。

【老年患者用药】老年患者可能对该药物的作用更为敏感，应酌情降低剂量。与年龄相关的肾损害患者使用头孢尼西时，应加倍小心。

【药物相互作用】

（1）本品与其他头孢菌素及氨基糖苷类抗生素联用时曾报道患者有中毒性肾脏损害出现。本品不能与氨基糖苷类药物放于同一注射容器中给药。

（2）本品与丙磺舒联用时，可减慢肾排泄，提高血药浓度水平，并导致毒性。

（3）本品与强效利尿药联用时，可能导致肾毒性增加。

（4）四环素、红霉素及氯霉素与本品同用时可降低该药物的作用。

（5）与乙醇同时使用时，该药物可能引发代谢紊乱反应。

（6）头孢尼西可降低口服避孕药的作用。应采用其他有效避孕方法。

（7）对实验检查值的干扰，Coombs试验假阳性率增高。

【药物过量】患者过量用药或频繁用药可导致恶心、呕吐、腹泻、癫痫发作，需对症治疗。当发生因药物过量引起的毒性反应时，尤其是有严重肾功能不全的患者，可通过腹膜或血液透析以帮助药物清除。如发生药物过敏反应，应立即停药并根据过敏情况进行恰当的治疗（如抗组胺药、糖皮质激素、肾上腺素治疗）。

【贮藏】遮光，密封，在阴凉干燥处保存。

头孢替安

【英文名】cefotiam

【化学名及结构式】（6*R*，7*R*）-7-［［（2-氨基-4-噻唑基）乙酰基］氨基］-3-［［1-［2-（二甲氨基）乙基］-1H-四唑-5-基］硫代甲基］-8-氧代-5-硫杂-1-氮杂双环［4.2.0］辛-2-烯-2-羧酸。

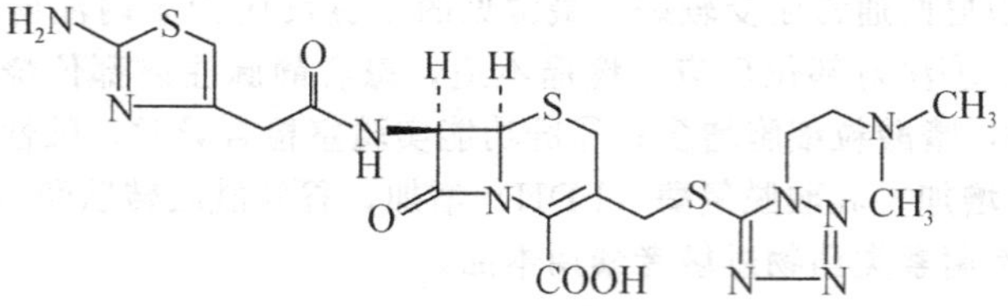

【性状】本品为白色至淡黄色结晶性粉末。

【药理与毒理】

(1) 抗菌作用：本品对革兰阴性菌和阳性菌都有广泛的抗菌作用。尤其对大肠埃希菌、克雷伯杆菌属、奇异变形杆菌，流感杆菌等，显示了更强的抗菌活性。对肠道菌属、枸橼酸杆菌属、吲哚阳性的普通变形杆菌、雷特格变形杆菌，摩根变形杆菌也显示了良好的抗菌活性。本品的抗菌作用为杀菌性。

(2) 毒理研究：①对肾脏的影响，在猴的1g/kg的给药组除见到近端肾小管上皮坏死和肾小管腔内细胞性或玻璃样圆柱体增加以外无其他异常所见；在对大白鼠1g/(kg·d)肌内注射1个月和对猴1g/(kg·d)肌内注射1个月的实验中还和先锋霉素Ⅰ的1g/(kg·d)给药组做了对照比较研究，其结果是本品对肾脏的影响与先锋霉素Ⅰ大致相同。②对肝脏的影响，除猴的1g/kg和大白鼠3g/kg给药组出现了肝细胞脂肪化和AST、ALT增高外，未见其他异常变化。③其他，各种动物的大剂量肌内注射组在注射部位出现了局部刺激作用及其伴随的局部血管收缩，对犬除见到特异的皮肤潮红和肿胀以外别无其他异常所见。④生殖毒性，在大白鼠和家兔的器官形成期各给肌内注射本品0.03、0.1、0.3g/(kg·d)和0.01、0.03、0.09g/(kg·d)的实验中除看到家兔0.09g/(kg·d)给药组母动物出现体质量抑制与死亡外，未见有致畸作用和对胎仔的影响等。在对大白鼠的妊娠前及妊娠期给药实验以及围生期及授乳期给药实验中皆未见到异常变化。

【药代动力学】静脉注射本品0.5g后，当时血药浓度为65mg/L，0.5h后为20mg/L。肌内注射0.5g后30min达血峰浓度（C_{max}）为20mg/L。内脏器官中药物浓度以肺中为最高，在其他内脏和肌肉组织中也有一定浓度，不易进入脑脊液中。本品以原形自肾脏排泄，血消除半衰期（$T_{1/2\beta}$）约为0.5h。

【适应证】本品用于对头孢替安敏感的各种葡萄球菌、各种链球菌（肠球菌除外）、肺炎双球菌、流感嗜血杆菌、大肠埃希菌、克雷伯菌属、枸橼酸杆菌、变形杆菌属、普通变形杆菌等引起的下列感染：

(1) 扁桃腺炎（扁桃体周围炎、扁桃体周围脓肿）。

(2) 中耳炎、鼻窦炎。

(3) 支气管炎、支气管扩张感染、肺炎。

(4) 肺脓肿、脓胸。

(5) 肾盂肾炎、膀胱炎、尿道炎。

(6) 子宫内膜炎、盆腔炎、子宫旁组织炎、附件炎、前庭大腺炎。

(7) 手术伤口或烧伤继发感染、皮下脓肿、痈、疖等。

(8) 骨髓炎、化脓性关节炎。

(9) 胆管炎、胆囊炎。

(10) 败血症。

【用法与用量】

(1) 静脉滴注或静脉注射：①静脉滴注，将一次用量溶于适量的5%葡萄糖注射液、氯化钠注射液或氨基酸输液中，静脉滴注时间为0.5～1h。②静脉注射，用灭菌注射用水、0.9%氯化钠注射液或5%葡萄糖注射液溶解，每0.5g药物稀释成约20ml，缓缓注射。③用量，成人常用量2～4g/d，分2～4次给予。严重感染时可增至8g/d。儿童按体质量40～80mg/(kg·d)，严重感染时，可增至160mg/(kg·d)，分3～4次给予。

(2) 口服：1～2g/d，分2～4次给予。严重感染，如菌血症也可用至4g/d。

【不良反应】

(1) 休克：偶有发生休克症状，因而给药后应注意观察，若发生感觉不适，口内感觉异常、喘鸣、眩晕、排便感、耳鸣、出汗等症状，应停止给药。

(2) 过敏性反应：若出现皮疹、荨麻疹、红斑、瘙痒、发热、淋巴腺肿大、关节痛等过敏性反应时应停止给药并做适当处置。

(3) 肾脏：偶出现急性肾衰竭等严重肾障碍，因而应定期进行检查，充分观察，出现异常情况时，应中止给药，并做适当处置。

(4) 血液：有时出现红细胞减少，粒细胞减少，嗜酸粒细胞增高，血小板减少，偶出现溶血性贫血。

(5) 肝脏：有时出现 AST、ALT、碱性磷酸酶增高，偶出现胆红素、乳酸脱氢酶、γ-谷氨酰转肽酶增高。

(6) 消化系统：偶尔出现假膜性结肠炎等伴随带血便症状的严重结肠炎，若因应用本品而出现腹痛或多次腹泻时应立即停药并做适当处置。本品有时可引起恶心、腹泻，偶出现呕吐、食欲不振、腹痛等症状。

(7) 呼吸系统：偶发生伴随发烧、咳嗽、呼吸困难、胸部X线表现异常、嗜酸粒细胞增高等症状的间质性肺炎，若出现上述症状，应停药并采取注射肾上腺皮质激素等适当处置。

(8) 中枢神经系统：对肾功能衰竭患者大剂量给予本品时有时可出现痉挛等神经症状。

(9) 菌群交替现象：偶出现口腔炎、念珠菌症。

(10) 维生素缺乏症：偶出现维生素K缺乏症（低凝血酶原血症、出血倾向等），维生素B族缺乏症（舌炎、口腔炎、食欲不振、神经炎等）。

【禁忌证】对本品或其他头孢菌素类抗生素过敏者禁用本品。

【注意事项】

(1) 下列患者慎重用药：对青霉素类抗生素有过敏既往史者；本人或父母兄弟有易引起支气管哮喘、皮疹、荨麻疹等变态反应性疾病体质者；严重肾功能障碍者；经口摄取吸收不良的患者或采取非经口营养的患者；高龄者；全身状态不佳者因可能出现维生素K缺乏症，要充分进行观察。

(2) 一般注意事项：由于有发生休克的可能性，给药前应详细问诊，最好在注射前做皮肤敏感实验；应事先做好发生休克时急救处置的准备，另应让用药患者保持安静状态，充分观察反应。

(3) 对临床化验值的影响：除检尿糖试条外，用班氏试剂，弗林试验检查尿糖有时出现假阳性反应；有时可使直接库姆斯试验出现阳性，应注意。

(4) 用药时的注意事项：只可用于静脉内注射；为了避免大剂量静脉给药时偶引起的血管痛、血栓性静脉炎，应充分注意注射液的配制、注射部位、注射法等，并尽量减慢注射速度；溶解后的药液应迅速使用，若必须贮存亦应在8h内用完，此时微黄色的药液可能随着时间的延长而加深。

(5) 其他：本品给药期间，最好定期做肝功能、肾功能、血液象等实验室检查。

【孕妇及哺乳期妇女用药】本品可通过胎盘进入胎儿体内，虽尚无证据表明本品有胚胎毒性和致畸作用，但孕妇应用时仍应权衡利弊。本药的妊娠安全性分级为B级。乳汁中本品含量甚少，哺乳期妇女应用时应权衡利弊决定用药与否。

【儿童用药】本品用于早产儿和新生儿的安全性尚未确定。

【老年患者用药】老年患者可发生因维生素K缺乏所致的出血症状。老年患者肾功能减退，须调整用药剂量。

【药物相互作用】

(1) 与氨基糖苷类抗生素合用，一般认为有协同作用，但可能加重肾损害，同置于一个容器中给药可影响药物效价。

(2) 与呋塞米等强利尿剂合用可造成肾损害。

【药物过量】如发生药物过量，应立即停用本品，必要时可进行血液透析或腹膜透析。

【贮藏】遮光、密封、阴凉干燥处贮存。

Ⅲ. 第三代头孢菌素

第三代头孢菌素抗菌活性更强、抗菌谱更广，对β-内酰胺酶稳定，对不动杆菌、沙雷杆菌、铜绿假单胞菌及某些拟杆菌有作用，可用于耐药程度高的肠杆菌科细菌所致重症感染、免疫缺陷者感染或院内感染，但对于粪链球菌、难辨梭状芽孢杆菌等无效。对于铜绿假单胞菌、沙雷菌属、不动杆菌，头孢哌酮的作用强于头孢噻肟，而头孢他定则是作用最强的。头孢曲松透过血-脑屏障的浓度居头孢菌素首位；头孢地嗪具有免疫调节作用，可刺激吞噬细胞杀菌功能，对免疫缺陷者感染的疗效优于其他第三代品种。第三代口服头孢菌素主要用于治疗敏感菌所致轻、中度感染，也可用于经第三代头孢菌素注射剂治疗、病情已基本好转后病例。需注意第三代口服头孢菌素均不宜用于铜绿假单胞菌和其他非发酵菌的感染。

头孢泊肟酯

【英文名】cefpodoxime proxetil

【化学名及结构式】(6*R*，7*R*) -7-［2-(2-氨基-4-噻唑基) -2-［(*Z*) -甲氧亚胺基］乙酰胺基］-3-甲氧甲基-8-氧-5-硫-1-氮杂双环［4.2.0］辛-2-烯-2-羧酸异丙氧羰基乙基酯。

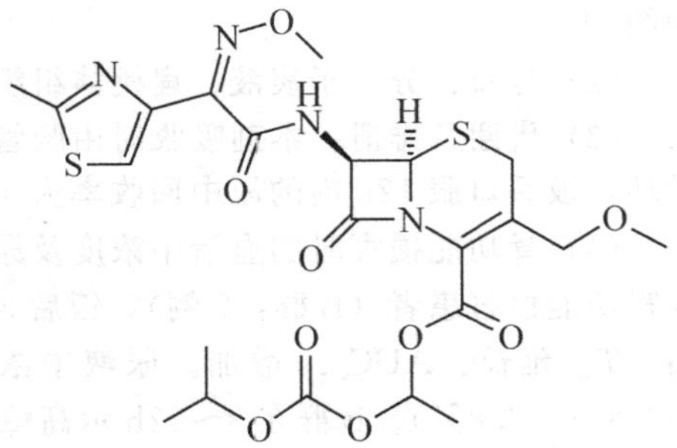

【性状】本品为类白色至淡褐白色粉末，无臭或稍有特异性气味，味苦，极难溶于水。

【药理与毒理】

(1) 药理作用：①头孢泊肟酯，在肠管壁代谢成头孢泊肟而发挥抗菌作用；②头孢泊肟对革兰阳性菌和革兰阴性菌有广谱抗菌作用，尤其对革兰阳性菌中的葡萄球菌属、链球菌属以及革兰阴性菌中的大肠埃希菌、克雷伯杆菌属、变形杆菌属、淋球菌、流感嗜血杆菌显示卓越抗菌力；③头孢泊肟显示与机体防御机构相协调的杀菌作用；④头孢泊肟对各种细菌产生的β-内酰胺酶稳定，对β-内酰胺酶产生菌株也显示很强抗菌力。

(2) 一般毒性研究

1) 急性毒性 LD_{50}值 (mg/kg) (表 2-5)：

表 2-5 急性霉性 LD_{50}值 (单位：mg/kg)

用药途径	小鼠		大鼠	
	雄性	雌性	雄性	雌性
口　服	>8000	>8000	>4000	>4000
皮下注射	>10 000	>10 000	>2000	>2000
腹腔注射	3502	2535	>4000	>4000

2) 亚急性-慢性毒性：［大鼠：30、80、200、500、1000mg/(kg · d)、13 周、口服及 250、500、1000mg/(kg · d)、1 年、口服］全试验例见到肠内细菌丛变化引起二次性影响的软便及盲肠重量增加之外，未见本剂所致异常［狗：25、100、400mg/(kg · d)，13 周，口服及 25、100、400mg/(kg · d)，6 个月，口服］。6 个月口服试验中，少数例见到软便、呕吐等不良反应，此外未见本剂所致异常。

（3）特殊毒性试验

1）生殖试验：妊娠前及妊娠初期用药试验［大鼠：20、100、500mg/(kg·d)，口服］、胎仔器官形成期用药试验［大鼠：20、100、500mg/(kg·d)，口服］、围生期及授乳期用药试验［大鼠：20、100、500mg/(kg·d)，口服］均未见本剂引起的母体动物生殖功能、下一代形态、发育、成长、记忆及生殖功能异常。

2）精子形成抑制试验：［年幼大鼠：10、100、1000mg/(kg·d)，36d，皮下］未见本剂引起的睾丸萎缩、精子形成抑制作用（IRDC）。

3）肾毒性：［家兔：200、400、800mg/(kg·d)，1次静脉注射后观察5d，800mg/(kg·d)］用药群中部分动物的盲肠见到水肿及充出血，但未见导致肾损害的形态学变化。

4）抗原性试验：用小鼠、家兔、豚鼠探讨了本剂抗原性，所有动物几乎未见免疫原性。另外，仅在头孢氨噻肟唑及头孢氨噻肟之间见到很弱免疫学交叉性。

【药代动力学】目前尚缺乏头孢泊肟酯干混悬剂的详细药代动力学研究资料。国外头孢泊肟酯片的药代动力学研究资料表明：

（1）血清中浓度：健康成人饭后单次口服本剂1片［100mg（效价）］及2片［200mg（效价）］时，头孢泊肟（抗菌活性体）的最高血清中浓度出现于给药后3～4h，浓度分别为1.5～1.8μg/ml及3.0～3.6μg/ml，有剂量依赖性。血清中浓度半衰期不依存于给药量而呈定值，其为约2h。

（2）分布：分布于痰液、扁桃体组织、皮肤组织等中。

（3）代谢及排泄：本剂吸收时由肠管壁酯酶水解，经肾向尿中排泄。以头孢泊肟进入血液循环，饭后口服12h内的尿中回收率为40%～50%。

（4）肾功能损害时的血清中浓度及尿液中排泄：轻度肾功能损害患者（A群：7例）及中度肾功能损害患者（B群：2例），饭后30min口服本剂200mg时，随肾功能降低，见到C_{max}增加、T_{max}延长、$AUC_{0\sim12}$增加。尿液中浓度，A群在4～6h示高峰，12h内的尿中回收率为（33.8%±3.8%）。B群在8～12h示高峰，12h内的尿中回收率为17.5%，随肾功能降低，见到尿中排泄延迟（表2-6）。

表2-6 本品在患者肾功能损害时的血清中浓度及尿液中浓度各指标（$\bar{x}\pm s$）

	肌酐清除率 (ml/min)	C_{max} (μg/ml)	T_{max} (h)	$T_{1/2}$ (h)	$AUC_{0\sim12}$ (μg·h/ml)
A群（n=7）	54.0±5.0	3.92±0.28	3.70±0.30	3.60±0.40	28.34±2.16
B群（n=2）	36.00	4.81	7.00	3.40	34.03

【适应证】适用于对本品敏感的葡萄球菌属、链球菌属、肺炎球菌、淋球菌、卡他布兰汉菌、大肠埃希菌、克雷伯杆菌属、变形杆菌属（奇异变形杆菌、普通变形杆菌、雷普罗威登斯菌、无恒普罗威登斯菌）、枸橼酸杆菌属、肠杆菌属、流感嗜血杆菌等引起的感染症。

（1）呼吸系统感染：如肺炎、急性支气管炎、慢性支气管炎、咽喉炎（咽喉脓肿）、扁桃体炎（扁桃体周围炎、扁桃体周围脓肿）、支气管扩张（感染时）、慢性呼吸道疾患继发感染等。

（2）泌尿生殖系统感染：如肾盂肾炎、膀胱炎、淋球菌性尿道炎、前庭大腺炎、前庭大腺脓肿等。

（3）皮肤软组织感染：如毛囊炎（包括脓疱性痤疮）、疖、疖肿症、痈、丹毒、蜂窝织炎、淋巴管（结）炎、瘭疽、化脓性甲沟（周）炎、皮下脓肿、汗腺炎、簇状痤疮、感染性粉瘤、肛门周围脓肿等。

（4）耳鼻喉科感染：如中耳炎、鼻旁窦炎等。

（5）其他：如乳腺炎等。

【用法与用量】口服，饭后服用。成人常用量为100mg/次（效价），2次/日。使用中，可根据随年龄及症状适宜增减，对于重症或效果不佳者，可增加用量，200mg/次（效价），2次/日服用。

【不良反应】研究资料表明，总病例12 615例中，不良反应报告例为317例（2.51%）。其主要内容有消化系统症状（腹泻、软便，0.40%；胃部不适感，0.10%；欲吐、恶心、呕吐0.09%）等。

（1）严重不良反应

1）休克（发生率不详），过敏样症状（发生率不详）：有时可引起患者休克、过敏样症状（血压降低、不适感、口内异常感、喘鸣、眩晕、便意、耳鸣、出汗、发疹等），故应注意观察，若出现异常，应速停药并适当处理。

2）皮肤黏膜眼综合征（发生率不详）、中毒性表皮坏死症（发生率不详）：有时出现皮肤黏膜眼综合征（Stevens-Johnson综合征）、中毒性表皮坏死症（Lyell综合征），故应注意观察，若出现异常，应速停药并适当处理。

3）假膜性大肠炎（发生率不详）：有时可出现假膜性大肠炎等伴有血便的严重大肠炎（初期症状：腹痛、频繁腹泻），故应注意观察，若出现异常，应速停药并适当处理。

4）急性肾衰竭（发生率不详）：有时可出现急性肾衰竭等严重肾损害，故应定期对患者进行检查，并注意观察，若出现异常，应速停药并适当处理。

5）间质性肺炎（发生率不详）、PIE综合征（发生率不详）：有时可出现伴有发热、咳嗽、呼吸困难、胸部X线异常、嗜酸粒细胞增多等的间质性肺炎、PIE综合征，若出现此类症状，应速停药并给肾上腺皮质激素制剂等适当处理。

6）肝功能障碍（发生率不详），黄疸（发生率不详）：AST（GOT）、ALT（GPT）、γ-GTP上升等肝功能障碍，并出现黄疸症状，故应注意观察，若出现异常，应速停药并适当处理。

7）血小板减少（发生率不详）：有血小板减少发生的现象，故应注意观察，若出现异常，应速停药并适当处理。

（2）同类药品的严重不良反应

1）全血细胞减少症、粒细胞缺乏症、溶血性贫血：其他头孢烯类抗生素，有引起全血细胞减少症、粒细胞缺乏症、溶血性贫血的报告。

2）痉挛：肾衰竭患者，大量给其他头孢烯类抗生素，有引起痉挛等神经症状的报告。

（3）其他不良反应（表2-7）：

表2-7 其他不良反应频度

	发生率不详	0.1%～1%未满	0.1%未满
过敏症*	淋巴腺肿胀关节痛	皮疹	荨麻疹、红斑、瘙痒、发热
血液			嗜酸粒细胞增多症、血小板减少、粒细胞减少
肝脏		(AST)GOT上升、(ALT)GPT上升、AI-P上升、LDH上升	肝功能损害
肾脏	血尿	BUN上升	血中肌酐上升

续表

	发生率不详	0.1%～1%未满	0.1%未满
消化系统		腹泻、胃部不适感	恶心、呕吐软便、胃痛、腹痛、食欲不振、便秘
菌群交替症	念珠菌病		口内炎
维生素缺乏症	维生素 K 缺乏症状（低凝血酶原血症、出血倾向等）维生素 B 群缺乏症状（舌炎、口内炎、食欲不振、神经炎等）		
其他	麻木感		眩晕、头痛、浮肿

＊应停药并适当处理。

【禁忌证】对本品或其成分或头孢烯类抗生素过敏者禁用本品。

【注意事项】

（1）慎重用药（下述患者应慎重用药）：①对青霉素类抗生素有过敏症既往史的患者；②本人或双亲、弟兄有易引起支气管哮喘、皮疹、荨麻疹等过敏症状体质患者；③严重肾损害患者（因本剂系肾排泄型抗生素，故会引起排泄延迟）；④经口摄食不足患者或非经口维持营养患者，全身状态营养不良患者（有时表现维生素 K 缺乏症状，故应注意观察）；⑤高龄者（参照【老年患者用药】项）。

（2）应注意遵医师处方；可能会引起患者休克，故应仔细问诊。

（3）对临床检验结果的影响：①试纸反应以外的本尼迪特试剂，费林试剂及尿糖试剂进行的尿糖检查，有时成假阳性，故应注意；②直接 Coombs 试验，有时呈阳性，故应注意。

【孕妇及哺乳期妇女用药】

（1）孕妇或可能妊娠的妇女，仅在治疗有益性超过危险性时方可给药。本药的妊娠安全性分级为 B 级。

（2）本药少量可分泌入乳汁，为避免乳儿发生不良反应，哺乳期妇女服药期间应停止哺乳。

【儿童用药】尚未确立对低出生体质量儿、新生儿、乳儿、幼儿或小儿的安全性（使用经验少）。

【老年患者用药】老年患者应注意下述内容及用量和给药间隔并观察患者状态，慎重给药。①高龄者多见生理功能降低，易出现不良反应。②高龄者有时出现维生素 K 缺乏引起的出血倾向。

【药物相互作用】尚无可靠参考文献。

【药物过量】尚无可靠参考文献。

【贮藏】密封，在阴凉干燥处保存。

头 孢 地 嗪

【英文名】cefodizime

【化学名及结构式】（6*R*，7*R*）-7-［（2-氨基-4-噻唑基）（甲氧亚氨基）乙酰氨基］-3-［［（5-羧甲基-4-甲基-2-噻唑基）硫］甲基］-8-氧代-5-硫杂-1-氮杂双环［4.2.0］辛-2-烯-2-甲酸。

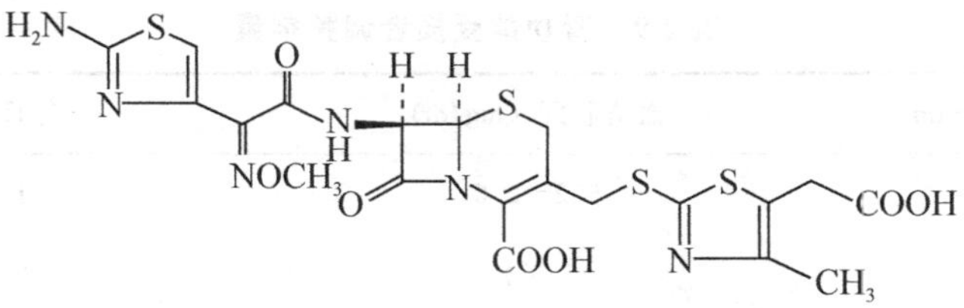

【性状】 本品为白色至淡黄色结晶性粉末。

【药理与毒理】 本品为第三代注射用头孢菌素类抗生素。通过抑制细菌细胞壁的合成而发挥杀菌作用。本品主要对多种革兰阳性和革兰阴性菌和厌氧菌有效。体外试验表明，本品对以下病原菌敏感：如金黄色葡萄球菌（不包括对甲氧苯青霉素耐药菌株）、链球菌属、肺炎球菌、淋病奈瑟菌（包括产β-内酰胺酶的菌株）、脑膜炎奈瑟菌、卡他布兰汉菌、大肠埃希菌、志贺菌属、沙门菌属、枸橼酸杆菌属、克雷伯杆菌属、普通变形杆菌、普鲁威登菌属、摩根摩根菌、嗜血流感杆菌、棒状杆菌属。本品对大多数细菌产生的β-内酰胺酶稳定。本品对类杆菌属、不动杆菌属、粪肠球菌、李斯特菌属、支原体、衣原体无效。

【药代动力学】 单次静脉注射和滴注本品 0.5～2g 后，平均高峰血药浓度分别可达133～394mg/L，肌内注射后生物利用度可达 90%～100%。平均消除半衰期多为 2.5h 左右，老年患者和肾功能减退者半衰期可延长。本品平均蛋白结合率为 81%～88%，随浓度增高而降低。本品可分布进入腹水、胆汁、脑脊液、肺、肾、子宫内膜及其他盆腔组织等各种体液和组织。在体内不被代谢，给药量的 51%～94%于 48 小时内以原形从尿液中排出。多次给药后，粪便中可排出给药量的 11%～30%，本品在胆汁中浓度甚高。

【适应证】 用于敏感菌引起的感染，如上、下泌尿道感染，下呼吸道感染，淋病等。

【用法与用量】 ①静脉注射，0.5g 或 1.0g 注射用头孢地嗪钠溶于 4ml 注射用水，或 2.0g 注射用头孢地嗪钠溶于 10ml 注射用水中，于 3～5min 内注射。②静脉输注，0.5、1.0g 或 2.0g 注射用头孢地嗪钠溶于 40ml 注射用水、0.9%氯化钠注射液或林格液中，20～30min 内输注。③肌内注射，0.5g 或 1.0g 注射用头孢地嗪钠溶于 4ml 注射用水，或 2.0g 注射用头孢地嗪钠溶于 10ml 注射用水中，臀肌深部注射；为防止疼痛，可将本品溶于 1%利多卡因溶液中注射（此时须避免注入血管内）。

具体用量见表 2-8：

表 2-8 头孢地嗪剂量

适应证		剂量	给药间隔时间	每日总量	疗程
妇女无合并症下泌尿道感染		1.0/2.0g	仅一次	1.0/2.0g	一次
其他上、下泌尿道感染	基础方案	1.0/2.0g	1 次/d	1.0/2.0g	根据病情确定疗程
	加至	2.0g	12h	4.0g	
下呼吸道感染	基础方案	1.0g	12h	2.0g	一般 10～14d 为一疗程，根据病情调整
	加至	2.0g	12h	4.0g	
淋病		0.25/0.5g	1 次	0.25/0.5g	一般 1 次

肾功能受损患者，首次剂量同上，进一步治疗按表 2-9 调整剂量：

表 2-9 肾功能受损者调整剂量

肌酐清除率（ml/min）	血清肌酐（mg/dl）	每日总量（g）
10～30	5.2～2.5	1.0～2.0
<10	>5.2	0.5～1.0

【不良反应】

（1）过敏反应：可能出现皮肤过敏反应（荨麻疹）、药物热和可能危及生命的严重急性过敏反应。

（2）对胃肠道的影响：恶心、呕吐和腹泻。在治疗过程中及治疗后最初几周内，如出现严重的持续性腹泻，应考虑有假膜性肠炎的可能。

（3）对肝功能的影响：血清肝酶（ALT、AST、γ-GT、ALP、LDH）及胆红素升高。

（4）血液系统反应：可能发生血小板计数减少，嗜酸粒细胞计数增加，极少见溶血性贫血，疗程超过 10d 时应监测血象。

（5）肾脏：少数情况下，可见血清肌酐和尿素氮的暂时性升高。

（6）局部反应：注射部位可能出现炎症反应和疼痛。

【禁忌证】对头孢菌素类过敏者禁用本品。

【注意事项】本品溶解后应尽早使用，室温下保存不超过 6h，2～8℃冰箱中不得超过 24h；在葡萄糖溶液中不能长期保持稳定，应立即注射；不易溶于乳酸钠溶液中；不能与其他抗生素在同一溶液内混合。与青霉素或其他 β-内酰胺类抗生素存在交叉过敏的可能。发生过敏性休克时，应立即停止注射，保留静脉插管或重新建立静脉插管，保持患者卧位，双腿抬高，气道通畅；紧急时立即静脉注射肾上腺素，继而给予糖皮质激素静脉注射，如 250～1000mg 甲泼尼龙，可重复给药，随后静脉注射容量代用品；必要时采用人工呼吸、吸氧、抗组胺药等治疗措施。

【孕妇及哺乳期妇女用药】妊娠期和哺乳期妇女不宜使用。

【儿童用药】儿童用药的安全性及有效性尚不确定。

【老年患者用药】肾功能正常的老年患者无需调整剂量。

【药物相互作用】丙磺舒可延迟本品的排泄。本品可加强具有潜在肾毒性药物的毒性作用，如与氨基糖苷类、两性霉素 B、环孢素、顺铂、万古霉素、多黏菌素 B 或黏菌素同时或先后使用时，应密切监测肾功能。

【贮藏】遮光，密封，在 25℃以下保存。有效期 2 年。

头孢甲肟

【英文名】cefmenoxime

【化学名及结构式】（6*R*，7*R*）-7-［2-（2-氨基-4-噻唑基）（甲氧亚氨基）乙酰氨基］-3-

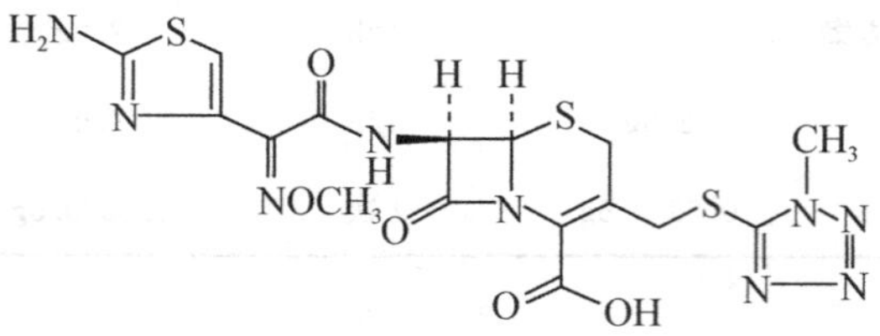

[[(1-甲基-1H-四唑-5-基)-硫]甲基]-8-氧代-5-硫杂-1-氮杂双环[4.2.0]辛-2-烯-2-甲酸。

【性状】本品为类白色至淡黄色结晶或结晶性粉末，无臭。

【药理与毒理】

(1) 药理作用：头孢甲肟为第三代半合成的头孢菌素类广谱抗生素，通过抑制细菌细胞壁的生物合成从而达到杀菌作用。体外试验表明，本品对革兰阳性菌和革兰阴性菌均有杀菌作用。本品对革兰阴性菌具有强抗菌作用是由于其对细胞外膜的通透性良好和对β-内酰胺酶稳定，且对青霉素结合蛋白(PBP) 1A、1B和3的亲和力强，从而对细胞壁黏肽交联形成具有较强的阻碍作用。

(2) 毒理研究：生殖毒性，在大鼠、兔及猴的器官形成期给药[大鼠肌内注射本品30、100和300mg/(kg·d)、家兔肌内注射10.30和90mg/(kg·d)、猴静脉注射100、300mg/(kg·d)]试验结果显示，家兔各给药组均出现雌兔死亡或流产，但各种动物均未见致畸作用。大鼠一般生殖毒性试验、围生期生殖毒性试验均未见明显异常。

【药代动力学】肾功能正常成人单次静脉滴注本药0.5g和1g后，血药峰浓度分别可达50.9mg/L和135.7mg/L，单次静脉注射头孢甲肟0.5g和1g后，血药峰浓度分别可为75mg/L和125mg/L。本品的血清消除半衰期约为1h。给药后在多种组织和体液中分布良好。也可透过血-脑屏障。本药主要经肾脏排泄，成年人(肾功能正常者)一次静脉注射或静脉滴注本药0.5、1.2g后，6h内尿中排泄率为60%～82%。此外，静脉滴注1g后的尿药浓度为0～2h约4400mg/L，2～4h约750 mg/L，4～6h约120 mg/L。小儿(肾功能正常者)一次静脉注射或静脉滴注10、20、40mg/kg后，6h的尿排泄率与成年人相同。

【适应证】本品适用于头孢甲肟敏感的链球菌属(肠球菌除外)、肺炎链球菌、消化球菌属、消化链球菌属、大肠埃希菌、柠檬酸杆菌属、克雷伯杆菌属、肠杆菌属、沙雷菌属、变形菌属、流感嗜血杆菌、拟杆菌属等引起的下述感染症：

(1) 肺炎、支气管炎、支气管扩张合并感染、慢性呼吸系统疾病的继发感染、肺脓肿、脓胸。

(2) 肾盂肾炎、膀胱炎、前庭大腺炎、子宫内膜炎、子宫附件炎、盆腔炎、子宫旁组织炎。

(3) 胆管炎、胆囊炎、肝脓肿、腹膜炎。

(4) 烧伤、手术创伤的继发感染。

(5) 败血症。

(6) 脑脊膜炎。

【用法与用量】

(1) 用法：本品溶于0.9%氯化钠注射液或葡萄糖注射液中，静脉滴注。

(2) 用量，

1) 成人：轻度感染，1～2g/d，分2次静脉滴注；中、重度感染，可增至4g/d，分2～4次静脉滴注。也可根据临床情况进行剂量调整。

2) 小儿：轻度感染，按体质量40～80mg/(kg·d)，分3～4次静脉滴注；中、重度感染，可增至按体质量160mg/(kg·d)，分3～4次静脉滴注；脑脊膜炎，可增量至按体质量200 mg/(kg·d)，分3～4次静脉滴注。

【不良反应】严重的不良反应包括：

(1) 有时引起休克(<0.1%的患者)，故要仔细观察，若患者出现感觉不适、口内异常感、喘鸣、眩晕、排便感、耳鸣、出汗等异常症状时，应停止给药，并进行适当处理。

(2) 偶有急性肾功能不全等严重肾功能障碍(<0.1%的患者)，故要定期检查肾功能，仔细观察，如异常时，要停止给药，并进行适当的处理。

(3) 有时出现粒细胞减少（<0.1%～5%）或无粒细胞症（<0.1%），另外，其他头孢类抗生素有引起溶血性贫血的报告，出现异常时，应停止给药，并进行适当处理。

(4) 有时出现假膜性结肠炎等伴随血便的严重性结肠炎（<0.1%），如出现腹痛、多次腹泻时，应立即停止给药，并进行适当处理。

(5) 伴有发烧、咳嗽、呼吸困难、胸部X线异常、嗜酸性细胞增多等的间质性肺炎和PIE综合征（<0.1%），出现这种症状时，要停止给药，并进行适当处理。

(6) 对肾功能不全的患者，大量用药时，有时可引起痉挛等。

(7) 其他不良反应：①过敏症，皮疹、荨麻疹、红斑、瘙痒、发热、淋巴结肿大、关节痛；②血液，贫血、嗜酸粒细胞增多、血小板减少；③肝脏，ALT、AST、ALP、LDH升高、黄疸、γ-GTP升高；④消化道，腹泻、恶心、呕吐、食欲不振、腹痛；⑤菌群失调症，口腔炎、念珠菌症；⑥维生素缺乏症，维生素K缺乏症状（低凝酶原血症、出血倾向等）、维生素B缺乏症状（舌炎、口腔炎、食欲不振、神经炎等）；⑦其他，如倦怠感、蹒跚、头痛。

【禁忌证】对本品及头孢菌素类有过敏反应史者禁用本品。

【注意事项】下述患者慎重用药：

(1) 对青霉素类抗生素有过敏史的患者。

(2) 本人或父母兄弟中有易引起支气管哮喘、皮疹、荨麻疹等变态反应性症状体质的患者；

(3) 有严重肾功能障碍的患者（有可能出现血药浓度持续升高）。

(4) 老年患者（生理功能下降，易出现副作用；有时出现维生素K缺乏而出血倾向）。

(5) 经口摄食不良者或静脉内营养者、全身状态不良者（有时可引起维生素K缺乏症，故应仔细观察）。

(6) 因有可能发生休克反应，所以要详细问诊。建议在注射前对患者做皮肤过敏反应试验。要事先做好一旦发生休克时的急救处理工作。

(7) 使用本品时，最好定期做肝功能、肾功能、血液等实验室检查。

(8) 对诊断试剂的干扰：除检尿糖试带（TES-tape）反应外，用班氏试剂、弗林试剂、clinitest（含硫酸铜的片状试剂）进行尿糖测定时可出现假阳性反应，直接抗球蛋白（Coombs）试验呈阳性反应，请注意。

【孕妇及哺乳期妇女用药】本药可透过血-胎盘屏障进入胎儿血循环，虽尚无证据表明本品有胚胎毒性和致畸作用，但孕妇应限用于有确切适应证的患者，并应权衡利弊后使用。本药妊娠安全性分级为B级。本药可经乳汁排出，虽尚无哺乳期妇女应用本药发生问题的报告，但哺乳期妇女用药仍须暂停哺乳。

【儿童用药】早产儿、新生儿用药的安全性尚不确定。

【老年患者用药】老年患者多数生理功能下降，易出现副作用。有时出现维生素K缺乏而出血倾向。

【药物相互作用】

(1) 呋喃苯胺酸利尿剂：有报道本品与其他头孢类抗生素合并用可使肾功能障碍加重，故并用时应注意肾功能。

(2) 乙醇（饮酒）：由饮酒而摄取乙醇时，有时患者可出现潮红、恶心、心动过速、多汗、头痛等，故应在用药期间及用药后至少一周内应避免饮酒而摄取乙醇。

【贮藏】遮光，密闭，在阴凉干燥处保存。

头孢克肟

【英文名】cefixime

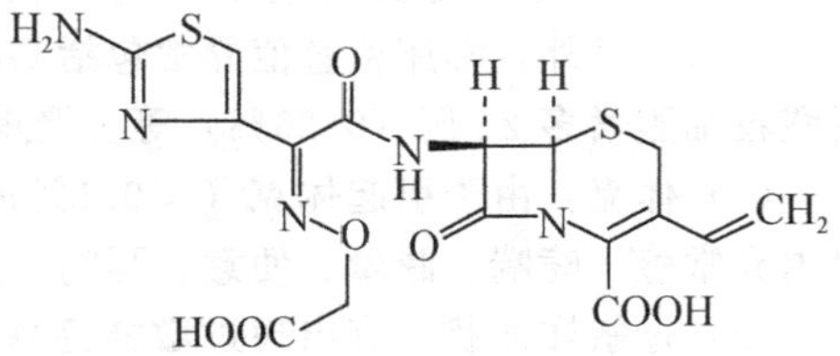

【化学名及结构式】 (6*R*，7*R*) -7- [(*Z*) -2- (2-氨基-4-噻唑基) -2- (羧甲氧亚胺基) 乙酰氨基] -3-乙烯-8-氧代-5-硫杂-1-氮杂双环 [4.2.0] -辛-2-烯-2-羧酸三水合物。

【性状】类白色至淡黄色颗粒或粉末，无臭或稍有异臭。

【药理与毒理】

(1) 药理作用：本品为口服第三代头孢菌素，抗菌谱广，对部分革兰阳性菌及革兰阴性菌均具抗菌活性，特别是革兰阳性菌中的链球菌（肠球菌除外）、肺炎球菌、革兰阴性菌中的淋球菌、布兰汉球菌、大肠埃希菌、克雷伯杆菌属、沙雷属、变形杆菌属、流感杆菌等有较强的抗菌作用，其作用机制为阻止细菌细胞壁的合成，其作用点因细菌的种类而异，与青霉素结合蛋白（PBP）中的 PBP1（1a，1b，1c）以及 PBP3 有较高亲和性。本品对各种细菌产生的β内酰胺酶具有较强的稳定性。

(2) 毒理研究：生殖毒性，SD 大鼠在妊娠前和妊娠初期口服给药 100～1000mg/kg，在器官形成期、围生期、哺乳期口服给药 320～3200mg/kg，对大鼠生育力未见影响，未出现致畸作用，新生幼鼠的生长、发育和生殖能力也未发现异常。

【药代动力学】头孢克肟口服后，其绝对生物利用度为 40%～50%，不受饮食影响。头孢克肟片剂 200mg 单剂口服，血浆峰浓度为 3.7μg/ml，等剂量口服头孢克肟混悬液产生的峰浓度比片剂高出 25%～50%。头孢克肟 200mg 混悬液和 400mg 混悬液产生的平均峰浓度为 3μg/ml和 4.6μg/ml，口服头孢克肟混悬液 100mg 至 400mg，时间-浓度曲线下面积比口服等剂量片剂高出 10%～25%，混悬液剂型替换片剂剂型应考虑到其增加的吸收量。单剂口服 200mg 片剂、400mg 片剂、400mg 混悬液的达峰时间为 2～6h，单剂口服 200mg 混悬液的达峰时间为 2～5h。24h 内吸收药物的 50%以原形从尿液中排出。血清蛋白结合率为 65%，连续服药 14d，未发现头孢克肟在体内蓄积作用。头孢克肟血浆半衰期为 3～4h，但在一些志愿者可达 9h，与剂型无关。

(1) 特殊人群药代动力学：①老年患者，稳态时平均 AUC 比正常成年人约有 40%的升高。②肾功能不全受试者，肌酐清除率为 20～50ml/min 时，头孢克肟平均血清半衰期延长至 6.4h；肌酐清除率为 5～20ml/min 时，头孢克肟平均血清半衰期延长至 11.5h。

(2) 血液透析和腹膜透析；头孢克肟不能有效的从血液中清除。但也有文献提示，血液透析的患者，服用 400mg 剂量头孢克肟，其血中变化情况和肌酐清除率水平为 21～60ml/min 的受试者相似。

【适应证】对链球菌属（肠球菌除外），肺炎球菌、淋球菌、卡他布兰汉球菌、大肠埃希菌、克雷伯杆菌属、沙雷菌属、变形杆菌属、流感杆菌中头孢克肟敏感菌引起的以下感染有效。

(1) 慢性支气管炎急性发作、急性支气管炎并发细菌感染、支气管扩张合并感染、肺炎。

(2) 肾盂肾炎、膀胱炎、淋球菌性尿道炎。

(3) 急性胆道系统细菌性感染（胆囊炎、胆管炎）。

(4) 猩红热。

(5) 中耳炎、鼻窦炎。

【用法与用量】口服。成人及体质量 30kg 以上儿童用量：100mg/次，2 次/日；成人重症感染者，可增加到 200mg/次，2 次/日。儿童：按每千克 1.5～3.0mg/次计算给药量，2 次/日。或遵医嘱。

【不良反应】在总病例 12 879 例中，发现包括临床检查值异常在内共 294 例（2.58%）的不良反应。这些不良反应包括腹泻等消化道症状112例（0.87%）皮疹等皮肤症状29例（0.23%），另外，临床检查值异常包括GPT升高78例（0.61%），GOT升高58例（0.45%），嗜酸粒细胞增多26例（0.20%）等。严重不良反应：

（1）休克：由于引起休克（<0.1%的患者）的可能性，应密切观察，如有出现不适感，口内异常感、哮喘、眩晕、便意、耳鸣、出汗等现象，应停止给药，采取适当处置。

（2）过敏样症状：有出现过敏样症状（包括呼吸困难、全身潮红、血管性水肿、荨麻疹等）（<0.1%的患者）的可能性，应密切观察，如有异常发生时停止给药，采取适当处置。

（3）皮肤病变：有发生皮肤黏膜眼综合征（Stevens-Johnson综合征，<0.1%的患者），中毒性表皮坏死症（Lyell综合征，<0.1%的患者）的可能性，应密切观察，如有发生发热、头痛、关节痛、皮肤或黏膜红斑、水疱、皮肤紧张感、灼热感、疼痛等症状，应停止给药，采取适当处置。

（4）血液障碍：有发生粒细胞缺乏症（<0.1%的患者，早期症状：发热、咽喉疼、头疼、倦怠感等），溶血性贫血（<0.1%的患者，早期症状为发热、血红蛋白尿、贫血等症状），血小板减少（<0.1%的患者，早期症状为点状出血、紫斑等）的可能性，且有其他头孢类抗生素造成全血细胞减少的报告，因此应密切观察，例如进行定期检查等，有异常发生时应停止给药，采取适当处置。

（5）肾功能障碍：由于引起急性肾功能不全等严重肾功能障碍（<0.1%的患者）的可能性，因此应密切观察，例如定期进行检查等，如有异常发生时，应停止给药，采取适当处置。

（6）结肠炎：可能引起伴有血便的严重大肠炎例如假膜性结肠炎等（<0.1%的患者）。如有腹痛、反复腹泻出现时，应立即停止给药，采取适当处置。

（7）间质性肺炎、PIE综合征：有出现伴有发热、咳嗽、呼吸困难、胸部X线异常，嗜酸粒细胞增多等症状的间质性肺炎、PIE综合征（分别<0.1%）等的可能性，如有上述症状发生应停止给药，采取给予糖皮质激素等适当处置。

（8）其他不良反应（不良反应发生率以0.1%～5%为常见，在0.1%以下为少见）。①过敏，常见皮疹、荨麻疹、红斑，少见瘙痒、发热、浮肿；②血液，常见(0.1%～5%）嗜酸粒细胞增多，少见粒细胞减少；③肝脏，常见丙氨酸氨基转移酶（ALT）升高，天门冬氨酸氨基转移酶（AST）升高、少见黄疸；④肾脏，少见尿素氮（BUN）升高；⑤消化系统，常见有腹泻、胃部不适，少见恶心、呕吐、腹痛、胸部烧灼感、食欲不振、腹部饱满感、便秘；⑥菌群失调症，少见口腔炎、口腔念球菌症；⑦维生素缺乏症，少见维生素K缺乏症（低凝血酶原血症、出血倾向等），维生素B缺乏症（舌炎、口腔炎、食欲不振、神经炎等）；⑧其他，头痛、头晕。

【禁忌证】对本品或其他头孢类抗生素过敏者禁用本品。

【注意事项】

（1）为防止耐药菌株的出现，在使用本品前原则上应确认敏感性，将剂量控制在控制疾病所需的最小剂量。

（2）对于严重肾功能障碍的患者，由于药物在血液中可维持浓度，因此应根据患者的肾功能状况适当减量，给药间隔应适当增大。

（3）下列患者应慎重给药：对青霉素类有过敏史的患者。本人或父母、兄弟中，具有易引起支气管哮喘、皮疹、荨麻疹等过敏症状体质的患者。严重的肾功能障碍患者。经口给药困难或非经口营养的患者，全身恶液质状态的患者（因可出现维生素K缺乏症状，因此应注意观察）。

（4）由于患者有可能出现休克，给药前应充分询问患者的病史。

（5）不要将牛奶、果汁等与药混合后放置。

(6) 对临床检验结果的影响：除试纸反应以外，对 Benedict、Fehling 和 Clinitest 试剂进行尿糖检查，有假阳性出现的可能性，应予以注意。有出现直接库姆斯试验阳性的可能性，应予以注意。

【孕妇及哺乳期妇女用药】妊娠期妇女使用本品的安全性和有效性尚未确立，因此仅在确实需要使用时方可使用本品；本药妊娠安全性分级为 B 级。尚不清楚本品是否从乳汁中分泌因此必需使用时应暂停哺乳。

【儿童用药】对于早产儿、新生儿用药的安全性尚未确立（没有使用经验）。

【老年患者用药】有报道老年患者使用本药的血药浓度峰值和 AUC 可较年轻人分别高 26%和 20%，老年患者用药药量应酌减。

【药物相互作用】

(1) 卡马西平：与本品合用时可引起卡马西平水平升高，必须合用时应监测患者血浆中卡马西平的药物浓度。

(2) 华法林和抗凝药物：与本品合用时可增加凝血酶原时间。

【药物过量】洗胃，无特殊解毒药物，血液透析和腹膜透析均不能有效将本品清除。

【贮藏】密封，在凉暗干燥处保存。

头孢哌酮

【英文名】cefoperazone

【化学名及结构式】(6*R*，7*R*) -3- [[(1-甲基-1*H*-四唑-5-基) 硫] 甲基] -7- [(*R*) -2- (4-乙基-2，3-二氧代-1-哌嗪碳酰氨基) -2-对羟基苯基-乙酰氨基] -8-氧代-5-硫杂-1-氮杂双环 [4.2.0] 辛-2-烯-2-甲酸。

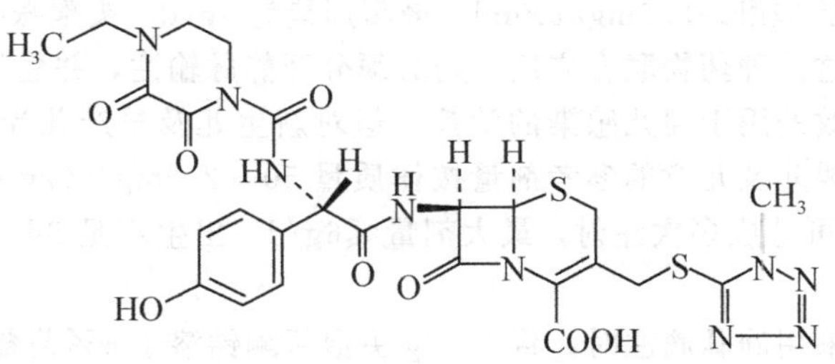

【性状】本品为白色或类白色结晶性粉末，无臭，有引湿性。

【药理与毒理】头孢哌酮通过抑制细菌细胞壁的合成而产生杀菌作用，体外试验中，对许多临床常见的细菌有杀菌作用且能抗拒多种β-内酰胺酶的降解，对本品敏感的细菌包括：①革兰阳性菌，金黄色葡萄球菌（包括产生和不产生青霉素酶的菌株）；表皮葡萄球菌，肺炎链球菌（前称肺炎双球菌）、化脓性链球菌（A 组β-溶血性链球菌）；无乳链球菌（B 组β-溶血性链球菌）；粪链球菌的多种菌株；其他β-溶血性链球菌株。②革兰阴性菌，大肠埃希菌，克雷白杆菌属，肠杆菌属，枸橼酸杆菌属，流感嗜血杆菌（包括产生和不产生β-内酰胺酶的菌株），奇异变形杆菌，普通变形杆菌，摩氏摩根菌（也称摩根变形杆菌），雷氏普罗菲登斯菌（也称雷特格变形杆菌），普罗菲登斯菌属，沙雷菌属（包括黏质沙雷菌），沙门菌属和志贺菌属，铜绿假单胞菌和某些其他假单胞菌属，某些醋酸钙不动杆菌菌株，淋病奈瑟菌（包括产生和不产生β-内酰胺酶的菌株），脑膜炎球菌，百日咳杆菌，小肠结肠炎耶尔森菌。③厌氧菌，革兰阳性和革兰阴性球菌（包括消化球菌、消化链球菌和韦荣球菌属），革兰阳性杆菌（包括梭状芽孢杆菌属、优杆菌属和乳酸杆菌属），革兰阴性杆菌（包括梭杆菌属、脆弱类杆菌和其他类杆菌属的许多菌株。）

【药代动力学】单剂量注射后，头孢哌酮在血清、胆汁和尿中可达到高浓度，丙磺舒对头孢哌酮钠的血清浓度并无影响。头孢哌酮的平均血清半衰期约为2h，不受给药途径的影响。经注射后，头孢哌酮钠可分布在绝大多数体液及组织中，如腹水、尿液、胆汁及胆囊壁，痰及肺、扁桃体及鼻黏膜，肾、输尿管、前列腺、睾丸、子宫及输卵管、骨、脐带血和羊水中，均能达到治疗浓度。经胆汁和尿液排泄，注射后1～3h内，胆汁中浓度达到峰值，比同期血清浓度高出100倍。据报道，对无胆道梗阻的患者静脉注射2g后，胆汁中的浓度从30min的66μg/ml上升至3h的6000μg/ml。对于肾功能正常的患者，以各种不同的途径和不同剂量给药，12h内尿液中回收的药量平均为20%～30%，15min内静脉输注2g后，尿中的浓度可高达2200μg/ml，肌内注射2g后，尿中药物峰浓度约为1000μg/ml。健康志愿者多次反复给药后，未出现体内积蓄现象。肾功能不全者的血清峰浓度，曲线下面积，血清半衰期与健康人相似。对于肝功能不全的患者，其血清半衰期会延长，而经尿排泄的量会增加。在同时合并有肾及肝功能不全患者，则可能在血清中积蓄。

【适应证】本品可用于治疗由敏感菌所引起的下列感染：下呼吸道感染（如肺炎）；泌尿道感染；胆道感染（胆囊炎、胆管炎）；腹膜炎和其他腹腔内感染；败血症；皮肤和软组织感染；盆腔感染等。与其他抗生素的联合使用：本品抗菌谱广，单独使用已足以治疗绝大多数患者的感染，病情需要时也可和其他抗生素联合使用。如与氨基糖苷类抗生素一起使用时，治疗过程中应密切监测患者肾功能状况。

【用法与用量】可供肌内注射、静脉注射或静脉滴注。

（1）成人常用量：一般感染，1～2g/次，每12h一次。严重感染，剂量也可增加到2～3g/次，每8h一次。成人剂量一般≤9g/d，但在免疫缺陷患者有严重感染时，剂量可加大至12g/d。单纯性淋球菌尿道炎的推荐剂量为单次肌内注射0.5g。由于头孢哌酮钠的主要排泄途径并非经肾脏，因而通常的2～4g/d剂量下，肾衰竭患者亦无需调整剂量，如患者的肾小球滤过率＜18ml/min，或血清肌酸酐＞3.5mg/100ml，最高剂量为4g/d。头孢哌酮和氨基糖苷类抗生素不宜混合使用，如需这两种药物联合应用，则必须分开静脉输注，并建议先给予头孢哌酮钠。

（2）本品已被有效的用于婴儿感染的治疗，但对新生儿及早产儿尚未进行广泛研究资料，以下剂量仅供参考。婴儿及儿童的参考剂量按体质量50～200mg/（kg·d），分两次注射（每隔12h），如需要时亦可分成多次注射，最大剂量≤6g/d。出生不足8d的新生儿须每12h注射1次。

（3）静脉用药：采用静脉滴注时，将1～2g头孢哌酮钠溶于5%葡萄糖注射液；0.9%氯化钠注射液及其他适当稀释液中，最后药物浓度5～25mg/ml；采用直接静脉缓慢注射时，每1g药物以5%葡萄糖注射液或0.9%氯化钠注射液稀释液40ml溶解至最终浓度25mg/ml，且注射时间≥3～5min，用稀释液静脉注射时绝对不能加入利多卡因。

（4）肌内注射：可用灭菌注射用水来配制肌内注射溶液。每1g药物加入灭菌注射用水2.8ml，浓度在250mg/ml以上时，应同时加2%盐酸利多卡因注射液进行配制，注射时采用深部肌内注射，注射于臀大肌或前股肌肉。

【不良反应】本品临床试验中和上市后报告的不良反应和不良事件有：

（1）过敏反应：与所有头孢菌素一样头孢哌酮钠曾引起过敏反应，主要症状是斑丘疹、荨麻疹、嗜酸粒细胞数目增多、药物热。这类过敏反应易发生于有过敏病史，特别是对青霉素过敏的患者。

（2）血液：曾有报道本品可引起中性粒细胞数减少。与其他β-内酰胺类抗生素一样，长期使用头孢哌酮钠可能会导致可逆性中性粒细胞减少症，在使用头孢菌素类抗生素治疗中，一些患者出现直接Coombs试验阳性反应。与文献报道的关于其他头孢菌素的情况一样，亦曾有报道头孢哌酮钠会降低血红蛋白及血细胞比容。曾发现有短暂性的嗜酸粒细胞增多现象。血小板减少、凝血酶原时间延长、凝血酶原活力降低等偶见。

（3）肝脏：曾发现血清丙氨酸转氨酶（ALT）、血清天门冬氨酸转氨酶（AST）和碱性磷酸酶数值一过性升高。

（4）胃肠道：偶有稀便和腹泻，多为轻度到重度。经适当治疗或停药后，上述症状可自行消失。

（5）局部反应：对于肌内注射，患者耐受良好，偶有注射部位短暂疼痛；与其他头孢菌素类一样，用静脉内插管输注时，少数患者会有输注部位静脉炎。

【禁忌证】对头孢菌素类抗生素有过敏史的患者禁用本品。

【注意事项】

（1）警惕：使用头孢哌酮钠前，应详细询问患者是否有对头孢菌素类、青霉素类或其他药物的过敏史。如患者对青霉素过敏，应谨慎使用本品。对任何曾发生过某种过敏反应，尤其是对药物过敏的患者，使用本品应特别小心。一旦发生过敏反应，应停药并给予适当治疗，发生严重过敏性休克的患者应立即给予肾上腺素，必要时吸氧、静脉给予激素，保持气道通畅，包括气管插管等治疗措施。

（2）一般注意事项：①在室温（15～25℃）保存的用各种注射用稀释液配制成的不同浓度的头孢哌酮钠溶液应在24h之内使用（超过此保存时间而未使用，应予弃去，不得再用）。②头孢哌酮钠大部分随胆汁排泄，当患者有肝脏疾患及（或）胆道梗阻时，本品的血清半衰期常会延长，而由尿中排出的药量会增加。甚至在严重肝功能障碍的情况下，胆汁中仍可达到治疗浓度，而半衰期仅增加了2～4倍。在严重胆道梗阻，严重肝脏疾病，或同时存在肾功能障碍时，剂量可能需要调整。③如患者同时存在肝功能障碍和肾脏损害时，应监测头孢哌酮钠的血清浓度，并根据需要而调整剂量。对这种患者，如不能监测血清浓度，则剂量不应超过2g/d。④在患者血液透析阶段头孢哌酮钠血清半衰期略微缩短，在血液透析完毕后，给药的时间需予以调整。⑤与其他抗生素一样，曾有少数患者使用头孢哌酮钠后引致维生素K缺乏。此种现象可能是由于合成维生素K的肠内细菌受到抑制所致，营养不良或吸收不良的患者（如囊性纤维变性）以及长期由静脉输注营养的患者容易出现这种情况，对这类患者应密切监测其凝血酶原时间，必要时应加用维生素K。⑥使用头孢哌酮期间及停药后5d内饮酒，会引起面部潮红、出汗、头痛、心动过速等反应，其他一些头孢菌素亦曾有类似反应。因而患者在使用头孢哌酮钠时，如同时饮用含乙醇饮料应格外注意。当患者需要鼻饲或胃肠外给予高营养制剂时，应避免在流质或输注营养液中含酒精成分。⑦与其他抗生素一样，长期使用头孢哌酮钠可能会导致不敏感微生物过度生长，在治疗期间，应仔细观察患者状况。⑧药物实验室检验，本尼迪特或斐林试验查尿中葡萄糖，本品可能呈假阳性反应。

【孕妇及哺乳期妇女用药】

（1）妊娠期用药：曾用小鼠、大鼠和猴试验此药对于生殖的影响，当剂量高达人用量的10倍，未发现生育力受损，亦未发现有畸胎出现。但目前尚没有在孕妇中进行充分的严格对照研究的资料。由于动物试验结果不能完全预测人类的反应，因此，只有在医生认为必须的情况下孕妇才可使用本品。本药的妊娠安全性分级为B级。

（2）哺乳期用药：尽管只有少量头孢哌酮钠排入母乳中，但哺乳期妇女使用本品时仍应特别小心。

【儿童用药】头孢哌酮钠已被有效用于婴儿感染的治疗中，对于早产儿及新生儿尚未做广泛研究，因此本品用于治疗早产儿及新生儿感染前，医生需认真考虑，权衡利弊。对于新生儿黄疸，头孢哌酮钠不会将胆红素从与血浆蛋白的结合中置换下来。

【老年患者用药】尚无可靠参考文献。

【药物相互作用】

（1）头孢哌酮与氨基糖苷类抗生素（庆大霉素和妥布霉素）联合应用时对肠杆菌科细菌和

铜绿假单胞菌的某些敏感菌株有协同作用。

(2) 头孢哌酮与能产生低凝血酶原血症、血小板减少症或胃肠道溃疡出血的药物同时应用时，要考虑到这些药对凝血功能的影响和出血危险性增加。抗凝药肝素、香豆素或茚满二酮衍生物及溶栓剂与具有甲硫四氮唑侧链的头孢哌酮合用时可干扰维生素K代谢，导致低凝血酶原血症。非甾体抗炎镇痛药，特别是阿司匹林、二氟尼柳（diflunisal）或其他水杨酸制剂、血小板聚集抑制剂，磺吡酮等与头孢哌酮合用时可由于对血小板的累加抑制作用而增加出血的危险性。

(3) 应用含有甲硫四氮唑侧链的头孢哌酮期间，饮酒或静脉注射含乙醇药物，将抑制乙醛去氢酶的活性，使血液中乙醛积聚，出现双硫仑样反应。患者面部潮红，患者诉头痛、眩晕、腹痛、胃痛、恶心、呕吐、心悸、气急、心率加快、血压降低，以及嗜睡、幻觉等。症状出现于饮酒后15～30min或静脉输入含有乙醇的溶液时，数小时后自行消失。在应用头孢哌酮期间直至用药后5d饮酒皆可出现此反应。因此在用药期间和停药后5d内，患者不得饮酒、口服或静脉输入含有乙醇的药物。

(4) β-内酰胺类（青霉素类和头孢菌素）抗生素与氨基糖苷类抗生素直接混合后，两者的抗菌活性将相互影响而减弱；因此两类药物联合应用时，不能在同一容器内给予。

(5) 头孢哌酮与下列药物注射剂有配伍禁忌：阿米卡星、庆大霉素、卡那霉素B、多西环素、甲氯芬酯、阿马林（缓脉灵）、苯海拉明钙和门冬氨酸钾镁与本品混合后立即有沉淀。盐酸羟嗪（安太乐）、普鲁卡因胺、氨茶碱、丙氯拉嗪、细胞色素C、喷他佐辛（镇痛新）、抑肽酶等与本品混合后，6h内外观发生变化。头孢哌酮的水溶液与胶体制剂及含胺、胺碱制剂配合产生沉淀；与碱性制剂配合因发生水解而效价降低。

【药物过量】有关人体发生头孢哌酮急性中毒的资料有限。预计本品药物过量所出现的临床表现主要是那些已经报道的不良反应的加重。应确定这样一个事实，脑脊液中高浓度β-内酰胺类抗生素可引起中枢神经系统副作用，如抽搐等。由于头孢哌酮可通过血液透析从血循环中被置换出来。因此，如肾功能损害的患者发生药物过量，通过血液透析治疗可增加本品从体内的排出。

【贮藏】密闭，冷处保存。

头孢曲松

【英文名】ceftriaxone

【化学名及结构式】[6*R*[6α，7β(*Z*)]]-3-[[(1，2，5，6-四氢-2-甲基-5，6-二氧代-1，2，4-三嗪-3-基)硫代]甲基]-7-[[(2-氨基-4-噻唑基)(甲氧亚氨基)乙酰基]氨基]-8-氧代-5-硫杂-1-氮杂双环[4.2.0]辛-2-烯-2-羧酸二钠盐三倍半水合物。

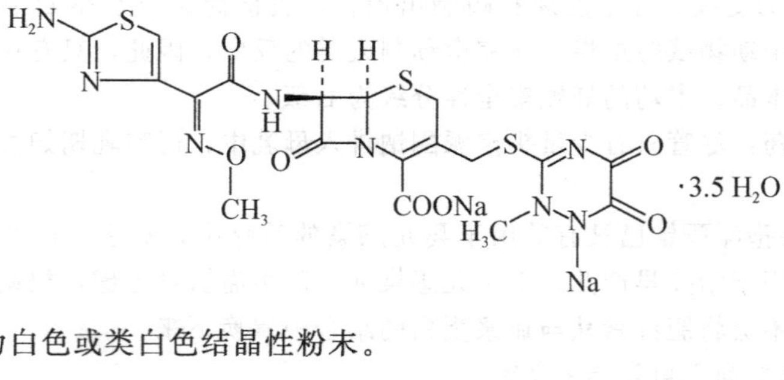

【性状】本品为白色或类白色结晶性粉末。

【药理与毒理】

(1) 药理作用：头孢曲松为长效、广谱头孢菌素，通过抑制细菌细胞壁的合成而产生抗菌作用，对革兰阳性菌和革兰阴性菌均具有较强的杀菌作用。对β-内酰胺酶（包括青霉素酶和头孢菌素酶）有高度稳定性。体外和临床实验显示头孢曲松钠对下列革兰阴性杆菌具有高度抗菌活性：大肠埃希菌、克雷伯杆菌、奇异变形杆菌、吲哚阳性变形杆菌、沙门菌、志贺菌等肠杆菌科细菌以及流感嗜血杆菌；对脑膜炎球菌、淋球菌等革兰阴性球菌亦具有良好的抗菌作用。革兰阳性球菌如肺炎球菌、化脓性链球菌、草绿色链球菌、牛链球菌等均对本品呈现敏感；对金葡菌也具有一定抗菌作用，但抗菌作用较上述革兰阳性球菌为差。铜绿假单胞菌、不动杆菌对本品的敏感性差。对某些厌氧菌如脆弱类拟杆菌属、梭状芽孢杆菌属、消化球菌属也有抗菌活性。

（2）毒理作用：尚未进行头孢曲松的致癌性研究。遗传毒性试验包括 Ames 试验、体外人淋巴细胞培养染色体畸变试验显示本品无致突变性。大鼠静脉给予头孢曲松 586mg/（kg·d），1次/日（约为人用剂量的 20 倍）对生育力无影响。犬［100mg/(kg·d)，用 4 周］和狒狒［335mg/(kg·d)，用 6 个月］使用本品后在胆囊中发现有头孢曲松砂粒样钙盐沉积。这种现象在人的发生率相对较低。

【药代动力学】

（1）分布：静脉注射头孢曲松能迅速渗透至组织和体液中，表观分布容积为 7～12L。一次给予头孢曲松 1～2g 在肺脏、心脏、胆道、肝脏、扁桃体、中耳及鼻黏膜、骨骼、脑脊液、脑膜液、前列腺液及滑膜液等 60 多种组织和体液中均可达有效浓度，并维持对敏感细菌的杀菌作用达 24h。头孢曲松能透过新生儿、婴儿及儿童感染的脑膜。新生儿与婴儿每千克体质量分别静脉注射头孢曲松 50～100mg，4h 后脑脊液中头孢曲松的浓度达峰值，平均 18mg/L，24h 后脑脊液浓度＞1.4mg/L。细菌性脑膜炎时脑脊液平均弥散度占血浓度的 17%，而无菌性脑膜炎时仅占 4%。成人脑膜炎患者每千克体质量使用头孢曲松 50mg，于 2～24h 内脑脊液中的浓度可高于最常见的脑膜炎致病菌最低抑菌浓度的数倍。头孢曲松能透过胎盘，在乳汁中也有少量分泌。

（2）蛋白结合性：头孢曲松能可逆性的与白蛋白结合，其结合率随药物浓度的增高而降低。例如血药浓度＜25mg/L 时蛋白结合率为 95%，血药浓度 300mg/L 时蛋白结合率降至 85%，由于间质液中较少白蛋白，所以其中游离头孢曲松比例相应高于血浆。

（3）消除：头孢曲松在体内不被分解代谢，仅被肠道内菌株转变为无活性的代谢产物。血浆总清除率为 10～22ml/min，肾脏清除率为 5～12ml/min。50%～60%的头孢曲松以原形分泌于尿液中，40%～50%以原形分泌于胆汁中，最终以无活性代谢物随粪便排泄。成人的消除半衰期约为 8h。

（4）特殊临床情况时的药代动力学：在新生儿，剂量的 70%经尿液清除。8d 以内的婴儿及 75 岁以上的老年人平均清除半衰期通常为年轻人的 2～3 倍。肝或肾功能不全的患者，头孢曲松的药代动力学仅有很少的改变，其半衰期仅有轻度增加，如仅肾功能不全则胆道清除增加，若仅肝功能不全则肾脏清除率增加。血液透析不能显著增加头孢曲松的清除。

【适应证】 适用于对本品敏感的致病菌引起呼吸道感染（尤其是肺炎）、耳鼻喉感染（如急性中耳炎）、泌尿系统感染、败血症、脑膜炎（如播散性莱姆病早、晚期）、骨和关节感染、皮肤软组织感染、腹腔感染（腹膜炎、胆道及胃肠道感染）、生殖系统感染包括淋病，也可用于术前预防感染。

【用法与用量】

（1）用量：成年人及 12 岁以上儿童，体质量 50kg 以上儿童均使用成人剂量，通常剂量是 1～2g，1 次/日，危重患者或由中度敏感菌引起的感染，剂量可增至 4g，1 次/日。新生儿、婴儿及 12 岁以下儿童，建议以下剂量使用 1 次/日。新生儿（14d 以下）剂量为按体质量 20～50mg/（kg·d），不超过 50mg/（kg·d），无需区分早产儿及足月婴儿。婴儿及儿童（15d～

12岁）剂量按体质量20～80mg/（kg·d）。

1）肌内注射：本品1.0g溶于1%盐酸利多卡因3.5ml中用于肌内注射，以注射于相对大些的肌肉为好，不主张在一处肌内注射1g以上剂量。利多卡因溶液绝对不能用于静脉注射。

2）静脉注射：本品1.0g溶于10ml灭菌注射用水中用于静脉注射，注射时间≥2～4min。

3）静脉滴注：本品2g溶于40ml 0.9%氯化钠溶液或5%葡萄糖注射液中，再用同一溶剂稀释至100～250ml静脉滴注。静脉剂量按体质量50mg/kg以上时，输注时间至少要30min以上。

由于可能会产生药物间的不相溶性，故不能将本品与其他药物混合使用，需联合用药时应分开使用。新配制的溶液应立即使用。

（2）疗程：疗程取决于病程，通常4～14d，严重复杂感染可适当延长。与一般抗菌素治疗方案一样，在发热消退或得到细菌被清除的证据之后，应继续使用本品至少48～72h。

（3）特殊用药指导：①脑膜炎，婴儿及儿童细菌性脑膜炎，开始治疗剂量体质量100mg/kg（不超过4g），1次/日，一旦确认了致病菌及药敏试验结果，则可酌情减量。②急性中耳炎，儿童及成人按体质量50mg/kg，最大剂量不超过1g。③淋病，治疗淋病（产青霉素酶和不产青霉素酶菌株）推荐用法为单剂量肌内注射250mg。④术前预防性用药，预防污染或非污染手术之后感染，根据感染的危险程度，推荐在术前30～90min单剂注射本品1～2g。对结肠直肠手术者以本品单独使用或与5-硝基咪唑（如奥硝唑）联合用（但分开使用）已被证实是有效的。⑤肝肾功能不全，肾功能不全患者，如其肝功能无损伤则无须减少本品用量，对严重肾功能衰竭患者（肌酐清除率＜10ml/min），本品用量不超过2g/d。肝功能受损患者，如肾功能完好亦无须减少剂量。严重的肝、肾功能障碍者，应定期检查本品的血药浓度。

正在接受透析治疗的患者，无须在透析后另加剂量，由于这类患者的药物清除率可能会降低，故应进行血药浓度监测，以决定是否需要调整剂量。

【不良反应】本品耐受性较好，不良反应较少见，为5%～7%，表现为轻度过敏反应，如皮疹、瘙痒、荨麻疹、水肿、多形性红斑、发热、支气管痉挛；消化道反应，如恶心、呕吐、腹痛、腹胀、软便、腹泻、舌炎、胃炎、结肠炎、味觉异常、黄疸等；神经系统反应，如头痛、眩晕。偶见嗜酸粒细胞增多、白细胞减少、血小板减少、溶血性贫血等血液学改变，一过性血清转氨酶升高、碱性磷酸酶升高，胆红素升高和血尿素氮和血肌酐增加等不良反应。这类反应多可自行逆转，或停药后消失。长期使用本品会使不敏感菌过度生长，可致二重感染如念珠菌病、阴道炎。罕见假膜性肠炎及凝血障碍。

局部副作用：局部应用可出现注射部位疼痛、硬结，极少的情况下，静脉用药后发生静脉炎，可通过减慢静脉注射速度（注射时间应＞2～4min）以减少这些现象的发生。肌内注射时，如不加用利多卡因会导致疼痛。

【禁忌证】本品禁用于对头孢菌素过敏的患者。

【注意事项】

（1）使用本品前应详细询问患者过敏史，对于任何过敏体质患者均应慎用本品。对青霉素过敏者可能会对本品产生交叉过敏反应，应慎用。

（2）与其他头孢菌素一样，尽管已获得患者的全部病史，但也不排除过敏性休克的可能性。一旦出现过敏性休克，应立即给予肾上腺素或其他紧急措施。

（3）包括头孢曲松在内的几乎所有的抗生素都曾有发生假膜性肠炎的报道，所以对使用抗生素的腹泻患者考虑到这一诊断是非常重要的。明确诊断后，轻症病例停药即可，中到重度病例则应采取补充液体、电解质和蛋白质等措施，并给予有效的抗菌药。有胃肠道疾病史者慎用。

（4）维生素K缺乏者使用本品可能会导致凝血酶原时间延长，应当监测凝血酶原时间，必要时适当补充维生素 K。

(5) 有报道使用本品时患者会出现胆囊超声图异常，这是由于头孢曲松钙盐沉积所致阴影，可能会误诊为胆囊结石。此阴影会随着本品治疗的结束或终止用药而消失。极少的情况下以上检查所见会伴有症状，有些病例甚至出现胆囊疾病。因此，一旦出现上述症状，应停用本品，建议进行保守的非手术治疗。

(6) 研究表明，如同其他头孢类抗生素一样，头孢曲松也会从血浆白蛋白中置换出胆红素。长期使用本品时，应定时测定患者血象。

(7) 对驾驶车辆及操作机器能力的影响：研究资料未表明对驾驶车辆及操作机器能力有不利影响。

(8) 诊断性试验的影响：进行本品治疗时，Coombs 试验极少会呈假阳性表现。如同其他抗生素一样，本品也可能使血半乳糖试验出现假阳性结果。因此在使用本品期间，应以酶法测定尿糖。

(9) 不相溶性：本品不能加入哈特曼以及林格等含有钙的溶液中使用。据文献报道，本品与氨苯蝶啶、万古霉素、氟康唑以及氨基糖苷类抗生素具有不相溶性。不能混合使用。本品配伍禁忌较多，因此应单独给药。

(10) 稳定性：本品属 β-内酰胺类抗生素，应临用前配制。

【孕妇及哺乳期妇女用药】 使用 20 倍人用剂量进行小鼠及大鼠生殖毒性试验未出现胚胎毒性和致畸作用。尚未在怀孕妇女中进行充分良好对照的临床试验。因为动物试验结果不能完全反映人体毒性，妊娠期妇女应在确实必要时才用本品。本药的妊娠安全性分级为 B 级。本药可经乳汁排出，哺乳妇女须权衡利弊后应用本品。

【儿童用药】 出生体质量<2kg 的新生儿使用本药的安全性尚未确定。头孢曲松可将胆红素从血清白蛋白上置换下来，患有高胆红素血症的新生儿（尤其是早产儿）可能发展成核黄疸，应慎用或避免使用本品。

【老年患者用药】 除非老年患者虚弱、营养不良或有重度肾功能损害时，一般按成人推荐剂量给药，无须变更。

【药物相互作用】

(1) 目前为止尚未发现大剂量本品和利尿剂（如呋喃苯氨酸）同时使用所导致的肾功能不全。尚未发现本品增加氨基糖苷类抗生素的肾脏毒性作用。

(2) 尚未发现酒后使用本品者发生类戒酒样副作用，仍应避免同时饮酒和服用含乙醇的饮料。

(3) 头孢曲松不含有与某些头孢类抗菌素的出血症状有关的 *N*-甲硫四唑成分。

(4) 本品的清除不受丙磺舒的影响。

(5) 体外试验发现氯霉素与头孢曲松合用会产生拮抗作用。头孢菌素类药静脉输注液中加入红霉素、四环素、两性霉素 B、血管活性药（间羟胺、去甲肾上腺素等）、苯妥英钠、氯丙嗪、异丙醇、维生素 B 族、维生素 C 可出现混浊。由于本品的配伍禁忌较多，故应单独给药。

【药物过量】 一旦发生药物过量，血液透析或腹膜透析方法不会降低头孢曲松血药浓度。亦无特殊解毒剂。应给予对症治疗。

【贮藏】 遮光，密闭，在阴凉干燥处保存。

头孢噻肟

【英文名】 cefotaxime

【化学名及结构式】（6*R*，7*R*）-3-［（乙酰氧基）甲基］-7-［2-氨基-4-噻唑基-（甲氧亚氨基）乙酰氨基］-8-氧代-5-硫杂-1-氮杂双环［4.2.0］辛-2-烯-2-甲酸。

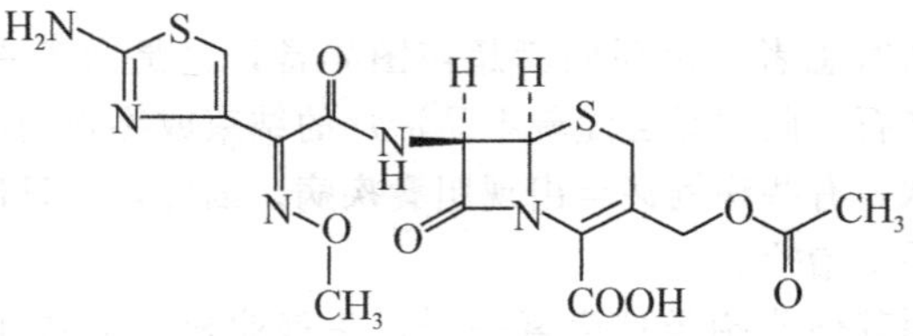

【性状】本品为白色，类白色或淡黄白色结晶性粉末，无臭或微有异臭，易溶于水。

【药理与毒理】头孢噻肟为第三代头孢菌素，抗菌谱广，对大肠埃希菌、奇异变形杆菌、克雷伯菌属和沙门菌属等肠杆菌科细菌等革兰阴性菌有较强活性。对普通变形杆菌和枸橼酸杆菌属亦有良好作用。阴沟肠杆菌、产气肠杆菌对本品耐药。本品对铜绿假单胞菌和产碱杆菌无抗菌活性。头孢噻肟对流感杆菌、淋病奈瑟菌（包括产β-内酰胺酶株）、脑膜炎奈瑟菌和卡他莫拉菌等均有较强抑制作用。本品对金黄色葡萄球菌的抗菌活性较差，对溶血性链球菌、肺炎链球菌等革兰阳性球菌的活性强，肠球菌属对本品耐药。本品通过干扰细菌细胞壁的合成而产生抗菌作用，对细菌所含的青霉素结合蛋白酶有溶解作用，结果使细菌迅速被破坏。

【药代动力学】肌内注射本品0.5g或1.0g后，0.5h达血药峰浓度（C_{max}），分别为12mg/L和25mg/L，8h后血中仍可测出有效浓度。于5min内静脉注射本品1g或2g，即刻血药峰浓度分别为102mg/L和215mg/L，4h后2g组尚可测得3.3mg/L。30min内静脉滴注1g后的即刻血药浓度为41mg/L，4h的血药浓度为1.5mg/L。头孢噻肟可广泛分布于全身各种组织和体液中。正常脑脊液中的药物浓度很低；脑膜炎患者应用本品后，脑脊液中可达有效浓度。支气管分泌物、中耳溢液、胸腔积液、脓胸脓液、腹水、胆囊壁、胆汁、骨组织中亦均可达有效浓度。本品可透过血-胎盘屏障进入胎儿血循环，少量亦可进入乳汁。白内障患者静脉注射本品2g后，前房尿液中药物浓度为0.3～2.3mg/L。蛋白结合率30%～50%。1/3～1/2的药物在体内代谢成为去乙酰头孢噻肟（抗菌活性为头孢噻肟的1/10）和其他无活性的代谢物。本品血消除半衰期（$T_{1/2}$）为1.5h，老年人的$T_{1/2\beta}$（2～2.5h）较年轻人为长，肾功能不全者$T_{1/2}$可延长为14.6h。约80%（74%～88%）的给药量经肾排泄，其中50%～60%为原形药，10%～20%为去乙酰头孢噻肟，头孢噻肟经胆汁排泄的量甚少，约为给药量的0.01%～0.1%。丙磺舒可使头孢噻肟的肾清除减少5%，$T_{1/2\beta}$延长45%。血液透析能将62.3%的药物自体内清除。腹膜透析对药物的清除量很少。

【适应证】适用于敏感细菌所致的肺炎及其他下呼吸道感染、尿路感染、脑膜炎、败血症、腹腔感染、盆腔感染、皮肤软组织感染、生殖道感染、骨和关节感染等。头孢噻肟可以作为婴幼儿脑膜炎的选用药物。

【用法与用量】

（1）成人及12岁以上儿童：①一般感染，1g/次，2次/日，肌内或静脉注射。②中度感染，2g/次，2次/日，肌内或静脉注射。③严重感染，2～4g/d，每8～12h一次，静脉注射或静脉滴注，剂量不超12g/d。④淋病，0.5～1g/次肌内注射（单次给药已足）。

（2）婴儿及幼儿

1）一般感染：50～100mg/（kg·d）间隔6～12h等剂量分次静脉注射或静脉滴注。

2）严重感染：150～200mg/（kg·d）分次静脉注射。7d内新生儿每12h 1次。7～28d新生儿每8h1次，每次剂量均为25mg/kg。早产儿剂量≤50mg/（kg·d）。

（3）预防感染：外科大手术麻醉前0.5～1h 1g肌内或静脉注射，术中1g，术后每6～8h1g，至24h内为止。

（4）严重肾功能减退患者应用本品时须适当减量。血清肌酐值超过424μmol/L（4.8mg）或肾小球滤过率<20ml/min时，头孢噻肟的维持量应减半；肌酐值超过751μmol/L（8.5mg）

时，维持量为正常量的1/4。需血液透析者0.5～2g/d。但在透析后应增加给药1次。

(5) 配制方法

1) 肌内注射：本品1g溶于4ml 1%或2%利多卡因注射液中，深层肌内注射，可避免疼痛；或溶于4ml注射用水中，深层肌内注射。剂量超过2g时，应分不同部位注射。

2) 静脉注射：本品1g溶于10ml以上的注射用水中，经3～5min静脉注射。

3) 静脉滴注：本品2g溶于40ml的注射用水中或40ml 10%葡萄糖液中于20min内注完，也可溶于100ml等渗液中或10%葡萄糖液中于40～60min内滴注完。

【不良反应】 不良反应发生率低，约3%～5%。

(1) 有皮疹、荨麻疹、瘙痒、药物热、注射部位疼痛、静脉炎、腹泻、恶心、呕吐、食欲不振等。

(2) 碱性磷酸酶或血清氨基转移酶轻度升高、暂时性血尿素氮和肌酐升高等。

(3) 白细胞减少、嗜酸粒细胞增多或血小板减少等。

(4) 偶见头痛、麻木、呼吸困难和面部潮红。

(5) 极少数患者可发生黏膜念珠菌病。

【禁忌证】 对头孢菌素过敏者及有青霉素过敏性休克或即刻反应史者禁用本品。

【注意事项】

(1) 交叉过敏反应：对一种头孢菌素或头霉素过敏者对其他头孢菌素类或头霉素也可能发生过敏反应。对青霉素或青霉胺过敏者也可能对本品过敏。用药前应详细询问患者的过敏史。本品需进行过敏试验。

(2) 对诊断的干扰：应用本品的患者抗球蛋白试验可出现阳性；孕妇产前应用本品，此反应可出现于新生儿。用硫酸铜法测定尿糖可呈假阳性。血清碱性磷酸酶、血尿素氮、丙氨酸氨基转移酶、门冬氨酸氨基转移酶或血清乳酸脱氢酶值可增高。

(3) 肾功能减退者应在减少剂量情况下慎用；有胃肠道疾病或肾功能减退者慎用。

(4) 本品与氨基糖苷类不可同瓶滴注。

(5) 长期使用应警惕二重感染的发生。

【孕妇及哺乳期妇女用药】 本品可经乳汁排出，哺乳期妇女应用本品时虽无发生问题的报告，但应用本品时宜暂停哺乳。本品可透过血-胎盘屏障进入胎儿血循环，孕妇应限于有确切适应证的患者，权衡利弊后方可使用。本药的妊娠安全性分级为B级。

【儿童用药】 婴幼儿不宜做肌内注射。

【老年患者用药】 老年患者用药根据肾功能适当减量。

【药物相互作用】

(1) 本品与庆大霉素或妥布霉素合用时对铜绿假单胞菌均有协同作用；与阿米卡星合用对大肠埃希菌、肺炎克雷伯菌和铜绿假单胞菌有协同作用，对金葡菌无此作用。

(2) 与氨基糖苷类抗生素联合应用时，用药期间应随访患者的肾功能。

(3) 大剂量头孢噻肟与强利尿剂联合应用时，应注意肾功能变化。

(4) 头孢噻肟可用氯化钠注射液或葡萄糖液稀释，但不能与碳酸氢钠液混合。

(5) 与阿洛西林或美洛西林等合用时，可使本品的总清除率降低，如两者合用需适当减低剂量。

【药物过量】 β-内酰胺类过量可能会出现可逆的代谢性脑病（神经系统功能紊乱、异常动作、惊厥发作）。本品无特效拮抗药，药物过量时主要给予对症治疗和大量饮水及补液等措施。注意本品对肝肾功能造成的影响。

【贮藏】 密闭，在凉暗干燥处保存。

头孢他啶

【英文名】 ceftazidime

【化学名及结构式】（6*R*，7*R*）-7-［［（2-氨基-4-噻唑基）-［（1-羧基-1-甲基乙氧基）亚氨基］乙酰基］氨基］-2-羧基-8-氧代-5-硫杂-1-氮杂双环［4.2.0］辛-2-烯-3-甲基吡啶鎓内盐五水合物。

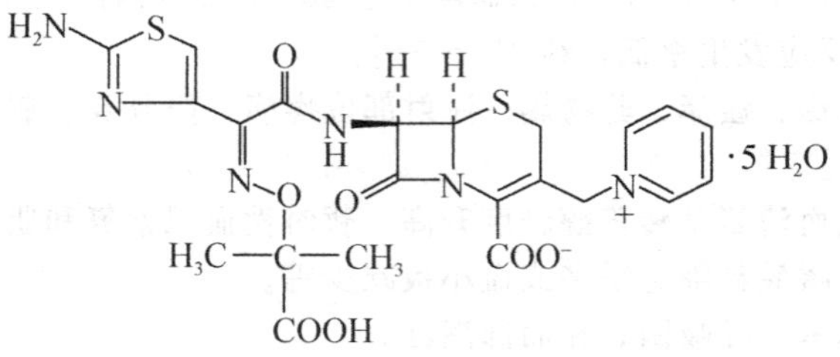

【性状】 本品为白色或类白色结晶性粉末。

【药理与毒理】 本品为第三代头孢菌素类抗生素。抗菌谱广，对多数革兰阳性菌和革兰阴性菌有效。对大肠埃希菌、肺炎杆菌等肠杆菌科细菌和流感嗜血杆菌、铜绿假单胞菌等有高度抗菌活性。对硝酸盐阴性杆菌、产碱杆菌等亦有良好抗菌作用。对于细菌产生的大多数β-内酰胺酶高度稳定，故其对上述革兰阴性杆菌中多重耐药菌株仍可具抗菌活性。肺炎球菌、溶血性链球菌等革兰阳性球菌对本品亦高度敏感，但本品对葡萄球菌仅具中度活性，肠球菌和耐甲氧西林葡萄球菌则往往对本品耐药。本品对消化球菌和消化链球菌等厌氧菌具一定抗菌活性，但对脆弱拟杆菌抗菌作用差。本品为杀菌剂，作用机制为与细菌细胞膜上的青霉素结合蛋白（PBP）结合，使转肽酶酰化，从而影响细菌细胞壁黏肽成分的交叉联结，抑制细菌细胞壁的合成，使细胞分裂和生长受到抑制，最后溶解和死亡。

【药代动力学】 成人单次静脉滴注和静脉注射头孢他啶1g后，血药峰浓度（C_{max}）分别可达70～72mg/L和120～146mg/L，血液药物消除半衰期（$T_{1/2\beta}$）为1.5～2.3h。给药后在骨、心、胆汁、痰、眼房水、滑膜液、胸膜液及腹膜液等多种组织和体液中分布良好，易透过胎盘，少量可透过血-脑脊液屏障，脑膜有炎性反应时，脑脊液内药物浓度可达同期血浓度的17%～30%。血浆蛋白结合率低，为5%～23%。

本品不经过代谢，主要以原形自肾小球滤过排出，静脉给药后24h内以原形自尿中排出给药量的84%～87%，胆汁中排出量少于给药量的1%。

中、重度肾功能损害患者本品的消除半衰期延长，当内生肌酐清除率≤2ml/min时，消除半衰期可延长至14～30h。在新生儿中的半衰期稍延长（平均4～5h）。本品可通过血液透析清除。

【适应证】 用于敏感革兰阴性杆菌所致的败血症、下呼吸道感染、腹腔和胆道感染、复杂性尿路感染和严重皮肤软组织感染等。对于由多种耐药革兰阴性杆菌引起的免疫缺陷者感染、院内感染以及革兰阴性杆菌或铜绿假单胞菌所致中枢神经系统感染尤为适用。

【用法与用量】 静脉注射或静脉滴注。剂量依感染的严重程度、微生物敏感性及患者机体状态而定。

（1）成人：①败血症、下呼吸道感染、胆道感染等，4～6g/d，分2～3次静脉滴注或静脉注射，疗程10～14d。②泌尿系统感染和重度皮肤软组织感染等，2～4g/d，分2次静脉滴注或静脉注射，疗程7～14d。对轻度尿路感染，每12h 0.5～1g即已足够。③对于某些危及生命的感染、严重铜绿假单胞菌感染和中枢神经系统感染，可酌情增量至0.15～0.2g/（kg·d），分3次静脉滴注或静脉注射。

(2) 儿童：2个月以上婴幼儿常用剂量为30～100mg/（kg·d），分2～3次静脉滴注。对新生儿至2个月婴幼儿临床经验有限。

(3) 肾功能损害患者：因为头孢他啶主要经肾脏排泄，对肾功能损害者应减量使用。可根据肌酐清除率来计算合适的给药剂量。透析后患者应重复适当维持剂量。

(4) 配制方法：5ml注射用水加入0.5g装瓶中或10ml注射用水中加入1g或2g装瓶中使之完全溶解后，于3～5min静脉缓慢推注。也可将上述溶解后的药液（含1～2g）用5%葡萄糖或0.9%氯化钠注射液100ml稀释后静脉滴注20～30min。

【不良反应】本品一般耐受性良好，不良反应少见而轻微。主要有：

(1) 局部反应：因静脉给药出现静脉炎或血栓性静脉炎，肌内注射患者有局部疼痛或炎症。

(2) 过敏反应：少数患者可发生皮疹、荨麻疹、皮肤瘙痒、药物热和罕见的血管神经性水肿、支气管痉挛、低血压等。与其他头孢菌素一样，本品曾有引起毒性表皮坏死的罕见报道。

(3) 胃肠道反应：恶心、呕吐、腹泻、腹痛和罕见的鹅口疮或结肠炎。与其他头孢菌素一样，结肠炎可能与艰难梭状芽孢菌有关，并可能会以假膜性结肠炎出现。

(4) 中枢神经系统：头痛、眩晕、感觉异常。曾有引起癫痫发作的报道。

(5) 临床检验结果的改变：发生短暂性的血清氨基转移酶、乳酸脱氢酶、碱性磷酸酶、血尿素氮、血肌酐值的轻度升高；白细胞、血小板减少及嗜酸粒细胞增多、淋巴细胞增多等。

【禁忌证】对本品或其他头孢菌素类抗生素过敏者禁用本品。

【注意事项】

(1) 交叉过敏反应：对一种头孢菌素或头霉素（cephamycin）过敏者对其他头孢菌素或头霉素也可能发生过敏反应。对青霉素类、青霉素衍生物或青霉胺过敏者也可能对头孢菌素或头霉素过敏。对青霉素过敏患者应用头孢菌素时发生过敏反应者达5%～10%；如做过敏试验，则对青霉素过敏患者对头孢菌素过敏者达20%。

(2) 对青霉素过敏患者应用本品时，应根据患者情况充分权衡利弊后决定。有青霉素过敏性休克或即刻反应者，不宜再选用头孢菌素类。

(3) 所有广谱抗生素包括头孢他啶都有可能导致假膜性结肠炎。有胃肠道疾病史者，特别是溃疡性结肠炎、局限性肠炎或抗生素相关性结肠炎者应慎用本品。

(4) 未证明本品有肾毒性，但对肾功能明显减退者应用本品时，需根据肾功能损害程度减量。

(5) 同其他抗生素一样，长期使用本品可导致非敏感菌过度生长。应注意观察二重感染的发生并采取相应措施。

(6) 对重症革兰阳性球菌感染者，本品为非首选品种。

(7) 对诊断的干扰：应用本品的患者直接抗球蛋白试验可出现阳性；本品可使硫酸铜尿糖试验呈假阳性；血清丙氨酸氨基转移酶（ALT）、门冬氨酸氨基转移酶（AST）、碱性磷酸酶、血尿素氮和血清肌酐皆可升高。

(8) 以0.9%氯化钠注射液、5%葡萄糖注射液或乳酸钠稀释成的静脉注射液(20mg/ml)在室温存放不宜超过24h。

(9) 在不同存放条件下，本品粉末的颜色可变暗，但不影响其活性。

(10) 如溶解本品含碳酸钠的制剂时，可形成二氧化碳使瓶内产生压力，此时应排气。

【孕妇及哺乳期妇女用药】已在小鼠和大鼠中以高达40倍的人用剂量进行了生殖毒性试验，未见对生育力和胚胎的影响。因为动物不能完全预测人体反应，因此妊娠期妇女应用仍须权衡利弊。本药的妊娠安全性分级为B级。本品可分泌至乳汁中，哺乳期妇女使用本品时应谨慎。

【儿童用药】 早产儿及 2 个月以内的新生儿慎用本品。

【老年患者用药】 65 岁以上老年患者剂量可减至正常剂量的 2/3～1/2，最高剂量不超过 3g/d。

【药物相互作用】

(1) 本品与下列药物有配伍禁忌：硫酸阿米卡星、庆大霉素、卡那霉素、妥布霉素、新霉素、盐酸金霉素、盐酸四环素、盐酸土霉素、黏菌素甲磺酸钠、硫酸多黏菌素 B、葡萄糖酸红霉素、乳糖酸红霉素、林可霉素、磺胺异噁唑、氨茶碱、可溶性巴比妥类、氯化钙、葡萄糖酸钙、盐酸苯海拉明和其他抗组胺药、利多卡因、去甲肾上腺素、间羟胺、哌甲酯、琥珀胆碱等。偶亦可能与下列药物发生配伍禁忌：青霉素、甲氧西林、琥珀酸氢化可的松、苯妥英钠、丙氯拉嗪、维生素 B 族和维生素 C、水解蛋白。

(2) 在碳酸氢钠溶液中的稳定性较在其他溶液中为差。

(3) 本品不可与氨基糖苷类抗生素在同一容器中给药。本品与万古霉素混合可发生沉淀。

(4) 本品与氨基糖苷类抗生素或呋塞米等强利尿剂合用时需严密观察肾功能情况，以避免肾损害的发生。

【药物过量】 肾衰竭患者发生过头孢他啶药物过量，反应包括癫痫发作、脑病、扑翼样震颤、神经肌肉的兴奋。对急性药物过量的患者应仔细观察，并给予对症支持疗法。对肾功能不足的患者，给予血液透析或腹膜透析可能有助于将头孢他啶排出体外。

【贮藏】 密封，在凉暗处保存。

头孢唑肟

【英文名】 ceftizoxime

【化学名及结构式】［6*R*-［6α，7β（*Z*）］］-7［［［2，3-二氢-2-亚氨基-4-噻唑基］（甲氧亚氨基）乙酰基］氨基］-8-氧代-5-硫杂-1-氮杂二环［4.2.0］辛-2-烯-2-羧酸。

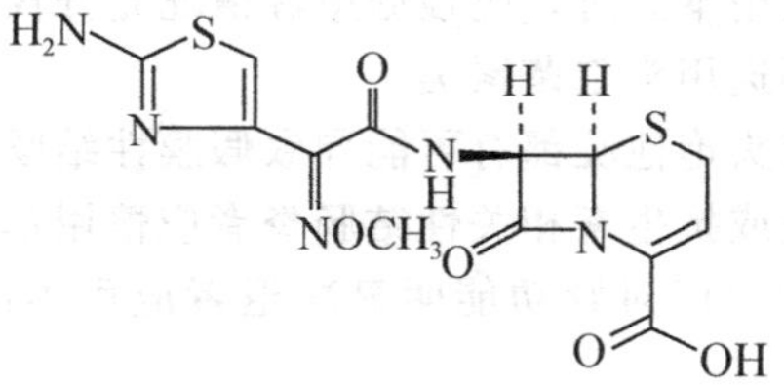

【性状】 本品为白色或淡黄色结晶性粉末。

【药理与毒理】 本品属第三代头孢菌素，具广谱抗菌作用，对多种革兰阳性菌和革兰阴性菌产生的广谱β内酰胺酶（包括青霉素酶和头孢菌素酶）稳定。本品对大肠埃希菌、肺炎克雷伯菌、奇异变形杆菌等肠杆菌科细菌有强大的抗菌作用，铜绿假单胞菌等假单胞菌属和不动杆菌属对本品敏感性差。头孢唑肟对流感嗜血杆菌和淋病奈瑟球菌均有良好抗菌作用。本品对金黄色葡萄球菌和表皮葡萄球菌的作用较第一、第二代头孢菌素为差，耐甲氧西林金黄色葡萄球菌和肠球菌属对本品耐药，各种链球菌均对本品高度敏感。消化球菌、消化链球菌和部分拟杆菌属等厌氧菌对本品多敏感，艰难梭菌对本品耐药。本品作用机制为本品通过抑制细菌细胞壁黏肽的生物合成而达到杀菌作用。

【药代动力学】 肌内注射本品 0.5g 或 1.0g 后血药峰浓度（C_{max}）分别为 13.7mg/L 和 39mg/L，于给药后 1h 到达。静脉注射本品 2g 或 3g，5min 后血药峰浓度（C_{max}）分别为 131.8mg/L 和 221.1mg/L。头孢唑肟广泛分布于全身各种组织和体液中，包括胸水、腹水、胆汁、胆囊壁、脑脊液（脑膜有炎性反应时）、前列腺液和骨组织中均可达治疗浓度。蛋白结合率 30%。本品血消除半衰期（$T_{1/2β}$）为 1.7h。在体内不代谢，24h 内给药量的 80%以上以原形经肾脏排泄，因此尿液中药物浓度高。丙磺舒可使头孢唑肟的肾清除减少，血药浓度增高。

【适应证】敏感菌所致的下呼吸道感染、尿路感染、腹腔感染、盆腔感染、败血症、皮肤软组织感染、骨和关节感染、肺炎链球菌或流感嗜血杆菌所致脑膜炎和单纯性淋病。

【用法与用量】

(1) 成人常用量：1～2g/次，每 8～12h 一次；严重感染者的剂量可增至 3～4g/次，每 8h 一次。治疗非复杂性尿路感染时，0.5g/次，每 12h 一次。

(2) 6 个月及 6 个月以上的婴儿和儿童常用量：按体质量一次 50mg/kg，每 6～8h 一次。

(3) 肾功能损害者：肾功能损害的患者需根据其损害程度调整剂量。在给予 0.5～1g 的首次负荷剂量后，肾功能轻度损害的患者（内生肌酐清除率 C_{cr} 为 50～79ml/min）常用剂量为 0.5g/次，每 8h 一次，严重感染时 0.75～1.5g/次，每 8h 一次；肾功能中度损害的患者（C_{cr} 为 5～49ml/min）常用剂量为 0.25 ～0.5g/次，每 12h 一次，严重感染时 0.5～1g/次，每 12h 一次；肾功能重度损害需透析的患者（C_{cr} 为 0～4ml/min）常用剂量为 0.5g/次，每 48h 一次或 0.25g/次，每 24h 一次，严重感染时 0.5～1g/次，每 48h 一次或 0.5g/次，每 24h 一次。血液透析患者透析后可不追加剂量，但需按上述给药剂量和时间，在透析结束时给药。

本品可用注射用水、0.9%氯化钠注射液、5%葡萄糖注射液溶解后缓慢静脉注射，亦可加在 10%葡萄糖注射液、电解质注射液或氨基酸注射液中静脉滴注 30min～2h。

【不良反应】

(1) 皮疹、瘙痒和药物热等过敏反应、腹泻、恶心、呕吐、食欲不振等。

(2) 碱性磷酸酶、血清氨基转移酶轻度升高、暂时性血胆红素、血尿素氮和肌酐升高等。

(3) 贫血（包括溶血性贫血）、白细胞减少、嗜酸粒细胞增多或血小板减少少见。

(4) 偶见头痛、麻木、眩晕、维生素 K 和维生素 B 缺乏症、过敏性休克。

(5) 极少数患者可发生黏膜念珠菌病。

(6) 注射部位烧灼感、蜂窝织炎、静脉炎（静脉注射者）、疼痛、硬化和感觉异常等。

【禁忌证】对本品及其他头孢菌素过敏者禁用本品。

【注意事项】

(1) 拟用本品前必须详细询问患者先前有否对本品、其他头孢菌素类、青霉素类或其他药物的过敏史，因为在青霉素类和头孢菌素类等 β 内酰胺类抗生素之间已证实存在交叉过敏反应。在青霉素类抗生素过敏患者中约 5%～10%的患者可对头孢菌素出现交叉过敏反应。因此有青霉素类过敏史患者，有指征应用本品时，必须充分权衡利弊后在严密观察下慎用本品。如以往发生过青霉素休克的患者，则不宜再选用本品。如应用本品时，一旦发生过敏反应，需立即停药。如发生过敏性休克，需立即就地抢救，给予肾上腺素、保持呼吸道通畅、吸氧、糖皮质激素及抗组胺药等紧急措施。

(2) 对诊断的干扰：抗球蛋白试验可出现阳性。用 Bendict、Fehling 及 Clinitest 试剂检查尿糖可呈假阳性。血清碱性磷酸酶、血尿素氮、丙氨酸氨基转移酶、门冬氨酸氨基转移酶或血清乳酸脱氢酶值可增高。

(3) 几乎所有的抗生素都可引起假膜性肠炎，包括头孢唑肟。如在应用过程中发生抗生素相关性肠炎，则必须立即停药，并采取相应措施。

(4) 有胃肠道疾病病史者，特别是结肠炎患者应慎用本品。易发生支气管哮喘、皮疹、荨麻疹等过敏性体质者慎用本品。不能很好进食或非经口摄取营养者、高龄者、恶液质等患者应慎用本品，因为有出现维生素 K 缺乏症的可能。

(5) 虽然本品未显示出对肾功能的影响，应用本品时仍应注意肾功能，特别是在那些接受大剂量治疗的重症患者中。

(6) 与其他抗生素相仿，过长时间应用本品可能导致不敏感微生物的过度繁殖，需要严密观察，一旦发生二重感染，则需采取相应措施。

(7) 一次大剂量静脉注射时可引起血管痛、血栓性静脉炎，所以应尽量减慢注射速度以防其发生。

(8) 本品溶解后在室温下放置不宜超过7h，冰箱中放置不宜超过48h。

【孕妇和哺乳期妇女用药】动物实验中没有发现本品对生殖能力和胎儿有损害，但妊娠期用药的安全性尚不清楚，因此孕妇只在有明确指征时应用。本药的妊娠安全性分级为B级。本品有少量可分泌至乳汁中，哺乳期妇女应用本品时应暂停哺乳。

【儿童用药】6个月以下小儿使用本品的安全性和有效性尚未确定。

【老年患者用药】老年患者常伴有肾功能减退，应适当减少剂量或延长给药间期。

【药物相互作用】虽然尚无本品与其他药物相互作用的报道，但有其他头孢菌素与氨基糖苷类抗生素联合应用时出现肾毒性的报道。

【药物过量】尚无可靠参考文献。

【贮藏】密闭，在凉暗干燥处保存。

头孢他美酯

【英文名】cefetametpivoxil

【化学名及结构式】 (6*R*，7*R*)-3-甲基-7-［(*Z*)-2-(2-氨基-4-噻唑基)-2-(甲氧亚氨基)-乙酰氨基］-8-氧代-5-硫杂-1-氮杂双环［4，2，0］辛-2-烯-2-甲酸新戊酰氧甲酯。

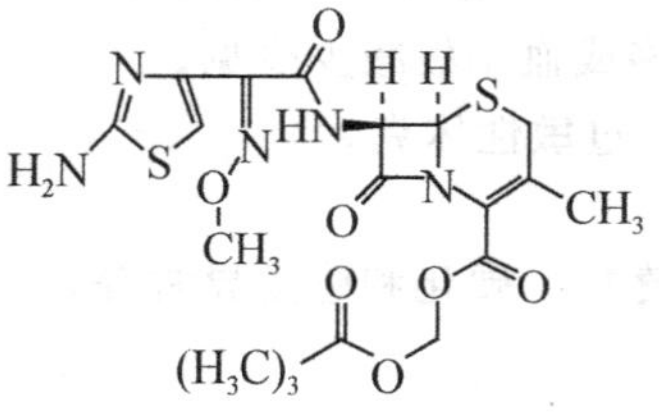

【性状】本品为白色或类白色结晶粉末，无臭，味微苦，有引湿性。

【药理与毒理】本品为口服的第三代广谱头孢菌素类抗生素。本品对链球菌属（粪链球菌除外）、肺炎链球菌等革兰阳性菌；对大肠埃希菌、流感嗜血杆菌、克雷伯菌属、沙门菌属、志贺菌属、淋病奈瑟球菌等革兰阴性菌都有很强的抗菌活性，尤其对头孢菌素敏感性低的沙雷菌属、吲哚阳性变形杆菌、肠杆菌属及柠檬酸菌属的抗菌活性明显。对细菌产生的β-内酰胺酶稳定。但本品对假单胞杆菌、支原体、衣原体、肠球菌等耐药性微生物无效。

【药代动力学】本品单一剂量和多剂量的药代动力学参数基本一致。本品口服后，经过肠黏膜或首次经过肝脏时盐酸头孢他美酯被迅速代谢，在体内转变为头孢他美而发挥作用。本品随食物口服后，平均约55%的剂量转变为头孢他美。口服本品500mg后3～4h，血药浓度达峰值(4.1±0.7) mg/L，分布容积为0.29L/kg，与细胞外水平一致。约22%头孢他美与血清蛋白结合。年龄、肾脏及肝脏疾病对盐酸头孢他美酯的生物利用度无影响。抗酸剂（镁、铝、氢氧化物等）或雷尼替丁不改变本品的生物利用度。本品90%以头孢他美形式随尿液排出，清除半衰期为2～3h。肾衰竭患者，头孢他美的清除情况同肾功能成正比。

【适应证】本品适用于敏感菌引起的下列感染：

(1) 耳、鼻、喉部感染，如中耳炎、鼻窦炎、咽炎、扁桃体炎等。

(2) 下呼吸道感染，如慢性支气管炎急性发作、急性气管炎、急性支气管炎等。

(3) 泌尿系统感染，如非复杂性尿路感染、复杂性尿路感染（包括肾盂肾炎)、男性急性淋球菌性尿道炎等。

【用法与用量】

(1) 口服：饭前或饭后1h内口服，成人和12岁以上的儿童，500mg/次，2次/日；12岁以下的儿童，每次按体质量10mg/kg给药，2次/日。复杂性尿路感染的成年人，每日全部剂量在晚饭前后1h内一次服用；男性淋球菌性尿道炎和女性非复杂性膀胱炎的患者，在就餐前后1h内一次服用单一剂量1500～2000mg（膀胱炎患者在傍晚）可充分根除病原体。

（2）剂量调节：①老年人，可按推荐成人的用量，对老年人无需调整。②12岁以下儿童以每次体质量10mg/kg，2次/日为标准，剂量调整如下：体质量＜15kg者，建议使用其他剂型；体质量为16～30kg者，250mg/次；体质量为31～40kg者，250～500mg/次；体质量＞40kg者，500mg/次。③肾衰竭的成人患者，肌酐清除率＞40ml/min者，500mg/次，每12h一次；肌酐清除率为10～40ml/min者，125mg/次，每12h一次；肌酐清除率＜10ml/min者先500mg/次，后改为125mg/次，1次/日。

【不良反应】

（1）消化系统：常见腹泻、恶心、呕吐。偶有假膜性肠炎、腹胀、胃灼热、腹部不适、血中胆红素升高、氨基转移酶一过性升高等。

（2）皮肤：偶有出现瘙痒、局部浮肿、紫癜、皮疹等。

（3）中枢神经系统：偶有出现头痛、眩晕、衰弱、疲劳感等。

（4）血液系统：偶有白细胞减少、嗜酸粒细胞增多、血小板增多等，均为一过性反应。

（5）其他罕见的反应有：齿龈炎、直肠炎、结膜炎、药物热等。

【禁忌证】对头孢菌素类药物过敏者禁用本品。

【注意事项】

（1）对青霉素类药物过敏者慎用本品。

（2）若发生严重过敏反应，应立即停药，并紧急治疗。

（3）在使用本品期间，由于肠道微生物的改变，可能导致假膜性肠炎。若发生假膜性肠炎，则应积极治疗（推荐使用万古毒素）。

（4）本品应放到儿童触不到的地方。

【孕妇及哺乳期妇女用药】

（1）由于缺乏有关人类胎儿的临床数据，妇女妊娠期间，不推荐使用本品。若有对该药敏感的微生物严重感染时，必须充分权衡利弊方可应用本品。

（2）在乳汁中尚未发现本品的代谢物。

【儿童用药】本品对新生儿的有效性和安全性尚无可靠的临床数据。

【老年患者用药】老年患者用药无需调整剂量。

【药物相互作用】抗酸剂，H_2受体拮抗剂对本品的药代动力学无影响。目前尚未见到本品对实验室检测值和（或）方法有影响的报道，也未观察到伴随利尿剂治疗的患者在使用本品时对肾功能的损伤。

【药物过量】若过量服用，发生严重反应，应洗胃，并采取对应治疗。

【贮藏】遮光，密封，在干燥处保存。

Ⅳ. 第四代头孢菌素

第四代头孢菌素独特的结构特点是它与第三代头孢菌素相比，其对革兰阴性杆菌细胞膜穿透性增高，对一些细菌所产生的β-内酰胺酶亲和力减小，而且与β-内酰胺酶形成的复合物稳定性下降，从而对β-内酰胺酶高度稳定。第四代头孢菌素抗菌谱更广，不仅对肠杆菌属、枸橼酸杆菌属、沙雷菌属等杀菌作用强于第三代头孢菌素，还增强了对革兰阳性细菌的抗菌活性，增强了对肺炎链球菌、溶血性链球菌等的抗菌活性。临床主要用于由革兰阴性杆菌所致的医院和社区获得性严重的下呼吸道感染、复杂性尿路感染、败血症菌血症、中性粒细胞减少症感染等患者。第四代头孢菌素的体内半衰期虽较短，但其血清浓度超过普通病菌的MIC的时间较长，因此推荐使用2次/日的疗法，此外，其在脑脊液中的浓度也较高。

头孢吡肟

【英文名】cefepime

【化学名及结构式】1-［［（6*R*，7*R*）-7-［2-（2-氨基-4-噻唑基）-乙醛酰氨基］-2-羧基-8-氧代-5-硫杂-1-氮杂双环［4.2.0］辛-2-烯-3-基］甲基］-1-甲基吡咯烷氯化物，7-（*Z*）-（*O*-甲基肟）。

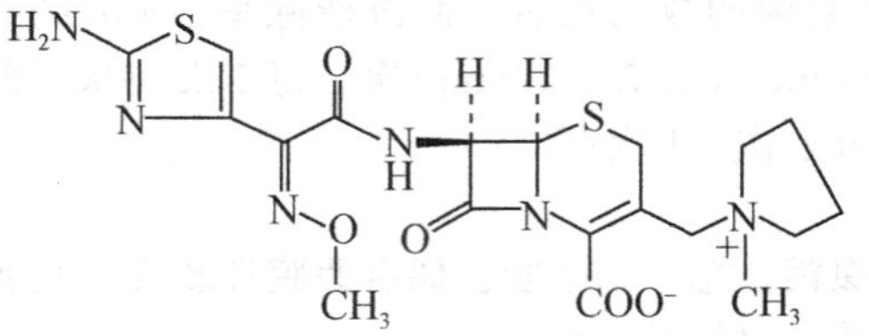

【性状】本品为白色至微黄色粉末。

【药理与毒理】

（1）药理作用：头孢吡肟为广谱第四代头孢菌素，其通过抑制细菌细胞壁的生物合成而达到杀菌的作用。体外试验表明，本品对革兰阳性菌和革兰阴性菌均有杀菌作用。本品对细菌染色体编码的β-内酰胺酶亲和力低，可高度耐受多数β-内酰胺酶的水解，并可迅速渗入革兰阴性菌的细胞内。在菌体细胞内，其靶分子为青霉素结合蛋白（PBP）。

1）体外和临床感染研究证实本品对以下大多数微生物有活性。革兰阴性需氧微生物：肠杆菌属、肺炎克雷伯杆菌、大肠埃希菌、奇异变形杆菌、铜绿假单胞菌。革兰阳性需氧微生物：金黄色葡萄球菌（仅针对甲氧西林敏感的菌株）、化脓性链球菌（A组链球菌）、肺炎链球菌。

2）本品体外对革兰阴性需氧微生物有活性，但是尚无充分和严格的临床感染性疾病治疗的支持：醋酸钙不动杆菌、弗枸橼酸菌、异型枸橼酸菌、聚团肠杆菌属、流感嗜血杆菌（包括产β-内酰胺酶菌株）、蜂房哈夫尼菌、奥克西托克雷伯杆菌、莫拉卡他菌（包括产β-内酰胺酶菌株）、普通变形杆菌、雷氏变形杆菌、斯普罗威登斯菌、黏质沙雷菌。

3）本品对多数寡养单胞菌株无活性。

4）多数肠球菌，如粪肠球菌和耐甲氧西林葡萄球菌对本品耐药。

5）厌氧微生物：

革兰阴性杆菌（包括脆弱拟杆菌、其他拟杆菌属和梭杆菌属）、革兰阳性和革兰阴性球菌（包括消化球菌、消化链球菌和韦荣球菌属）、革兰阳性杆菌（包括梭状芽孢杆菌、真杆菌和乳杆菌属）。

（2）毒性研究

1）遗传毒性：体内、外的研究结果均未发现本品有遗传毒性。

2）生殖毒性：小鼠、大鼠和兔分别给予本品剂量为1200、1000、100mg/kg（以体表面积计，分别相当于临床推荐人用最大剂量的1～4倍），均未见本品对动物生育力和生殖有明显影响。但是尚无充分和严格的孕妇研究资料，动物与人的相关性尚不清楚。

【药代动力学】据文献资料，本药0.25～2g静脉单剂量输注，呈线性药代动力学，头孢吡肟的平均血浆消除半衰期为（2.0±0.3）h，机体总清除率为（120.0±8.0）ml/min。肌内给药，头孢吡肟可完全被吸收，血药浓度达峰时间（T_{max}）约为1.5h，在0.5～2.0g剂量范围内，药代动力学呈线性。健康成年男性志愿者接受临床剂量的头孢吡肟连续9d，未见积蓄。头孢吡肟与血清蛋白的结合率约为20%，且与药物血浓度无关。头孢吡肟平均稳态分布容积为（18.0±2.0）L，在尿液、胆汁、腹膜液、水疱液、气管黏膜、痰液、前列腺液、阑尾、胆囊中均能达到治疗浓度，并可通过炎性血-脑屏障。

头孢吡肟主要经肾脏分泌排出。在体内有少量亦可经转化为*N*-甲基吡咯烷（NMP），最后代谢为*N*-甲基吡咯烷氧化物（NMP-N-氧化物)。头孢吡肟和其代谢产物主要经肾脏排泄，尿液中头孢吡肟原形为摄入量的85%，NMP不足1%，NMP氧化物约为6.8%，头孢吡肟异构体约为2.5%。亦有少量头孢吡肟可自人体乳腺分泌排出。

(1) 2月龄至11岁儿童，单剂静脉注射头孢吡肟，机体总清除率和稳态分布容积分别为(3.3±1.0) ml/(min·kg)体质量和(0.3±0.1) L/kg体质量，尿液中头孢吡肟原形为给药量的(60.4±30.4)%，平均肾清除率为(2.0 ±1.1) ml/(min·kg)体质量。按体质量校正，药物清除率和分布容积在儿童性别和年龄间无差异。50mg/kg体质量，12h一次给药，未见药物蓄积，而每8h一次给药，稳态时的C_{max}、AUC和半衰期约增加15%。儿童50mg/kg体质量静脉注射的AUC与成人2g静脉给药的暴露量相当。肌内注射的绝对生物利用度为(82.3±15)%。

(2) 65岁和65岁以上的老年人给予头孢吡肟，药物总清除率下降。

(3) 肾功能不全患者中头孢吡肟的总清除率与肾肌酐清除率相关。需接受血透的患者中，头孢吡肟的平均消除半衰期为(13.5±2.7) h，需持续腹膜透析的患者中，半衰期为(19.0±2.0) h。因此，肾功能不全患者使用本品应注意调整剂量或(和)给药间期。

(4) 肝功能不全头孢吡肟药代动力学无改变，这些患者无需调整剂量。

【适应证】本品可用于治疗成人和2月龄～16岁儿童上述敏感细菌引起的中重度感染，包括下呼吸道感染（肺炎和支气管炎)、单纯性下尿路感染和复杂性尿路感染（包括肾盂肾炎)、非复杂性皮肤和皮肤软组织感染、复杂性腹腔内感染（包括腹膜炎和胆道感染)、妇产科感染、败血症，以及中性粒细胞减少伴发热患者的经验治疗。本品也可用于儿童细菌性脑脊髓膜炎的治疗。

怀疑有细菌感染时应进行细菌培养和药敏试验，但是因为头孢吡肟是革兰阳性和革兰阴性菌的广谱杀菌剂，故在药敏试验结果揭晓前可开始头孢吡肟单药治疗。对疑有厌氧菌混合感染时，建议合用其他抗厌氧菌药物，如合用甲硝唑进行初始治疗。一旦细菌培养和药敏试验结果揭晓，应及时调整治疗方案。

【用法与用量】本品可用静脉滴注或深部肌内注射给药。

(1) 成人和16岁以上儿童或体质量为40kg或40kg以上儿童患者，可根据病情，1～2g/次，每12h一次，静脉滴注，疗程7～10d；轻中度尿路感染，0.5～1g/次，静脉滴注或深部肌内注射，疗程7～10d；重度尿路感染，2g/次，每12h一次，静脉滴注，疗程10d；对于严重感染并危及生命时，可以每8h 2g静脉滴注；用于中性粒细胞减少伴发热的经验治疗，2g/次，每8h一次静脉滴注，疗程7～10d或至中性粒细胞减少缓解。如发热缓解但中性粒细胞仍处于异常低水平，应重新评价有无继续使用抗生素治疗的必要。

(2) 2月龄～12岁儿童，最大剂量不可超过成人剂量（即2g/次剂量)。体质量超过40kg的儿童的剂量，可使用成人剂量。一般按体质量40mg/kg，每12h静脉滴注，疗程7～14d；对细菌性脑脊髓膜炎儿童患者，可按体质量50mg/kg，每8h一次，静脉滴注。对儿童中性粒细胞减少伴发热经验治疗的常用剂量按体质量50mg/kg，每12h一次（中性粒细胞减少伴发热的治疗为每8h一次)，疗程与成人相同。

(3) 2月龄以下儿童经验有限。可使用体质量50mg/kg剂量。然而2月龄以上儿童患者的资料表明，30mg/kg，每8或12h一次对于1～2月龄儿童患者已经足够。对2月龄以下儿童使用本品应谨慎。

(4) 儿童深部肌内注射的经验有限，应慎重使用。对肝功能不全患者，无调节本品剂量的必要。对肾功能不全患者，如肌酐清除率≤60ml/min，则应调节本品用量，弥补这些患者减慢的肾清除速率。这些患者使用头孢吡肟的初始剂量与肾功能正常的患者相同，维持剂量和给药间隙时间如表2-10：

表 2-10 与正常给药方案比较，肾功能不全成人患者的推荐维持给药方案

肌酐清除率 (ml/min)	推荐维持给药方案			
＞60(正常给药方案)	0.5g/次，每 12h 一次；	1g/次，每 12h 一次；	2g/次，每 12h 一次；	2g/次，每 8h 一次
30～60	0.5g/次，每 24h 一次；	1g/次，每 24h 一次；	2g/次，每 24h 一次；	2g/次，每 12h 一次
11～29	0.5g/次，每 24h 一次；	0.5g/次，每 24h 一次；	1g/次，每 24h 一次；	2g/次，每 24h 一次
＜11	0.25g/次，每 24h 一次；	0.25g/次，每 24h 一次；	0.5g/次，每 24h 一次；	1g/次，每 24h 一次
血液透析	0.5g/次，每 24h 一次；	0.5g/次，每 24h 一次；	0.5g/次，每 24h 一次；	0.5g/次，每 24h 一次

注：血液透析患者在治疗第 1 天可给予负荷剂量 1g，以后 0.5g/d。透析日，头孢吡肟应在透析结束后使用。每天给药时间尽可能相同。

(5) 头孢吡肟治疗同时需进行血液透析的患者，在透析开始 3h，约 68％的药物可被清除。血液透析患者的头孢吡肟剂量见表 2-10。接受持续性腹膜透析患者应每隔 48h 给予常规剂量。

(6) 尚无肾功能不全的儿童患者使用头孢吡肟的资料。但是，由于成人和儿童的头孢吡肟药代动力学相似，肾功能不全儿童患者头孢吡肟的用法与成人类似。

(7) 静脉给药：对于严重或危及生命的病例，应首选静脉给药。

(8) 静脉滴注时，可将本品 1～2g 溶于 50～100ml 0.9 ％氯化钠注射液，5％或 10％葡萄糖注射液，M/6 乳酸钠注射液，5％葡萄糖和 0.9％氯化钠混合注射液，乳酸林格和 5％葡萄糖混合注射液中，药物浓度不应超过 40mg/ml。经约 30min 滴注完毕。

(9) 肌内注射：肌内注射时，本品 0.5g 应加 1.5ml 注射用溶液，或 1g 加 3.0ml 溶解后，经深部肌群（如臀肌群或外侧股四头肌）注射。

【不良反应】通常本品不良反应轻微，且多为短暂，终止治疗少见。

常见的与本品可能有关的不良反应主要有腹泻、皮疹和注射局部反应，如静脉炎、注射部位疼痛和炎症。其他不良反应包括恶心、呕吐、过敏、瘙痒、发热、感觉异常和头痛。肾功能不全患者而未相应调整头孢吡肟剂量时，可引起脑病、肌痉挛、癫痫。如发生与治疗有关的癫痫，则应停止用药，必要时，应进行抗惊厥治疗。本品治疗儿童脑膜炎患者，偶有惊厥、嗜睡、神经紧张和头痛，主要是脑膜炎引起，与本品无明显关系。

偶有本品引起肠炎（包括假膜性肠炎）、口腔念珠菌感染的报告。

与本品有关的实验室检验异常多为一过性，停药即可恢复，包括血清磷升高或减少、转氨酶［ALT 和（或）AST］升高、嗜酸粒细胞增多、部分凝血酶原时间和凝血酶时间延长。碱性磷酸酶、血尿素氮、肌酐、血钾、总胆红素升高，血钙降低，血细胞比容减少。与其他头孢菌素类抗生素类似，本品也有白细胞减少，粒细胞减少，血小板减少的报道。

头孢菌素类抗生素还可引起 Stevens-Johnson 综合征、多形性红斑、毒性表皮坏死、肾功能紊乱、毒性肾病、再生障碍性贫血、溶血性贫血、出血、肝功能紊乱（胆汁淤积）和血细胞减少等症状。

【禁忌证】下列情况禁用本品：对头孢吡肟或 *L*-精氨酸、头孢菌素类药物、青霉素或其他 β-内酰胺类抗菌素有即刻过敏反应者。

【注意事项】使用本品前，应该确定患者是否有头孢吡肟、其他头孢菌素类药物、青霉素或其他 β-内酰胺类抗菌素过敏史。对于任何有过敏，特别是药物过敏史的患者应谨慎。

(1) 广谱抗菌药可诱发假膜性肠炎。患者在用本品治疗期间出现腹泻时应考虑假膜性肠炎发生的可能性。对轻度肠炎病例，停用药物即可，无需特殊治疗；中、重度病例需进行特殊治疗。有胃肠道疾患，尤其是肠炎患者应谨慎处方头孢吡肟。

(2) 本品与其他头孢菌素类抗生素类似，头孢吡肟可能会引起凝血酶原活性下降。对于存在引起凝血酶原活性下降危险因素的患者，如肝、肾功能不全，营养不良以及延长抗菌治疗的患者应监测凝血酶原时间，必要时给予外源性维生素K。

(3) 本品所含精氨酸在所用剂量为最大推荐剂量的33倍时会引起患者葡萄糖代谢紊乱和一过性血钾升高。较低剂量时精氨酸的影响尚无可靠参考文献。

(4) 对肾功能不全（肌酐消除率≤60ml/min）的患者，应根据肾功能调整本品剂量或调整给药间歇时间。

(5) 本品与氨基糖苷类药物或强效利尿剂合用时，应加强临床观察，并监测患者肾功能，避免引发氨基糖苷类药物的肾毒性或耳毒性作用。

【孕妇及哺乳期妇女给药】虽然动物生殖毒性试验和致畸试验表明头孢吡肟无致畸和胚胎毒性，但尚无本品用于孕妇和分娩时妇女的足够和良好对照的临床资料。因此，本品用于孕妇仍应谨慎。本药的妊娠安全性分级为B级。头孢吡肟在人乳汁中有极少量排出（浓度约0.5μg/ml），因此头孢吡肟用于哺乳期妇女应谨慎。

【儿童用药】本药对13岁以下儿童的疗效尚无可靠参考文献，13岁以下儿童须慎用本品。

【老年患者用药】肾功能正常的老年患者使用一般推荐剂量，其疗效和安全性与其他成年患者相似；肾功能不全老年患者使用本品，应根据肾功能调整给药计划。

【药物相互作用】和多数β-内酰胺抗生素一样，由于药物的相互作用，头孢吡肟溶液不可加至甲硝唑、万古霉素、庆大霉素、妥布霉素或硫酸奈替米星、氨茶碱溶液中。头孢吡肟浓度超过40mg/ml时，不可加至氨苄青霉素溶液中。如有与头孢吡肟合用的指征，这些抗生素应与头孢吡肟分开使用。头孢吡肟可引起尿糖试验假阳性反应。建议使用本品治疗期间，使用葡萄糖氧化酶反应检测方法。

【药物过量】用药过量患者，应仔细观察并使用支持疗法，并用血液透析治疗促进药物的排除，而不宜采用腹膜透析。在血透开始的3h内，体内68%的头孢吡肟可排出。

【贮藏】遮光、密闭，在干燥凉暗处保存。

头孢匹罗

【英文名】cefpirome

【化学名及结构式】(6*R*，7*R*) -7- [(*Z*) -2- (2-RNP氨基-4-噻唑基) -2-甲氧亚氨基乙酰氨基] -3- (6，7-二氢-5H-环戊基 [b] 吡啶鎓-1-甲基) -8-氧代-5-硫杂-1-氮杂双环 [4.2.0] 辛-2-烯-2-单硫酸盐。

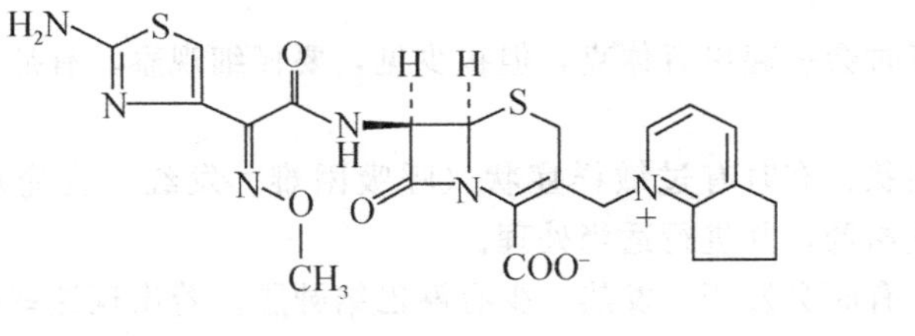

【性状】本品为类白色或微黄色结晶性粉末。

【药理与毒理】

(1) 体外抗菌作用：对需氧菌和厌氧的革兰阳性和革兰阴性菌具有广泛的抗菌作用。对葡萄球菌、链球菌、粪肠球菌、消化链球菌属等革兰阴性菌，以及布兰球菌、大肠埃希菌、枸橼酸杆菌属、克雷伯菌属、肠杆菌属、沙雷菌属、变形菌属、摩根菌属、普罗威斯登菌属、假膜胞菌属、流感嗜血杆菌、不动杆菌属、拟杆菌属等革兰阴性菌均有抗菌作用。

（2）体内抗菌作用：对患者全向感染症、呼吸道感染、尿路感染和髓膜脑炎的小鼠和患子宫内感染症或肾盂肾炎的大鼠及感染防卫能力低下的、患全身感染或呼吸道感染症的小鼠都显示出有优越的治疗效果。

（3）作用机制：本品有优越的透过细菌外膜的作用，通过阻碍细胞壁合成而起抗菌作用，与青霉素结合蛋白亲合力高，显示杀菌作用，另外对β-内酰胺酶稳定，对产生β-内酰胺酶的细胞有强的抗菌作用。

【药代动力学】

（1）健康成年男子静脉注射或60min静脉滴注，血中药物浓度变化显示有剂量依赖关系。60min内给3例高龄患者静脉滴注0.5g，结果与健康成人比较，发现主消失相半衰期延长（2.1～5.8h），AUC增加（140～389μg·h/ml）。

（2）体液和组织中移行药物能良好的向痰液、胆汁、腹腔内渗出液，创伤渗出液、妇女性器官、前列腺和脊髓液等处移行。

（3）蛋白结合率在健康成人体内实验中，血浆蛋白结合率为8.2%～11.7%。

（4）肾功能障碍患者，由于肾功能低下，发现血中药物浓度升高，半衰期延长和尿中药物排泄率低下，因此肾功能障碍患者，使用本剂时，给药量和给药期间做适当调整是必要的。

【适应证】本品适用于对本品敏感的葡萄球菌、链球菌、粪球菌属、消化链球菌属，布兰汉球菌属、大肠菌属、枸橼酸杆菌属、克雷伯菌属、肠杆菌属、沙雷菌、变形菌属、摩根菌属、普罗威登斯菌属、假单胞菌、流感嗜血杆菌、不动杆菌属和拟杆菌属等引起的以下感染：

（1）败血症、感染性心内膜炎。

（2）淋巴管（结）炎、肛门周围脓肿、外伤和手术创等（浅表性）二次感染。

（3）咽喉炎、急性支气管炎、扁桃体炎、支气管扩张（感染时），慢性呼吸道疾病的二次感染，肺炎，肺脓肿，脓胸。

（4）肾盂肾炎、膀胱炎、前列腺炎。

（5）胆囊炎、胆管炎、肝脓肿。

（6）腹膜炎、骨盆腹膜炎、直肠子宫凹陷脓肿，子宫内感染，子宫旁结缔组织炎，前庭大腺炎和髓膜炎。

【用法与用量】本品每0.5～1.0g溶于50～100ml 0.9%氯化钠注射液中或5%葡萄糖注射液中，通常成人1～2g/d（效价）分2次静脉滴注；难治或重症感染，可根据症状增加药量至4g/d，分2～4次滴注。通常小儿60～80mg（效价）/（kg·d）给药，分3～4次静脉滴注。本品剂量应根据年龄、症状，药量可适当增减。难治性或重症感染可增量到160mg（特价）分3～4次静脉滴注。髓膜炎患者可增量至200mg（效价）/（kg·d）。

【不良反应】

（1）休克：有时会引起患者休克，但很少见，要仔细观察，有症状的患者要停药，并进行适当处理。

（2）过敏样症状：有时有过敏样症状（呼吸困难、发红、胸痛），但少见。要仔细观察，发现异常，要停止给药，并进行适当处理。

（3）过敏症：有时会发疹、发热，少有淋巴结肿胀。若出现这些症状，要停止给药，并进行适当处理。

（4）血液：可见嗜酸粒细胞增多，少见严重的血液损害，有时有贫血、粒细胞减少、血小板减少等，故要仔细观察，定期血液检查，发现异常，要停止给药，进行适当处理。另外也有其他头孢菌素类抗生素可引起溶血性贫血的报道。

（5）肾脏：有时本品会引起严重的肾损害，但少见，故要仔细观察，定期检查等，如发现异常，要停止用药，并进行适当处理。

（6）肝脏：GOT、GPT 升高，有时胆红素、AL-P、γ-GPT 往往也升高，要仔细观察，发现异常，要停止给药等，并进行适当处理。

（7）消化道：少见带便血的假膜性大肠炎、腹痛、频繁腹泻时，应立即停止给药并进行适当处理。另外也有腹泻、食欲不振、嗳气，少有呕吐、腹痛等不良反应。

（8）呼吸道：其他头孢类抗生素有时会引起间质性肺炎和 PIE 症候群，但少见。间质性肺炎伴发热、咳嗽、呼吸困难、胸部 X 线表现异常、嗜酸粒细胞增多等。若发现这些症状，要停止给药，给予肾上腺皮质激素等适当处理。

（9）维生素缺乏症：有时会出现少见的维生素 K 缺乏症（低凝血酶原血症、出血倾向等）和维生素 B 缺少症（舌炎、口内炎、食欲不振、神经炎等）。

（10）菌群交替症：少见的口内炎、念珠菌病。

（11）其他：有时患者有眩晕、味觉异常，少见意识障碍、头痛、发热、恶寒、倦怠感、发汗、口渴、血管痛等不良反应。

【禁忌证】下列患者不宜用药：

（1）对青霉素类抗生素有过敏既往史者。

（2）本人或双亲、兄弟中有易引起气管哮喘、发疹过敏体质者。

（3）重度肾损害患者（血中药物浓度持续维持，要间隔用药）。

（4）经口摄取吸收困难或非经口营养患者、全身营养不良者有时往往会出现维生素 K 缺乏症，需仔细观察。

（5）高龄者。

【注意事项】

（1）本药只用于静脉滴注。

（2）静脉大量给药，有时会引起静脉炎，故要充分注意调制本品、注射部位和注射方法等。

（3）药物溶解后要立即使用。

（4）本剂与硫喷妥钠配合使用时，溶液往往很快变混浊，故应避免配合用药；与盐酸苯海拉明、碘化钙和盐酸罂粟碱配合使用时，随着存放时间的推移，药物效价往往会显著降低，故配合后要迅速使用。

（5）为防止耐药菌的发生，使用本剂原则上要确认细菌对药物的敏感性，疾病治疗要限制在必要的最短用药期间。

【孕妇及哺乳期妇女用药】动物试验尚未发现本药具生殖毒性，但体外研究已证实本药可通过人的血-胎盘屏障，故妊娠期用药须权衡利弊。本药可经乳汁分泌，哺乳妇女用药须谨慎。

【儿童用药】尚未确定＜12 岁儿童用药的有效性及安全性，不推荐在该年龄组使用本药。

【老年患者用药】在高龄者体内药物动态实验中，血中药物浓度与健康者比较，其半衰期延长故用药量一次从 0.5g 开始，观察患者病情，慎重用药注意以下几点。

（1）可能出现发热等过敏症状和呃气、食欲不振等消化道症状等。

（2）其他头孢菌类抗生素有引起维生素 K 缺乏及出血倾向的报道。

【药物相互作用】本品与类似化合物（其他头孢菌素类抗生素）和呋塞米等利尿剂并用时有增强患者肾损害作用的报道，合并用时要注意肾功能变化。

【贮藏】遮光，密闭，在干燥凉暗处保存。

（二）碳青霉烯类

碳青霉烯类抗生素是抗菌谱最广的一类 β-内酰胺类抗生素，抗菌谱覆盖革兰阳性、革兰阴性需氧菌和厌氧菌以及多重耐药或产β-内酰胺酶细菌。其作用特点有：

（1）杀菌活性超过头孢菌素，尤以对抗铜绿假单胞菌和耐甲氧西林金葡球菌的活性最为显著。对铜绿假单胞菌外膜的透过性大，且最低抑菌浓度（MIC）与最低杀菌浓度（MBC）很接近。

（2）碳青霉烯抗生素对细菌的靶体蛋白、青霉素结合蛋白有良好的选择性毒性。对革兰阴性菌作用点为PBP_2，PBP_3，对革兰阳性菌为PBP_1，PBP_2，PBP_3，碳青霉烯类可迅速渗入细菌的细胞壁，与其作用靶位青霉素结合蛋白（PBP）结合，因其对PBP的亲和力较强，故结合时间较长，解离较慢；又因其与PBP共价结合后，可抑制参与细胞壁黏肽合成的内肽酶和糖苷酶，破坏细菌细胞壁的合成，导致细菌形成无壁球状体，这些均可造成再合成PBP及细胞壁恢复完整性的时间延长，因此，与青霉素类和头孢菌素类相比，碳青霉烯类药物具有相对较长的抗生素后效应（PAE）。

（3）与第三代头孢菌素无交叉耐药性，对多数β-内酰胺酶包括ESBL稳定，因此可作为产ESBL菌株所致严重感染的首选药。但产金属酶的细菌如部分沙雷菌属、脆弱类杆菌对碳青霉烯类耐药。

（4）有的品种对肾脱氢肽酶Ⅰ不稳定，如亚胺培南需与酶抑制剂西司他丁合用。

临床上碳青霉烯类适用于严重的革兰阴性菌感染、混合感染、耐药菌感染、院内感染和免疫缺陷者感染，是治疗产ESBL菌株感染疗效最佳的一类药，也是治疗重症需氧菌与脆弱拟杆菌等厌氧菌混合感染的选用药物。其中，就抗革兰阳性球菌活性而言，以帕尼培南略强，抗阴性杆菌以美罗培南和艾他培南作用最强，在几种碳青霉烯抗生素中，对抗铜绿假单胞菌活性以美罗培南显示最佳。

使用时应注意：①超剂量使用可出现神经系统毒性，如头痛、耳鸣、听觉暂时丧失、肌肉阵挛、神经系统功能紊乱、癫痛等症，尤其是肾功不全伴癫痫者。对有中枢神经疾病、肾功不全或其他癫痫诱发因素者，可引发癫病发作。因此，碳青霉烯类特别是亚胺培南应缓慢滴入，以免滴速太快引起患者抽搐等不良反应。一旦出现局灶性震颤，肌痉挛或癫痫发作，应减量或停药。②静脉滴注时不能与其他抗生素混合或直接加入其他抗生素中使用；本品不可与含乳酸钠的输液配伍。③孕妇及哺乳妇女慎用，婴儿及肾功不全儿童用药安全性尚未确定，不宜使用。对肾功能不全者应按肌酐清除率调整剂量。④碳青霉烯类的PAE呈明显的浓度依赖性，在一定范围内适当增加药物单剂量，可通过杀菌力增强、PAE延长取得更好的抗菌效果，但是，当超过一定限度仍继续增加药量，则PAE不再延长，并且增加药物毒副作用，给患者造成不必要的损失。

美罗培南

【英文名】 meropenem

【化学名及结构式】(-)-(4*R*，5*S*，6*S*)-3［［(3*S*，5*S*)-5-（二甲胺基甲酰基）-3-吡咯烷基］硫］-6-［（1*R*）-1-羟基乙基］-4-甲基-7-氧代-1-氮杂双环［3.2.0］庚-2-烯-2-羧酸。

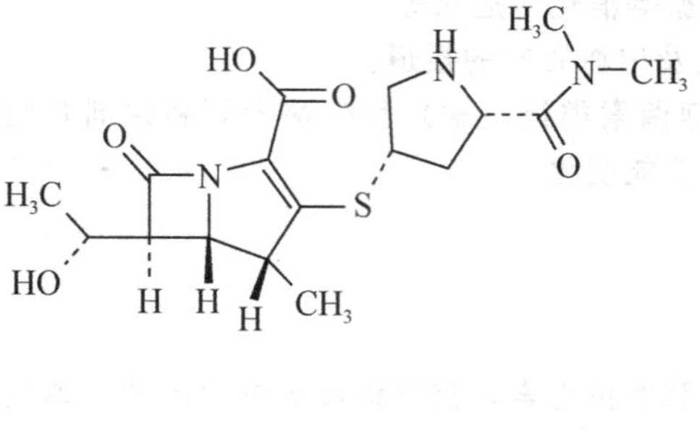

【性状】 本品为白色或微黄色结晶性粉末，无臭，味苦，无引湿性，稍难溶于水。

【药理与毒理】

（1）药理作用：美罗培南为人工合成的广谱碳青霉烯类抗生素，其通过抑制细菌细胞壁的合成而产生抗菌作用，美罗培南容易穿透大多数革兰阳性和革兰阴性细菌的细胞壁，从而达到其作用靶点青霉素结合蛋白（PBP）。除金属β-内酰胺酶以外，其对大多数β-内酰胺酶（包括由革兰阳性菌及革兰阴性菌所产生的青霉素酶和头孢菌素酶）的水解作用具有较强的稳定性。美罗培南不宜用于对甲氧西林耐药的葡萄球菌感染的治疗，有时对其他碳青霉烯类的耐药菌株亦表现出交叉耐药性。体外试验显示，对一些铜绿假单胞菌的分离菌株，美罗培南与氨基糖苷类抗生素合用时可产生协同作用。

1）体外试验和临床感染应用中均表明美罗培南对以下大多数微生物有活性。

A. 革兰阳性需氧菌：肺炎链球菌（不包括青霉素耐药性菌株）、草绿色链球菌。

B. 革兰阴性需氧菌：大肠埃希菌、流感嗜血杆菌（β-内酰胺酶阳性菌株及β-内酰胺酶阴性菌株）、肺炎克雷伯菌、绿脓假单胞菌、脑膜炎奈瑟菌。

C. 厌氧菌：脆弱拟杆菌、多形拟杆菌、消化链球菌。

2）美罗培南对以下微生物表现出体外抗菌活性，但是其临床意义尚不清楚：

A. 革兰阳性需氧菌：金黄色葡萄球菌（β-内酰胺酶阳性菌株及β-内酰胺酶阴性菌株）、表皮葡萄球菌（β-内酰胺酶阳性菌株及β-内酰胺酶阴性菌株）葡萄球菌中凡对甲氧西林/苯唑西林有耐药性者亦应考虑其对美罗培南有耐药性。

B. 革兰阴性需氧菌：不动杆菌、嗜水气单胞菌、空肠弯曲菌、异型枸橼酸杆菌、弗枸橼酸杆菌、阴沟肠杆菌、流感嗜血杆菌（对氨苄青霉素耐药菌株和β-内酰胺酶阴性菌株）、卡他莫拉菌（β-内酰胺酶阳性菌株及β-内酰胺酶阴性菌株）、摩摩根菌、奇异变形杆菌、普通变形杆菌、沙门菌、黏质沙雷杆菌、志贺菌属等。

C. 厌氧菌：吉拟杆菌、卵形拟杆菌、单形拟杆菌、解脲拟杆菌、普通拟杆菌、难辨梭状芽孢杆菌、产气荚膜梭状芽孢杆菌、迟缓真杆菌、梭形杆菌、不解糖卟啉单细胞菌、痤疮丙酸杆菌等。

（2）毒理研究

1）遗传毒性：细菌回复致突变试验，中国仓鼠卵巢细胞 HGPMT 试验、人淋巴细胞基因培养试验、小鼠微核试验结果均未发现有潜在的致突变作用。

2）生殖毒性：大鼠给予美罗培南，剂量达 1000mg/(kg·d)，猕猴剂量达 360mg/(kg·d)（以 AUC 比较，分别相当于人 1g/8h 剂量时暴露量的 1.8 及 3.7 倍），未见有生殖毒性，也未发现对生育力和与胎儿的损害，但大鼠剂量≥250mg/(kg·d)（以 AUC 比较，分别相当于人 1g/8h 剂量时暴露量的 0.4 倍）时，胎仔体质量出现轻微异常改变。

【药代动力学】据文献报道：健康志愿者 5min 内单次静脉推注美罗培南的血峰浓度为：500mg 剂量组 52μg/ml，1g 剂量组 112μg/ml。静脉输注 1g 美罗培南 2、3、5min 后，得到的血药峰浓度分别为 110、91、94μg/ml。静脉输注 500mg 美罗培南 6h 后，血浆中美罗培南的浓度≤1μg/ml，肾功能正常志愿者间隔 3h 给予不同剂量的美罗培南未见蓄积作用。肾功能正常的志愿者静脉注射美罗培南的半衰期 $T_{1/2}$ 约为 1h。静脉注射美罗培南 12h 后，约 70%美罗培南以原形从尿液排泄，12h 后尿液中几乎不能检出。静脉注射 500mg 美罗培南，尿液中美罗培南的浓度 10μg/ml，并保持 5h 以上，健康志愿者每 8h 静脉注射 500mg 美罗培南或 6h 静脉注射 1g 美罗培南，未见美罗培南在血浆和尿液中蓄积。美罗培南能很好地穿透进入包括细菌性脑膜炎患者脑脊液在内的大部分体液和组织中并达到有效浓度。美罗培南在儿童体内的药代动力学参数与成人相似，2 岁以下儿童体内美罗培南的半衰期 $T_{1/2}$ 约为 1.5～2.3h，药代动力学参数在剂量 10～40mg/kg 范围内呈良好的线性关系。肾功能不全患者，美罗培南的血浆清除率与肌酐清除率相关，对肾功能损害患者有必要进行剂量调整。老年患者药代动力学研究表明，美罗培南血浆清除率随年龄增大、肌酐清除率的降低而降低。肝病患者药代动力学研究表明，肝病对美罗培南的药代动力学参数没有影响。

【适应证】美罗培南适用于成人和儿童由单一或多种对美罗培南敏感的细菌引起的感染：肺炎（包括院内获得性肺炎）、尿路感染、妇科感染（如子宫内膜炎和盆腔炎）、皮肤软组织感染、脑膜炎、败血症。经验性治疗，对成人粒细胞减少症伴发热患者，可单独应用本品或联合抗病毒药或抗真菌药使用。美罗培南单用或与其他抗微生物制剂联合使用可用于治疗多重感染。对于中性粒细胞减少或原发性、继发性免疫缺陷的婴儿患者，目前尚无本品的使用经验。

【用法与用量】

(1) 用法：美罗培南静脉推注的时间应>5min，静脉滴注时间>15～30min。美罗培南推注时，应使用无菌注射用水配制（每5ml含250mg本品），浓度约50mg/ml。美罗培南可使用下列输液溶解：0.9%氯化钠溶液、5%或者10%葡萄糖溶液、5%葡萄糖溶液（碳酸氢钠浓度0.02%)、0.9%氯化钠溶液和5%葡萄糖溶液、5%葡萄糖溶液（氯化钠浓度0.225%)、5%葡萄糖溶液（氯化钾浓度0.15%）25%或10%甘露醇溶液。

(2) 用量：成人给药剂量和时间间隔应根据感染类型、严重程度及患者的具体情况而定。推荐日剂量如下：

1) 肺炎、尿路感染、妇科感染（如子宫内膜炎)、皮肤或软组织感染，每8h给药一次，500mg/次，静脉滴注。

2) 院内获得性肺炎、腹膜炎、中性粒细胞减少患者合并感染、败血症的治疗，每8h给药1次，1g/次，静脉滴注。

3) 脑膜炎患者，推荐每8h给药一次，每次2g。

4) 肾功能不全成人的剂量调整：肌酐清除率<51ml/min患者按表2-11的规定减少剂量。

表2-11 调整剂量

肌酐清除率（ml/min）	剂量（单位剂量500mg，1g，2g）	时间间隔
26～50	1个单位剂量	12h
10～25	1/2个单位剂量	12h
10	1/2个单位剂量	24h

【不良反应】

(1) 主要不良反应：皮疹、腹泻、软便、恶心、呕吐。另外，实验室检查主要异常有GOT升高，GPT升高，ALP升高，嗜酸粒细胞增多。

(2) 严重不良反应：过敏性休克，急性肾衰竭等严重肾功能障碍，伴有血便的重症结肠炎如假膜性结肠炎等，间质性肺炎、PZF综合征，痉挛、意识障碍等中枢神经系统症状，中毒性表皮坏死症（Lyell综合征)，Stevens-Johnson综合征，全血细胞减少，无粒细胞症，白细胞减少，肝功能障碍，黄疸，在同类药品中还有溶血性贫血和血栓性静脉炎的报道。

(3) 其他不良反应

1) 过敏反应：荨麻疹、发热感、红斑、瘙痒、发热、发红。

2) 血液系统：粒细胞减少，血小板增多或减少，淋巴细胞增多，嗜酸粒细胞增多，红细胞、血红蛋白和血细胞比容降低等。

3) 神经精神：头痛、倦怠感。

4) 肝：LDH、γ-GTP、胆红素、尿胆素原升高以及黄疸。

5) 肾：β_2-微球蛋白升高、BUN、Cr上升。

6) 消化系统：腹痛，食欲不振，口内炎，念珠菌感染，维生素K缺乏症状，维生素B族缺乏症状。

【禁忌证】

(1) 对本品成分及其他碳青霉烯类抗生素过敏者禁用。

(2) 使用丙戊酸的患者禁用。

【注意事项】

(1) 对青霉素类或其他β-内酰胺类抗生素过敏感染患者也可对本品呈现过敏，应慎用本品。

(2) 对严重肝、肾功能障碍的患者慎用。

(3) 对进食不良或非经口营养的患者，全身状况不良的患者以及老年人慎用。

(4) 有癫痫史或中枢神经系统功能障碍的患者慎用。

(5) 肝病患者使用美罗培南应认真监测患者的肝功能。

(6) 使用本品时本品同其他抗生素一样，可能引起不敏感菌过度生长，因此有必要对每个患者进行定期检查。

(7) 不推荐本品用于耐甲氧西林葡萄球菌引起的感染。

(8) 在抗生素的使用过程中，可能导致轻微至危及生命的假膜性结肠炎，对使用美罗培南后引起腹泻或腹痛加剧的患者，应确诊其是否为艰难梭菌引起的假膜性结肠炎，同时也应认真考虑其他因素。

(9) 治疗铜绿假单胞菌等假单胞菌感染时，应常规进行药物敏感试验。

(10) 本品可通过血液透析清除，若病情需要持续使用本品，建议在血透后根据病情再给予全量，以达到有效的血浆浓度。

(11) 对腹膜透析的患者，目前尚无本品的使用经验。

(12) 对肝功能不全患者不必要进行剂量调整。

(13) 美罗培南不应冰冻。使用前摇晃均匀；本品配制后应一次用完。

(14) 配制及使用本品时应严格遵循无菌操作。

(15) 勿让儿童触及本品。

(16) 本品对司机及机械操作者能力的影响目前尚无数据可供参考。

【孕妇及哺乳期妇女用药】 孕妇不宜应用本品，除非可证实使用该药时对胎儿的影响利大于弊方可使用。本药的妊娠安全性分级为B级。哺乳期妇女不推荐使用本品，除非证实使用该药对乳儿的影响利大于弊方可使用。

【儿童用药】

(1) 儿童：年龄3个月～12岁的儿童，根据感染类型的严重程度、致病菌敏感性和患者的具体情况，每8h按剂量10～20mg/kg给药，体质量＞50kg的儿童，按成人剂量给药。脑膜炎儿童的治疗，每8h按剂量40mg/kg给药。目前尚无儿童肾功能不全的使用经验。

(2) 婴幼儿：年龄3个月以下婴幼儿，本品疗效和耐受性尚不清楚，因此，年龄在3个月以下的婴幼儿，不推荐使用美罗培南，肝、肾功能异常儿童未使用过美罗培南进行治疗。

【老年患者用药】 老年患者：对肾功能正常或肌酐清除率＞50ml/min的老年人不必调整用量。但老年患者生理功能下降，易出现不良反应，同时老年患者易出现因维生素K缺乏发生的出血倾向，因此应慎用。

【药物相互作用】

(1) 美罗培南和具有潜在肾毒性的药物联用时，应注意：丙磺舒和美罗培南合用可竞争性激活肾小管分泌，抑制肾脏对本品的排泄，导致美罗培南清除半衰期延长，血药浓度增加，因此不推荐美罗培南与丙磺舒联用。

(2) 本品与丙戊酸同时应用时，会使丙戊酸的血药浓度降低，从而导致癫痫再发作。

(3) 美罗培南不能与戊酸甘油酯等同时应用。

(4) 美罗培南不应与其他药物混合使用。

【药物过量】 在治疗过程中若出现过量，特别对肾功能损害的患者，应及时处理应用本品过量产生的症状，通常药物可通过肾脏迅速排泄；肾功能不全的患者可通过血液透析来清除美罗培南及其代谢物。

【贮藏】 密闭，在凉暗、干燥处保存。

亚胺培南西司他丁

【英文名】imipenem and cilastatin

【化学名及结构式】

(1) 亚胺培南的化学名：(5*R*，6*S*) -6- [(1*R*) -1-羟乙基] -3- [[2- [(亚氨基甲基) 氨基] 乙基] 硫代] -7-氧代-1-氮杂双环 [3.2.0] 庚-2-烯-2-羧酸单水合物。结构式：

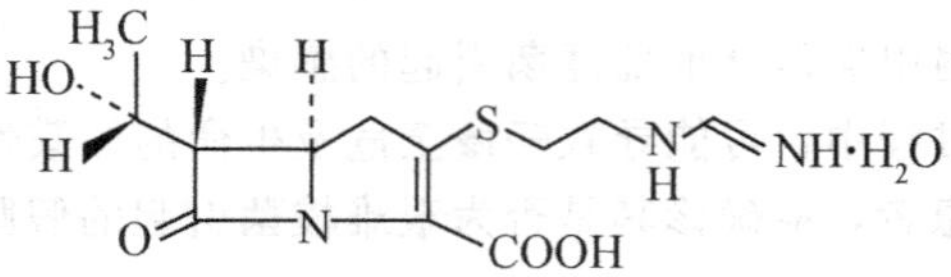

(2) 西司他丁钠的化学名：7- [(*R*) -2-氨基-2-羧乙基] 硫-2- [(*S*) -2，2-二甲基环丙烷甲酰氨基] -2-庚烯酸钠；结构式：

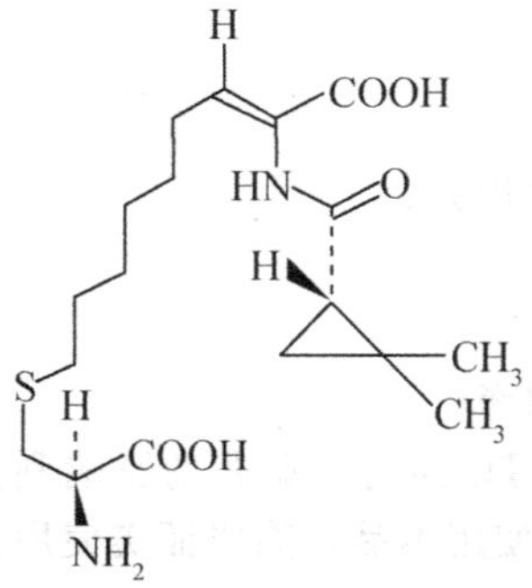

【性状】本品为白色至类白色粉末。

【药理与毒理】

(1) 注射用亚胺培南西司他丁钠是一种广谱的β-内酰胺类抗生素。以静脉滴注剂型供应。含有两种成分：

1) 亚胺培南：为一种最新型的β-内酰胺抗生素——亚胺硫霉素。

2) 西司他丁钠：为一种特异性酶抑制剂，它能阻断亚胺培南在肾脏内的代谢，从而提高患者泌尿道中亚胺培南原形药物的浓度。亚胺培南与西司他丁钠的重量比为1∶1。

(2) 亚胺培南是属于亚胺硫霉素类抗生素，其显著特点是杀菌谱较其他任何已研究过的抗生素更为广泛。

(3) 亚胺培南西司他丁钠的广谱杀菌作用是由于其具有强大的抑制细菌细胞壁合成的能力。本品可杀灭绝大部分革兰阳性和革兰阴性的需氧和厌氧病原菌。

(4) 亚胺培南西司他丁钠除与新一代头孢菌素类和青霉素类一样具有对革兰阴性细菌广谱的抗菌活性外，对革兰阳性细菌也有强效杀灭能力；而此种特性只有在较早期窄谱的β-内酰胺类抗生素才具有。亚胺培南西司他丁钠的抗菌谱包括铜绿假单胞菌、金黄色葡萄球菌、粪肠球菌和脆弱拟杆菌在内的不同种类的病原体，而这些病原体通常易对其他抗生素产生耐药性。

(5) 亚胺培南西司他丁钠有对抗细菌产生的β-内酰胺酶的降解能力，使其能对大部分病原体，如铜绿假单胞菌、沙雷杆菌属和肠杆菌属等具有明显的抗菌作用；而这些病原体对大多数β-内酰胺类抗生素具有天然耐药性。亚胺培南西司他丁钠的抗菌谱比其他任何已研究过的抗生素更广泛，实际上包括了所有在临床上有意义的病原菌。亚胺培南西司他丁钠在体外的抗菌范围包括：

1) 革兰阴性需氧菌：无色杆菌属、不动杆菌属（以前称小小赫尔菌属）、嗜水气单胞菌、产碱杆菌属、支气管博代杆菌、支气管败血症博代杆菌、博代百日咳杆菌、马耳他布鲁杆菌、类鼻疽伯克霍尔德菌（以前称类鼻疽假单胞菌）、施氏伯克霍尔德菌（以前称施假单细胞菌）菌、弯曲杆菌属、嗜二氧化碳噬细胞菌属、柠檬酸细菌属、弗柠檬酸菌、克柠檬酸菌（以前称多样性柠檬酸菌）、分外埃肯杆菌族、肠杆菌属、产气杆菌、聚团肠杆菌、阴沟肠杆菌、大肠埃希菌、阴道加德诺菌属、杜克嗜血杆菌、流感嗜血杆菌（包括产β-内酰胺酶菌株）、副流感嗜血杆菌、蜂房哈夫尼菌、克雷伯杆菌属、奥克西托克雷伯杆菌、臭鼻克雷伯菌、肺炎杆菌、莫拉菌属、摩摩根菌（以前称摩变形菌）、淋病奈瑟球菌（包括产生青霉素酶菌株）、脑膜炎奈瑟氏球菌、巴斯德菌属、多杀巴杆菌、类志贺邻单胞菌、变形杆菌属、奇异变形杆菌、普通变形杆菌、普罗威登斯菌属、产碱普罗威登斯菌属、雷普罗威登斯菌（以前称雷变形菌）、斯普罗威登斯菌、假单胞菌属、铜绿假单胞菌、荧光假单胞菌、恶臭假单胞菌、沙门菌属、伤寒沙门菌、沙雷菌属、变斑沙雷菌（以前称液化沙雷菌）、粘质沙雷菌、志贺菌属、涅尔森菌属（以前称巴斯德杆菌）、小肠结肠炎涅尔森菌、假结核涅尔森菌。嗜麦芽寡养单胞菌（以前称嗜麦芽窄食单胞菌，嗜麦芽假单胞菌）和一些洋葱伯克霍尔德菌（以前称洋葱假单胞菌）一般对亚胺培南西司他丁钠不敏感。

2）革兰阳性需氧菌：芽孢杆菌属、粪肠球菌、猪丹毒丹毒丝菌、单核细胞增多性李斯特菌、奴卡菌属、小球菌属、金黄色葡萄球菌（包括产生青霉素酶菌株）、表皮葡萄球菌（包括产生青霉素酶菌株）、腐生性葡萄球菌、无乳链球菌、链球菌 C 族、链球菌 G 族、肺炎链球菌、酿脓链球菌、甲型溶血性链球菌（包括 A 群溶血性链球菌及 B 群溶血性链球菌）。屎肠球菌及对甲氧西林耐药的葡萄球菌则不敏感。

3）革兰阴性厌氧菌：拟杆菌属、吉拟杆菌、脆弱拟杆菌、卵形拟杆菌、多形拟杆菌、单形拟杆菌、普通拟杆菌、bilophila wadsworthia、梭形杆菌属、坏疽梭形杆菌、核梭形杆菌、非解糖红棕单胞菌（以前称非解糖拟杆菌）、二路普雷沃菌（以前称双道拟杆菌）、解糖胨普雷沃菌（以前称狄拟杆菌）、中间普雷沃菌（以前称中间拟杆菌）、产黑色素普雷沃菌（以前称产黑素拟杆菌）、韦荣球菌属。

4）革兰阳性厌氧菌：放线菌属、双歧杆菌属、梭状芽孢杆菌属、产气荚膜梭状芽孢杆菌、真杆菌属、乳杆菌属、动弯杆菌属、微需氧链球菌、消化球菌属、消化链球菌属、丙酸杆菌属（包括痤疮丙酸杆菌）。

5）其他分枝杆菌：包皮垢分枝杆菌，体外试验表明，亚胺培南与氨基糖苷类抗生素对抗某些分离的铜绿假单胞菌有协同作用。

【适应证】

（1）治疗：亚胺培南西司他丁钠为一非常广谱的抗生素，特别适用于多种病原体所致和需氧/厌氧菌引起的混合感染，以及在病原菌未确定前的早期治疗。亚胺培南西司他丁钠适用于由敏感细菌所引起的下列感染：腹腔内感染、下呼吸道感染、妇科感染、败血症、泌尿生殖道感染、骨关节感染、皮肤软组织感染及心内膜炎。

亚胺培南西司他丁钠适用于治疗由敏感的需氧菌/厌氧菌株所引起的混合感染。这些混合感染主要与粪便、阴道、皮肤及口腔的菌株污染有关。脆弱拟杆菌是这些混合感染中最常见的厌氧菌，它们通常对氨基糖苷类、头孢菌素类和青霉素类抗生素耐药，而对亚胺培南西司他丁钠敏感。

已经证明亚胺培南西司他丁钠对许多耐头孢菌素类的细菌，包括需氧和厌氧的革兰阳性及革兰阴性细菌所引起的感染仍具有强效的抗菌活性；这些细菌耐药的头孢菌素类抗生素包括头孢唑啉、头孢哌酮、头孢噻吩、头孢西丁、头孢噻肟、羟羧氧酰胺菌素、头孢孟多、头孢他啶和头孢曲松。同样，许多由耐氨基糖苷类抗生素（如庆大霉素、阿米卡星、妥布霉素）和（或）青霉素类（氨苄西林、羧苄西林、青霉素、替卡西林、哌拉西林、阿洛西林、美洛西林）的细菌引起的感染，使用亚胺培南西司他丁钠仍有效。

亚胺培南西司他丁钠不适用于脑膜炎的治疗。

（2）预防：对那些已经污染或具有潜在污染性外科手术的患者或术后感染一旦发生将会特别严重的操作，亚胺培南西司他丁钠适用于预防这样的术后感染。

【用法与用量】亚胺培南西司他丁钠以静脉滴注剂型给药。亚胺培南西司他丁钠的推荐剂量是以亚胺培南的使用量表示，也表示同等剂量的西司他丁。

亚胺培南西司他丁钠的每天总剂量根据患者的感染类型和严重程度而定；并按照病原菌的敏感性、患者的肾功能和体质量，考虑将一天的总剂量等量分次给予患者。

(1) 治疗

1) 肾功能正常的成年患者的剂量安排：下表列出的剂量是根据患者的肾功能正常（肌酐清除率＞70ml/min/1.73m²）和体质量≥70kg 而定的（见表 2-12）。肌酐清除率≤70ml/min/1.73m²（见表 2-13）和（或）体质量＜70kg 的患者必须减少剂量。对体质量很轻和（或）中度至严重肾功能不全的患者来说，减低亚胺培南西司他丁钠剂量尤为重要。对大多数感染的推荐治疗剂量为 1～2g/d，分 3～4 次滴注。对中度感染也可用 1g/次，2 次/日的方案。对不敏感病原菌引起的感染，亚胺培南西司他丁钠静脉滴注的剂量最多可以增至 4g/d，或 50mg/(kg·d)，两者中择较低剂量使用。当每次亚胺培南西司他丁钠静脉滴注的剂量≤500mg 时，静脉滴注时间应≥20～30min，如剂量＞500mg 时，静脉滴注时间应≥40～60min。如患者在滴注时出现恶心症状，可减慢滴注速度。

表 2-12 肾功能正常和体质量≥70kg* 的成年病人使用亚胺培南本品静脉滴注的剂量安排

感染程度	剂量（mg）	给药间隔时间（h）	每日总剂量（g）
轻度	250	6	1.0
中度	500	8	1.5
	1000	12	2.0
严重的敏感细菌感染	500	6	2.0
由不太敏感的病原菌所引起的严重和（或）威胁生命的感染（主要为某些铜绿假单胞菌株）	1000	8	3.0
	1000	6	4.0

注：对体质量＜70kg 的患者，给药剂量须进一步按比例降低；常用于免疫力低下的移植患者、肿瘤化疗患者以及年老体衰患者的轻度感染。

由于亚胺培南西司他丁钠有高度的抗菌作用，推荐的最高总剂量≤50mg/(kg·d) 或 4g/d，并择较低剂量使用。然而，在治疗肾功能正常的囊性纤维化患者情况下，亚胺培南西司他丁钠的剂量可用至 90mg/(kg·d)，分次给药，但≤4g/d。亚胺培南西司他丁钠作为单一用药，已成功治疗了免疫力低下的已确定或可疑的感染如脓毒症的癌症患者。

2) 肾功能损害的成年患者的剂量安排：对治疗肾功能损害的成年患者，可用下列步骤来决定亚胺培南西司他丁钠的减少剂量。根据表 2-12 的每日总剂量和患者肌酐清除率范围，再从表 2-13 中选择合适的剂量（滴注时间可参阅上述的“治疗：肾功能正常的成年患者的剂量安排”）。

表 2-13 肾功能损害和体质量≥70kg 成年患者使用本品静脉滴注的剂量降低安排

表 2-12 所示的每日总剂量	肌酐清除率 ml/(min·1.73m²)		
	41～70	21～40	6～20
1.0g/d	250mg，每 8h 一次	250mg，每 12h 一次	250mg，每 12h 一次
1.5g/d	250mg，每 6h 一次	250mg，每 8h 一次	250mg，每 12h 一次
2.0g/d	500mg，每 8h 一次	250mg，每 6h 一次	250mg，每 12h 一次
3.0g/d	500mg，每 6h 一次	500mg，每 8h 一次	500mg，每 12h 一次
4.0g/d	750mg，每 8h 一次	500mg，每 6h 一次	500mg，每 12h 一次

对体质量＜70kg 的患者，给药剂量须进一步按比例降低。当患者的肌酐清除率为 6～20ml/min/1.73m² 时，使用 500mg 剂量，引起癫痫的危险性可能增加。

若患者的肌酐清除率≤5ml/(min·1.73m²) 时，除非患者在48h内进行血液透析，否则不应给予亚胺培南西司他丁钠静脉滴注。

3) 血液透析：对治疗肌酐清除率≤5ml/(min·1.73m²) 且正在进行血液透析的患者，可使用对肌酐清除率为6～20ml/(min·1.73m²) 患者的推荐剂量。(参阅“治疗：肾功能损害成年患者的剂量安排”)。亚胺培南和西司他丁在血液透析时从循环中清除。患者在血液透析后应予以亚胺培南西司他丁钠静脉滴注，并于血液透析后以每12h间隔使用1次。尤其是患有中枢神经系统疾病的透析患者，应注意监护；对进行血液透析的患者，只有在使用亚胺培南西司他丁钠静脉滴注治疗的益处大于诱发癫痫发作的危险性时，才推荐使用（参阅“注意事项”)。

4) 目前尚无足够资料推荐亚胺培南西司他丁钠静脉滴注用于腹膜透析的患者。

5) 由于老年患者的肾功能情况不能单靠血清尿素氮或肌酐浓度来精确判断，因此可通过测定肌酐清除率来作为这些患者给药剂量的指导。

(2) 预防

1) 成人剂量：为预防成人的手术后感染，可在诱导麻醉时给予亚胺培南西司他丁钠静脉滴注1000mg，3h后再给予1000mg。对预防高危性（如结肠直肠）外科手术的感染，可在诱导后8h和16h分别再给予500mg静脉滴注。对肌酐清除率≤70ml/(min·1.73m²) 的患者的推荐预防剂量尚无足够的资料。

2) 儿童和婴儿推荐的剂量安排如下：

A. 儿童体质量≥40kg，可按成人剂量给予。

B. 儿童和婴儿体质量<40kg者，可按15mg/kg，每6h一次给药。总剂量不超过2g/d。

C. 对3个月以内的婴儿或肾功能损害的儿科患者（血清肌酐>2mg/dl)，尚无足够的临床资料作为推荐依据。亚胺培南西司他丁钠不推荐用于治疗脑膜炎。若怀疑患有脑膜炎者，应选用其他合适的抗生素。

D. 对患脓毒症的儿童，只要能排除脑膜炎的可能，仍然可以使用亚胺培南西司他丁钠。

(3) 静脉滴注溶液的配制：供静脉输注用的亚胺培南西司他丁钠静脉滴注剂为瓶装灭菌粉末，每瓶含250mg等量的亚胺培南和250mg等量的西司他丁；或者是含500mg亚胺培南和500mg等量的西司他丁。静脉滴注用的亚胺培南西司他丁钠是以碳酸氢钠作缓冲剂，使其溶液的pH在6.5～8.5。若按说明来配制和使用，则pH并无明显变化。静脉滴注用的亚胺培南西司他丁钠250mg内含钠18.8mg (0.8mEq)；而静脉滴注用的亚胺培南西司他丁钠500mg则含钠37.5mg (1.6gmEq)。静脉滴注用的亚胺培南西司他丁钠灭菌粉末应按表2-14所示方法进行配制；并振摇至溶液澄清。从无色至黄色的颜色改变并不影响本品的药效。

表2-14 静脉滴注用的亚胺培南西司他丁钠输注液的配制

静脉滴注的剂量（亚胺培南 mg）	加入稀释液的容量（ml）	静脉滴注液的平均浓度（亚胺培南 mg/ml）
500	100	5
250	50	5

(4) 亚胺培南西司他丁钠输注液的稳定性：干粉剂需在室温下（15～25℃）贮存。表2-15为选用不同滴注溶液配制成亚胺培南西司他丁钠静脉滴注液，分别在室温或冷藏条件下的稳定期限。注意：静脉滴注用的亚胺培南西司他丁钠化学特性与乳酸盐不相容，因此使用的稀释液不能含有乳酸盐；但可经正在进行乳酸盐滴注的静脉输液系统中给药。亚胺培南西司他丁钠静脉滴注不能与其他抗生素混合或直接加入其他抗生素中使用。

表 2-15 静脉滴注亚胺培南西司他丁钠输注液配制后的稳定性

稀释液	储存条件	
	室温（25℃）	冷藏（4℃）
等渗氯化钠溶液	4h	24h
5%葡萄糖溶液	4h	24h
10%葡萄糖溶液	4h	24h
5%葡萄糖和0.9%氯化钠溶液	4h	24h
5%葡萄糖和0.45%氯化钠溶液	4h	24h
5%葡萄糖和0.225%氯化钠溶液	4h	24h
5%葡萄糖和0.15%氯化钾溶液	4h	24h
5%和10%甘露醇	4h	24h

【不良反应】一般来说，亚胺培南西司他丁钠的耐受性良好。临床对照研究显示，亚胺培南西司他丁钠的耐受性与头孢唑啉、头孢噻吩和头孢噻肟一样良好。副作用大多轻微而短暂，很少需要停药，极少出现严重的副作用。最常见的不良反应是一些局部反应。

（1）局部反应：红斑、局部疼痛和硬结，血栓性静脉炎。

（2）过敏反应/皮肤：皮疹、瘙痒、荨麻疹、多形性红斑、约翰逊综合征、血管性水肿、中毒性表皮坏死（罕见）、表皮脱落性皮炎（罕见）、念珠菌病，包括药物热及过敏反应。

（3）胃肠道反应：恶心、呕吐、腹泻、牙齿和（或）舌色斑。已报道使用其他所有广谱抗生素均可引起假膜性结肠炎。

（4）血液：嗜酸细胞增多症、白细胞减少症、中性白细胞减少症，包括粒细胞缺乏症，血小板减少症、血小板增多症和血红蛋白降低，以及凝血酶原时间延长均有报道。部分患者可能出现直接Coombs试验阳性反应。

（5）肝功能：血清转氨酶、胆红素和（或）血清碱性磷酶升高；肝炎（罕见）。

（6）肾功能：少尿/无尿、多尿、急性肾衰竭（罕见）。由于这些患者通常已有导致肾前性氮质血症或肾功能损害的因素，因此难以评估亚胺培南西司他丁钠对肾功能改变的作用。已观察到亚胺培南西司他丁钠可引起血清肌酐和血尿毒氮升高的现象；尿液变色的情况是无害的，不应与血尿混淆。

（7）神经系统/精神疾病：与其他β-内酰胺抗生素一样，已有报道静脉滴注亚胺培南西司他丁钠可引起中枢神经系统的副作用，如肌阵挛、精神障碍，包括幻觉、错乱状态或癫痫发作，感觉异常亦有报道。

（8）特殊感觉：听觉丧失，味觉异常。

（9）粒细胞减少的患者：与无粒细胞减少症的患者相比，在粒细胞减少的患者中使用亚胺培南西司他丁钠静脉滴注更常出现药物相关性的恶心和（或）呕吐症状。

【禁忌证】亚胺培南西司他丁钠禁用于对本品任何成分过敏的患者。

【注意事项】

（1）一般使用：一些临床和实验室资料表明，亚胺培南西司他丁钠与其他β-内酰胺类抗生素、青霉素类和头孢菌素类抗生素有部分交叉过敏反应。已报道，大多数β-内酰胺抗生素可引起严重的反应（包括过敏性反应）。因此，在使用亚胺培南西司他丁钠前，应详细询问患者过去有无对β-内酰胺抗菌素的过敏史。若在使用亚胺培南西司他丁钠时出现过敏反应，应立即停药并作相应处理。事实上，已有报告几乎所有抗生素都可引起假膜性结肠炎，其严重程度由轻度至危及生命不等。因此，对曾患过胃肠道疾病尤其是结肠炎的患者，均需小心使用抗生素对在使用抗菌素过程中出现腹泻的患者，应考虑诊断假膜性结肠炎的可能。有研究显示，梭状芽孢杆菌所产生的毒素是在使用抗菌素期间引起结肠炎的主要原因，但也应予以考虑其他原因。

（2）中枢神经系统：亚胺培南西司他丁钠与其他β-内酰胺类抗生素一样，静脉滴注制剂可产生中枢神经系统的副作用，如肌肉阵挛、精神错乱或癫痫发作，尤其当使用剂量超过了根据体质量和肾功能状态所推荐的剂量时。但这些副作用大多发生于已有中枢神经系统疾患的患者（如脑损害或有癫痫病史）和（或）肾功能损害者，因为这些患者会发生药物蓄积。因此，需严格按照推荐剂量安排使用，尤其上述患者（见“剂量和用法”）。已有癫痫发作的患者，应继续使用抗惊厥药来治疗。如发生病灶性震颤、肌阵挛或癫痫时，应作神经病学检查评价；如原来未进行抗惊厥治疗，应给予治疗。如中枢神经系统症状持续存在，应减少亚胺培南西司他丁钠的剂量或停药。肌酐清除率≤5ml/（min·1.73m^2）的患者不应使用亚胺培南西司他丁钠，除非在48h内进行血液透析。血液透析患者亦仅在使用亚胺培南西司他丁钠的益处大于癫痫发作的危险性时才可考虑。

【孕妇及哺乳期妇女用药】在妊娠妇女使用亚胺培南西司他丁钠方面，尚未有足够及良好对照的研究资料，只有考虑在对胎儿益处大于潜在危险的情况下，才能在妊娠期间给药。本药的妊娠安全性分级为C级。哺乳期妇女：在人乳中可测出亚胺培南，如确定有必要对哺乳期妇女使用亚胺培南西司他丁钠时，患者需停止哺乳。

【儿童用药】目前尚无足够的临床资料可推荐亚胺培南西司他丁钠用于3个月以下的婴儿或肾功能损害（血清肌酐＞2mg/dl）的儿科患者。

【老年患者用药】亚胺培南西司他丁钠不需根据年龄调整用药剂量。由于老年患者更易患有肾功能衰退，应慎重选择用药剂量。监测患者的肾功能可能是有效途径。对肾功能损害的患者进行用药剂量调整是必要的（请参阅【用法与用量】中相关内容。治疗：肾功能损害的成年患者的剂量安排）。

【药物相互作用】已有使用更昔洛韦和亚胺培南西司他丁钠静脉滴注于患者引起癫痫发作的报道。对于这种情况除非其益处大于危险，否则不应伴随使用。

【药物过量】尚无有关处理亚胺培南西司他丁钠治疗过量的特殊资料。亚胺培南/西司他丁钠盐可通过血液透析清除，但在剂量过大时这种措施对处理亚胺培南西司他丁钠药物过量是否有用尚不得而知。

【贮藏】需存放于25℃以下。

帕尼培南

【英文名】panipenem

【化学名及结构式】（5*R*，6*S*）-2-［1-乙酰氨基吡咯烷-3（*S*）-硫］-6-［1（*R*）-羟乙基］-2-碳青霉烯-3-羧酸。

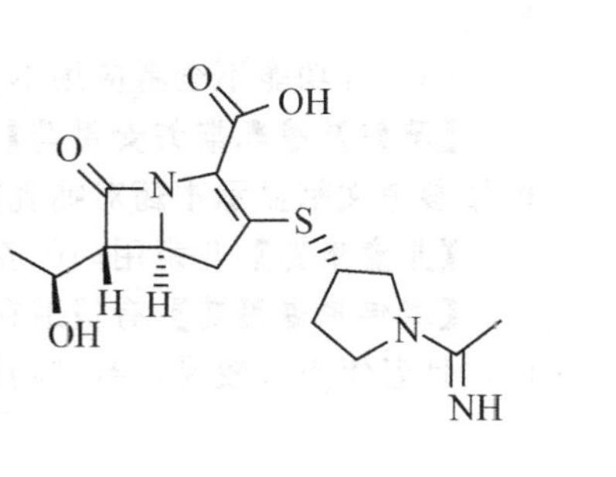

【性状】呈白色-淡黄色，结晶性粉末或块状固体，极易溶于水，易溶于甲醇。

【药理与毒理】

（1）抗菌作用：①帕尼培南对含有厌氧菌的革兰阳性菌及革兰阴性菌有广谱抗菌作用，其抗菌力几乎与亚胺培南相同。②帕尼培南对各种细菌产生的β-内酰胺酶具有稳定性。

(2) 对实验小鼠及大鼠感染症的疗效：帕尼培南对含有金黄色葡萄球菌、铜绿假单胞菌的各种革兰阳性菌和革兰阴性菌引起的腹腔内感染和由金黄色葡萄球菌、大肠埃希菌、铜绿假单胞菌引起的大鼠实验感染症有良好的疗效，其疗效等于甚至优于亚胺培南。

(3) 作用机制：帕尼培南对青霉素结合蛋白具有高亲和性，可阻碍细菌的细胞壁合成从而起到杀菌作用。

【适应证】本品对葡萄球菌属、链球菌属、肠球菌属、消化链球菌属、黏膜炎卡他布兰汉球菌、大肠埃希菌、柠檬酸细杆菌属、克雷伯杆菌属、肠杆菌属、沙雷菌属、变形杆菌属、摩根菌属、普罗威登斯菌属、假单胞菌属、流感杆菌、类杆菌属中由敏感菌引起的下列感染症具有疗效：败血症、感染性心内膜炎；丹毒、蜂窝织炎、淋巴管（结）炎；肛门周围脓肿、外伤和烧伤以及手术创伤等的表面性二次感染、骨髓炎、关节炎；咽喉炎（咽喉脓肿）、急性支气管炎、扁桃体炎（扁桃体周围炎、扁桃体周脓肿）、慢性支气管炎、支气管扩张症（感染时）、慢性呼吸道疾患继发感染、肺炎、肺化脓症、脓胸；肾盂肾炎、膀胱炎、前列腺炎、附睾炎；胆囊炎、胆管炎、肝脓肿；腹膜炎、盆腔腹膜炎、道格拉斯脓肿；子宫附件炎、子宫内感染、子宫旁结合织炎、前庭大腺炎。脑膜炎；眼窝感染、全眼球炎（包括眼内炎）；中耳炎、鼻旁窦炎、化脓性唾液腺炎；颌炎、腭骨周围蜂窝织炎。

【用法与用量】成年人通常 1g/d（效价）帕尼培南，分 2 次给药，每次静脉滴注 30min 以上。根据患者的年龄和病症可适当增减给药量，对重症或难治愈的感染症患者，可增至 2g/d（效价），分 2 次用药。但是，对成年人每次给药 1g（效价）时，滴注时间应在 60min 以上。儿童通常 30～60mg/(kg·d) 帕尼培南，分 3 次给药，每次静脉滴注 30min 以上。根据患者的年龄和病症可适当增减给药量，对重症或难治愈的感染症患者，可增至每日 100mg/(kg·d)，分 3～4 次给药，但是，本品的给药量上限不得超过 2g/d（效价）。

【不良反应】帕尼培南的不良反应主要为恶心、呕吐、腹泻等胃肠道反应，皮疹、药疹、发热、瘙痒等过敏反应。帕尼培南为碳青霉烯抗生素类，此类药物不良反应主要为恶心、呕吐、腹痛、腹泻等胃肠道反应以及血液学方面的嗜酸粒细胞增多、白细胞减少、中性粒细胞减少、粒细胞减少等，但一般能为患者所耐受。而当超剂量使用时可出现神经系统毒性，如头痛、耳鸣、听觉暂时丧失、肌肉痉挛、神经错乱、癫痫等，尤其是肾功能不全伴癫痫者；所以一旦出现震颤、肌肉痉挛或癫痫，应立即减量或停药。同时，还可导致皮疹、瘙痒、发热、休克等过敏反应；因此对过敏体质者慎用。

【禁忌证】本品禁用于对本类药物及其配伍成分过敏的患者。

【注意事项】帕尼培南为碳青霉烯抗生素类，此类药物在应用过程中应注意以下几点：

(1) 本类药物不宜用于治疗轻症感染，更不可作为预防用药。

(2) 本类药物所致的严重中枢神经系统反应多发生在原有癫痫史等中枢神经系统疾患者及肾功能减退患者未减量用药者，因此原有癫痫等中枢神经系统疾病患者应避免应用本类药物。中枢神经系统感染的患者有指征应用美罗培南或帕尼培南时，仍需严密观察抽搐等严重不良反应。

(3) 肾功能不全者应用本类药物时应根据肾功能减退程度减量用药。

【孕妇及哺乳期妇女用药】孕妇用药的安全性尚未确定，因此孕妇用药应权衡利弊。尚无可靠参考文献显示本药对哺乳期妇女的影响，但仍不推荐哺乳期妇女使用。

【儿童用药】儿童用药的安全性尚未确定，建议早产儿、新生儿不宜使用。

【老年患者用药】有报道在高龄患者中应用同类药物可发生因维生素 K 缺乏而致的出血倾向，且老年患者较易伴有肾功能，建议老年患者慎用。

第三节 头霉素类

头霉素（cephamycins）类的化学结构式与头孢菌素相似，但在头孢烯母核（7-ACA）的7位碳上引入了一个甲氧基，从而提高了药物对细菌β内酰胺酶的稳定性，尤其对产生β内酰胺酶的厌氧菌，如类杆菌有较高的稳定性。头霉素类抗菌谱及抗菌活性与头孢菌素相似，对厌氧菌有高效。临床上主要用于大肠埃希菌、流感嗜血杆菌、奇异变形杆菌、沙门菌属、志贺菌属、肺炎克雷伯菌、产气杆菌等革兰阴性杆菌，卡他莫拉菌、淋球菌、脑膜炎球菌等革兰阴性球菌，对甲氧西林敏感的葡萄球菌、链球菌、白喉杆菌等革兰阳性菌所致感染，以及需氧菌和厌氧菌引起的混合感染。

头孢替坦

【英文名】 cefotetan

【化学名及结构式】（7*R*）-7-［［4-（氨基甲酰基-羧基-亚甲基）-1，3-二硫杂环丁烷-2-羰酰基］氨基］-7-甲氧基-3-［（1-甲基四唑-5-基）硫甲基］-8-氧代-5-硫杂-1-氮杂双环［4.2.0］辛-2-烯-2-羧酸二钠盐。

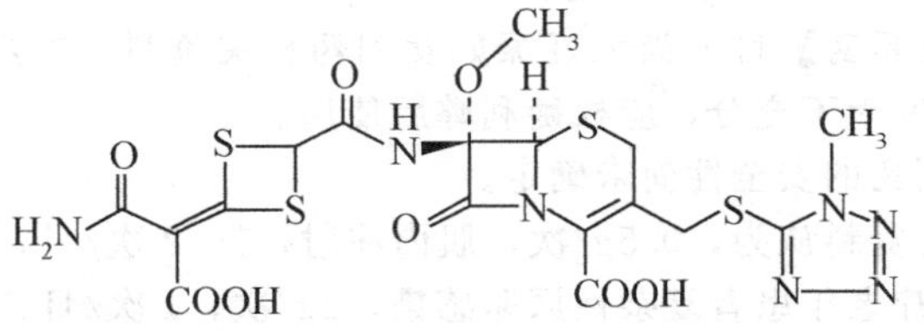

【性状】 注射剂。

【药理与毒理】 本品为半合成广谱头孢霉素，其作用与第三代头孢菌素近似，对革兰阴性菌的作用较第一、二代头孢菌素强。对大多数β-内酰胺酶类有耐受性，且对产酶革兰阴性菌和厌氧菌有较好作用。该药具有广泛的抗革兰阳性菌活性，在低于1mg/L的浓度时，可抑制大肠埃希菌、克雷伯菌属、奇异变形杆菌和普通变形杆菌中的菌株。其他的革兰阴性杆菌变形菌属、普罗威登斯菌属和摩根菌属中的一些种及流感嗜血杆菌、奈瑟球菌、沙门菌和志贺菌以及结肠炎杆菌，在<8mg/L浓度时是敏感的。但对铜绿假单胞菌和其他假单胞菌属或不动杆菌属几乎无活性。

【药代动力学】 头孢替坦的血浆平均峰浓度为140～250mg/L，可于静脉推注1g药物后达到，并在0.25～2g的剂量范围内几乎与药量呈线性关系。头孢替坦在各种组织和体液中可达到对敏感菌有活性的浓度，这些组织包括女性生殖器组织、脐带血清、羊水、胆囊组织和胆汁、前列腺组织不包括前列腺液、腭扁桃体组织和上颌窦黏膜。健康受试者蛋白结合率为78%～91%，本品在乳汁浓度低，并且反复用药无积蓄作用发生。在血浆或尿液中没测到头孢替坦的代谢物，大约3/4药物于24h内从肾脏排泄，总血浆清除率为1.8～2.9L/h，肾清除率占64%～84%。静脉给药后血浆清除半衰期在2.8～4.2h，而肌肉给药后在3.4～4.4h。儿科患者的血浆半衰期稍短，但在肾衰竭患者可明显延长数小时以上。肾功能障碍严重也可导致尿液回收的减少。

【适应证】 本品用于易感菌所致腹内、皮肤软组织感染和尿路、下呼吸道及妇产科及中耳炎等感染。

【用量用法】 深部肌内注射、静脉注射或静脉滴注：成人1～6g/d，等量分注，12h 1次。

成人常用量每12h用1～2g。最大剂量以6g/d为限。儿童40～60mg/(kg·d)，病情严重者可增至100mg/(kg·d)，分2～3次。

【不良反应】

(1) 个别有皮疹、瘙痒、药热等皮肤过敏反应。

(2) 偶有血象改变、肝肾功能异常、腹泻等不良反应。

(3) 罕有恶心、呕吐、休克等不良反应。

【注意事项】

(1) 本品偶可致过敏，出现荨麻疹、皮疹、药热等，也还可致休克，对于曾用头孢菌素类药物过敏者，以及过敏体质者应慎用本品，最好能在用前进行皮试（皮试液浓度300μg/ml），在用药过程中发生过敏症状即应停药。

(2) 偶可致BUN升高，停药可恢复。由于本品主要经肾排泄，肾功能受损者应慎用本品。

(3) 偶可致嗜酸粒细胞增多、白细胞减少以及红细胞减少。

(4) 少数患者可有氨基转移酶和碱性磷酸酶升高。

(5) 消化道不良反应有恶心、呕吐和腹泻等。极少数病例可致假膜性肠炎，应予警惕。也可致念珠菌二重感染。

(6) 本品应用可影响某些检验结果，如斑氏或斐林尿糖试验可显示假阳性、直接抗人球蛋白试验假阳性以及血肌酐（Jaffe法）升高。

【孕妇及哺乳期妇女用药】目前尚无妊娠妇女用药相关资料，本药的妊娠安全性分级为B级。哺乳期妇女用药研究尚不充分，应权衡利弊后使用。

【儿童用药】儿童用药的安全性尚未确定。

【老年患者用药】有资料认为，0.5g/次，肌内注射，1～2次/日，连用5d，对老年患者单纯性尿路感染有效。治疗老年患者复杂性尿路感染，2g/次，1次/日，或1g/次，2次/日。

头孢美唑

【英文名】cefmetazole

【化学名及结构式】(6*R*，7*S*)-7-［2-［（氰甲基）硫代］乙酰氨基］-7-甲氧基-3-［［(1-甲基-1*H*-四唑-5-基）硫代］甲基］-8-氧代-5-硫杂-1-氮杂双环［4.2.0］辛-2-烯-2-甲酸钠盐。

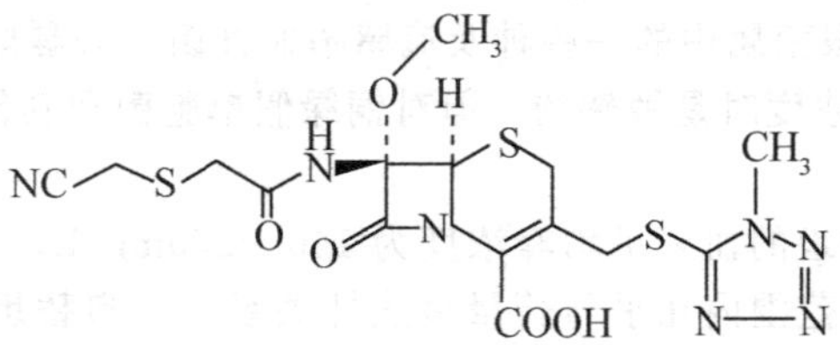

【性状】本品为白色或淡黄色粉末或块状物。

【药理与毒理】

(1) 药理作用：①头孢美唑钠对β-内酰胺酶的抵抗性高，因此对β-内酰胺酶产生菌也有同于非产生β-内酰胺酶的敏感菌的很强抗菌力。②对金黄色葡萄球菌、大肠埃希菌、肺炎杆菌、吲哚阴性变形杆菌有卓越抗菌力，而且通常对其他头孢菌素类及青霉素类抗生素不敏感的吲哚阳性变形杆菌也有很强抗菌力。另外，对类杆菌、消化球菌及消化链球菌等厌氧菌也显示卓越抗菌作用。

(2) 毒理研究：①幼年大鼠皮下给药实验，有睾丸萎缩、抑制精子形成作用的报告；②使用本品时，应定期检查患者肝功能、肾功能和血液等为宜；③用小鼠、家兔、豚鼠探讨了头孢美唑的抗原性，其结果与其他头孢菌素类抗生素同样，所有动物的抗原性均较弱，与头孢唑林、头孢噻吩的被动皮肤过敏反应的交叉性也较弱。另外，直接抗人球蛋白试验阳性反应较头孢噻吩明显减弱。

【药代动力学】

（1）静脉注射：健康成人静脉注射头孢美唑钠1g（效价）时，给药10min后的平均血中浓度为188μg/ml，6h后为1.9μg/ml，血中浓度半衰期为1h左右。另外，血中浓度见到用量依存性。

（2）静脉滴注：健康成人用1h静脉滴注头孢美唑钠1g（效价）时，血中浓度在滴注结束时达最高值，其平均值为76.2μg/ml；6h后为2.7μg/ml，血中浓度半衰期为1.2h左右。血中浓度见到用量依存性。

【适应证】金黄色葡萄球菌、大肠埃希菌、肺炎杆菌、变形杆菌（吲哚阳性及阴性）、类杆菌属、消化球菌属及消化链球菌属中，对本品敏感菌引起的下述感染症：败血症，支气管炎、支气管扩张症感染时、肺炎、慢性呼吸道疾患继发感染、肺脓肿（肺化脓症）、脓胸，胆管炎、胆囊炎；腹膜炎，肾盂肾炎、膀胱炎，前庭大腺炎、子宫内感染、子宫附件炎、盆腔炎、子宫旁组织炎，颌骨周围蜂窝组织炎、颌炎。

【用法与用量】通常成人，1～2g/d（效价），分2次静脉注射或静脉滴注。通常小儿25～100mg（效价）/(kg·d) 体质量，分2～4次静脉注射或静脉滴注。另外，难治性或严重感染症，可随症状将1日量成人增至4g（效价）、小儿增至150mg（效价）/kg体质量，分2～4次给药。静脉注射时，本品1g（效价）溶于注射用水、0.9%氯化钠注射液或5%葡萄糖注射液10ml中，缓慢注入。本品用于静脉滴注（100ml瓶）时，不得用注射用水溶解（因溶液呈不等张）。

【不良反应】总病例27 356例中，副作用报告例为841例（3.07%），其主要内容有GOT上升（0.94%）、GPT上升（0.90%）、皮疹（0.82%）、恶心及呕吐（0.20%）等。

（1）重大副作用

1）休克（发生率0.01%以下）：引起休克（初期症状：不适感、口内异常感、喘鸣、眩晕、便意、耳鸣、发汗等），故应注意观察患者，若出现异常应速停药并适当处理。

2）皮肤黏膜眼综合征（不明发生率）、中毒性表皮坏死症（不明发生率）：因为有皮肤黏膜眼综合征和中毒性表皮坏死症的表现，故应密切观察，发现异常时，停止给药并给予适当的处理。

3）急性肾衰竭（不明发生率）：偶有出现急性肾衰竭等严重肾损害，故应定期进行检查，并注意观察，如检查发现BUN及血中肌酐上升，应速停药并适当处理。

4）肝炎（不明发生率）、肝功能障碍（不明发生率）、黄疸（不明发生率）：因为有AST（GOT）、ALT（GPT）显著升高的肝炎、肝功能障碍表现，故应密切观察患者，发现异常时应立即停止给药并给予适当的处理。

5）粒细胞缺乏症（不明发生率）、溶血性贫血（不明发生率）、血小板减少（不明发生率）：因为有粒细胞缺乏症、溶血性贫血及血小板减少的表现，故应定期对患者进行检查，并注意观察，若出现异常应速停药并给予适当处理。

6）假膜性肠炎（发生率0.01%以下）：偶有出现假膜性肠炎等伴有血便的严重大肠炎（初期症状：腹痛、频繁腹泻），故应注意观察患者，若出现异常应速停药并适当处理。

7）间质性肺炎（不明发生率）及PIE综合征（不明发生率）：出现伴有发热、咳嗽、呼吸困难、胸部X线异常、嗜酸粒细胞增多等的间质性肺炎及PIE综合征，若出现此类症状，应速停药并给肾上腺皮质激素制剂等适当处理。

（2）其他不良反应见表 2-16。

表 2-16 其他不良反应

组别	不良反应发生率		
	不明发生率	0.1%～1%	0.1%以下
过敏症（注）		皮疹 瘙痒	荨麻疹 红斑 发热
血液		粒细胞减少 嗜酸粒细胞增多	红细胞减少 血小板减少
肝脏		GOT 上升 GPT 上升 肝功能异常	Al-P 上升
消化系统		恶心及呕吐、腹泻	食欲不振
菌群交替症			口内炎 念珠菌病
维生素缺乏症	维生素 K 缺乏症状（低凝血酶原血症、出血倾向等）		B 族维生素缺乏症（舌炎、口内炎、食欲不振、神经炎等）
其他			头痛

注：发现不良反应时应停药并给予适当处理。

【禁忌证】对本品成分有休克既往史患者。

【注意事项】

（1）慎重用药（下述患者应慎重用药）：①对青霉素类抗生素有过敏症既往史患者；②本人或双亲、弟兄有易引起支气管性哮喘、皮疹、荨麻疹等过敏症状体质患者；③严重肾损害患者（会出现血中浓度上升、半衰期延长）（参照有【药代动力学】项）；④经口摄食不足患者或非经口维持营养患者、全身营养状态不良患者（通过摄食不能补充维生素 K 的患者，会出现维生素 K 缺乏症状）；⑤高龄者（参照【老年患者用药】项）。

（2）重要且基本注意：①有可能引起休克，故应仔细问诊。另外，事前进行皮肤反应为宜；②应做好出现休克时可急救处理的准备。给药后患者保持安静状态并注意观察；③给药期间及给药后至少 1 周避免饮酒（参照【药物相互作用】项）。

（3）对临床检验结果的影响：①试纸反应以外的 Benedict、Fehling 及 Clinitest 试剂进行的尿糖检查，有时呈假阳性，故应注意；②用雅费反应进行肌酐检查时，表观肌酐值有可能显示高值，故应注意；③直接 Coombs 试验，有时呈阳性。

【孕妇及哺乳期妇女用药】孕妇及可能妊娠妇女，仅在治疗的有益性超过危险性时方可给药（尚未确立妊娠期用药的安全性）。本药的妊娠安全性分级为 B 级。有资料建议哺乳期应慎用本药。

【儿童用药】有资料建议早产儿、新生儿慎用本药。用法详见【用法与用量】项。

【老年患者用药】高龄者注意下述内容及用量和给药间隔，观察患者状态慎重给药。

（1）高龄者多见生理功能降低，易出现副作用。

（2）高龄者会出现维生素 K 缺乏引起的出血倾向。

【药物相互作用】

(1) 饮酒会出现双硫仑样作用（颜面潮红、心悸、眩晕、头痛、欲吐等，给药期间及给药后至少1周内应避免饮酒），机制及危险因子虽不明确，但3位侧链的*N*-甲硫四唑基可能有双硫仑样作用。

(2) 与利尿剂（呋塞米等）合用时，有可能增强患者的肾损害，虽机制不明，但据报道，动物实验中本品（大鼠）合用呋塞米，可见到轻度至中度的近侧肾小管上皮细胞核萎缩及浓缩现象。

头 孢 西 丁

【英文名】 cefoxitin

【化学名及结构式】（6*R*，7*S*）-3-羟甲基-7-甲氧基-8-氧代-7-［2-（2-噻吩基）乙酰氨基］-5-硫杂-1-氮杂双环-［4.2.0］-辛-2-烯-2-甲酸氨基甲酸酯。

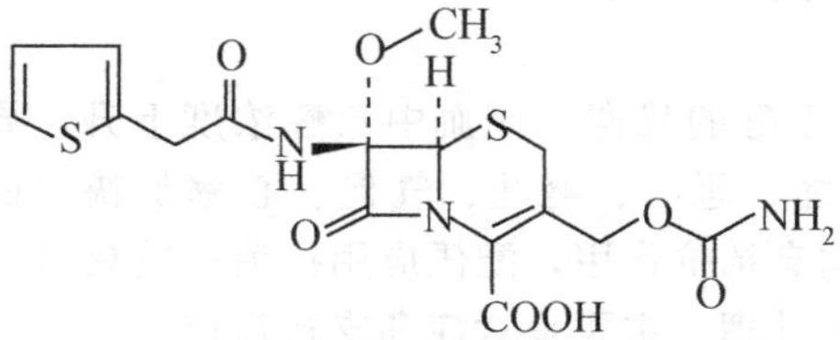

【性状】 本品为白色或类白色的粉末，微有特殊臭味。

【药理与毒理】 注射用头孢西丁钠由于抑制了细菌细胞壁的合成而杀灭细菌，且由于本品结构上的特点使其对细菌产生的β-内酰胺酶具有很高的抵抗性，下列临床常见革兰阳性、革兰阴性需氧及厌氧致病菌均对本品高度敏感。

【药代动力学】 正常志愿者肌内注射本品1g后，20～30min血药浓度达峰值为24μg/ml。静脉注射1g后，5min血药浓度达峰值为110μg/ml，4h后血药浓度低于1μg/ml。静注后本品半衰期为41～59min，肌内注射后本品半衰期为64.8min。6h后约85%药物以原形经肾脏排泄，肌内注射本品1g后，尿药浓度可达3000μg/ml以上。本品在体内分布广泛，给药后可迅速进入各种体液，包括胸水、腹水、胆汁，但本品对脑脊液穿透率较低，蛋白结合率仅为80.7%。注射用头孢西丁钠主要以原形从肾脏中排泄，肾清除率包括肾小球滤过和肾小管排泄，给药后6h相当于所给剂量85%经肾脏从尿液中排出，血浆消除半衰期为1h。

【适应证】 适用于对本品敏感的细菌引起的下列感染：上下呼吸道感染；泌尿道感染包括无并发症的淋病；腹膜炎以及其他腹腔内、盆腔内感染；败血症（包括伤寒）；妇科感染；骨、关节软组织感染；心内膜炎。由于本品对厌氧菌有效及对β-内酰胺酶稳定，故特别适用需氧及厌氧菌的混合感染，以及对于由产生β-内酰胺酶而对本品敏感细菌引起的感染。

【用法与用量】 肌内注射、静脉注射或静脉滴注。成人常用量为1～2g/次，每6～8h一次。或根据致病菌的敏感程度及病情调整剂量。本品用于肌内注射时，每克溶于0.5%盐酸利多卡因2ml中；静脉注射时，每克溶于10ml无菌注射用水；静脉滴注时，1～2g头孢西丁钠溶于50ml或100ml 0.9%氯化钠注射液或5%或10%葡萄糖注射液中。

【不良反应】 本品不良反应轻微。最常见的局部反应：静脉注射后可出现血栓性静脉炎，肌内注射后可有局部硬结、压痛。另外，偶见变态反应（皮疹、瘙痒、嗜酸粒细胞增多、发热、呼吸困难等）、低血压、腹泻、恶心、呕吐、白细胞减少、血小板减少、贫血以及ACT、AST、ALP、LDH、BUN或血清CCr值一过性升高。

【禁忌证】 对本品及头孢菌素类抗生素过敏者禁用本品。

【注意事项】

(1) 青霉素过敏者慎用本品。

(2) 肾功能损害者及有胃肠疾病史（特别是结肠炎）者慎用本品。

(3) 本品与氨基糖苷类抗生素配伍时，会增加肾毒性。

【孕妇及哺乳期妇女用药】本药可透过血-胎盘屏障进入胎儿血循环，故孕妇慎用本品。本药的妊娠安全性分级为 B 级。头孢菌素类药物可经乳汁排出，故哺乳期妇女应权衡利弊后用药。

【儿童用药】新生儿或早产儿的药物排泄时间较成人延长 2～2.5 倍。3 月以内婴儿不宜使用。

【老年患者用药】高龄体弱患者慎用本品。

【药物相互作用】

(1) 头孢西丁钠与氨基糖苷类抗生素合用时，有协同抗菌作用，但合用时会增加肾毒性。

(2) 头孢西丁钠与呋塞米等强利尿剂合用时，可增加肾毒性。

(3) 头孢西丁钠与丙磺舒合用时可延迟本品的排泄，提高头孢西丁的血药浓度及延长其半衰期。

(4) 头孢西丁钠可影响乙醇的代谢，使血中乙醛浓度上升，导致双硫仑样反应（面部潮红、头痛、眩晕、腹痛、胃痛、恶心、呕吐、气促、心率加快、血压降低，以及嗜睡、幻觉等)。本品与多数头孢菌素均有拮抗作用，配伍应用抗菌疗效减弱。

【药物过量】药物过量的处理：主要是对症和支持治疗。

(1) 对于急性过敏，给予常用药物（抗组胺药、皮质类固醇、肾上腺素或其他升压的胺类物质)，吸氧和保持气道通畅，包括气管插管。

(2) 对于抗生素相关的假膜性结肠炎，中到重度者，可能需要补充液体、电解质和蛋白；必要时还可能需要口服甲硝唑、地衣杆菌素、消胆胺（考来烯胺）或万古霉素。但对于严重的水样腹泻，不宜使用减少蠕动的止泻药。

(3) 必要时可使用抗惊厥药。

(4) 血液透析有助于清除血清中的药物。

头孢米诺

【英文名】cefminox

【化学名及结构式】(6*R*，7*S*) -7β- [(*S*) -2- [(2-氨基-2-羧乙基) 硫] 乙酰氨基] -7α-甲氧基-3- [(1-甲基-1*H*-四唑-5-基) 硫] 甲基] 8-氧-5-硫杂-1-氮杂双环 [4.2.0] 辛-2-烯-2-甲酸七水化合物。

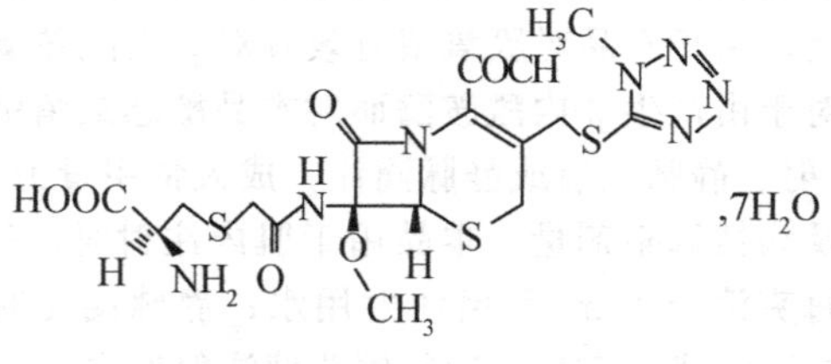

【性状】本品为白色或类白色结晶性粉末。

【药理与毒理】本品对革兰阳性菌和革兰阴性菌有广谱抗菌活性，特别对大肠埃希菌、克雷伯杆菌属、流感嗜血杆菌、变形杆菌属及脆弱拟杆菌有很强的抗菌作用。其作用机制是对β-内酰胺类抗生素通常作用点的青霉素结合蛋白显示很强亲和性，可抑制细菌细胞壁合成，并与肽聚糖结合，抑制肽聚糖与脂蛋白结合以促进溶菌，在短时间内显示很强杀菌力。本品对细菌增殖期及稳定期初期均显示抗菌作用，低于 MIC 浓度也有杀菌作用，短时间内溶菌。体内抗菌力比 MIC 的预测更强。

【药代动力学】本品对肾功能正常成人显示剂量依赖性，其平均血浆消除半衰期为 2.5h。本品在慢性支气管炎患者的咳痰中、腹膜炎患者的腹水中以及其他患者的胆汁、子宫内膜、卵巢、输卵管中均能达到治疗浓度。头孢米诺钠在人体内未见有抗菌活性代谢物。本品主要从肾脏排泄，12h 内尿液中排泄率约为 90%。不同程度的肾功能不全的患者其消除率半衰期延长肾功能重度损害者（Ccr＜10ml/min）24h 内尿中排泄率约为 10%，中度损害者（Ccr≈48ml/min）12h 内尿液中排泄率约为 60%。

【适应证】本品可用于治疗上述敏感细菌引起的下列感染症：

（1）呼吸系统感染：扁桃体炎、扁桃体周围脓肿、支气管炎、细支气管炎、支气管扩张症（感染时）、慢性呼吸道疾患继发感染、肺炎、肺脓肿。

（2）泌尿系统感染：肾盂肾炎、膀胱炎。

（3）腹腔感染：胆囊炎、胆管炎、腹膜炎。

（4）盆腔感染：盆腔腹膜炎、子宫附件炎、子宫内感染、盆腔死腔炎、子宫旁组织炎。

（5）败血症。

【用法与用量】本品仅用于静脉注射或静脉滴注给药。①静脉注射，在静脉注射时，每 1g（效价）药物可用 20ml 注射用水、5%～10%葡萄糖注射液或 0.9%氯化钠注射液溶解。②静脉滴注，在静脉滴注时，每 1g（效价）药物可用 100～500ml 注射用水、5%～10%葡萄糖注射液或 0.9%氯化钠注射液溶解，滴注 1～2h。推荐常用剂量为成人 1g/次（效价），2 次/日，可随年龄及症状适宜增减，对于败血症、难治性或重症感染症，可增至 6g/d（效价），分 3～4 次给药；儿童按体质量计每次 20mg（效价）/kg，3～4 次/日。

【不良反应】本品上市后观察到如下不良反应：发生率，偶见，发生率＜0.1%；有时，0.1%～5%；常见，5%以上或不明频度。

（1）严重副作用

1）休克：偶引起休克，应注意观察，若出现不适感、口内异物感、喘鸣、眩晕、便意、耳鸣、出汗等，应停药并适当处置。

2）全血细胞减少症：偶出现全血细胞减少症，故应定期进行检查，注意观察，若出现异常，应停药并适当处置。

3）假膜性大肠炎：偶出现假膜性大肠炎等伴有血便的严重大肠炎，故注意观察，若出现腹痛、频繁腹泻，应速停药并适当处置。

（2）同类药观察到的严重副作用

1）皮肤黏膜眼综合征（Stevens-Johnson 综合征）、中毒性表皮坏死症（Lyell 综合征）其他头孢烯类抗生素有偶出现皮肤黏膜眼综合征（Stevens-Johnson 综合征）、中毒性表皮坏死症（Lyell 综合征）的报道，故注意观察，若出现异常，应停药并适当处置。

2）急性肾功能衰竭：其他头孢烯类抗生素有偶出现急性肾功能衰竭等严重肾损害的报告，故出现异常时应停药并适当处置。

3）溶血性贫血：其他头孢烯类抗生素有出现溶血性贫血的报告，应定期进行检查等，注意观察，若出现异常，应停药并适当处置。

4）间质性肺炎、PIE 综合征：其他头孢烯类抗生素偶有出现伴有发热、咳嗽、呼吸困难、胸部 X 线异常，嗜酸粒细胞增多等的间质性肺炎、PIE 综合征等的报告，若出现此类症状，应停药并给肾上腺皮质激素制剂等，适当处置。

（3）其他副作用

1）过敏症：有时出现皮疹，偶出现皮肤发红、瘙痒、发热等，若出现此类症状，应停药并适当处置。

2）肾脏：偶出现 BUN 上升、血中肌酐上升、少尿、蛋白尿等肾损害现象，故应定期进行检查，注意观察，若出现少尿、血尿等及尿蛋白、BUN上升、血中肌酐上升等检查现象，应停药并适当处置。

3）血液：有时出现粒细胞减少、嗜酸粒细胞增多，偶出现红细胞减少、血细胞比容值降低、血红蛋白减少、血小板减少、凝血酶原时间延长等，故应定期进行检查，注意观察，若出现异常，应停药并适当处置。

4）肝脏：有时出现GOT、GPT、ALP上升，偶出现γ-GTP、LAP、LDH、胆红素上升等及黄疸，应注意观察，若出现异常，应停药适当处置。

5）消化道：有时出现腹泻，偶出现恶心、呕吐、食欲不振等，应注意观察，若出现异常，应停药并适当处置。

6）菌群交替症：偶出现口腔炎、念珠菌病。

7）维生素缺乏症：偶出现维生素K缺乏症状（低凝血酶原血症、出血倾向等）、维生素B群缺乏症状（舌炎、口腔炎、食欲不振、神经炎等）。

8）其他：偶出现全身乏力感。

【禁忌证】禁用于对头孢米诺或头孢烯类抗生素有过敏反应的患者。

【注意事项】本品可能引起休克，使用前应仔细问诊，如欲使用，应先进行皮试。做好休克急救准备，给药后注意观察。对β-内酰胺类抗生素有过敏史的患者慎用本品。

【孕妇及哺乳期妇女用药】动物生殖试验未显示头孢米诺钠对生殖或胚胎有任何作用，但在孕妇中未展开过任何试验，因此尚未确立妊娠期用药安全性，所以仅在非常必要时孕妇才可使用此药。哺乳期妇女应慎用此药。

【儿童用药】新生儿、早产儿用药安全性尚未确立；满月后的小儿用药参见【用法与用量】。

【老年患者用药】应注意：老年患者多见生理功能降低，易出现副作用，有可能出现维生素K缺乏引起的出血倾向，故慎重给药。

【药物相互作用】

（1）本品与氨茶碱、磷酸吡哆醛配伍会降低效价或着色，故不得配伍。

（2）本品与呋喃硫胺、硫辛酸、氢化可的松琥珀酸钠及腺苷钴胺配伍后时间稍长会变色，故配伍后应尽快使用。

（3）本品与利尿剂（呋喃苯胺酸等）合用有可能增加肾毒性，应谨慎使用。

（4）动物实验证实，本品可影响乙醇代谢，使血中乙醛浓度上升，显示双硫仑样作用，故用药期间或用药后应禁酒。

第四节 氧头孢烯类

氧头孢烯类化学结构特点是头孢母核5位的硫被氧取代。本类药物对革兰阳性菌、阴性菌、需氧菌、厌氧菌均有抗菌作用，对细菌产的β-内酰胺酶，包括对部分超广谱β-内酰胺酶（ESBL）很稳定，其稳定性优于大多头孢菌素。本品对肠杆菌科细菌作用强，对铜绿假单胞菌、沙雷菌属等其他革兰阴性菌和葡萄球菌、链球菌等革兰阳性球菌也有一定作用。本品尤其对包括脆弱类杆菌在内的各种厌氧菌具有良好的抗菌活性。临床主要用于厌氧菌与需氧菌所致的腹腔感染、盆腔感染、口腔感染、肺脓疡等混合感染的治疗。本类药物在体内血药浓度维持持久，组织分布广，对细胞膜和组织穿透力强。

氟氧头孢

【英文名】flomoxef

【化学名及结构式】7-二氟甲基硫代乙酰胺基-7a-甲氧基-3-［1-（2-羟乙基-1*H*-四氮唑基-5-

巯甲基)]-1-去硫-1-氧杂-3-头孢-4-羧酸钠。

【性状】白色至淡黄白色粉末或块状。

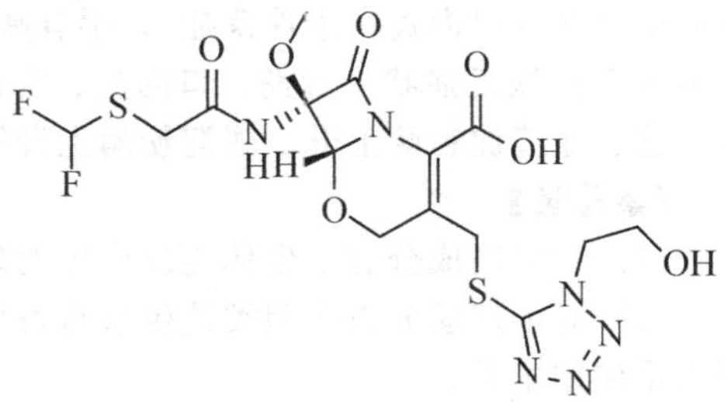

【药理与毒理】氟氧头孢钠于试管内无论需氧菌或厌氧菌，对革兰阳性菌及革兰阴性菌均有广泛的抗菌作用。革兰阳性菌中对于葡萄球菌、肺炎球菌及各种链球菌（肠球菌除外）均有抗菌力，革兰阴性菌中对大肠埃希菌、克雷伯菌属、变形杆菌属、流感嗜血杆菌、卡他布朗汉菌及淋菌均具有抗菌作用。其中对于甲氧苯青霉素耐药的金黄色葡萄球菌（MRSA）的抗菌力比既往的头孢菌素剂更具有较强的抗菌力。厌氧菌中对消化链球菌属、拟杆菌属具有抗菌作用。并对各细菌产生的β-内酰胺酶稳定。

【药代动力学】有文献报道，氟氧头孢体内过程符合二室开放模型，本品主要以原形经肾脏排出体外，8h累积尿排泄比率为（79.39±4.01）%。

【适应证】对本剂敏感菌致病引起的中重度感染；败血症、感染性心内膜炎；外伤、手术伤口等继发性感染；肺炎、扁桃体周围脓肿、脓胸、支气管炎、支气管扩张症感染、慢性呼吸道疾患急性发作感染；肾盂肾炎、膀胱炎、前列腺炎、淋菌性尿道炎；胆囊炎、胆管炎；腹膜炎、骨盆腹膜炎、道格拉斯脓肿；子宫附属器官炎、子宫内膜炎、骨盆腔炎、子宫旁组织炎、前庭大腺炎。

【用法与用量】

（1）标准剂量：成人，氟氧头孢钠1.0～2.0g/d、2次/日（每12h）。对于难治性或重症感染，成人可增量到4.0g/d，分2～4次给药。儿童，氟氧头孢钠60～80mg/(kg·d)、分3～4次给药。早产儿、新生儿一次20mg/kg，出生后3d内2～3次/日，4d以后3～4次/日给药。可依年龄、症状适当增减。早产儿、新生儿、儿童可增量到150mg/(kg·d)，分3～4次给药。

（2）用法：静脉注射或点滴。点滴时间至少要30min以上。

【不良反应】

（1）休克、过敏毒素性反应（发生率不足0.1%）：可引起休克、过敏性毒素反应（呼吸困难、全身赤红、浮肿等），须充分观察。如有症状发生应停药并进行适当处理。

（2）急性肾衰竭（发生率不足0.1%）：本品可引起急性肾衰竭等严重肾功能损害，须定期进行检查并仔细观察，如出现异常应停药进行适当处理。

（3）全血细胞减少、无粒细胞症（发生率不足0.1%）、贫血（红细胞减少、血红蛋白减少、血细胞比容减少）、嗜酸粒细胞增多、血小板减小、粒细胞减小（发生率0.1%～5%）、溶血性贫血（频度不明）：可引起全血细胞减少、无粒细胞症、血小板减少、溶血性贫血，如出现异常应停药并进行适当处理。

（4）假膜性大肠炎（发生率不足0.1%）：可引起假膜性大肠炎等伴有血便的严重大肠炎。如患者出现腹痛、频繁腹泻时应立即停药并进行适当处理。

（5）皮肤黏膜眼综合征（Stevens-Johnson综合征）、中毒性表皮坏死症（Lyell综合征）（发生率不足0.1%）：可发生皮肤黏膜眼综合征（Stevens-Johnson综合征）、中毒性表皮坏死症（Lyell综合征），须对患者仔细观察，发现这类症状时须停药进行适当处理。药疹、荨麻疹、瘙痒、发红、颜面潮红、皮肤感觉异样等（发生率不足0.1%）。

（6）间质性肺炎，PIE综合征（发生率不足0.1%）：患者可出现伴有发热、咳嗽、呼吸困难、胸部X线异常、嗜酸粒细胞增多等间质性肺炎及PIE综合征，如出现这类症状，应停药并使用肾上腺皮质激素适当处理。

（7）肝功能障碍、黄疸（频度不明）：可引起GOT、GPT、ALP、γ-GTP、LAP上升、黄疸出现，要定期进行检查并充分注意观察。如出现异常应停止给药并进行适当处理。

(8) 其他副作用：消化道异常（有时出现腹泻、软便，罕有恶心、呕吐、腹部膨胀感），菌群交替症（口内炎、念珠菌症），罕有缺乏维生素K症状（低凝血酶原血症、出血倾向等），维生素B群缺乏症状（舌炎、口内炎、食欲不振、神经炎等），罕有头重、全身倦怠感、尿道不适感、血清淀粉酶上升、尿淀粉酶上升等。

【禁忌证】

(1) 对本剂成分有发生休克反应史的患者禁止使用本品。

(2) 对本剂成分或头孢类抗生素有发生过敏反应史的患者原则上禁止使用本品，不得已时须慎重使用本品。

【注意事项】

(1) 用药须知，①调制方法，调制以后应迅速使用。不得已时须在室温保存6h以内，冰箱保存需在24h以内使用；②静脉内注射，为预防静脉内大量用药有时可引起血管痛、静脉炎、灼热感等，须注意注射液的调制、注射部位、注射方法等，并尽量缓慢注射。

(2) 慎重用药（下列患者须慎重用药）：①对青霉素类抗生素有过敏反应史的患者；②本人或父母、兄弟中有易发支气管喘息、皮疹、荨麻疹等过敏反应体质的患者；③严重肾障碍的患者，血中浓度维持时间延长，如用药须减少剂量或延长给药间隔；④经口摄取不良的患者或者非经口途径摄取营养的患者、全身状态不良的患者，可引起维生素K缺乏，须充分观察。

(3) 警告：①有可能发生休克反应，须仔细问诊；②做好发生休克反应时的急救准备。用药以后让患者保持安静，并充分观察。使用本剂时需定期检查肝功能、肾功能、血液等。

【孕妇及哺乳期妇女用药】孕妇或疑有妊娠者，在治疗有益性大于危险性时才可用药。尚不清楚本药是否经乳汁排泄，因此哺乳期妇女应慎用。

【儿童用药】出生低体质量儿（早产儿）因处于肾脏发育阶段，血中浓度半衰期延长，持续高血中浓度时间较长，须慎重用药。

【老年患者用药】对高龄者用药应注意下列事项，调节剂量和间隔，慎重用药，并留意观察患者状况。

(1) 高龄者生理代谢功能低下，易出现副作用。

(2) 高龄者可因缺乏维生素K导致出血倾向。

【药物相互作用】本品和其他药并用时须加以注意。合用呋喃苯胺酸等利尿剂时，患者可出现肾功能障碍，恶化症状，须注意患者肾功能状况。

【药物过量】一旦发生药物过量，会导致肾功能障碍，可通过血液透析或腹膜透析方法来减低血药浓度。

拉氧头孢

【英文名】latamoxef sodium for injection

【化学名及结构式】(6*R*，7*R*) -7- [2-羧-2-(4-羟苯基) 乙酰氨基] -7-甲氧基-3- [(1-甲基-1H-四唑-5-基-硫代) 甲基] -8-氧代-5-氧杂-1-氮杂双环 [4，2，0] 辛-2-烯-2-甲酸二钠盐。

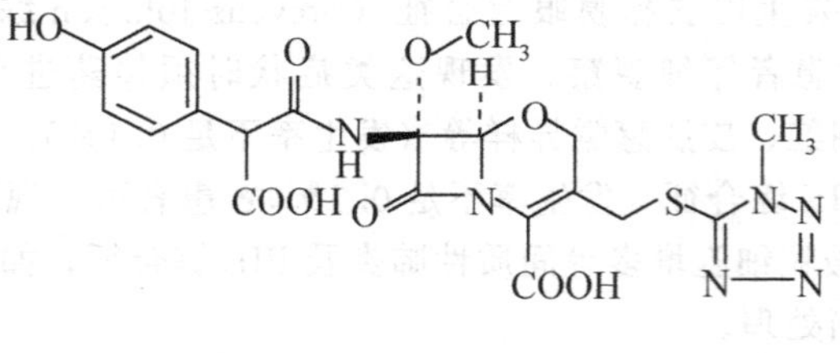

【性状】白色或类白色的粉块或粉末，无臭，极易溶于水及甲醇，难溶于乙醇，几乎不溶于丙酮、乙醚、氯仿等，本品在常规使用的注射溶媒如注射用水、生理盐水、葡萄糖液及利多

卡因液中易溶。

【药理与毒理】本品是新型半合成β-内酰胺类的广谱抗生素。其作用机制仍是本品与细胞内膜上的靶位蛋白结合，使细菌不能维持正常形态和正常分裂繁殖，最后溶菌死亡。由于对β-内酰胺酶极为稳定，因此本品对革兰阴性菌和厌氧菌具有强大的抗菌力，对革兰阳性菌作用略弱，对铜绿假单胞菌亦有一定的抗菌作用。

【药代动力学】国外文献报道，肾功能正常成人肌内注射0.5g的半衰期为167min，1g为138min；静脉注射0.5g半衰期为95min，1g半衰期为87min，静脉滴注0.5g/2h为154min 1g/h为111min，1g/2h为119min。成人血浓度：250、500mg肌内注射1h后分别为13.3.21.0 ug/ml，0.5、1g静脉注射后15min分为44.3和105.2ug/ml。本品给药后主要经肾排泄，尿排泄率2h平均为30%～40%，8h为90%；静脉注射及静脉滴注后2h尿排泄率平均为40%～60%，12h平均为93%～99%。给药后药物可分布到胆汁、腹水、脑脊液、痰、脐带血、羊水、子宫及附件等各种体液及各脏器组织中，本品在乳汁几乎不出现。本品在体内不被代谢。

【适应证】用于敏感菌引起的各种感染症，如败血症、脑膜炎、呼吸系统感染症（肺炎、支气管炎、支气管扩张症、肺脓肿、脓胸等），消化系统感染症（胆道炎、胆囊炎等），腹腔内感染症（肝脓疡、腹膜炎等），泌尿系统及生殖系统感染症（肾盂肾炎、膀胱炎、尿道炎、淋病、附睾炎、子宫内膜炎）

【用法与用量】静脉滴注、静脉注射或肌内注射，成人1～2g/d，分2次；小儿40～80mg/kg，分2～4次，并依年龄、症状适当增减。难治性或严重感染时，成人增加至4g/d，小儿150mg/(kg·d)，分2～4次给药。静脉注射时，1g或0.5g，以4ml以上的注射用蒸馏水，5%葡萄糖注射液或0.9%氯化钠注射液充分摇匀，使之完全溶解；肌内注射时，以0.5%利多卡因注射液2～3ml充分摇匀，使完全溶解。溶解后，冰箱保存在72h以内，室温保存24h内使用。

【不良反应】不良反应轻微，很少发生过敏性休克，主要有皮疹、荨麻疹、瘙痒、恶心、呕吐、腹泻、腹痛等，偶有转氨酶（SGPT、SGOT）升高，停药后均可自行消失。

【注意事项】

（1）对青霉素有过敏史者、孕妇、哺乳妇女及肾功能损害者慎用本品。

（2）静脉内大量注射，应选择合适部位，缓慢注射，以减轻对管壁的刺激及减少静脉炎的发生。

【禁忌证】对本品及头孢菌素类有过敏反应史者禁用本品。

【孕妇及哺乳期妇女用药】孕妇、哺乳期妇女慎用。本药的妊娠安全性分级为C级。

【儿童用药】低体质量初生儿慎用。

【老年患者用药】老年患者宜酌减给药剂量和延长给药间隔。老年患者生理功能减退，使用本品不良反应的发生率可能增加。老年患者缺乏维生素K，使用本品增加出血倾向。

【相互作用】

（1）本品与抗凝血药物如肝素等以及影响血小板聚集药物如阿司匹林、二氧尼柳（diflunisal）等合用可增加出血倾向。

（2）本品不宜与强效利尿剂同时应用，以免增加肾毒性。

【贮藏】密封，在凉暗干燥处保存。

第五节 β-内酰胺酶抑制剂

β-内酰胺酶抑制剂本身没有或只有较弱的抗菌活性，但可作为自杀性底物与β-内酰胺酶呈不可逆结合，从而抑制β-内酰胺酶，保护β-内酰胺类抗生素的活性。本类药物与β-内酰胺类抗生素联合应用或组成复方制剂，不仅可增强后者的药效，还可扩大抗菌谱，减少耐药性的发生。与配伍的抗生素有相似的药代动力学特征时，更有利于发挥协同作用。目前临床上主要应用的克拉维酸、舒巴坦和他唑巴坦均属此类抑制剂。

克拉维酸是强力、广谱且不可逆的β-内酰胺酶抑制剂，可抑制广谱和超广谱酶，但不能抑制Ⅰ型酶。本品不仅是弯曲菌最好的抑制剂，对不产酶菌也有潜在的抗菌活性。舒巴坦的抑酶谱与克拉维酸相似，活性稍差，但稳定性较克拉维酸好，且对J类细菌有较强的抑制作用。对于鲍曼不动杆菌，舒巴坦是具有最高内在活性的β-内酰胺酶抑制剂，他唑巴坦是在舒巴坦结构的基础上增加了一个三氮唑环，其本身抗菌活性差，抑酶作用强，无论是质粒介导的或染色体介导的内酰胺酶其均有较强的抑酶作用，是CMY-2（质粒介导的β-内酰胺酶）的灭活剂。对Ⅰ～Ⅴ型酶菌有良好的抑酶作用，尤对Ⅰ型酶的抑制作用是克拉维酸及舒巴坦所没有的，它比克拉维酸稳定且不会产生诱导酶，比舒巴坦抑酶作用强，但其对B类及大部分C类抑制作用弱。

舒 巴 坦

【英文名】 sulbactam

【化学名及结构式】（2*S*，5*R*）-3，3-二甲基-7-氧代-4-硫杂-1-氮杂双环［3.2.0］庚烷-2-羧酸-4，4二氧化物。

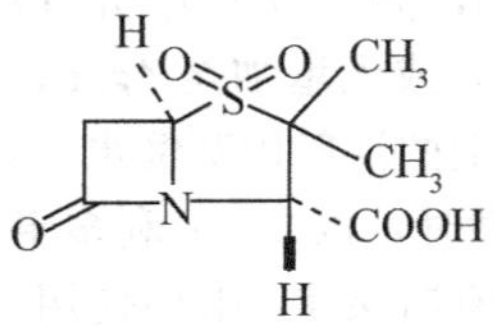

【性状】 常用其钠盐，为白色或类白色结晶性粉末，溶于水。

【药理与毒理】 本品为半合成β-内酰胺酶抑制剂，首先通过与β-内酰胺酶作用形成酰化产物（称为Ⅰ），然后Ⅰ噻唑环开环生成中间体Ⅱ，Ⅱ重排后得到不易水解的β-氨丙烯酸类化合物Ⅲ，酰化产物Ⅰ及其开环生成的中间体Ⅱ可水解得到活化酶和水解产物。Ⅱ和Ⅲ还可进一步转变为不可逆失活产物，使酶失活。舒巴坦对淋病奈瑟菌、脑膜炎奈瑟菌和醋酸钙不动杆菌有较强抗菌活性，对其他细菌的作用均甚差，但对金黄色葡萄球菌和多数革兰阴性菌所产生的β-内酰胺酶有很强的不可逆的竞争性抑制作用。本品与青霉素类和头孢菌素类合用时，因产酶而对这两类抗生素耐药的金黄色葡萄球菌、流感嗜血杆菌、大肠埃希菌、脆弱拟杆菌等的MIC降到敏感范围之内。本品对奇异杆菌的PBP_1和醋酸钙不动杆菌的PBP_2有较强的亲和力。

【药代动力学】 本品肌内注射0.5g和1.0g半小时后血药峰浓度（C_{max}）分别为13mg/L和28mg/L，静脉滴注本品0.5g和1.0g，血药峰浓度（C_{max}）分别为30mg/L和68mg/L。血消除半衰期（$T_{1/2\beta}$）为1h。蛋白结合率为38%。给药后24h经尿液排出给药量的85%。组织间液和腹腔液的药物浓度与血药浓度相当。本品可透入有炎性反应的脑膜。本品可透过胎盘进入胎儿体内，乳汁中亦含有本品。

【适应证】 本品与氨苄西林联合应用时，可用于治疗敏感菌所致的尿路感染、肺部感染、支气管感染、耳鼻喉科感染、腹腔感染和盆腔感染、胆道感染、败血症、皮肤软组织感染等。

【用法与用量】 本品与氨苄西林以1∶2剂量比应用时：一般感染，成人剂量为舒巴坦1～2g/d，氨苄西林2～4g/d，分2～3次静脉滴注或肌内注射；轻度感染，亦可舒巴坦0.5g/d，氨苄西林1g/d，分2次静脉滴注或肌内注射；重度感染，可增大剂量至舒巴坦3～4g/d，氨苄西林6～8g/d，分3～4次静脉滴注。舒巴坦最高剂量不超过4g/d。

【不良反应】 本品与氨苄西林联合应用时，不良反应发生率约10%以下，仅0.7%需中止治疗。注射部位疼痛发生率约3.6%，静脉炎、腹泻、恶心等不良反应偶有发生，皮疹发生率为1%～6%。偶见一过性嗜酸粒细胞增多、血清氨基转移酶升高等。极个别病例发生剥脱性皮炎、过敏性休克。

【禁忌证】 当与青霉素类药物合用时，对青霉素类药物过敏者禁用本品。

【注意事项】

(1) 本品必须和β-内酰胺类抗生素联合使用，单独使用无效。

(2) 当与青霉素类药物合用时，用药前须做青霉素皮肤试验，阳性者禁用本品。

(3) 交叉过敏反应：对一种青霉素类抗生素过敏者可能对其他青霉素类抗生素也过敏。

(4) 肾功能减退者，根据血浆肌酐清除率调整用药。

(5) 本品配成溶液后必须及时使用，不宜久置。

(6) 对诊断的干扰：①用药期间，以硫酸铜法进行尿糖测定时可出现假阳性，用葡萄糖酶法者则不受影响；②大剂量注射给药患者可出现高钠血症；③本品可使血清丙氨酸氨基转移酶或天门冬氨酸氨基转移酶升高。

(7) 应用大剂量时应定期检测血清钠。

【孕妇及哺乳期妇女用药】本品可透过胎盘进入胎儿体内，母乳中亦含有本品，哺乳期妇女应用本品虽尚无发生严重问题的报告，但孕妇及哺乳期妇女应用仍须权衡利弊。

【儿童用药】1岁以下儿童应用本药的安全性尚未确立，应慎用本品。

【老年患者用药】老年患者肾功能减退，须调整剂量。

【药物相互作用】

(1) 丙磺舒、阿司匹林、吲哚美辛、保泰松、磺胺药可减少本品自肾脏的排泄，因此与本品合用时可使其血药浓度增高，排泄时间延长，毒性也可能增加。

(2) 本品与双硫仑（乙醛脱氢酶抑制药）也不宜合用。

【贮藏】室温保存。

克拉维酸

【英文名】clavulanic acid

【结构式】如右图所示。

【性状】本品为白色或类白色粉末。

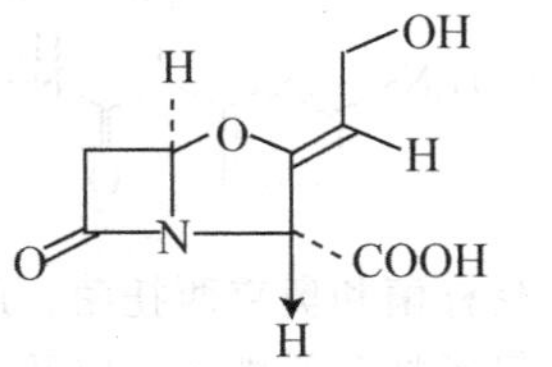

【药理与毒理】本品为广谱β-内酰胺酶抑制剂，本身仅有微弱的抗菌活性，但对各种β-内酰胺酶有强抑制作用，不论体内或体外都能抑制耐药的革兰阳性菌和革兰阴性菌，特别是对金黄色葡萄球菌、肺炎杆菌和奇变形杆菌所产生的β-内酰胺酶，从而使β-内酰胺类抗生素得到了保护，恢复了该类抗生素对耐药菌的抗菌活性可与大多数的β-内酰胺酶牢固结合，生成不可逆的结合物，从而使不耐酶的青霉素类或头孢菌素类抗生素免遭酶的破坏，增强抗菌活性并扩展抗菌谱。与青霉素类及头孢菌素类药物合用，可大大减少这些药物的剂量。本品单独用无效，常和头孢菌素类药物配制成复合制剂而供临床使用。

【药代动力学】和食物一起服用时克拉维酸钾的吸收更多，在一项研究中，在摄取高脂肪早餐后30～150min内服用，会降低克拉维酸钾的相对生物利用度。

【适应证】临床广泛应用克拉维酸钾与青霉素类及头孢菌素类的复合制剂，用于治疗敏感菌所致的下列感染：

(1) 肺炎、支气管炎。

(2) 中耳炎、鼻窦炎等。

(3) 皮肤、软组织感染。

(4) 泌尿系统感染。

【用法与用量】口服：125mg/次，2～3次/日，严重感染时剂量加倍。餐前空腹服用。

【不良反应】

(1) 恶心、呕吐和腹泻等消化道症状。

(2) 皮疹、药疹、发热等过敏反应。

(3) 少数患者用药后可出现一过性肝酶升高。

【禁忌证】 对青霉素类药过敏的患者或急性痛风患者禁用本品。

【注意事项】

(1) 用前先做青霉素试验，凡对青霉素过敏者禁用本品。以下情况应慎用：①孕妇、哺乳期妇女慎用；②肝、肾功能不全者慎用；③本人及家庭有遗传过敏体质的患者慎用。

(2) 少数患者用药后可出现转氨酶升高、嗜酸粒细胞增多等。

(3) 长期用药时应常规监测肝、肾功能和血象。

【孕妇及哺乳期妇女用药】 孕妇、哺乳期妇女慎用本品。

【儿童用药】 尚无可靠参考文献。

【老年患者用药】 老年患者使用本品时，无需调整剂量，具体用量同成年人。

【药物相互作用】 克拉维酸钾与青霉素类和头孢菌素类抗生素（如氨苄西林、阿莫西林、替卡西林或头孢噻啶等）合用时对多种产β-内酰胺酶的细菌有协同抗菌作用。

【贮藏方法】 密封，在凉暗干燥处保存。

第六节 单环β-内酰胺类

氨 曲 南

【英文名】 aztreonam

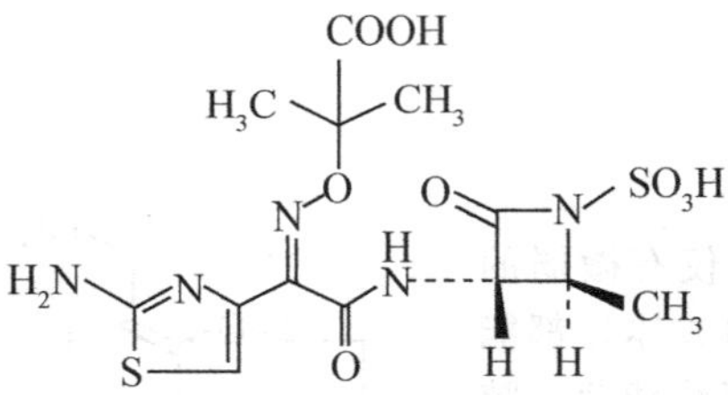

【化学名及结构式】 [2*S*-[2*α*，3*β*（*Z*）]]-2-[[[1-(2-氨基-4-噻唑基)-2-[(2-甲基-4-氧代-1-磺基-3-氮杂环丁烷基)氨基]-2-氧代亚乙基]氨基]氧代]-2-甲基丙酸。

【性状】 本品为白色或类白色粉末，无臭。

【药理与毒理】 氨曲南对大多数需氧革兰阴性菌具有高度的抗菌活性，包括大肠埃希菌、克雷伯菌属的肺炎杆菌和奥克西托菌、产气杆菌、阴沟杆菌、变形杆菌属、沙雷菌属、枸橼酸菌属、志贺菌属等肠杆菌科细菌，以及流感杆菌、淋球菌、脑膜炎双球菌等。其对铜绿假单胞菌也具有良好的抗菌作用，对某些除铜绿假单胞菌以外的假单胞菌属和不动杆菌属的抗菌作用较差，对葡萄球菌属、链球菌属等需氧革兰阳性菌以及厌氧菌无抗菌活性。氨曲南通过与敏感需氧革兰阴性菌细胞膜上青霉素结合蛋白3（PBP_3）高度亲合而抑制细菌细胞壁的合成。与大多数β-内酰胺类抗生素不同的是它不诱导细菌产生β-内酰胺酶，同时对细菌产生的大多数β-内酰胺酶高度稳定。

【药代动力学】 本品经肌内注射吸收迅速、完全，正常受试者单次肌内注射1g，血药峰浓度可达45 mg/L，达峰时间1h左右。单次静脉滴注（30min）0.5、1g及2g后，血清峰浓度分别为54、90mg/L和204mg/L，8h后各为1、3mg/L和6mg/L，以相同剂量改用3min静脉推注，血清峰浓度分别为58、125mg/L和242mg/L。本品在体内广泛分布于各种组织和体液中，其分布容积成人为20L。本品在肾、肝、肺、心、胆囊、骨、输卵管、卵巢、子宫内膜和前列腺等组织，以及胆汁、胸腹膜液、心包液、支气管液、羊水、唾液和脑脊液等体液中均可达有效治疗浓度。给药后本品60%～70%以原形随尿液排泄，12%随粪便排出，以单次0.5、1g和2g（30min）静脉滴注给药后2h，本品在尿液中浓度可达1100、3500mg/L和6600mg/L，8～12h仍可维持在25～120mg/L，以单次0.5g和1g肌内注射给药后2h，尿液中浓度分别为500mg/L和1200mg/L，6～8h后降至180～470mg/L。本品蛋白结合率为40%～65%、血清消除半衰期为1.5～2h，肾功能不全者血清消除半衰期明显延长，肝功能不全者则略有延长。本品与丙磺舒或磺胺合用将导致氨曲南血药浓度明显升高。

【适应证】本品适用于治疗敏感需氧革兰阴性菌所致的各种感染，如尿路感染、下呼吸道感染、败血症、腹腔内感染、妇科感染、术后伤口及烧伤、溃疡等皮肤软组织感染等。亦用于治疗医院内感染中的上述类型感染（如免疫缺陷患者的医院内感染）。

【用法与用量】

（1）用法

1）静脉滴注：每1g氨曲南至少用注射用水3ml溶解，再用适当输液（0.9%氯化钠注射液、5%或10%葡萄糖注射液或林格注射液）稀释，氨曲南浓度不得超过2%，滴注时间20～60min。

2）静脉推注：每瓶用注射用水6～10ml溶解，于3～5min内缓慢注入静脉。

3）肌内注射：每1g氨曲南至少用注射用水或0.9%氯化钠注射液3ml溶解，深部肌内注射。

（2）用量表2-17

表2-17 氨曲南用量

感染类型	剂量（g）	间隔时间（h）
尿路感染	0.5或1	8或12
中重度感染	1或2	8或12
危及生命或铜绿假单胞菌严重感染	2	6或8

患者单次剂量＞1g或患败血症、其他全身严重感染或危及生命的感染应静脉给药，最高剂量8g/d。患者有短暂或持续肾功能减退时，宜根据肾功能情况，酌情减量。对肌酐清除率＜10～30ml/(min·1.73m²）的肾功能损害者，首次用量1g或2g，以后用量减半；对肌酐清除率＜10ml/(min·1.73m²)，如依靠血液透析的肾功能严重衰竭者，首次用量0.5、1或2g，维持量为首次剂量的1/4，间隔时间为6.8或12小时；对严重或危及生命的感染者，每次血液透析后，在原有的维持量上增加首次用量的1/8。

【不良反应】本品的不良反应较少见，全身性不良反应发生率为1%～1.3%或略低，包括消化道反应，常见为恶心、呕吐、腹泻及皮肤过敏反应。白细胞计数降低、血小板减少、难辨梭菌腹泻、胃肠出血、剥脱性皮炎、低血压、一过性心电图变化、肝胆系统损害、中枢神经系统反应及肌肉疼痛等较罕见。静脉给药偶见静脉炎，肌内注射可产生局部不适或肿块，发生率分别为1.9%～2.4%。

【禁忌证】对氨曲南有过敏史者禁用本品。

【注意事项】

（1）本品与青霉素之间无交叉过敏反应，但对青霉素、头孢菌素过敏的患者及过敏体质者仍需慎用本品。

（2）本品的肝毒性低，但对肝功能已受损的患者应观察其动态变化。

（3）氨曲南可与氯霉素磷酸酯、硫酸庆大霉素、硫酸妥布霉素、头孢唑啉钠、氨苄青霉素钠联合使用，但和萘呋西林、头孢拉定、甲硝唑有配伍禁忌。

（4）几乎所用抗生素均有不同程度的假膜性肠炎报道，包括氨曲南在内，因此，在治疗过程中应注意患者腹泻症状，并明确诊断。

（5）使用前，请详阅使用说明书。

【孕妇及哺乳期妇女用药】

（1）本品能通过胎盘进入胎儿循环，虽然动物实验显示其对胎儿无影响、无毒性和无致畸作用，但缺乏在妊娠妇女中进行的充分良好对照的临床研究，因此对妊娠妇女或有妊娠可能性的妇女，仅在必要时方可给药。本药的妊娠安全性分级为B级。

（2）本品可经乳汁分泌，乳汁中浓度不及母体血药浓度的1%，哺乳妇女使用时应暂停哺乳。

【儿童用药】婴幼儿的安全性尚未确立，应慎用本品。

【老年患者用药】老年人用药剂量应按其肾功能减退情况酌情减量。

【药物相互作用】

(1) 本品与氨基糖苷类（庆大霉素、妥布霉素、阿米卡星等）联合、对铜绿假单胞菌、不动杆菌、沙雷杆菌、克雷伯杆菌、普鲁威登菌、肠杆菌属、大肠埃希菌、摩根杆菌等起协同抗菌作用。

(2) 本品与头孢西丁，在体外与体内起拮抗作用；与萘呋西林、氯唑西林、红霉素、万古霉素等，在药效方面不起相互干扰作用。

【药物过量】尚未见使用本品过量的报道，血液透析和腹膜透析将有助于本品从血清中清除。

【贮藏】遮光，密闭保存。

第七节 氨基糖苷类

氨基糖苷类抗生素是由链霉菌属或小单胞菌培养液获得或半合成制取而成，其结构中是氨基糖以苷键与氨基环己醇结合的一族化合物。此类抗生素结构优化发展很快，已从以卡那霉素为代表的第一阶段产品发展到以奈替米星为代表的耐酶、高效、低毒的第三阶段产品。第一阶段产品包括卡那霉素、链霉素、新霉素等，以其结构中含有完全羟基化的氨基糖与氨基环己醇相结合、不抗铜绿假单胞菌为共同特点。第二阶段产品以庆大霉素为代表，包括小诺霉素、强壮霉素（阿司米星）、司他霉素等。结构中含有脱氧氨基糖及对铜绿假单胞菌有抑杀能力为第二代品种的共同特征。此类药物抗菌谱更广，对第一代品种无效的假单胞菌和部分耐药菌也有较强的抑杀作用。第三阶段产品以奈替米星为代表，包括丁胺卡那霉素、依替米星等。毒副作用更小，拮抗谱继续扩大，而耐钝化酶能力也大大增强。

一、作用机制及特点

氨基糖苷类的抗菌作用是抑制细菌体 30S 核蛋白的合成，包括以下几个过程：①起始阶段主要抑制 70S 核蛋白始动复合物的形成；②选择性的与 30S 核蛋白亚基上的靶蛋白结合，使 mRNA 上的密码错译，导致异常、无功能的蛋白质合成；③阻碍终止因子（R）与核蛋白体 A 位结合，使已合成的肽链不能释放并阻止 70S 核蛋白体的解离，最终造成菌体内核蛋白的耗竭；④通过离子吸附作用附着于菌体表面，造成胞膜缺损，使胞膜通透性增加，细胞内钾离子、腺嘌呤核苷酸、酶等重要物质外漏，从而导致细菌死亡。

作用特点：①抗菌谱广，多数对包括铜绿假单胞菌、不动杆菌属在内的各种革兰阴性杆菌和包括金葡菌在内的革兰阳性菌均具良好抗菌活性，而本品对革兰阴性杆菌的作用更为突出，部分品种具抗结核杆菌作用，对厌氧菌均无效。耐氨基糖苷类钝化酶的品种对产酶耐药菌仍有效。②本类药物属静止期杀菌剂，浓度依赖性抗生素，且具有较长的抗菌后效应（PAE)。PAE 持续时间与初始给药剂量呈正相关，剂量越大，PAE 越长。③本类抗生素水溶性好，性质稳定，呈碱性，在碱性环境中作用更强。脂溶性小，口服难吸收，可用于胃肠道消毒。④存在首次接触效应，即抗生素与细菌接触后可抑制细菌对抗生素的进一步吸收，此作用持续数小时以上。

二、细菌对氨基糖苷类的耐药性

氨基糖苷类抗生素的主要耐药机制为：①核糖体结合位点的变化，使抗生素进入菌体后不能与核糖体结合而发挥作用；②细菌细胞壁渗透性改变或细胞转运异常，使细菌对药物的摄入及积累的减少；③细菌产生使抗生素失活的钝化酶。氨基糖苷类的钝化酶有三类：磷酸转移酶（APH）、核苷转移酶（AAD），以及乙酰转移酶（AAC）。前二者作用于羟基，后者作用于氨基。这些钝化酶位于细胞膜的表面，使进入细菌的抗生素被酰化而失去抗菌活性。此外，细菌代谢状态的改变、营养缺陷和外界环境的变化等都可使细菌的耐药性增加。

为防止耐药性的发生，凡有条件的医疗单位必须建立细菌耐药性的监测，加强对感染性疾病致病菌的检出和抗微生物药物敏感性的测定；临床医生必须严格掌握抗微生物药物的适应证及抗微生物药物的剂量及疗程，合理地使用抗微生物药物。细菌耐药性的产生机制极为复杂。为了防止细菌间质粒传播以及患者间的交叉感染，医院内要严格执行消毒隔离制度。如做到接触患者前后医务人员应认真洗手，对耐药菌感染的患者应予隔离等。

三、临床应用

(1) 氨基糖苷类抗生素对多数革兰阴性杆菌显示强力杀菌作用，主要用于肠杆菌敏感菌株、变形杆菌属、假单胞菌属及沙氏菌属、肺炎克雷伯菌属等感染，对严重病例或粒细胞减少者感染，本品可与β-内酰胺类或氟喹诺酮类联合用药。

(2) 可作为联合用药的品种用于肠球菌属或草绿色链球菌所致较严重感染，包括心内膜炎。金黄色葡萄球菌与表葡菌所致败血症、心内膜炎等严重感染可采用庆大霉素或阿米卡星与耐酶青霉素或万古霉素、利福平合用。还可用于结核杆菌和非典型分枝杆菌感染。

(3) 临床上一般作为联合用药的品种，而不宜用作为轻、中度感染和门诊的一线用药。且为减少和避免听力语言残疾的发生，6岁以下小儿、妊娠妇女应避免使用，特别是新生儿、婴幼儿不作为一线用药。

(4) 此类抗生素中，庆大霉素、妥布霉素、丁胺卡那霉素、核糖霉素及小诺霉素对铜绿假单胞菌具有抗菌效能。大观霉素对淋病奈瑟菌有良好的抗菌作用。奈替米星、异帕米星、依替米星、阿米卡星抗菌谱与庆大霉素类似，且对许多肠道革兰阴性菌和铜绿假单胞菌所产的氨基糖苷类钝化酶相当稳定，故对一些耐庆大霉素的菌株所致感染可获良效。异帕米星对酶的稳定性优于其他品种。

(5) 氨基糖苷类药物由于具有PAE和峰浓度依赖性，且对大多数细菌PAE较长，因此宜采用1次/日的给药方案，且最适合给药间隔为血药浓度超过MIC的时间加上PAE时间，或可根据血浆清除半衰期和PAE，适当延长给药间隔，进一步优化给药方案。不仅可增强组织穿透力及感染组织中抗微生物药物的浓度疗效，还能减少其耳、肾毒性等不良反应的发生率，抑制耐药菌株的产生。

四、不良反应及注意事项

1. 肾毒性　氨基糖苷类抗生素对肾组织有极高的亲和力，对肾的毒性主要是损害近曲肾小管上皮细胞，一般不影响肾小球。肾毒性的强弱次序为：卡那霉素＞庆大霉素/丁胺卡那霉素＞妥布霉素＞阿米卡星＞奈替米星＞链霉素。易诱发肾损害的因素有用药剂量大、疗程长(＞10d)；2种氨基糖苷类抗生素合用或与有肾毒性的药物合用，如强效利尿剂、顺铂、第一代头孢菌素类、万古霉素等药物；肝病患者。因此临床用药应定期进行肾功能检查，如果出现管型尿、蛋白尿、血液尿素氮升高、尿量减少等现象，应立即停药。

2. 耳毒性　氨基糖苷类抗生素的耳毒性是因为内耳淋巴中液药物浓度持续较高，使耳蜗内淋巴电解质成分发生改变，引起内耳柯蒂器内、外毛细胞损害所致。临床表现主要为：前庭功能失调，多见于链霉素、卡那霉素、庆大霉素、妥布霉素；耳蜗神经损害，多见于卡那霉素、阿米卡星、西索米星、庆大霉素等。总剂量大、疗程较长、肾功能减退、使用方法不合理等易引起耳毒性。因此，临床治疗时应注意：①一般情况疗程不超过7～10d为宜。②2种氨基糖苷类抗生素不宜同时应用或前后连续局部或全身应用，否则可增加耳毒性，甚至导药后仍继续进展至耳聋，常呈永久性。③不宜与其他耳毒性药物如万古霉素、红霉素、强利尿剂及抗癌药卡铂、顺铂合用。碱性药物能增加氨基糖苷类抗生素的抗菌作用，但耳毒性亦增加。④与苯海拉明、异丙嗪等抗眩晕药合用时，耳毒性症状不易察觉，故使用时应注意。⑤该类药物耳毒性早期发现，应及时停药，尚可用药物治疗能及早恢复听力和阻止耳毒性继续发展。常用B族维生素 B_{12}，维生素A、D或软骨素，三磷酸腺苷等。

3. 神经肌肉阻滞作用 氨基糖苷类药物可抑制钙离子进入神经轴索的突触前区参与ACh释放，阻断突触后ACh受体，并可与钙离子结合，使体液中钙离子含量降低，从而阻滞神经肌肉的传导，表现为心肌抑制、肌肉松弛、血压下降，有引起呼吸骤停、突然死亡的危险。各种氨基糖苷类药物对神经肌肉阻滞作用大小次序为链霉素＞卡那霉素/阿米卡星＞庆大霉素＞妥布霉素。肾功能不全、低钙、重症肌无力者合用肌肉松弛剂、全身麻醉药；林可霉素易诱发，可给予钙剂或新斯的明及采取人工呼吸等措施。另外，给药时，每次静脉滴注时间不宜＜1h，以免发生对神经肌肉接头的阻滞作用。

五、氨基糖苷类药物

链 霉 素

【英文名】 streptomycin

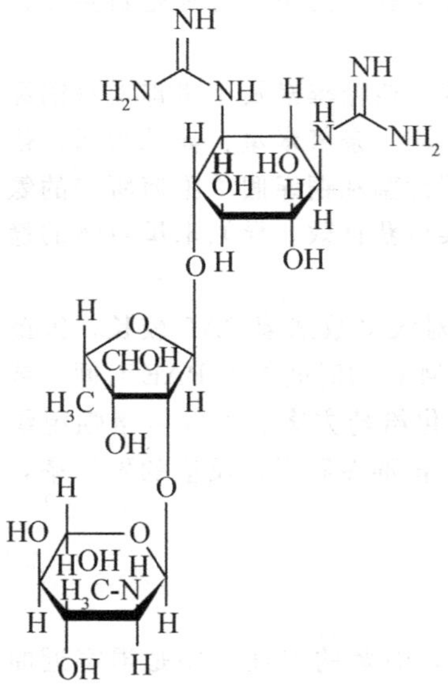

【化学名及结构式】 *O*-2-甲氨基-2-脱氧-α-*L*-葡吡喃糖基-(1→2)-*O*-5-脱氧-3-*C*-甲酰基-α-*L*-来苏呋喃糖基-(1→4)-*N*1，*N*3-二脒基-*D*-链霉胺。

【性状】 本品为白色或类白色的粉末。

【药理与毒理】 硫酸链霉素为一种氨基糖苷类抗生素。链霉素对结核分枝杆菌有强大的抗菌作用，其最低抑菌浓度一般为0.5g/ml。本品对大多非结核分枝杆菌耐药。链霉素对许多革兰阴性杆菌如大肠埃希菌、克雷伯菌属、变形杆菌属、肠杆菌属、沙门菌属、志贺菌属、布鲁菌属、巴斯德杆菌属等也具抗菌作用；脑膜炎奈瑟菌和淋病奈瑟菌亦对本品敏感。链霉素对葡萄球菌属及其他革兰阳性球菌的抗菌作用差。各组链球菌、铜绿假单胞菌和厌氧菌对本品耐药。链霉素主要与细菌核糖体30S亚单位结合，从而抑制细菌蛋白质的合成。细菌与链霉素接触后极易产生耐药性。链霉素和其他抗微生物药物或抗结核药物联合应用时可减少或延缓耐药性的产生。

【药代动力学】 本品肌内注射后吸收良好。本品主要分布于细胞外液，并可分布至除脑以外的全身器官组织中，本品到达脑脊液、脑组织和支气管分泌液中的量很少；但可到达胆汁、胸水、腹水、结核性脓肿和干酪样组织，并可通过胎盘进入胎儿组织。蛋白结合率为20%～30%。血消除半衰期（$T_{1/2\beta}$）2.4～2.7h，肾功能减退时可显著延长。本品在体内不代谢，主要经肾小球滤过排出，给药后24h从尿中排出80%～98%，约1%从胆汁排出，少量从乳汁、唾液和汗液中排出。本品可经血液透析清除相当量。

【适应证】

(1) 本品主要与其他抗结核药联合用于结核分枝杆菌所致各种结核病的初治病例，或其他敏感分枝杆菌感染。

(2) 本品可单用于治疗土拉菌病，或与其他抗微生物药物联合用于鼠疫、腹股沟肉芽肿、布鲁菌病、鼠咬热等的治疗。

(3) 亦可与青霉素或氨苄西林联合治疗草绿色链球菌或肠球菌所致的心内膜炎。

【用法与用量】

(1) 成人常用量

1) 肌内注射，0.5g/次（以链霉素计，下同），每12h一次，与其他抗微生物药物合用细菌性（草绿链球菌）心内膜炎，肌内注射，每12h 1g，与青霉素合用，连续1周，继以每12h 0.5g，连用1周；60岁以上的患者应减为每12h 0.5g，连用2周。

2) 肠球菌性心内膜炎，肌内注射，与青霉素合用，每12h 1g，连用2周，继以每12h 0.5g，连用4周。

3) 鼠疫，肌内注射，0.5～1g/次，每12h一次，与四环素合用，疗程10日。

4) 土拉菌病，肌内注射，每12h 0.5～1g，连续7～14d。

5) 结核病，肌内注射，每12h 0.5g，或0.75g/次，1次/日，与其他抗结核药合用；如采用间歇疗法，即给药2～3次/周，1g/次；老年患者肌内注射，0.5～0.75g/次，1次/日。

6) 布鲁菌病，1～2g/d，分2次肌内注射，与四环素合用，疗程3周或3周以上。

(2) 小儿常用量肌内注射，按体质量15～25mg/(kg·d)，分2次给药；治疗结核病，按体质量20mg/(kg·d)，1次/日，最大剂量≤1g/d，与其他抗结核药合用。

(3) 肾功能减退患者：按肾功能正常者链霉素的正常剂量为1次/日，15mg/kg肌内注射。肌酐清除率＞50～90ml/min，每24h给予正常剂量的50%；肌酐清除率为10～50ml/min，每24～72h给正常剂量的50%；肌酐清除率＜10ml/min，每72～96h给予正常剂量的50%。

【不良反应】

(1) 血尿、排尿次数减少或尿量减少、食欲减退、口渴等肾毒性症状，少数患者可产生血液中尿素氮及肌酐值增高。

(2) 影响前庭功能时可有步履不稳、眩晕等症状；影响听神经出现听力减退、耳鸣、耳部饱满感。

(3) 部分患者可出现面部或四肢麻木、针刺感等周围神经炎症状。

(4) 偶可发生视力减退（视神经炎）、嗜睡、软弱无力、呼吸困难等神经肌肉阻滞症状。

(5) 偶可出现皮疹、瘙痒、红肿。少数患者停药后仍可发生听力减退、耳鸣、耳部饱满感等耳毒性症状，应引起注意。

【禁忌证】对链霉素或其他氨基糖苷类过敏的患者禁用本品。

【注意事项】

(1) 交叉过敏对一种氨基糖苷类过敏的患者可能对其他氨基糖苷类也可能发生过敏反应。

(2) 下列情况应慎用链霉素：①失水，可使血药浓度增高，易产生毒性反应；②第Ⅷ对脑神经损害，因本品可导致前庭神经和听神经损害；③重症肌无力或帕金森病，因本品可引起神经肌肉阻滞作用，导致骨骼肌软弱；④肾功能损害，因本品具有肾毒性。

(3) 疗程中应注意定期进行下列检查：①尿常规和肾功能测定，以防止出现严重肾毒性反应；②听力检查或听电图（尤其高频听力）测定，这对老年患者尤为重要。

(4) 有条件时应监测患者血药浓度，并据此调整剂量，尤其对新生儿、年老和肾功能减退患者。每12h给药7.5mg/kg者应使血药峰浓度维持在15～30mg/ml，谷浓度5～10mg/ml；1次/日给药15mg/kg者应使血药峰浓度维持在56～64mg/ml，谷浓度＜1mg/ml。

(5) 对诊断的干扰：本品可使丙氨酸氨基转移酶（ALT）、门冬氨酸氨基转移酶（AST）、血清胆红素浓度及乳酸脱氢酶浓度的测定值增高；血钙、镁、钾、钠浓度的测定值可能降低。

【孕妇及哺乳期妇女用药】本品属孕妇用药D类，即对人类有危害，但用药后可能利大于弊。本品可穿过胎盘进入胎儿组织，胎儿血药浓度一般是母亲血药浓度的20%～40%。据报道孕妇应用本品后曾引起胎儿听力损害。妊娠妇女在使用本品前必须充分权衡利弊。在使用时，需要对母亲的血药浓度进行监测，并调整剂量，高剂量时应对新生儿的肾功能和听力进行检查，在孕妇不慎使用本品时无需终止妊娠或进行侵入性检查。本药在乳汁中分泌量很少，但仍建议哺乳期妇女用药期间暂停哺乳。

【儿童用药】本品属氨基糖苷类，在儿科中应慎用，尤其是早产儿及新生儿的肾脏组织尚未发育完全时，会使本类药物的半衰期延长，药物易在体内积蓄而产生毒性反应。

【老年患者用药】老年患者应用氨基糖苷类后易产生各种毒性反应，应尽可能在疗程中监测患者的血药浓度。老年患者的肾功能有一定程度的生理性减退，即使肾功能测定值在正常范围内时仍应采用较小治疗剂量。

【药物相互作用】

(1) 本品与其他氨基糖苷类合用或先后连续局部或全身应用，可增加其产生耳毒性、肾毒性以及神经肌肉阻滞作用的可能性。

(2) 本品与神经肌肉阻断药合用时，可加重神经肌肉阻滞作用。本品与卷曲霉素、顺铂、依他尼酸、呋塞米或万古霉素（或去甲万古霉素）等合用，或先后连续局部或全身应用，可能增加耳毒性与肾毒性。

(3) 本品与头孢噻吩或头孢唑林局部或全身合用，可能增加肾毒性。

(4) 本品与多黏菌素类注射剂合用，或先后连续局部或全身应用时，可增加肾毒性和神经肌肉阻滞作用。

(5) 其他肾毒性药物及耳毒性药物均不宜与本品合用或先后应用，以免加重肾毒性或耳毒性。

【药物过量】由于缺少特异性拮抗剂，本品过量或引起毒性反应时，主要用对症疗法和支持疗法，同时补充大量水分等措施治疗。血液透析或腹膜透析有助于从血液中清除链霉素。

【贮藏】密闭，在干燥处保存本品。

依替米星

【英文名】etilmicin

【化学名及结构式】*O*-2-氨基 2,3,4,6 －四脱氧-6-（氨基）-*α*-*D*-赤型-己吡喃糖基-（1→4）-*O*-［3-脱氧-4-*C*-甲基-3-（甲氨基）-*β*-*L*-阿拉伯吡喃糖基（1→6）-2-脱氧-*N*-乙基-*L*-链霉胺。

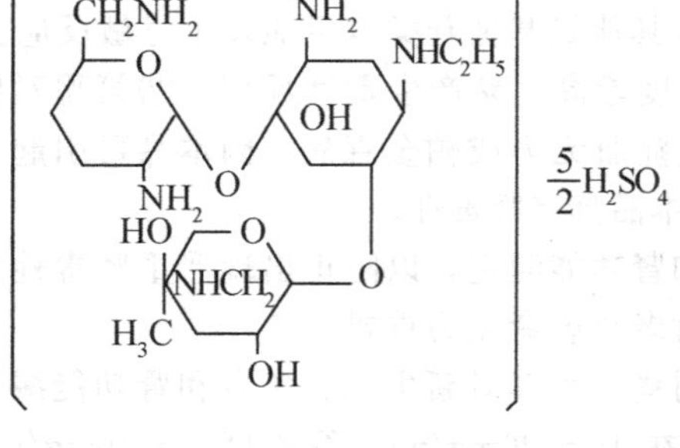

【性状】本品为白色或类白色的粉末。

【药理与毒理】本品系半合成水溶性抗生素，属氨基糖苷类。体外抗菌作用研究表明：本品抗菌谱广，对多种病原菌有较好抗菌作用，其中对大肠埃希杆菌、克雷伯肺炎杆菌、肠杆菌属、沙雷菌属、奇异变形杆菌、沙门菌属、流感嗜血杆菌及葡萄菌属等有较高的抗菌活性，对部分假单胞杆菌、不动杆菌属等具有一定抗菌活性，对部分庆大霉素、小诺霉素和头孢唑啉耐药的金黄色葡萄球菌、大肠埃希菌和克雷伯肺炎杆菌，其体外 MIC 值仍在本品治疗剂量的血药浓度范围内。对产生青霉素酶的部分葡萄球菌和部分低水平甲氧西林耐药的葡萄球菌(MRSA)亦有一定抗菌活性。本品的作用机制是抑制敏感菌正常的蛋白质合成。动物耳毒性试验结果可见，本品肌内注射的耳毒性比其他氨基糖苷类抗生素偏低，而与奈替米星相似。

【药代动力学】健康成人一次静脉滴注 0.1、0.15 和 0.2g 硫酸依替米星后血清药物浓度分别为11.30、14.60、19.79mg/L。血消除半衰期（$T_{1/2\beta}$）约为1.5、24h内原形在尿中的排泄量约为80%。健康成人给药2次/日，间隔12h，连续给药7d，血中也无明显的蓄积作用，本品与血清蛋白的结合率为25%左右。

【适应证】适用于对其敏感的大肠埃希杆菌、克雷伯肺炎杆菌、沙雷杆菌属、枸橼酸杆菌肠杆菌属、不动杆菌属、变形杆菌属、流感嗜血杆菌、铜绿假单胞菌和葡萄球菌等引起的各种感染。临床研究显示本品对以下感染有较好的疗效：呼吸道感染，如急性支气管炎、慢性支气管炎急性发作、社区肺部感染等；肾脏和泌尿生殖系统感染，如急性肾盂肾炎、膀胱炎、慢性肾盂肾炎或慢性膀胱炎急性发作等；皮肤软组织和其他感染，如皮肤及软组织感染、外伤、创伤和手术产后的感染及其他敏感菌感染。

【用法与用量】静脉滴注。成人推荐剂量：对于肾功能正常泌尿系感染或全身性感染的患者，2次/日，0.1～0.15g/次（每12小时1次），稀释于100ml的0.9%氯化钠注射液或5%葡萄糖注射液中，静脉滴注，滴注1小时。疗程为5～10d。

【不良反应】本品系半合成氨基糖苷类抗生素，其不良反应为耳、肾的不良反应，发生率和严重程度与奈替米星相似。个别病例可见尿素氮（BUN）、肌酐（Cr）或丙氨酸氨基转移酶（ALT）、门冬氨酸氨基转移酶（AST）、碱性磷酸酶（ALP）等肝肾功能指标轻度升高，但停药后即恢复正常。本品的耳毒性和前庭毒性主要发生于肾功能不全的患者、剂量过大或过量的患者，表现为眩晕、耳鸣等，个别患者电测听力下降，程度均较轻。其他罕见的反应有恶心、皮疹、静脉炎、心悸、胸闷及皮肤瘙痒等。

【禁忌证】对本品及其他氨基糖苷类抗生素过敏者禁用本品。

【注意事项】

（1）肾功能受损的患者，不宜使用本品。必要时应调整剂量，并应监测血清中硫酸依替米星的浓度，此外血清肌酐水平及肌酐消除率也是最适合观察肾功能程度的指标。调整剂量时可采用下述两个方案中的一种：

1）改变给药次数：调整剂量的一种方法是延长两次常规给药的间隔时间。由于血清肌酐水平与硫酸依替米星血消除半衰期（$T_{1/2\beta}$）高度相关，因此，实验室检查可提供调整给药间隔的指标。两次给药的间隔时间（小时）大致等于血清肌酐水平（mg/100ml）乘以8；例，一个体质量60kg的患者，血清肌酐水平为3.0mg/100ml，该患者使用硫酸依替米星的治疗方案应为：每次剂量为2mg/kg×60kg，即120mg，二次间隔时间按血清肌酐水平3.0(mg/100ml)×8计算，即24h。

2）改变治疗剂量：在具有肾功能不全的严重全身感染者，可增加硫酸依替米星的给药次数，但应减少治疗剂量。对这类患者，应当测定血清硫酸依替米星浓度。推荐的方法是：在给予常规的首次剂量后，改为每8h给药方法是把常规推荐的剂量除以血清肌酐水平；例如，一个体质量60kg的患者，首次剂量120mg，血清肌酐浓度3.0mg/100ml，该患者使用硫酸依替米星的治疗方案为：一次剂量为（120÷3）即40mg，每8h一次。如果已知肌酐清除率，则每间隔8h所使用的维持剂量可以用以下计算公式：维持剂量＝患者的Ccr×常规的维持剂量/正常的Ccr，Ccr＝肌酐清除率［ml/(min·1.73m^2)］。

上述推荐的剂量计算方法仅用于血清硫酸依替米星水平不能监测时。由于在感染过程中，肾功能可随时变化，因此硫酸依替米星的使用剂量也应随时给予调整。

（2）在使用本品治疗过程中应密切观察肾功能和第Ⅷ对脑神经功能的变化，并应尽可能进行血药浓度检测，尤其是已明确或怀疑有肾功能减退或衰竭患者、大面积烧伤患者、新生儿、早产儿、婴幼儿和老年患者、休克、心力衰竭、腹水、严重脱水患者及肾功能在短期内有较大波动者。

（3）本品属氨基糖苷类抗生素，可能发生神经肌肉阻滞现象。因此对接受麻醉剂、琥珀胆碱、筒箭毒碱或大量输入枸橼酸抗凝剂的血液患者应特别注意，一旦出现神经肌肉阻滞现象应停用本品，并静脉内给予钙盐进行治疗。

【孕妇及哺乳期妇女用药】本品可穿过胎盘进入胎儿组织，胎儿血药浓度一般是母亲血药浓度的20%～40%。据报道本品有引起胎儿听力损伤和肾功能损伤的潜在可能，故妊娠期妇女不宜使用本品。本品妊娠安全性分级为D级，仅可在孕妇确有应用指征（如危及生命）时，充分权衡利弊后使用。在使用时，需要对母亲的血药浓度进行监测，并调整剂量，高剂量应用时应对新生儿的肾功能和听力进行检查，在孕妇不慎使用本品时无需终止妊娠或进行侵入性检查。本药在乳汁中分泌量很少，但仍建议哺乳期妇女用药期间暂停哺乳。

【儿童用药】本品属氨基糖苷类抗生素，儿童慎用本品。

【老年患者用药】由于生理性肾功能的衰退，本品剂量与用药间期需调整。

【药物相互作用】本品应当避免与其他具有潜在耳、肾毒性药物如多黏菌素、其他氨基糖苷类等抗生素、强利尿酸及呋塞米（速尿）等联合使用，以免增加肾毒性和耳毒性。

【贮藏】密闭，在凉暗处保存。

奈替米星

【英文名】netilmicin

【化学名及结构式】*O*-3-去氧-4-*C*-甲基-3-甲氨基-β-*L*-阿拉伯糖吡喃苷基（1→4）-*O*-［2，6-二氨基-2，3，4，6-四去氧-α-*D*-甘油己糖-4-烯醇型吡喃糖苷基（1→6）］-2-去氧-*N*3-乙基-*L*-链霉胺。

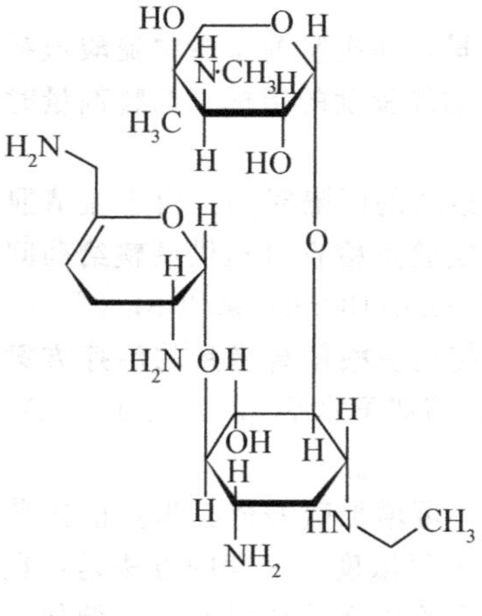

【性状】本品为类白色至白色的粉末或疏松块状物，极易溶于水。

【药理与毒理】

（1）药理作用：奈替米星为一半合成的氨基糖苷类广谱抗生素。其作用机制是通过抑制敏感微生物的正常蛋白质的合成而起作用。本品具有广泛的抗微生物作用，主要针对革兰阴性杆菌属和少数革兰阳性菌，包括枸橼酸菌属、肠杆菌属、大肠埃希菌、克雷伯菌属、摩根变形杆菌、铜绿假单胞菌、沙门菌属、志贺菌属和葡萄球菌属（耐青霉素和甲氧西林菌）。本品体外对某些分离的不动杆菌、奈瑟菌属、吲哚阳性变形杆菌、假单胞菌属 、沙雷菌属也有抗菌活性。多数链球菌和厌氧微生物如拟杆菌属和梭菌属对氨基糖苷类药物耐药。

（2）毒理研究

1）遗传毒性：致突变试验结果为阴性。

2）生殖毒性：大鼠生殖毒性试验表明，本品对动物生育力无明显影响，但是妊娠妇女给予本品，可损伤胎儿。

3）致癌性：大鼠和小鼠的终身致癌试验结果表明，未发现与药物相关的肿瘤发生。

【药代动力学】据《Physicians' Desk Reference》（第54版）介绍，奈替米星在肌内注射后可被迅速而完全的吸收。在肌内注射后，通常在30～60min内达到血清峰浓度。并且浓度2h内都可以测得到。在有正常肾功能的成年志愿受试者中，肌内注射后达到的血清峰浓度（以mg/ml为单位）的数值通常约为其单一剂量数值的3～3.5倍。例如，可以预料给2.0mg/kg的剂量达到的血清峰浓度为7mg/ml。在以推荐范围内的剂量给药后的8h或更长时间后，血清浓度通常为3mg/ml。当以60min静脉输注的方式给单剂量的奈替米星以后的血清峰浓度同肌内注射方式给药后达到的浓度相似。在快速的静脉注射后，血清中浓度是60min输注方式达到的2～3倍。

同庆大霉素相似奈替米星能迅速分布到组织内，奈替米星单剂量给药后的半衰期通常为2～2.5h，且并不依赖于给药途径。在给药剂量增加后，半衰期也相应延长了（例如，给药剂量为1mg/kg时半衰期为2.2h，而剂量3mg/kg的则为3h）。在24h内，约80%的药物在尿液中排泄。在单剂量给药后尿液中奈替米星的浓度经常超过100mg/ml。没有关于奈替米星在代谢中发生转化的证据。本药物主要通过肾小管滤过作用排泄。丙磺舒（利尿酸药）并不能影响氨基糖苷类的肾小球转运作用，奈替米星的分布容积大约为体质量的20%，总体清除率约为80ml/min，肾清除率约为60ml/min。在志愿受试者的多剂量给药研究中，每12h给药一次，范围在1.0～4.0mg/kg，在第2天观察到稳态血药浓度。稳态血药浓度比首次给药时得到的血清浓度高出不到20%。同其他氨基糖苷类一样，在肾功能下降导致肾清除率降低时，奈替米星的半衰期增加了。

内源性肌酐清除率和血清肌酐水平同奈替米星的半衰期有高度的相关性。以上几项测试的指标可以作为在有肾脏损害患者使用奈替米星时调整剂量的依据。当有肾功能明显损害的患者，尿液中氨基糖苷类的浓度下降，同时，氨基糖苷类向有缺损的肾实质渗透性也发生下降。这在治疗尿路感染的患者时应当加以注意。在一项针对肾功能丧失正在接受血液透析的成人的研究中，奈替米星的血清浓度在进行8h的透析后下降了约63%。在进行较短的透析时被移除的药物量也减少了。没有关于儿童血透方面的信息。腹膜透析后氨基糖苷也会有所减少，但这度比血透要小。由于奈替米星分布在细胞外液中，在那些细胞外液体积增大的患者（例如浮肿和腹水）中血清峰浓度可能会下降。在同样剂量情况下，氨基糖苷类在孕妇中的血清浓度低于那些没有妊娠的妇女，当体温恢复正常后，药物的血清浓度可能会上升。妊娠和贫血的状况可能会使半衰期比通常情况下的要短（剂量通常不需调整）。

在严重烧伤患者中，氨基糖苷类的半衰期可能会显著降低，同时，一个特别剂量所达到的血清浓度可能会比预期要低。

在生命的第1周新生儿中的奈替米星消除半衰期同体质量紧密相关，体质量1.5～2.0kg新生儿约为8h，而3.0～4.0kg体质量的新生儿约为4.5h。6周甚至更大的幼儿和儿童的消除半衰期为1.5～2.0h。

通过非胃肠道给药，氨基糖苷类能在血清、组织和体液，在心包、胸膜、滑膜和腹膜液中检出。可用于检测奈替米星在体液中浓度的方法包括微生物法、酶法和放射免疫测定技术。在通常情况下在肾脏皮质要比在血清中的浓度明显要高。在停止给药30d后，仍可在尿液中检出微量的氨基糖苷。在肝脏的残留量微小。同所有的氨基糖苷类一样，在非胃肠道给药后，奈替米星只是少量扩散进入蛛网膜下腔。奈替米星可通过胎盘，并能在脐血和胎儿中测出。对哺乳期妇女所作的研究发现少量药物在乳汁中排泄。奈替米星在口服给药后在胃肠道吸收很少。同其他氨基糖苷类一样，奈替米星的血清蛋白结合率较低（0%～30%）。

【适应证】本品适用于敏感细菌所引起的包括新生儿、婴儿、儿童等各年龄患者在内的严重或危及生命的细菌感染性疾病的短期治疗。这些感染性疾病包括：

（1）复杂性尿路感染：由大肠埃希菌、肺炎克雷伯杆菌、铜绿假单胞菌、肠杆菌属菌、奇异变形杆菌、变形杆菌属细菌（吲哚阳性）、沙雷菌属和枸橼酸菌属细菌以及金黄色葡萄球菌等引起。

（2）败血症：由大肠埃希菌、肺炎克雷伯杆菌、铜绿假单胞菌、肠杆菌属和沙雷菌属细菌以及奇异变形杆菌等引起。

（3）皮肤软组织感染：由大肠埃希菌、肺炎克雷伯杆菌、铜绿假单胞菌、肠杆菌属和沙雷菌属细菌、奇异变形杆菌、变形杆菌属细胞（吲哚阳性）和金黄色葡萄球菌（青霉素酶和非青霉素酶产酶菌）等引起。

(4) 腹腔内感染，包括腹膜炎和腹内脓肿：由大肠埃希菌、肺炎克雷伯杆菌、铜绿假单胞菌、肠杆菌属菌、奇异变形杆菌、变形杆菌属细胞（吲哚阳性）和金黄色葡萄球菌（青霉素酶和非青霉素酶产酶菌）等引起。

(5) 下呼吸道感染：由大肠埃希菌、肺炎克雷伯杆菌、铜绿假单胞菌、肠杆菌属和沙雷菌属细菌、奇异变形杆菌、变形杆菌属细菌（吲哚阳性）和金黄色葡萄球菌（青霉素酶和非青霉素酶产酶菌）等引起。

【用法与用量】

(1) 用法：本品可肌内注射，也可静脉滴注。肌内注射时，用前加2ml注射用水或0.9%氯化钠注射液溶解后使用。静脉滴注时，用前先加2ml注射用水或0.9%氯化钠注射液溶解，再移加到5%葡萄糖注射液或0.9%氯化钠注射液50～200ml中静脉滴注，滴注时间为1.5～2.0h/次。

为了正确计算剂量，应在给药前获知患者的体质量，对于肥胖患者的剂量应按瘦人的体质量计算。肾功能状态可根据血清肌酐浓度的测定而估计，或根据内在的肌酐清除率而计算。另外，治疗期间应定期检查肾功能。

对于体表过度烧伤的患者，由于药物动力学参数的改变，其血清药物浓度可能下降，通过测定血清药物浓度来指导用药剂量显得更重要。

(2) 疗程：在保证疗效的前提下，应尽可能缩短治疗时间。通常的疗程为7～14d，在有并发感染时，可能需要更长治疗时间。虽然延长治疗时间，奈替米星的耐受性好，但长时间给药，应检测患者的肾功能、听力和前庭功能，如果临床有表征，应适当调整剂量。在应用过程中，应通过测定血清药物浓度的峰谷值，以确保在所给剂量下的有效且安全。当测定方法可行时，峰浓度范围为4～12mg/ml，不能起过16mg/ml。个体间，由于肾功能状态（正常或异常）的差别，其药物浓度会变，峰浓度应控制在6～12mg/ml，谷浓度应控制在0.5～2mg/ml较好。对于特殊患者的血清药物浓度的有效性，应考虑致病菌的敏感性、感染的严重程度和患者的机体免疫防卫系统的功能。推荐剂量并非一成不变，仅作为首次治疗或治疗期间不能测定血药浓度时选择剂量的一个指导。

(3) 剂量。

1) 肾功能正常患者的剂量：表2-18给出了肾功能正常的不同年龄患者推荐剂量。

表2-18　肾功能正常的不同年龄患者推荐剂量

患者体质量（kg）	复杂尿路感染 [3～4mg/(kg·d)；1.5～2.0mg/(kg·d)] 每12h一次剂量	全身严重感染 [4.0～6.5mg/(kg·d)；1.3～2.2mg/(kg·d) 或 2.0～3.25mg/(kg·d)]	
		每12h剂量	每8h剂量
40	60～80	52～88	80～130
45	68～90	59～99	90～146
50	75～100	65～110	100～163
55	83～110	72～121	110～179
60	90～120	78～132	120～195
65	98～130	85～143	130～211
70	105～140	91～154	140～228
75	113～150	98～165	150～244
80	120～160	104～176	160～260
85	128～170	111～187	170～276
90	135～180	117～198	180～193
95	143～190	124～209	190～309
100	150～200	130～220	200～325

对于新生儿（出生 6 周以内的婴儿）：用药总量为 4.0～6.5mg/(kg · d)，每 12h 一次，每次用量为 2.0～3.25mg/kg。

对于婴儿（出生 6 周以上）～12 岁的儿童：用药总量为 5.5～8.0mg/(kg · d)，可以每 8h 一次，每次用量为 1.8～2.7mg/kg；也可以每 12h 一次，每次用量为 2.7～4.0mg/kg。

2）肾功能损伤患者的剂量：对于肾功能损伤患者，其剂量必须个体化，以保证有效治疗浓度。调整剂量的方法有几种，但最准确的方法是基于血药浓度进行调整。如果血药浓度不能获得，而患者的肾功能又稳定，测其血清肌酐水平和肌酐清除率是最可靠的。如果患者肾功能进一步恶化，剂量需要大大减少。对于肾功能正常患者，其初始剂量和推荐剂量相同。对于肾功能有不同程度损伤的患者，其全天剂量可以通过以下方法来调整剂量。

A. 对于肾功能正常患者，根据血清肌酐浓度，按前表所推荐的剂量调整患者的个体剂量。

B. 如果肌酐清除率已知，或可经血清肌酐水平计算而得出，则可用下式计算调整剂量

$$\text{患者用药剂量}=\text{前表所推荐剂量}\times\frac{\text{患者的肌酐清除率}}{\text{正常人的肌酐清除率}}$$

C. 此外，作为可选择的方法，也可根据图 2-1（减剂量曲线）获得由表 2-18 所得的调整剂量百分率，其每 8h 调整一次。

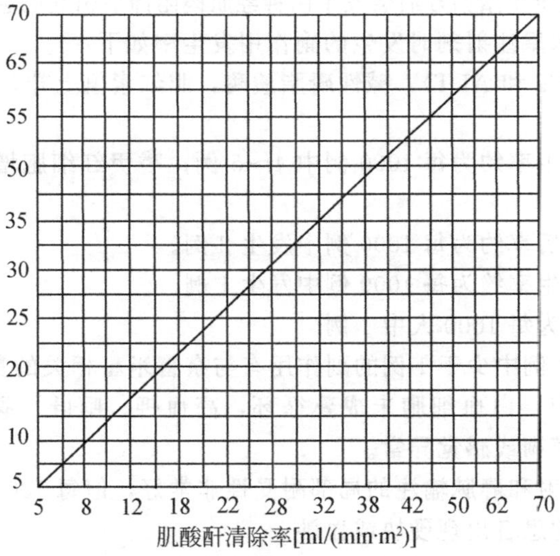

图 2-1 减剂量曲线

$$\text{成人男性的正常肌酐清除率}=\frac{(140-\text{年龄})\times\text{体质量(kg)}}{72\times\text{血清肌酐浓度(mg/100ml)}}$$

$$\text{成人女性的正常肌酐清除率}=\text{成人男性的正常肌酐清除率}\times 85\%$$

调整的每日总量可 1 次/日给药（即每 24h 用药一次），也可 2～3 次/日给药（即每 8 或 12h 用药一次）。一般而言，单次剂量≤3.25mg/kg。对于正在接受血液透析治疗的肾功能不全患者，经透析所除去的药量与所用的仪器设备和方法有关。透析间期，推荐成人按 2.0mg/kg 补充奈替米星，直至血药浓度达所需浓度。此外，剂量尚可根据监测结果进行调整。

【不良反应】本品不良反应包括：

(1) 肾毒性：奈替米星引起的肾脏副作用为每 1000 例中有 7 例。副作用可表现为血清肌酐值上升，并可能伴随尿量减少；尿中出现肾小管管型细胞或蛋白质；血尿素氮值上升或者是肌酐清除率下降。这些副作用在老年人、有肾脏损害病史的患者、接受长时期或者超过推荐剂

量的药物治疗的患者身上发生得更加频繁。虽然，在氨基糖苷类抗生素治疗后可能会发生永久性的肾损害，研究者观察到的由奈替米星引起的肾损害通常是温和且可逆的，并且是在治疗结束后，在药物被排泄时发生的。

（2）神经毒性：有关于对听觉神经和第Ⅷ对脑神经的前庭分支有副作用的报道。

与奈替米星相关的听力改变在每1000例中大约发生4例，与奈替米星相关的主观听力丧失大约每250例中发生1例，与奈替米星相关的前庭异常在每150例中发生1例。那些可能使与氨基糖苷类抗生素相关的耳毒性发生率风险增加的因素包括：肾损害（特别是严重到需要透析的患者），药物过量、脱水、给药时伴随利尿酸和呋喃苯胺酸或先前已经用过其他耳毒性药物。也报道有外周神经病或脑病，包括麻木、皮肤麻刺感、肌肉刺痛、惊厥和毒性样肌无力综合征发生。症状包括头晕、眩晕、眼球震颤和听力丧失。由氨基糖苷类抗生素引起的耳毒性通常是不可逆转的。耳蜗损害，通常只是在高频音波下听觉测试结果发生微小的改变，并不会发生主观听力丧失。前庭功能障碍通常引起眼球震颤、眩晕、恶心、呕吐或急性美尼尔综合征。

那些有正常肾功能且在给奈替米星注射剂时没有超过推荐剂量或长于推荐时间的患者发生毒性作用的风险较低。一些曾经接受过其他氨基糖苷类抗生素治疗时发生毒性神经反应的患者现在进行奈替米星治疗时没有进一步发生毒性反应。

（3）在由氨基糖苷类抗生素治疗后会发生由神经肌肉阻滞后引起的急性肌肉麻痹和呼吸暂停。

（4）其他在给奈替米星注射剂时发生的副作用发生率如下：

1）血清转氨酶（AST和ALT），碱性磷脂酸酶，胆红素值上升，发生率约为每1000例中15例。

2）皮疹或瘙痒，发生率约为每1000例中4～5例；嗜伊红细胞增多，发生率约为每1000例中4例。

3）血小板增多，发后率约为每1000例中发生2例。

4）凝血时间长，发生率约为每1000例中发生1例。

5）发热，发生率约为每1000人中1例。

6）发生率为每1000例中少于1例的副作用有与奈替米星相关的贫血，白细胞减少，血小板减少，白血病样的反应，白血细胞未成熟循环，高血钾、呕吐、腹泻、心悸、低血压、头痛、定向力障碍、视力模糊或感觉异常。

7）奈替米星肌内注射和静脉输注的局部耐受性非常好，但每1000例中约有4例出现严重的疼痛，有相似的数目的患者出现硬块或血肿。

【禁忌证】对奈替米星或任何一种氨基糖苷类抗生素有过敏或有严重毒性反应者禁用本品。

【注意事项】

（1）避免或减少耳、肾毒性反应的发生，治疗期间应定期进行尿常规、血尿素氮、血肌酐等实验室检查，并密切观察前庭功能及听力改变，有条件者应进行血药浓度检测，调整剂量使血药浓度在16mg/L以下，且不宜持续较长时间（如2～3h以上），谷浓度避免超过4mg/L，以减少耳、肾毒性的发生。

（2）功能减退患者应根据肾损害程度减量用药（见【用法与用量】）。

（3）疗程一般不宜超过14d，以减少耳、肾毒性的发生。

（4）单纯性尿路感染、上呼吸道感染及轻症皮肤组织感染治疗中本品非首选药，败血症治疗中需联合具协同作用的药物；腹腔感染治疗时，宜加用甲硝唑等抗厌氧菌药物。

（5）本品不宜与其他药物混合静脉滴注。

【孕妇及哺乳期妇女用药】氨基糖苷类药物可进入胎盘和乳汁，妊娠期或哺乳期患者应用此类药物应被告之对胎儿或婴儿有潜在的损伤，为安全起见，应避免使用。本品妊娠安全性分级为D级，仅可在孕妇确有应用指征（如危及生命）时，应充分权衡利弊后使用。在使用时，需要对母亲的血药浓度进行监测，并调整剂量，高剂量时应对新生儿的肾功能和听力进行检查。在孕妇不慎使用本品时无需终止妊娠或进行侵入性检查。哺乳期妇女在用药期间应暂停哺乳。

【儿童用药】儿童在使用本品时，应分析利弊。不推荐新生儿、早产儿使用本品，如需使用，应减少用量或延长给药间期。

【老年患者用药】老年患者的肾功能有一定程度的生理性减退，应用本药后较易产生各种毒性反应。因此，使用时按轻度肾功能减退者减量用药，且尽可能在疗程中检测血药浓度。

【药物相互作用】

(1) 在体外试验中，把氨基糖苷和β-内酰胺类抗生素（青霉素或头孢菌素）混合可能会导致明显的相互灭活作用。甚至当氨基糖苷类和青霉素类以不同给药途径分别给药时，也有报道在1例肾功能损害和几例肾功能正常的患者身上也出现了氨基糖苷血清半衰期和血清浓度的下降。通常，这种氨基糖苷类的灭活作用只是在有严重肾功能损害的病人临床上现象比较显著。

(2) 药物/实验室检测相互作用：伴随头孢菌素疗法可能会假性提高肌酐测定值。

(3) 本品应避免与其他氨基糖苷类抗生素、万古霉素、多黏菌素、强利尿剂、神经肌肉接头阻滞剂等肾毒性和神经毒性药物同用。

【药物过量】如果发生过量或毒副作用，可用血液透析把其从血液中移除，特别重要的是肾功能受损或要受损的情况下。没有专门的利用腹膜透析来移除药物的信息，其他氨基糖苷类抗生素已知可用这种方法，但其速率低于血液透析。

【贮藏】遮光，密闭，在阴凉处保存。

阿司米星

【英文名】astromicin

【化学名及结构式】4-氨基-1-（2-氨基-*N*-甲基乙酰胺基）-1，4-二脱氧-3-*O*-（2，6-二氨基-2，3，4，6，7-五脱氧-β-*L*-来苏型-庚吡喃糖基）-6-*O*-甲基-*L*-chiro型-肌醇二硫酸盐。

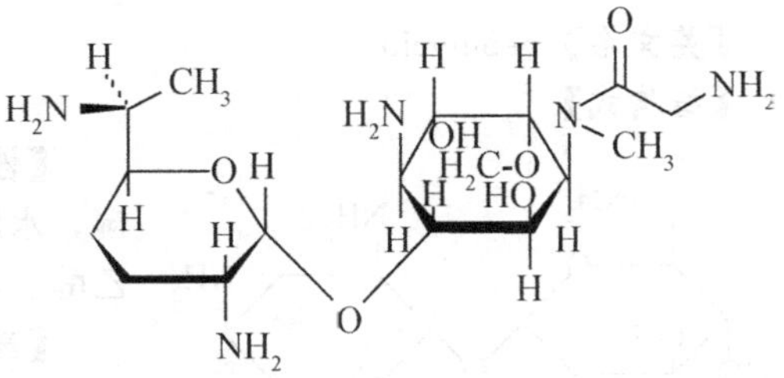

【性状】常用其硫酸盐，为白色或微黄白色结晶性粉末或块状物，在水中易溶，在许多有机溶剂中均不溶。

【药理与毒理】对一些主要的革兰阴性杆菌，如沙雷杆菌、变形杆菌、枸橼酸杆菌、肠杆菌属、克雷伯杆菌、大肠埃希菌等以及金黄色葡萄球菌有良好的抗菌作用。由于本品结构特殊、与其他氨基糖苷类抗生素无交叉耐药性。对其他氨基糖苷类已耐药的菌株对本品仍可保持敏感。

【药代动力学】健康成人肌内注射200mg，30～60min间血药浓度达峰，约14μg/ml，2h降为9μg/ml，4h为5μg/ml，8h约为1μg/ml。本品在体内分布良好，在痰液中浓度可达约1.7μg/ml；本品在阑尾组织中达1.4～4.8μg/ml，在腹水中达4.5～9.1μg/ml，本品可透入主殖器官、羊水、扁桃体等。在胆汁中浓度低，乳汁中浓度甚低。主要由尿液排泄，8h内尿为原形药物为投与剂量的64%～73%。$T_{1/2\beta}$为1.8h。

【适应证】本品可应用于敏感菌所致的支气管炎、肺炎、肾盂肾炎、腹膜炎、膀胱炎及中耳炎等。

【用量与用法】成人400mg/d，分为2次肌内注射，本品以灭菌注射水或等渗盐水溶解后用。

【注意事项】

(1) 与其他氨基糖苷类抗生素相比，本品的耳毒性和肾毒性较轻，但仍应注意，遇有异常应停药。

(2) 本品偶致过敏，表现为皮疹、荨麻疹、瘙痒、红斑、发热等，也偶有休克。应予警惕。

(3) 偶有肝脏损害，遇有肝酶、血清胆红素升高等异常，应立即停药。

(4) 消化道症状，如恶心、呕吐、腹泻、口炎等少见，也有维生素B、维生素K缺乏的报告。偶有白细胞减少。

(5) 注射部位局部偶见疼痛和硬结。

(6) 肝、肾功能不良，高龄和严重虚弱者慎用。

(7) 与强利尿剂联合应用可致耳、肾毒性加强。

(8) 与右旋糖酐类联合应用，可加强肾损害。

(9) 防止与肌松药联合应用，以免加强神经-肌肉阻滞，甚至引起患者呼吸骤停。

【孕妇及哺乳期妇女用药】 本品可穿过胎盘进入胎儿组织，胎儿血药浓度一般是母亲血药浓度的20%～40%。据报道本品有引起胎儿听力损伤和肾功能损伤的潜在可能，故妊娠期妇女不宜使用本品。本品妊娠安全性分级为D级，故仅可在孕妇确有应用指征（如危及生命）时，充分权衡利弊后使用。在使用时，需要对母亲的血药浓度进行监测，并调整剂量，高剂量时应对新生儿的肾功能和听力进行检查，在孕妇不慎使用本品时无需终止妊娠或进行侵入性检查。本药在乳汁中分泌量很少，但仍建议哺乳期妇女用药期间应暂停哺乳。

【儿童用药】 儿童用药量应酌情减少。

【老年患者用药】 肾功能减退的老年患者适当减量或延长给药间隔。

【药物相互作用】

(1) 与强利尿剂联合应用可致耳、肾毒性加强。

(2) 与右旋糖酐类联合应用可加强肾损害。

(3) 防止与肌松剂联合应用，以免加强神经-肌肉阻滞，甚至引起患者呼吸骤停。

新　霉　素

【英文名】 neomycin

【结构式】

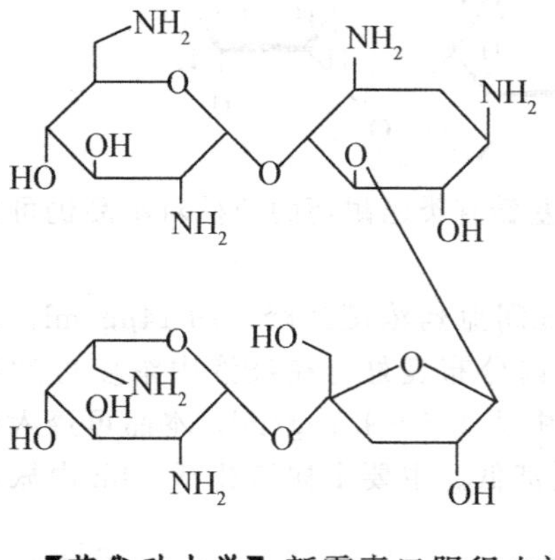

【性状】 本品为白色或类白色的粉末，无臭，极易引湿，水溶液显右旋光性。本品在水中极易溶解，本品在乙醇、乙醚、丙酮或氯仿中几乎不溶。

【药理与毒理】 硫酸新霉素是一种氨基糖苷类抗生素。本品对葡萄球菌属（甲氧西林敏感株）、棒状杆菌属、大肠埃希菌、克雷伯菌属、变形杆菌属等肠杆菌科细菌有良好抗菌作用，对各组链球菌、肺炎链球菌、肠球菌属等活性差。铜绿假单胞菌、厌氧菌等对本品耐药。细菌对链霉素、新霉素和卡那霉素、庆大霉素间有部分或完全交叉耐药。新霉素全身用药有显著肾毒性和耳毒性，故目前仅限于口服或局部应用。

【药代动力学】 新霉素口服很少被吸收（发生率约3%），但长期口服较大剂量，肠黏膜有溃疡或炎性反应时仍可吸收相当量，特别在肾功能减退时血药浓度可显著增高。口服后大部分本品不经变化随粪便排出。

【适应证】 口服可用于：

(1) 肠道感染。

(2) 亦可用于结肠手术前肠道准备或肝昏迷时作为辅助治疗。新霉素不宜用于全身性感染的治疗。

【用法与用量】

(1) 口服，成人0.25～0.5g/次（以新霉素计），4次/日。肝性脑病的辅助治疗，0.5～1g/次，每6h 1次，疗程5～6d。结肠手术前准备，0.5g/h，连用4次，继以每4h 0.5g共24h。

(2) 小儿按体质量25～50mg/(kg·d)，分4次服用。

【不良反应】

(1) 可引起患者食欲不振、恶心、腹泻等，但长期应用（10周以上）不影响维生素K的合成。

(2) 较少发现听力减退、耳鸣或耳部饱满感；头昏或步履不稳；尿量或排尿次数显著减少或极度口渴。

(3) 偶可引起肠黏膜萎缩而导致吸收不良综合征及脂肪性腹泻，甚至假膜性肠炎。

【禁忌证】对新霉素或其他氨基糖苷类抗生素过敏的患者禁用本品。

【注意事项】

(1) 交叉过敏 对一种氨基糖苷类抗生素如链霉素、庆大霉素、阿米卡星过敏的患者也可能对本品过敏。

(2) 在用药过程中仍宜定期进行尿常规和肾功能测定，以防止出现肾毒性，并应对患者进行听力检查或听电图测定。

(3) 下列情况应慎用本品：失水、第Ⅷ对脑神经损害、重症肌无力、帕金森病、肾功能损害、溃疡性结肠炎及有口腔牙病患者（新霉素可引起口腔刺激或疼痛）。

(4) 长期口服本品的慢性肠道感染患者尤其伴有肾功能减退或同服其他耳毒性或肾毒性药物者仍应注意出现肾毒性或耳毒性症状的可能。

【孕妇及哺乳期妇女用药】本药可透过血-胎盘屏障进入胎儿组织，胎儿血药浓度一般是母亲血药浓度的20%～40%。本品有引起胎儿听力损害的可能，孕妇使用本药前应充分权衡利弊。在使用本品时，需要对母亲的血药浓度进行监测，并调整剂量，应用本品高剂量时应对新生儿的肾功能和听力进行检查，在孕妇不慎使用本品时无需终止妊娠或进行侵入性检查。本药妊娠安全性为D级。虽本药在乳汁中分泌量很少，但仍建议哺乳妇女在用药期暂停哺乳。

【儿童用药】因儿童（尤其是早产儿及新生儿）肾脏组织尚未发育完全，本药易在体内蓄积而产生毒性反应，因此儿童须慎用。

【老年患者用药】老年患者的肾功能有一定程度的生理性减退，应用本药后较易产生各种毒性反应。因此应采用较小治疗量且尽可能在疗程中监测患者的血药浓度。

【药物相互作用】

(1) 与口服避孕药（含雌激素）长期合用可能导致避孕失败，并可增加出血的发生率。

(2) 口服新霉素可影响洋地黄苷类、氟尿嘧啶、甲氨蝶呤、青霉素V、维生素A或维生素B_{12}的吸收，使疗效降低；因此应严密观察患者对洋地黄类药物的疗效是否发生改变。口服新霉素的患者合用秋水仙碱及维生素A时，其维生素B_{12}的需要量可能增加。

(3) 本品不宜与其他肾毒性药物及耳毒性药物合用。

(4) 本品与神经肌肉阻滞药合用时，可能增加神经肌肉阻滞作用，导致骨骼肌软弱等。

【药物过量】本品无特异性拮抗剂，药物过量时主要是对症疗法和支持疗法，如洗胃、用催吐剂及补液等。

【贮藏】密封，在干燥处保存。

大观霉素

【英文名】spectinomycin

【化学名及结构式】［2*R*-（2α，4αβ，5αβ，6β，7β，8β，9a，9a a，10aβ)］十氢-4a，7，9-三羟基-2-甲基-6，8-双甲氨基-4H-吡喃并［2，3-b］［1，4］苯并二氧六环-4-酮。

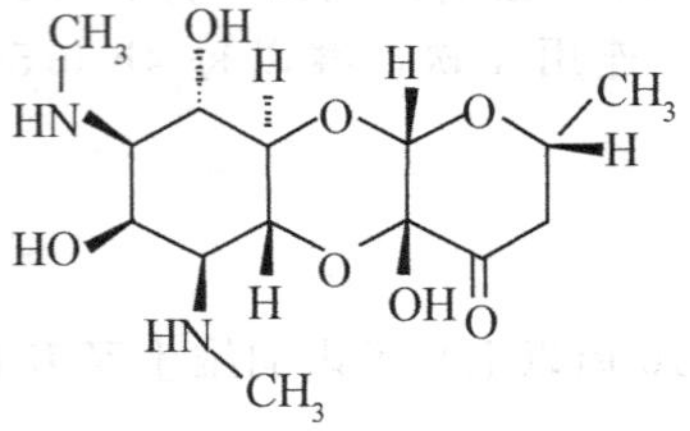

【性状】本品为白色或类白色结晶性粉末，微有特异臭，易溶于水。

【药理与毒理】本品为链霉菌（streptomyces spectabilis）产生的氨基糖苷类抗生素。主要对淋病奈瑟菌有高度的抗菌活性，对产生β-内酰胺酶的淋病奈瑟菌也有良好的抗菌活性；对许多肠杆菌科细菌具有中度抗菌活性。普罗菲登菌和铜绿假单胞菌通常对本品耐药；对本品耐药的菌株往往对链霉素、庆大霉素、妥布霉素等仍敏感。本品对溶脲支原体有良好作用，对沙眼衣原体和梅毒螺旋体无活性。本品的作用机制是与细菌核糖体30S亚单位结合，从而抑制细菌蛋白质的合成。

【药代动力学】本品肌内注射吸收良好。肌内注射本品2g/次后，1h达血药峰浓度（C_{max}），约为100mg/L，8h血药浓度为15mg/L，剂量加倍则血药浓度亦约增加1倍。本品与血清蛋白不结合。血消除半衰期（$T_{1/2\beta}$）为1～3h，肾功能减退者（肌酐清除率＜20ml/min）可延长至10～30h。本品主要以原形经肾脏排出，一次给药后48h内尿中以原形排出约100%。血液透析可使本品的血药浓度降低为50%。

【适应证】本品用于淋病奈瑟菌所致尿道炎、前列腺炎、宫颈炎和直肠感染，主要用于对青霉素、四环素等耐药菌株引起的感染。

由于多数淋病患者同时合并沙眼衣原体感染，因此应用本品治疗后应继以7d疗程的四环素或多西环素或红霉素治疗。

【用法与用量】本品仅供肌内注射。

（1）成人：用于宫颈、直肠或尿道淋病奈瑟菌感染，单剂肌内注射2g/次；用于播散性淋病，肌内注射2g/次，每12h一次，共3d。一次最大剂量4g，于左右两侧臀部肌内注射。

（2）小儿：新生儿禁用。小儿体质量45kg以下者，按体质量单剂一次肌内注射40mg/kg；45kg以上者，单剂肌内注射2g/次。

（3）临用前，每2g本品加入0.9%苯甲醇注射液3.2ml，振摇，使呈混悬液。

【不良反应】个别患者偶可出现注射部位疼痛、短暂眩晕、恶心、呕吐及失眠等；偶见发热、皮疹等过敏反应和血红蛋白、血细胞比容减少、肌酐清除率降低，以及碱性磷酸酶、尿素氮和血清氨基转移酶等升高。也有尿量减少的病例发生。

【禁忌证】对本品及氨基糖苷类抗生素有过敏史者及肾病患者禁用本品。

【注意事项】

（1）本品不得静脉给药。应在臀部肌肉外上方做深部肌内注射，注射部位注射量不超过2g/次（5ml)。

（2）本品与青霉素类无交叉过敏性。

（3）发生不良反应时，对严重过敏反应者可给予肾上腺素、皮质激素及（或）抗组胺药物，应保持患者气道通畅、给氧等。

【孕妇及哺乳期妇女用药】

（1）在使用时，需要对母亲的血药浓度进行监测，并调整剂量，高剂量时应对新生儿的肾功能和听力进行检查，在孕妇不慎使用本品时无需终止妊娠或进行侵入性检查。本药妊娠安全性为B级。

（2）哺乳期妇女用药尚无可靠参考文献。若使用本品，应暂停哺乳。

【儿童用药】

（1）由于本品的稀释液中含0.9%的苯甲醇，可能引起新生儿产生致命性喘息综合征，故新生儿禁用。

（2）小儿淋病患者对青霉素类或头孢菌素类过敏者可应用本品。

【老年患者用药】尚无可靠参考文献。

【药物相互作用】据文献报道，本品与碳酸锂合用，可使碳酸锂在个别患者身上出现毒性作用。

【贮藏】密封，在干燥处保存。

庆大霉素

【英文名】gentamycin

【结构式】如右图所示。

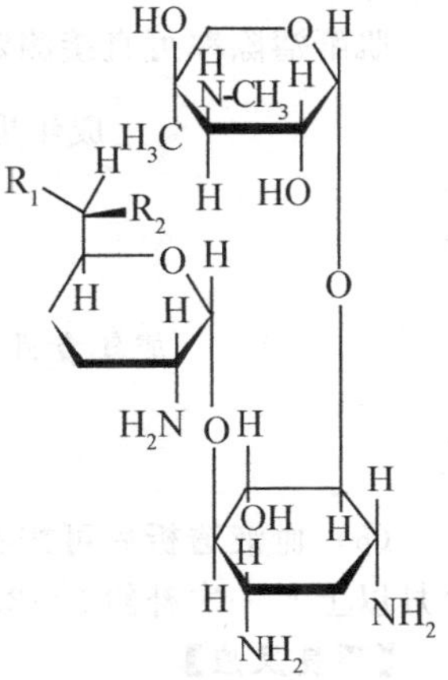

$C_1=R_1=CH_3$　$R_2=NHCH_3$

$C_2=R_1=CH_3$　$R_2=NH_2$

$C_{10}=R_1=H$　$R_2=NH_2$

【性状】本品为白色或类白色粉末。

【药理与毒理】本品为氨基糖苷类抗生素。对各种革兰阴性细菌及革兰阳性细菌都有良好抗菌作用，对各种肠杆菌科细菌如大肠埃希菌、克雷伯菌属、变形杆菌属、沙门菌属、志贺菌属、肠杆菌属、沙雷菌属及铜绿假单细胞菌等有良好抗菌作用。奈瑟菌属和流感嗜血杆菌对本品中度敏感。本品对布鲁菌属、鼠疫杆菌、不动杆菌属、胎儿弯曲菌也有一定作用。本品对葡萄球菌属（包括金黄色葡萄球菌和凝固酶阴性葡萄球菌）中甲氧西林敏感菌株的约80%有良好抗菌作用，但甲氧西林耐药株则对本品多数耐药。本品对链球菌属和肺炎链球菌的作用较差，肠球菌属则对本品大多耐药。本品与β-内酰胺类合用时，多数可获得协同抗菌作用。本品的作用机制是与细菌核糖体30S亚单位结合，从而抑制细菌蛋白质的合成。近年来革兰阴性杆菌对庆大霉素耐药株显著增多。

【药代动力学】本品口服几乎不被人体吸收，本品肌内注射后吸收迅速而完全，在0.5～1h达到血药峰浓度（C_{max}）。血药消除半衰期（$T_{1/2\beta}$）为2～3h，肾功能减退者可显著延长。其蛋白结合率低。在体内可分布于各种组织和体液中，在肾皮质细胞中积聚，也可通过血-胎盘屏障进入胎儿体内，不易透过血-脑脊液屏障进入脑组织和脑脊液中。本品在体内不代谢，以原形经肾小球滤过随尿排出，给药后24h内排出给药量的50%～93%。血液透析与腹膜透析可从血液中清除相当药量，使本品半衰期显著缩短。

【适应证】

（1）本品适用于治疗敏感革兰阴性杆菌，如大肠埃希菌、克雷伯菌属、肠杆菌属、变形杆菌属、沙雷菌属、铜绿假单胞菌以及葡萄球菌甲氧西林敏感株所致的严重感染，如败血症、下呼吸道感染、肠道感染、盆腔感染、腹腔感染、皮肤软组织感染、复杂性尿路感染等。治疗腹腔感染及盆腔感染时应与抗厌氧菌药物合用，临床上多采用庆大霉素与其他抗菌药联合应用。本品与青霉素（或氨苄西林）合用可治疗肠球菌属感染。

（2）本品用于敏感细菌所致中枢神经系统感染，如脑膜炎、脑室炎时，可同时用本品鞘内注射作为辅助治疗。

【用法与用量】

（1）成人：肌内注射或稀释本品后静脉滴注，80mg（8万U）/次，或按体质量一次1～1.7mg/kg，每8h一次；或一次5mg/kg，每24h一次。疗程为7～14d。静脉滴注时将一次剂量加入50～200ml的0.9%氯化钠注射液或5%葡萄糖注射液中，1次/日静脉滴注时加入的液体量应≥300ml，使药液浓度≤0.1%，该溶液应在30～60min内缓慢滴入，以免发生神经肌肉阻滞作用。

（2）小儿：本品应肌内注射或稀释后静脉滴注，一次 2.5mg/kg，每 12h 一次；或一次 1.7mg/kg，每 8h 一次。疗程为 7～14d，期间应尽可能监测血药浓度，尤其新生儿或婴儿。

（3）鞘内及脑室内给药：剂量为成人 4～8mg/次，小儿（3 个月以上）1～2mg/次，每 2～3d 一次。注射时将药液稀释至不超过 0.2%的浓度，抽入 5ml 或 10ml 的无菌针筒内，进行腰椎穿刺后先使相当量的脑脊液流入针筒内，边抽边推，将全部药液于 3～5min 内缓缓注入。

（4）口服：用于急性肠炎，60～160mg/次，2 次/日，连续 3～5d。本品可用于幽门螺杆菌感染的十二指肠溃疡，80～160mg/次，4 次/日，连续 14～21d。

（5）肾功能减退患者的用量：按肾功能正常者每 8h 一次，一次的正常剂量为 1～1.7mg/kg，肌酐清除率为 10～50ml/min 时，每 12h 一次，一次为正常剂量的 30%～70%；肌酐清除率<10ml/min时，每 24～48h 给予正常剂量的 20%～30%。

肌酐清除率可直接测定或从患者血肌酐值按下式计算：

$$\text{成年男性肌酐清除率}=\frac{(140-\text{年龄})\times\text{标准体质量(kg)}}{72\times\text{患者血肌酐浓度(mg/dl)}}$$

或

$$\frac{(140-\text{年龄})\times\text{标准体质量(kg)}}{50\times\text{患者血肌酐浓度}(\mu\text{mol/L})}$$

$$\text{成年女性肌酐清除率}=\frac{(140-\text{年龄})\times\text{标准体质量(kg)}}{72\times\text{患者血肌酐浓度(mg/dl)}}\times 0.85$$

或

$$\frac{(140-\text{年龄})\times\text{标准体质量(kg)}}{50\times\text{患者血肌酐浓度}(\mu\text{mol/L})}\times 0.85$$

（6）血液透析后可按感染严重程度，成人按体质量一次补给剂量 1～1.7mg/kg，小儿（3 个月以上）一次补给 2～2.5mg/kg。

【不良反应】

（1）用药过程中可能引起患者听力减退、耳鸣或耳部饱满感等耳毒性反应，影响前庭功能时可发生步履不稳、眩晕。也可能发生血尿、排尿次数显著减少或尿量减少、食欲减退、极度口渴等肾毒性反应。发生率较低者有因神经肌肉阻滞或肾毒性引起的呼吸困难、嗜睡、软弱无力等。偶有皮疹、恶心、呕吐、肝功能减退、白细胞减少、粒细胞减少、贫血、低血压等不良反应。

（2）少数患者停药后可发生听力减退、耳鸣或耳部饱满感等耳毒性症状，应引起注意。

（3）全身给药合并鞘内注射可能引起腿部抽搐、皮疹、发热和全身痉挛等。

【禁忌证】对本品或其他氨基糖苷类过敏者禁用本品。

【注意事项】

（1）下列情况应慎用本品：失水、第Ⅷ对脑神经损害、重症肌无力或帕金森病及肾功能损害患者。

（2）交叉过敏：对一种氨基糖苷类抗生素如链霉素、阿米卡星过敏的患者，可能对本品过敏。

（3）在用药前、用药过程中应定期进行尿常规和肾功能测定，以防止出现严重肾毒性反应。必要时作听力检查或听电图尤其高频听力测定以及温度刺激试验，以检测前庭毒性。

（4）有条件时疗程中应监测血药浓度，并据以调整剂量，尤其对新生儿、老年和肾功能减退患者。每 8h 一次给药者有效血药浓度应保持在 4～10μg/ml，避免峰浓度超过 12μg/ml，谷浓度保持在 1～2μg/ml；每 24h 一次给药者血药峰浓度应保持在 16～24μg/ml，谷浓度应<1μg/ml。接受鞘内注射者应同时监测脑脊液内药物浓度。

（5）不能测定血药浓度时，应根据测得的肌酐清除率调整剂量。

（6）给予首次饱和剂量（1～2mg/kg）后，有肾功能不全、前庭功能或听力减退的患者所用维持量应酌减。

(7) 应给予患者足够的水分，以减少本品对患者肾小管的损害。

(8) 长期应用本品可能导致耐药菌过度生长。

(9) 本品不宜用于皮下注射。

(10) 本品有抑制呼吸作用，不得静脉推注。

(11) 对诊断的干扰：本品可使丙氨酸氨基转移酶（ALT）、门冬氨酸氨基转移酶(GOT)、血清胆红素浓度及乳酸脱氢酶浓度的测定值增高；血钙、镁、钾、钠浓度的测定值可能降低。

【孕妇及哺乳期妇女用药】本品可穿过血-胎盘屏障进入胎儿组织，胎儿血药浓度一般是母亲血药浓度的20%～40%。本品有引起胎儿听力损害和肾功能损伤的可能，孕妇使用本品前应充分权衡利弊。本药妊娠安全性为D级。在使用时，需要对母亲的血药浓度进行监测，并调整剂量，高剂量时应对新生儿的肾功能和听力进行检查，在孕妇不慎使用本品时无需终止妊娠或进行侵入性检查。本品在可经乳汁分泌，并易在婴儿体内蓄积，故哺乳期妇女在用药期应暂停哺乳。

【儿童用药】庆大霉素属氨基糖苷类，在儿科中应慎用，尤其早产儿及新生儿，因其肾脏组织尚未发育完全，可使本类药物的半衰期延长，易在体内蓄积而产生毒性反应。

【老年患者用药】老年患者的肾功能有一定程度的生理性减退，即使肾功能测定值在正常范围内，仍应采用较小治疗量进行治疗。老年患者应用本品后较易产生各种毒性反应，应尽可能在疗程中监测血药浓度。

【药物相互作用】

(1) 本品与其他氨基糖苷类合用或先后连续局部或全身应用，可能增加其产生耳毒性、肾毒性及神经肌肉阻滞作用的可能性。

(2) 本品与神经肌肉阻滞剂合用，可加重神经肌肉阻滞作用，导致肌肉软弱、呼吸抑制等症状。

(3) 本品与卷曲霉素、顺铂、依他尼酸、呋塞米或万古霉素（或去甲万古霉素）等合用，或先后连续局部或全身应用，可能增加耳毒性与肾毒性。

(4) 本品与头孢噻吩、头孢唑林局部或全身合用可能增加肾毒性。

(5) 本品与多黏菌素类注射剂合用或先后连续局部或全身应用，可增加肾毒性和神经肌肉阻滞作用。

(6) 其他肾毒性及耳毒性药物均不宜与本品合用或先后连续应用，以免加重肾毒性或耳毒性。

(7) 氨基糖苷类与β-内酰胺类（头孢菌素类与青霉素类）混合时可导致相互失活。本品与上述抗生素联合应用时必须分瓶滴注。本品亦不宜与其他药物同瓶滴注。

【药物过量】本品无特异性拮抗剂，过量或引起毒性反应时，主要用对症疗法和支持疗法，同时补充大量水分对患者进行治疗。血液透析或腹膜透析有助于本品从血中清除庆大霉素。

【贮藏】密闭，在凉暗处保存。

妥布霉素

【英文名】tobramycin

【化学名及结构式】*O*-3-氨基-3-脱氧-a-*O*-葡吡喃糖基-（1→6）-*O*-［2，6-二氨基-2,3,6-三脱氧-a-*D*-核-已吡喃糖基-（1→4）］-2脱氧-*D*-链霉胺。

【性状】常用其硫酸盐，为白色或黄白色粉末，无臭，味微苦，易溶于水。

【药理与毒理】本品属氨基糖苷类抗生素。其抗菌谱与庆大霉素近似，对大肠埃希菌、产

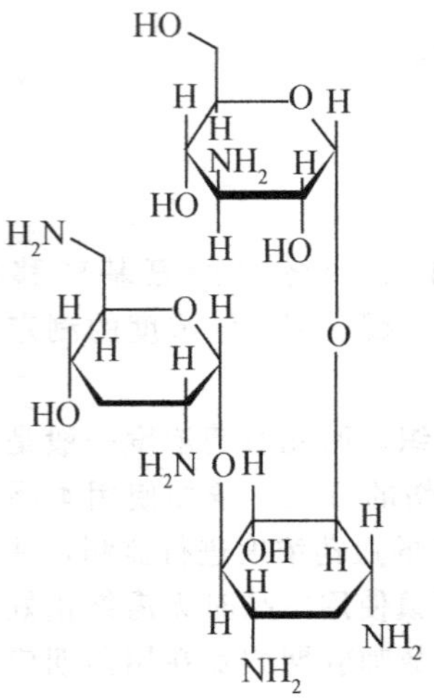

气杆菌、克雷伯杆菌、奇异变形杆菌、某些吲哚阳性变形杆菌、铜绿假单胞菌、某些奈瑟菌、某些无色素沙雷杆菌和志贺菌等革兰阴性菌有抗菌作用；本品对铜绿假单胞菌的抗菌作用较庆大霉素强3～5倍，对庆大霉素中度敏感的铜绿假单胞菌对本品高度敏感。革兰阳性菌中，金黄色葡萄球菌（包括产β-内酰胺酶）对本品敏感；链球菌（包括化脓性链球菌、肺炎球菌、粪链球菌等）均对本品耐药。厌氧菌（拟杆菌属）、结核杆菌、立克次体、病毒和真菌亦对本品耐药。本品的作用机制是与细菌核糖体30S亚单位结合，从而抑制细菌蛋白质的合成。

【药代动力学】本品肌内注射后在人体内吸收迅速而完全，主要分布在细胞外液，其中5%～15%再分布到组织中，在肾皮质细胞中蓄积。本品可穿过胎盘。分布容积（V_d）为0.26L/kg。本品在尿液中药物浓度高，肌内注射本品1mg/kg后本品在尿液中浓度可达75～100mg/L。本品在滑膜液内可达有效浓度，本品在支气管分泌液、脑脊液、胆汁、粪便、乳汁、房水中浓度低。肌内注射本品1mg/kg后血药浓度约为4mg/L；1h内静脉滴注本品1mg/kg，所得血液浓度与肌内注射相似。血消除半衰期为1.9～2.2h，蛋白结合率很低。本品在体内不代谢，经肾小球滤过排出。24h排出给药量的85%～93%。本品可经血液透析或腹膜透析清除。

【适应证】本品适用于铜绿假单胞菌、变形杆菌属、大肠埃希菌、克雷伯菌属、沙雷菌属所致的新生儿脓毒症、败血症、中枢神经系统感染（包括脑膜炎）、泌尿生殖系统感染、肺部感染、胆道感染、腹腔感染及腹膜炎、骨骼感染、烧伤、皮肤软组织感染、急性与慢性中耳炎、鼻窦炎等，或与其他抗微生物药物联合用于葡萄球菌感染（耐甲氧西林菌株无效）。本品用于铜绿假单胞菌脑膜炎或脑室炎时可鞘内注射给药；用于支气管及肺部感染时可同时气溶吸入本品作为辅助治疗。本品对多数D组链球菌感染无效。

【用法与用量】肌内注射或静脉滴注。

（1）成人：按体质量一次1～1.7mg/kg，每8h一次，疗程7～14d。

（2）小儿：按体质量，早产儿或出生0～7d小儿，一次2mg/kg，每12～24h一次；其他小儿，一次2mg/kg，每8h一次。

【不良反应】

（1）给药合并鞘内注射可能引起患者腿部抽搐、皮疹、发热和全身痉挛等。

（2）不良反应发生率较多者有听力减退、耳鸣或耳部饱满感（耳毒性）、血尿、排尿次数显著减少或尿量减少、食欲减退、极度口渴（肾毒性）、步履不稳、眩晕（耳毒性、影响前庭、肾毒性）。发生率较低者有呼吸困难、嗜睡、极度软弱无力（神经肌肉阻滞或肾毒性）。本品引起肾功能减退的发生率较庆大霉素低。

（3）停药后如发生听力减退、耳鸣或耳部饱满感，须注意耳毒性。

【禁忌证】

（1）对本品或其他氨基糖苷类过敏者、本人或家族中有人因使用链霉素引起耳聋或其他耳聋者禁用本品。

（2）衰竭者禁用本品。

【注意事项】

（1）肾功能不全、肝功能异常、前庭功能或听力减退者、失水、重症肌无力或帕金森病及老年患者慎用本品。

（2）本品1个疗程不超过7～14d。

(3) 交叉过敏：对一种氨基糖苷类抗生素如链霉素、庆大霉素过敏的患者，可能对本品过敏。

(4) 对患者（尤其对肾功能减退者、早产儿、新生儿、婴幼儿或老年患者、休克、心力衰竭、腹水或严重失水等患者）应注意监测：①听电图，老年患者须在用药前、用药过程中定期及长期用药后用以检测患者的高频听力损害；②温度刺激试验，在用药前、用药过程中定期及长期用药后用以检测患者的前庭毒性；③尿常规检查和肾功能测定，在用药前、用药过程中定期测定肾功能，以防止严重肾毒性反应；④在用药过程中应注意监测本品的血清浓度，一般于静脉滴注后 30min～1h 测血清峰浓度，于下次用药前测血清谷浓度，当峰浓度＞12μg/ml、谷浓度＞2μg/ml 时易出现毒性反应。

(5) 肌酐清除率在 70ml/min 以下者其维持剂量须根据测得的肌酐清除率进行调整。

(6) 本品静脉滴注时必须经充分稀释。可将每次用量加入 50～200ml 5%葡萄糖注射液或0.9%氯化钠注射液稀释成浓度为 1mg/ml（0.1%）的溶液，在 30～60min 内滴完（滴注时间≥20min），小儿用药时稀释的液量应相应减少。

(7) 本品不能静脉注射，以免产生神经肌肉阻滞和呼吸抑制作用。不宜皮下注射，因可引起疼痛。

(8) 长期应用本品可能导致耐药菌过度生长。

(9) 应给患者补充足够的水分，以减少肾小管损害。

(10) 对实验室检查指标的干扰：本品可使丙氨酸氨基转移酶、门冬氨酸氨基转移酶、血清胆红素浓度及血清乳酸脱氢酶浓度的测定值增高；血钙、镁、钾、钠浓度的测定值可能降低。

【孕妇及哺乳期妇女用药】

(1) 本品可穿过胎盘，在脐带血中达到的浓度约与本品在母血中相近，据报道氨基糖苷类曾引致人类胎儿听力损害，在使用时，需要对母亲的血药浓度进行监测，并调整剂量，高剂量时应对新生儿的肾功能和听力进行检查，在孕妇不慎使用本品时无需终止妊娠或进行侵入性检查。本药妊娠安全性为 D 级。

(2) 本品亦可在人乳中少量分泌，约为 1%，故哺乳期妇女慎用或用药期间暂停哺乳。

【儿童用药】年龄对本品的血药浓度有显著影响。剂量相同时，5 岁以下小儿的平均血药峰浓度约为成人的一半，5～10 岁儿童约为成人的 2/3。按体表面积计算给药剂量可消除年龄造成的差异。小儿应慎用本品。在小儿使用过程中，要注意监测小儿的听力和肾功能，以防本品产生的肾毒性和耳毒性。

【老年患者用药】老年患者应用本品后可产生各种毒性反应，因此在疗程中监测肾功能极为重要。肾功能正常者用药后亦可能产生听力减退。此外，老年患者应采用较小剂量或延长给药间隔，以使与其年龄、肾功能和第Ⅷ对脑神经的功能相适应。

【药物相互作用】本品与其他氨基糖苷类合用或先后连续局部或全身应用，可增加耳毒性、肾毒性以及神经肌肉阻滞作用。患者可能发生听力减退，停药后仍可能进展至耳聋；听力损害可能恢复或呈永久性。神经肌肉阻滞作用可导致患者骨骼肌软弱无力、呼吸抑制或呼吸麻痹（呼吸暂停），用抗胆碱酯酶药或钙盐有助于阻滞作用恢复。

(1) 本品与肌肉阻滞剂合用，可加重神经肌肉阻滞作用，从而导致肌肉软弱、呼吸抑制或呼吸麻痹（呼吸暂停）。与代血浆类药如右旋糖酐、海藻酸钠，利尿药如依他尼酸、呋塞米，以及卷曲霉素、顺铂、万古霉素等合用，或先后连续局部或全身应用，可增加耳毒性与肾毒性，可能发生听力损害，且停药后可能发展至耳聋，听力损害可能恢复或呈永久性。

(2) 本品与头孢噻吩局部或全身合用可能增加肾毒性。

(3) 本品与多黏菌素合用，或先后连续局部或全身应用，因可增加肾毒性和神经肌肉阻滞作用，后者可导致骨骼肌软弱无力，呼吸抑制或呼吸麻痹（呼吸暂停）。

（4）本品不宜与其他肾毒性或耳毒性药物合用或先后应用，以免加重肾毒性或耳毒性。

（5）本品与β内酰胺类（头孢菌素类或青霉素类）合用常可获得协同作用。

（6）本品与β内酰胺类（头孢菌素类或青霉素类）混合可导致相互失活，需联合应用时必须分瓶滴注。本品亦不宜与其他药物同瓶滴注。

【药物过量】本品过量的严重程度与剂量大小、患者的肾功能、脱水状态、年龄以及是否同时使用有类似毒性作用的药物等有关。成人用量＞5mg/(kg · d)，儿童用量＞7.5mg/(kg · d)或用药疗程过长以及对肾功能不全患者的用药剂量未作调整均可引起本品的毒性。毒性发作可发生在用药后10d。毒性作用主要表现为肾功能损害以及前庭神经和听神经的损害，也可发生神经肌肉阻滞和呼吸麻痹。本品无特异性对抗药，本品过量或引起毒性反应时，主要用对症疗法和支持疗法。血液透析或腹膜透析有助于本品从血液中清除。新生儿也可考虑换血疗法。

【贮藏】密闭，在凉暗处保存。

核糖霉素

【英文名】oribostamycin

【结构式】

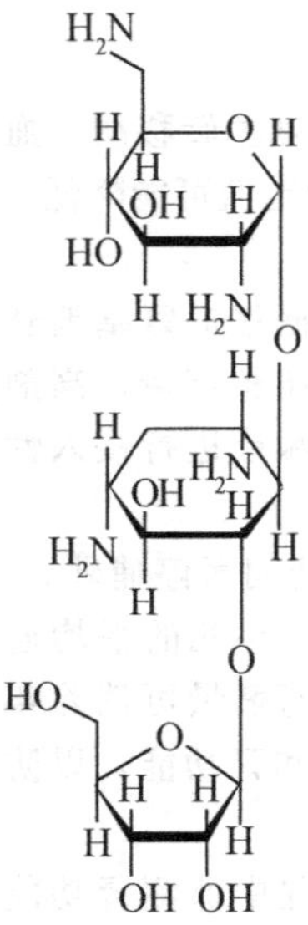

【性状】本品为白色或类白色粉末。

【药理与毒理】本品对大肠埃希菌、肺炎克雷伯菌、普通变形杆菌、志贺菌属、沙门菌属有良好抗菌作用，其活性较卡那霉素稍差，对部分葡萄球菌属、淋球菌、脑膜炎球菌亦有较好作用，对链球菌属和结核杆菌有微弱作用、对铜绿假单胞菌、厌氧菌无效。本品与卡那霉素交叉耐药。

【药代动力学】正常人肌内注射0.5g后血药峰浓度于0.5h到达，平均25mg/L，1h血药浓度为23.1ml/L（为最高）。本品可进入全身各组织中，也有一定量进入眼房水、乳汁及羊水中。肌内注射后本品在脐带血中浓度均为母血药浓度之半。给药后12h内尿液中排出85%～90%。

【适应证】本品适用于治疗由对本品敏感的大肠埃希菌、变形杆菌属、肺炎克雷伯菌、嗜血流感杆菌、志贺菌属所致呼吸道感染、尿路感染、胆道感染等。本品对铜绿假单胞菌、厌氧菌无作用。

【用法与用量】肌内注射，0.5～0.75g/次，1～1.5g/d。儿童按体质量每1kg注射20～40mg/d，分2次注射。

【不良反应】发生率较高的不良反应有听力减退、耳鸣或耳部饱满感（耳毒性），血尿、排尿次数减少或尿量减少，食欲减退、极度口渴（肾毒性），步履不稳、眩晕（耳毒性，影响前庭）、恶心或呕吐（耳毒性，影响前庭，肾毒性）。发生率较少的不良反应有呼吸困难、嗜睡或软弱（神经肌肉阻滞，肾毒性）。停药后可发生听力减退、耳鸣或耳部饱满感，提示可能耳毒性并需引起注意。

【禁忌证】对本品或氨基糖苷类药物有过敏史者禁用本品。

【注意事项】

（1）交叉过敏，对一种氨基糖苷类过敏的患者可能对其他氨基糖苷类也过敏。

（2）硫酸核糖霉素可穿过胎盘，在脐带中达到的浓度约与母血中相近，据报道核糖霉素曾引致人类胎儿听力损害。妊娠妇女使用本品前必须充分权衡利弊。

（3）老年患者应用氨基糖苷类后可产生各种毒性反应，因此在氨基糖苷类疗程中监测肾功能（最好测定肌酐清除率）极为重要。肾功能正常者用药后亦可能产生听力减退。此外，老年患者应采用较小剂量，以与年龄、肾功能和第Ⅷ对脑神经的功能相适应。

(4) 下列情况应慎用本品

1) 失水，由于血药浓度增高，产生毒性反应的可能性增加。

2) 第Ⅷ对脑神经损害，核糖霉素可导致患者听神经和前庭功能损害。

3) 重症肌无力或帕金森病患者，核糖霉素可引致神经肌肉阻滞作用，导致骨骼肌软弱。

4) 肾功能损害，核糖霉素可引起肾毒性。

(5) 对诊断的干扰：可使丙氨酸氨基转移酶、门冬氨酸氨基转移酶、血清胆红素浓度及血清乳酸脱氢酶浓度的测定值增高；血钙、镁、钾、钠浓度的测定值可能降低。

(6) 对患者应注意监测

1) 听电图，对老年患者须在用药前用药过程中定期及长期用药后，进行听电图检测，观察是否有高频听力损害。

2) 温度刺激试验，在用药前，用药过程中定期及长期用药后用以检测前庭毒性。

3) 尿常规检查和肾功能测定，在用药前、用药过程中定期测定肾功能，以防止严重肾毒性反应的发生。

【孕妇及哺乳期妇女用药】在孕妇用药中本品属D类，即对人类有危害，但用药后可能利大于弊。本品可穿过胎盘进入胎儿组织，胎儿血药浓度一般是母亲血药浓度的20%～40%。本品有引起胎儿听力损害的可能，故妊娠期妇女使用本品前必须充分权衡利弊。在使用时，需要对母亲的血药浓度进行监测，并调整剂量，高剂量时应对新生儿的肾功能和听力进行检查。在孕妇不慎使用本品时无需终止妊娠或侵入性检查。本品在乳汁中分泌量少，但哺乳期妇女用药期间仍应暂停哺乳。

【儿童用药】本品在早产儿及新生儿中的安全性尚未明确，故早产儿及新生儿不宜应用，本品在儿科中应慎用。

【老年患者用药】老年患者应用本品后易引起各种毒性反应。因老年人肾功能有一定程度生理性减退，即使其肾功能的测定值在正常范围内，仍应采用较小治疗量。

【药物相互作用】

(1) 核糖霉素与其他氨基糖苷类同用或先后连续局部或全身应用，可增加耳毒性、肾毒性以及神经肌肉阻滞作用的可能性。患者可能发生听力减退、停药后仍能进展至耳聋；患者听力损害可能恢复或呈永久性。神经肌肉阻滞作用可导致患者骨骼肌软弱无力、呼吸抑制或呼吸麻痹（呼吸暂停），用抗胆碱酯酶药或钙盐有助于阻滞作用恢复。

(2) 核糖霉素与神经肌肉阻滞剂合用时，可加重神经肌肉阻滞作用，导致肌肉软弱、呼吸抑制或呼吸麻痹（呼吸暂停）。与卷曲霉素、顺铂、依他尼酸、呋塞米或万古霉素等使用，或先后连续局部或全身应用，可能增加耳毒性与肾毒性，听力损害可能发生，且停药后仍可能发展至耳聋，听力损害可能恢复或呈永久性。

(3) 核糖霉素与头孢噻吩局部或全身合用可能增加肾毒性。

(4) 核糖霉素与多黏菌素类注射剂合用或先后连续局部或全身应用，可增加肾毒性和神经肌肉阻滞作用，后者可导致骨骼肌软弱，呼吸抑制麻痹或（呼吸暂停）。

(5) 其他肾毒性药物及耳毒性药物均不宜与氨基糖苷类合用或先后应用，以免加重肾毒性或耳毒性。

【药物过量】由于缺少特异性拮抗剂，如过量或引起毒性反应时主要对患者使对症疗法和支持疗法，同时对患者补充大量水分。血液透析或腹膜透析有助于从患者的血液中清除本品。

卡那霉素

【英文名】kanamycin

【化学名及结构式】O-3-氨基-3-脱氧-α-D-葡吡喃糖基-（1→6）-O-［6-氨基-6-脱氧-α-D-葡

吡喃糖基-（1→4）］-2-脱氧-*D*-链霉胺。

其结构式为：

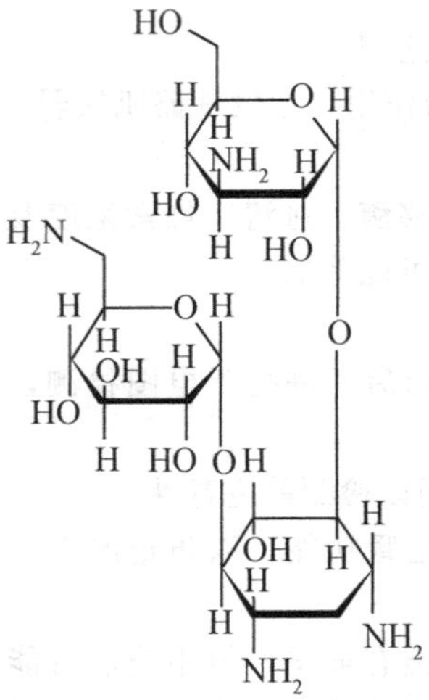

【性状】白色或类白色结晶性粉末，无臭，有引湿性，易溶于水。

【药理】硫酸卡那霉素是一种氨基糖苷类抗生素。对多数肠杆菌科细菌如大肠埃希菌、克雷伯菌属、肠杆菌属、变形杆菌属、志贺菌属、沙门菌属、枸橼酸杆菌属、普罗菲登菌属、耶尔森菌属等均有良好抗菌作用；流感杆菌、布鲁菌属、脑膜炎球菌、淋球菌等对本品也大多敏感。卡那霉素对葡萄球菌属（甲氧西林敏感株）和结核分枝杆菌亦有一定作用，对铜绿假单胞菌无效。其他革兰阳性细菌如溶血性链球菌、肺炎链球菌、肠球菌属和厌氧菌等对本品多数耐药。本品主要与细菌核糖体30S亚单位结合，从而抑制细菌蛋白质合成。近年来耐药菌株显著增多，由于某些细菌产生氨基糖苷类钝化酶，可使之失去抗菌活性。卡那霉素与链霉素、新霉素有完全交叉耐药，与其他氨基糖苷类可有部分交叉耐药。

【药代动力学】肌内注射本品后迅速吸收，于1～2h达血药峰浓度。肌内注射0.5g/次后平均血药峰浓度为20mg/L。血浆半衰期2～4h，血清蛋白结合率低。肾功能减退者半衰期可显著延长。在体内可分布到各种组织，在肾脏皮质细胞中积蓄，胸水、腹水中浓度较高，可穿过胎盘进入胎儿体内，本品在胆汁与粪便中的浓度较低，本品很少进入脑脊液中。本品在体内不代谢，本品主要经肾小球滤过后由尿液中排出，给药后24h内尿液中排出80％～90％。血液透析和腹膜透析可清除相当药量。

【适应证】本品适用于治疗敏感肠杆菌科细菌如大肠埃希菌、克雷伯菌属、变形杆菌属、产气肠杆菌、志贺菌属等引起的严重感染，如肺炎、败血症、腹腔感染等，后两者常需与其他抗微生物药物联合应用。

【用法与用量】

（1）成人常用量：肌内注射或静脉滴注，0.5g/次，每12h一次；或按体质量一次7.5mg/kg，每12h一次，成人用量≤1.5g/d，疗程不宜超过14d。50岁以上患者剂量应适当减少。

（2）小儿常用量：肌内注射或静脉滴注，按体质量15～25mg/(kg·d)，分2次给药。

（3）肾功能减退时用量：肌酐清除率50～90ml/min时用正常剂量的60％～90％，每12h一次（正常剂量为每次7.5mg/kg，每12h一次）；肌酐清除率10～50ml/min时用正常剂量的30％～70％，每12～18h一次；肌酐清除率＜10ml/min时用正常剂量的20％～30％，每24～48h一次。

【不良反应】

（1）在疗程中患者可能发生听力减退、耳鸣或耳部饱满感，此为本品影响耳蜗神经所致。少数患者，尤其原来有肾功能减退者可在停药后发生，须引起注意。影响前庭神经功能时患者可出现眩晕、步履不稳，但并不多见。

（2）患者可出现血尿、排尿次数减少或尿量减少、食欲减退、恶心、呕吐、极度口渴等肾毒性反应。

（3）偶可出现呼吸困难、嗜睡或软弱等神经肌肉阻滞现象。

（4）其他不良反应有头痛、皮疹、药物热、口周麻木、白细胞降低、嗜酸粒细胞增多、肌内注射部位局部疼痛等。

【禁忌证】对本品或其他氨基糖苷类药物有过敏史者禁用本品。

【注意事项】

(1) 本品有引起耳毒性和肾毒性的可能，故不宜用于长程治疗（如结核病），通常疗程不超过 14d。

(2) 下列情况应慎用本品：失水、第Ⅷ对脑神经损害、重症肌无力或帕金森病、肾功能损害患者。

(3) 对一种氨基糖苷类抗生素，如链霉素、庆大霉素或阿米卡星等过敏的患者，可能对本品也过敏。

(4) 在用药过程中应注意进行下列检查

1) 尿常规检查和肾功能测定，以防止出现严重肾毒性反应。

2) 听力检查或听电图尤其高频听力测定，对老年人更为重要。

(5) 有条件时应监测血药浓度，尤其新生儿、老年人和肾功能减退的患者。每 12h 给药 1 次时，血药峰浓度宜保持在 15～30μg/ml，谷浓度 5～10μg/ml；每 24h 用药 1 次时血药峰浓度宜保持在 56～64μg/ml，谷浓度＜1μg/ml。

(6) 对诊断的干扰：本品可使丙氨酸氨基转移酶（ALT）、门冬氨酸氨基转移酶（AST）、血清胆红素浓度及血清乳酸脱氢酶浓度的测定值增高；血钙、镁、钾、钠浓度的测定值可能降低。

【孕妇及哺乳期妇女用药】在孕妇用药中本品属 D 类，即对人类有危害。卡那霉素可穿过血-胎盘屏障进入胎儿组织，胎儿血药浓度一般是母亲血药浓度的 20%～40%，本品有引起胎儿听力损害的可能，故妊娠妇女使用本品前必须充分权衡利弊。在使用时，需要对母亲的血药浓度进行监测，并随时调整剂量，高剂量时应对新生儿的肾功能和听力进行检查，在孕妇不慎使用本品时无需终止妊娠或进行侵入性检查。本品在乳汁中分泌量很低，约为 1%，但通常哺乳期妇女在用药期仍宜暂停哺乳。

【儿童用药】本品属氨基糖苷类，在儿科中应慎用，尤其早产儿及新生儿中不宜应用本品，因小儿肾脏组织尚未发育完全，可使本类药物的半衰期延长，可能在小儿体内积蓄而产生毒性反应。

【老年患者用药】老年患者应用本品后容易引起各种毒性反应，因此有条件时应在疗程中监测血药浓度，此外老年患者的肾功能有一定程度生理性减退，即使其肾功能测定值在正常范围内仍应采用较小治疗量。

【药物相互作用】

(1) 与其他氨基糖苷类合用或先后局部或全身应用，可增加耳毒性、肾毒性以及神经肌肉阻滞作用。

(2) 与神经肌肉阻滞剂合用，可加重神经肌肉阻滞作用，导致患者肌肉软弱、呼吸抑制等。

(3) 与卷曲霉素、顺铂、依他尼酸、呋塞米或万古霉素（或去甲万古霉素）等合用，或先后连续局部或全身应用，可能增加耳毒性与肾毒性。

(4) 与头孢噻吩或头孢唑林局部或全身合用时可能增加肾毒性。

(5) 与多黏菌素类注射剂合用，或先后连续局部或全身应用时，可增加肾毒性和神经肌肉阻滞作用。

(6) 其他肾毒性及耳毒性药物均不宜与本品合用或先后应用，以免加重肾毒性或耳毒性。

(7) 氨基糖苷类与β-内酰胺类（头孢菌素类与青霉素类）混合时可导致相互失活。本品与上述抗生素联合应用时必须分瓶滴注。亦不宜与其他药物同瓶滴注。

【药物过量】由于缺少特异性拮抗药，卡那霉素过量或引起毒性反应时，主要用对症疗法和支持疗法，同时给患者补充大量水分。血液透析或腹膜透析将有助于从血中清除卡那霉素。

【贮藏】密闭保存。

西 索 米 星

【英文名】sisomicin

【化学名及结构式】*O*-3-去氧-4-*C*-甲基-3-甲氨基-β-*L*-阿伯糖吡喃糖基（1，4）-*O*-［2，6-二氨基-2，3，4，6-四去氧-α-*D*-甘油基-4-烯已吡喃糖基-（1，6）］-2-去氧-*L*-链霉胺硫酸。

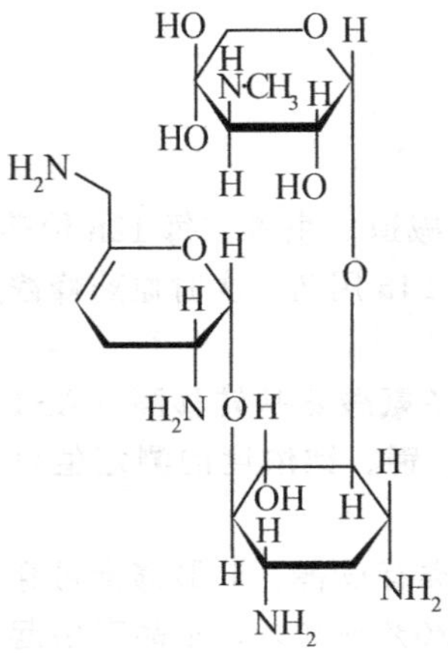

【性状】常用其硫酸盐，白色或黄白色结晶性粉末，有引湿性，易溶于水。

【药理与毒理】本品属氨基糖苷类抗生素。抗菌谱与庆大霉素相似。对金黄色葡萄球菌和大肠埃希菌、克雷伯杆菌、变形杆菌、肠杆菌属、铜绿假单胞菌、痢疾杆菌等革兰阴性菌有效。对铜绿假单胞菌的抗菌作用较庆大霉素强，本品抗菌作用与妥布霉素相近。本品对沙雷杆菌的作用低于庆大霉素，但高于妥布霉素。

本品的作用机制是与细菌核糖体30S亚单位结合，从而抑制细菌蛋白质的合成。

【药代动力学】本品的体内过程与庆大霉素相近。正常人单次静脉给药1mg/kg后，血药峰浓度（C_{max}）约为7.4mg/L，血消除半衰期（$T_{1/2β}$）约为2h，肾功能减退者半衰期相应延长。24h内自尿液排出给药量的75%左右。与其他氨基糖苷类抗生素相仿，本品可在肾脏中积聚，肾皮质中浓度较髓质高，尿毒症患者经8h血液透析后血药浓度可降低约50%。

【适应证】本品适用于革兰阴性菌（包括铜绿假单胞菌）、葡萄球菌和其他敏感菌所致的下列感染：呼吸系统感染、泌尿生殖系统感染、胆道感染、皮肤和软组织感染、感染性腹泻及败血症等。

本品用于上述严重感染时，宜与青霉素或头孢菌素等联合应用。

【用法与用量】肌内注射或静脉滴注。

（1）肾功能正常者

1）成人：轻度感染，0.1g/d；重度感染，0.15g/d。均分2～3次给药。

2）小儿按体质量2～3mg/(kg·d)，分2～3次给药。疗程均不超过7～10d。有条件时应进行血药浓度监测。

（2）肾功能减退者：肾功能减退患者应用本品时，应根据肾功能调整剂量。有条件者应同时监测血药浓度，以调整剂量。

【不良反应】

（1）常见听力减退、耳鸣或耳部饱满感（耳毒性）、血尿、蛋血尿、管型尿、排尿次数显著减少或尿量减少、食欲减退、极度口渴（肾毒性）、步履不稳、眩晕（耳毒性，影响前庭）、恶心或呕吐（耳毒性，影响前庭，肾毒性）。

（2）少见视力减退（视神经炎）、呼吸困难、嗜睡、极度软弱无力（神经肌肉阻滞）、皮疹等过敏反应、血象变化、肝功能改变、消化道反应和注射部位疼痛、硬结、静脉炎等不良反应。

（3）极少见过敏性休克。

【禁忌证】

（1）对本品或其他氨基糖苷类及杆菌肽过敏者、本人或家族中有人因使用链霉素引起耳聋或其他耳聋者禁用本品。

(2) 肾衰竭者禁用本品。

【注意事项】

(1) 肾功能不全、肝功能异常、前庭功能或听力减退、失水、重症肌无力或帕金森病者及老年患者慎用本品。

(2) 用药时间一般不宜超过10d，若必须继续用药时，应对患者的听觉器官和肾功能进行严密监护。

(3) 交叉过敏，对一种氨基糖苷类抗生素如链霉素、庆大霉素过敏的患者，可能对本品过敏。

(4) 有条件时在疗程中应监测患者的血药浓度（本品血药峰浓度＞10mg/L、谷浓度＞2mg/L时易出现毒性反应），并据此调整剂量，不能测定血药浓度时，应根据测得的肌酐清除率调整剂量，尤其对肾功能减退者、早产儿、新生儿、婴幼儿或老年人、休克、心力衰竭、腹水或严重失水等患者。

(5) 本品不能静脉注射，以免产生神经肌肉阻滞和呼吸抑制作用。

(6) 长期应用本品可能导致耐药菌过度生长。

(7) 应给患者补充足够的水分，以减少肾小管损害。

【孕妇及哺乳期妇女用药】

(1) 本品可透过血-胎盘屏障，在羊水中达到一定浓度，可能对胎儿的第Ⅷ对脑神经造成损害，故孕妇禁用本品。

(2) 哺乳期妇女慎用本品，应用本品期间暂停哺乳。

【儿童用药】 早产儿、新生儿、婴幼儿慎用本品。若需应用本品，应根据血药浓度或肌酐清除率调整剂量。

【老年患者用药】 老年患者应用本品后可产生各种毒性反应，因此在疗程中监测肾功能极为重要。肾功能正常者用药后亦可能产生听力减退。此外，老年患者应采用较小剂量或延长给药间隔，以与其年龄、肾功能和第Ⅷ对脑神经的功能相适应。

【药物相互作用】

(1) 本品与其他氨基糖苷类同用或先后连续局部或全身应用，可增加耳毒性、肾毒性以及神经肌肉阻滞作用。患者可能发生听力减退，停药后仍可能进展至耳聋；患者听力损害可能恢复或呈永久性。神经肌肉阻滞作用可导致骨骼肌软弱无力、呼吸抑制或呼吸麻痹（呼吸暂停），用抗胆碱酯酶药或钙盐有助于阻滞作用恢复。

(2) 本品与神经肌肉阻滞剂合用时，可加重神经肌肉阻滞作用，导致患者肌肉软弱、呼吸抑制或呼吸麻痹（呼吸暂停）。本品与代血浆类药如右旋糖酐、海藻酸钠，利尿剂，如依他尼酸、呋塞米及卷曲霉素、顺铂、万古霉素等合用，或先后连续局部或全身应用，可增加耳毒性与肾毒性，患者可能发生听力损害，且停药后仍可发展至耳聋，听力损害可能恢复或呈永久性。

(3) 本品与头孢噻吩局部或全身合身可能增加肾毒性。

(4) 本品与多黏菌素类合用，或先后连续局部或全身应用时，因可增加肾毒性和神经肌肉阻滞作用，后者可导致骨骼肌软弱无力、呼吸抑制或呼吸麻痹（呼吸暂停）。

(5) 本品不宜与其他肾毒性或耳毒性药物合用或先后应用，以免加重肾毒性或耳毒性。

(6) 本品不宜与两性霉素B、头孢噻吩钠、呋喃妥因钠、磺胺嘧啶钠和四环素等（以上均为注射液）联合应用，因可发生配伍禁忌。

(7) 本品与β-内酰胺类（头孢菌素类或青霉素类）合用常可获得协同作用。

(8) 本品与β-内酰胺类（头孢菌素类或青霉素类）混合可导致相互失活，需联合应用时必须分瓶滴注。

【药物过量】长期或大剂量使用本品时可引起蛋白尿、管型尿、不可逆听力减退及神经肌肉阻滞等作用。由于本品缺少特异性拮抗剂，主要用对症疗法和支持疗法。腹膜透析或血液透析可帮助本品从血液中清除。

【贮藏】密闭，在凉暗处保存。

异帕米星

【英文名】isepamicin

【化学名及结构式】（+）-*O*-6-脱氧-α-*D*-吡喃葡糖基-（1→4）-*O*-［3-去氧-4-*C*-甲基-3-（甲氨基）-β-*L*-吡喃阿糖基-（1→6）］-2-去氧-*N*′-［（*S*）-异丝氨酰］-*D*-链霉胺硫酸盐。

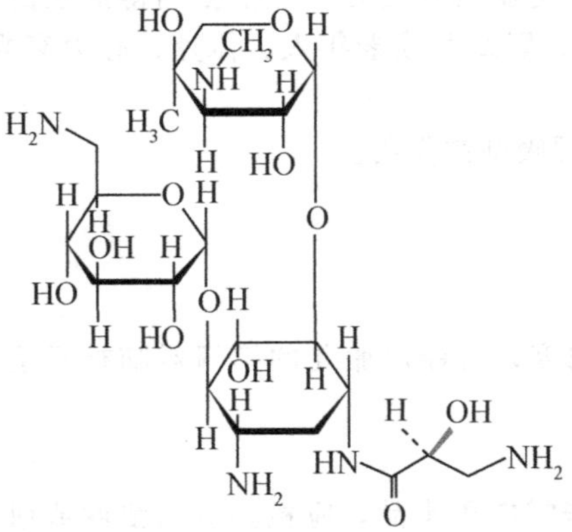

【性状】其硫酸盐为白色或微黄白色结晶性粉末或块状物，无臭，有引湿性，易溶于水。

【药理与毒理】

（1）药理作用：本品属氨基糖苷类抗生素，抗菌谱类似庆大霉素，对大肠埃希菌、枸橼酸杆菌、克雷伯杆菌、肠杆菌、沙雷杆菌、变形杆菌、铜绿假单胞菌等有很强的抗菌作用。本品对氨基糖苷类抗生素修饰酶较其他同类药物稳定，因此，本品的耐药菌少，本品与其他氨基糖苷类抗生素的交叉耐药性也少。本品的作用机制是与细菌核糖体30S亚单位结合，从而抑制细菌蛋白质的合成。

（2）毒理研究

1）生殖毒性：在大白鼠妊娠前、妊娠初期给药试验［25～200mg/(kg·d) 肌内注射或静脉注射］及围生期、哺乳期给药试验［25～200mg/(kg·d) 肌内注射或静脉注射］中，在100mg/(kg·d) 以上的给药试验组，未观察到本品对母体的明显影响。另外，在大白鼠和家兔的器官形成期给药试验［大白鼠 25～200mg/(kg·d)；家兔 6.25～100mg/(kg·d)，肌内注射或静脉注射］中也没有出现特别变化。

2）听觉器官毒性：在对豚鼠按 25～200mg/(kg·d) 肌内注射 28d 的试验时，在 100mg/(kg·d) 剂量以上给药组耳壳反射消失；50mg/(kg·d) 以上给药试验组耳蜗螺旋器外有毛细胞消失，但其程度与同类药相比较轻。另外，在豚鼠妊娠后期按 50～100mg/(kg·d) 肌内注射 28d 的试验中，100mg/(kg·d) 给药试验组中有少数新生仔的耳蜗毛细胞消失。另一方面，对豚鼠按 200mg/(kg·d)，1 次/日或 2 次/日肌内注射的试验中未发现因给药方式不同而对听觉器官损害不同的现象。基本损害程度相同。

3）肾脏毒性：大鼠连续 21d 肌内注射本品 50～300mg/(kg·d)，结果出现与药物有关的血尿素氮（BUN）、血清肌酐值升高等现象。病理血检查发现肾小管上皮细胞变性现象，但其程度较同类药轻。另外，大白鼠 50mg/(kg·d) 或 200mg/(kg·d)，1 次/日或 2 次/日肌内注射给药，连续 21d，低剂量组中未发现因给药方式不同而对肾脏损害程度不同的现象。高剂量组中一次给药的损害程度相对轻些。亚急性、慢性毒性：大白鼠按 12.5～300mg/(kg·d) 肌内注射 28 天、按 12.5～100mg/(kg·d) 静脉注射 28d。

4）神经肌肉阻断作用：在用大白鼠横膈神经肌肉标本进行的试验中，观察到本品对神经肌肉的阻断作用，但其程度较同类药轻。国内研究资料：由浙江大学医学院药理学教研室负责对比进行了硫酸异帕米星和 3-*N*-异帕米星的腹腔注射和静脉注射后 7d 的 LD_{50} 测定。结果：小鼠腹腔注射 3-*N*-异帕米星 LD_{50}＞5g/kg，硫酸异帕米星 LD_{50} 为 3.88g/kg（95％可信限 3.56～4.22）；小鼠静脉注射 3-*N*-异帕米星 LD_{50} 为 419.06mg/kg（95％可信限 405.14～466.46），硫

酸异帕米星 LD_{50} 为 322.67mg/kg（95%可信限 310.85～334.95）。注射药物后动物表现为自主活动减少，抽搐、跳跃、呼吸困难等，多在短时间内恢复，死亡动物尸检脏器未见异常。

【药代动力学】给健康成年人肌内注射本品 200mg 后 45min 血药浓度约为11.13mg/L，静脉滴注同剂量的本品，30min 及 1h 静脉滴注结束时血药浓度约分别为 16.71 和 10.91mg/L。血药浓度达峰值后迅速下降用药后 12h 降为<0.3mg/L；肌内注射本品 400mg 后 1h 的血药浓度约为 19.68mg/L，静脉滴注 1h 结束时为 19.67mg/L，用药后 24h 降为<0.39mg/L。本品在体内分布较广，可渗入痰液、腹水、创口渗出液、脐带血和羊水中。哺乳期妇女肌内注射本品 200mg/次，乳汁中浓度<0.156mg/L。本品在体内不代谢，主要以原形经肾脏排泄，肌内注射本品 200mg 或静脉滴注 30min 及 1、12h 后尿中回收 79%～86%，给药 400mg 24h 尿中回收率约为 80%～94%。

本品几乎不和血浆蛋白结合。本品的血消除半衰期约 2h，肾功能不全者其半衰期将延长。

【适应证】本品主要适用于敏感菌所致的下列感染：外伤、烧伤、手术等引起创口感染、肺炎、慢性支气管炎、肾盂肾炎、膀胱炎、腹膜炎及败血症等。

【用法与用量】肌内注射或静脉滴注。成人 400mg/d，分 1～2 次给药。静脉滴注按下述要求进行：1 次/日给药时，滴注时间不得少于 1h；2 次/日给药时，滴注时间宜控制为 30～60min。可根据患者年龄、体质和症状适当调整。肾功能不全患者应根据肾功能受损程度调整给药剂量和给药间隔。

【不良反应】

（1）罕见严重副作用（发生率<0.1%；偶尔为发生率 0.1%～5%；未确定为频度未明）

1）休克：频度未明，如出现青紫、呼吸困难、胸闷、血压下降等症状时应停止用药，并进行适当治疗。

2）急性肾功能障碍：罕见（发生率<0.1%），用药期间应定期检查肾功能，如有异常应停止用药并行适当处理。

3）第Ⅷ对脑神经（前庭神经）损害：发生率<0.1%，若患者出现耳鸣、耳聋等第Ⅷ对脑神经功能障碍症状应停止用药，不得不继续用药时，应慎重用药。

（2）其他副作用

1）过敏反应：偶可出现斑疹、瘙痒、发热等症状。出现此类情况应停止用药。

2）肾功能异常：偶见，若出现血尿素氮、肌酐上升、尿检异常、血电解质紊乱或出现少尿、血尿、蛋白尿、浮肿等症状时应停止用药。

3）肝功能障碍：出现 GOT、GPT、LDH、血清胆红素上升等情况时应停止用药。

4）血液：患者偶尔可能出现贫血、白细胞减少、血小板减少、嗜酸粒细胞增加等血液系统症状。

5）注射部位：肌内注射局部偶尔可出现发红、疼痛、硬结等现象。

6）神经：四肢等部位麻木或者无力感罕见，应注意观察，出现此类症状时应立即停药。

7）消化系统：出现腹泻、恶心、呕吐者罕见，有时可出现食欲不振症状。

8）维生素缺乏症：维生素 K 缺乏症（低凝血酶原血液病、出血倾向等）、维生素 B 缺乏症（舌炎、口腔炎、食欲不振、神经炎等）罕见。

9）其他：倦怠感、发热罕见。

【禁忌证】

（1）对本品或其他氨基糖苷类及杆菌肽过敏者、本人或家族中有人因使用其他氨基糖苷类抗生素引起听觉障碍者禁用本品。

（2）肾衰竭者禁用本品。

【注意事项】

(1) 一般注意事项

因使用本品易出现眩晕、耳鸣、耳聋等第Ⅷ对脑神经障碍或急性肾功能障碍等严重的不良反应，请慎重使用本品。

(2) 以下患者请慎用本品

1) 肾功能不全患者：因本品有可能持续高血中浓度，出现第Ⅷ对脑神经障碍或肾功能障碍，因此肾功能不全者应减少用药剂量或延长给药间隔。

2) 肝功能异常患者：因有可能使肝功能进一步恶化，因此肝功能异常患者慎用本品。

3) 重症肌无力患者：因本品有神经肌肉阻断作用，因此重症肌无力患者应慎用本品。

4) 老年患者。

5) 经口摄取不足者或非经口摄取营养的患者、全身状况不佳的患者。

(3) 交叉过敏：对一种氨基糖苷类抗生素如链霉素、庆大霉素过敏的患者，可能对本品过敏。

(4) 有条件时疗程中应监测血药浓度（本品血药峰浓度超过35mg/L、谷浓度超过10mg/L时易出现毒性反应），并据此调整剂量，不能测定血药浓度时，应根据测得的肌酐清除率调整剂量，尤其对肾功能减退者、早产儿、新生儿、婴幼儿或老年患者、休克、心力衰竭、腹水或严重失水等患者。

(5) 肾功能障碍患者，老年患者，长期用药及大剂量用药者等血中浓度容易升高，出现听力障碍的危险很大，因此，应注意进行听力检查。

(6) 使用中应注意事项

1) 肌内注射应避免在同一部位多次注射，避免经过神经经过部位。注射部位容易出现硬结，注射后应对注射局部进行充分按摩。

2) 本品静脉滴注时，速度不能太快。静脉滴注液的配制方法：静脉滴注前须稀释本品，一般用0.9%氯化钠注射液、5%葡萄糖注射液、复方氯化钠注射液、复方氨基酸注射液、木糖醇注射液（5%）、复方乳酸钠注射液。

3) 本品不能静脉注射，以免产生神经肌肉阻滞和呼吸抑制作用。

(7) 长期应用本品可能导致耐药菌过度生长。

(8) 应给患者补充足够的水分，以减少肾小管损害。

(9) 对于使用过麻醉剂、肌肉松弛剂的患者，大量输入用柠檬酸进行抗凝处理过的血液的患者使用氨基糖苷类抗生素，尽管给药途径、方式不同，但也可能会出现神经肌肉阻断症状、呼吸麻痹等不良反应。

【孕妇及哺乳期妇女用药】

(1) 由于本品可渗入脐带血和羊水中，可能引起胎儿的第Ⅷ对脑神经损害，因此孕妇禁用本品。

(2) 本品亦可在乳汁中少量分泌，故哺乳期妇女慎用或用药期间暂停哺乳。

【儿童用药】 早产儿、新生儿、婴幼儿禁用本品，其他小儿慎用本品，若必须使用本品，应根据血药浓度或肌酐清除率调整剂量。

【老年患者用药】 老年患者慎用本品。老年患者应用本品后可产生各种毒性反应，因此在疗程中监测肾功能极为重要。肾功能正常者用药后亦可能产生听力减退。此外，老年患者应采用较小剂量或延长给药间隔，以与其年龄、肾功能和第Ⅷ对脑神经的功能相适应。老年患者有可能出现因维生素K缺乏而造成出血倾向。

【药物相互作用】

(1) 本品与其他氨基糖苷类合用或先后连续局部或全身应用，可增加耳毒性、肾毒性以及神经肌肉阻滞作用。患者可能发生听力减退，停药后仍可能进展至耳聋；患者的听力损害可能恢复或呈永久性。神经肌肉阻滞作用可导致患者的骨骼肌软弱无力、呼吸抑制或呼吸麻痹（呼吸暂停），用抗胆碱酯酶剂或钙盐有助于阻滞作用恢复。

(2) 本品与麻醉剂、神经肌肉阻滞剂合用时，可加重神经肌肉阻滞作用，导致肌肉软弱、呼吸抑制或呼吸麻痹（呼吸暂停）。

(3) 本品与代血浆类药如右旋糖酐同用可能加重血毒性，因此应避免与此类药物合用。

(4) 利尿剂如依他尼酸、呋塞米及卷曲霉素、万古霉素、enviomycin、顺铂、环孢素、两性霉素B等合用，或先后连续局部或全身应用时，可增加耳毒性与肾毒性，患者可能发生听力损害，且停药后仍可能发展至耳聋，听力损害可能恢复或呈永久性。

(5) 本品与头孢噻吩局部或全身合用可能增加肾毒性。

(6) 本品与多黏菌素类合用，或先后连续局部或全身应用时，因可增加肾毒性和神经肌肉阻滞作用，后者可导致患者骨骼肌软弱无力，呼吸抑制或呼吸麻痹（呼吸暂停）。

(7) 本品与β-内酰胺类（头孢菌素类或青霉素类）混合使用时可导致相互失活，需联合应用时必须分瓶滴注。

【药物过量】 尚无可靠参考文献。

【贮藏】 密闭，在阴凉处保存。

第八节 酰胺醇类

酰胺醇类抗生素主要有氯霉素和甲砜霉素，因其结构与5'-磷酸尿嘧啶相类似，其作用于细菌核糖核蛋白体的50S亚基，以阻止蛋白质的合成，因此属抑菌性广谱抗生素。其作用特点为：①抗菌谱广，可用于多数革兰阳性和革兰阴性细菌及厌氧菌，尤其对革兰阴性菌作用更强，且对螺旋体、衣原体、支原体、立克次体也有一定的作用。但对铜绿假单胞菌则不敏感，对真菌一般无效。②性质稳定，脂溶性强，且在体内分布很广，可透入乳汁及胎儿循环中，并易进入脑脊液和眼组织，且具抗胞内菌作用。药物大多在肝内灭活，因此肾功能不全者使用较安全。③由质粒介导，细菌可产生氯霉素乙酰转移酶（CAT）或通过主动泵出使氯霉素在菌体内的含量明显减少而导致耐药性的产生。细菌对各品种具完全交叉耐药性。

本类药物主要用于：①细菌性脑膜炎和脑脓肿，特别适用于耐氨苄西林流感杆菌、肺炎球菌、脑膜炎球菌所致者、青霉素过敏者及敏感的需氧、厌氧菌混合所致的耳源性脑脓肿。②伤寒及其他沙门菌属感染、细菌性眼科感染及其他如立克次体病、鼻疽（与链霉素合用）、鼠疫等。③不宜用于细菌性痢疾及革兰阴性菌所致的尿路感染，也不轻易用于一般上呼吸道感染、腹泻和原因不明的发热等的治疗。

不良反应主要有：①抑制骨髓造血的功能，本品可引起血小板减少性紫癜，粒性白细胞缺乏症，再生障碍性贫血或溶血性贫血等。因此在用药期间必须定期检查患者血象，或同时服用维生素B族、叶酸等。②长期应用可引起幻视、谵妄、欣快症，精神失常或中毒性精神病、视神经炎，周围神经炎和神经性耳聋等。③有少数患者亦可出现过敏性反应、胃肠道反应、肝脏或肾脏的损害及凝血功能障碍。④灰婴综合征，表现为呕吐、腹泻、进行性苍白、发绀、循环衰竭、呼吸不规律等，多发于早产儿与新生儿。

临床应用时，应注意以下几点：①正确掌握适应证，用药前、疗程中应定期查血常规。②新生儿及早产儿禁用本品。妊娠末期及分娩前期产妇慎用本品，产后一个月内乳母不宜选用本品。③治疗伤寒、布鲁菌病、螺旋体并伴有毒血症的患者，剂量不宜过大，并应尽量避免给予突击量，否则短时间内大量伤寒杆菌死亡而释放内毒素，导致治疗休克的发生。④肝肾功能不全的患者应注意调整剂量。

甲砜霉素

【英文名】 thiamphenicol

【化学名及结构式】［*R*-（*R**，*R**）］-*N*-｛1-（羟基甲基）-2-羟基-2-［4-（甲基磺酰基）苯基］乙基｝-2，2-二氯乙酰胺。

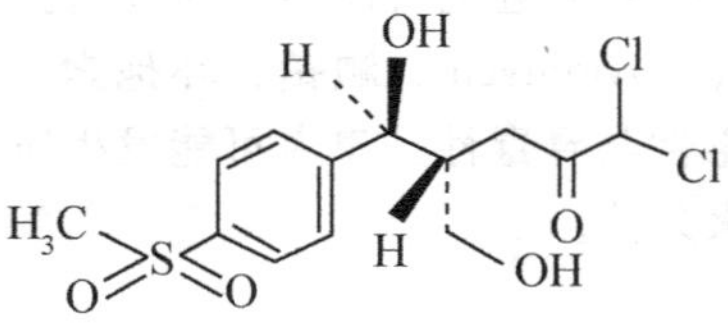

【性状】 本品为白色无臭结晶性粉末，溶解度低，易溶于水，对光和热稳定，其稳定性和溶解度不受pH影响。

【药理与毒理】 本品是氯霉素的同类物，抗菌谱和抗菌作用与氯霉素相似，在体外具广谱抗微生物作用，包括抗需氧革兰阴性菌及革兰阳性菌、厌氧菌、立克次体属、螺旋体和衣原体属。本品对下列细菌具杀菌作用：流感杆菌、肺炎链球菌和脑膜炎奈瑟球菌。本品对以下细菌仅具抑菌作用：金葡菌、化脓性链球菌、草绿色链球菌、B组链球菌、大肠埃希菌、肺炎克雷伯菌、奇异变形杆菌、伤寒沙门菌、副伤寒沙门菌、志贺菌属、脆弱拟杆菌等厌氧菌。本品在肝内不与葡萄糖醛酸结合，因此在体内活性较高。本品与氯霉素间呈完全交叉耐药。

本品属抑菌剂。可通过弥散进入细菌细胞内，并可逆性的结合在细菌核糖体的50S亚基上，从而使肽链增长受阻（可能由于抑制了转肽酶的作用），因此抑制肽链的形成，从而阻止蛋白质的合成。此外，本品还具有较强的免疫抑制作用。

【药代动力学】 本品口服后被人体吸收迅速而完全，口服0.4g后血药达峰时间（T_{max}）为2h，血药峰浓度（C_{max}）为4mg/L。蛋白结合率为10%。本品吸收后在体内组织广泛分布，其中以肾、脾、肝、肺等器官中的含量较多。血消除半衰期（$T_{1/2\beta}$）为1.5h。本品主要以原形药自肾脏排泄，24h自尿液中排出给药量的70%～90%，本品部分自胆汁排泄，本品在胆汁中浓度可为血药浓度的几十倍。甲砜霉素在体内不代谢，故肝功能异常时血药浓度不受影响。

【适应证】 本品主要用于敏感菌如流感杆菌、大肠埃希菌、沙门菌属等引起的呼吸道、尿路、肠道等感染。

【用法与用量】 口服。成人0.25～0.5g（1～2粒）/次，3～4次/日，严重感染者剂量加倍；小儿按体质量25～50mg/(kg·d)，分4次服。肌内注射、静脉注射剂量与口服相同。

【不良反应】

（1）可发生腹痛、腹泻、恶心、呕吐等消化道反应，其发生率在10%以下。

（2）偶见皮疹等过敏反应。

（3）早产儿及新生儿中尚未发现有“灰婴综合征”者，仅有个例报道有出现短暂性皮肤和面色苍白。

（4）本品可引起造血系统的毒性反应，主要表现为可逆性的红细胞生成抑制，白细胞和血小板减少，发生再生障碍贫血者罕见。

（5）中枢神经系统反应主要表现为头痛、嗜睡、头晕和周围性神经炎。有神经系统病变者长期接受甲砜霉素治疗，会引起患者触觉减退、触物感痛和痛觉过敏等症状。脚部症状较手更为严重，停药后可改善，但不能完全恢复。

【禁忌证】 对本品过敏患者禁用。

【注意事项】

(1) 患者在治疗过程中应经常定期检查周围血象，长期治疗者需定期检查网织红细胞数目，以便及时发现血液系统不良反应的发生。

(2) 肾功能不全者给药后，甲砜霉素排出减少，在患者体内可有积蓄倾向，应慎用并减量使用。

(3) 造血功能不良患者慎用本品。

【孕妇及哺乳期妇女用药】本药可透过血-胎盘屏障，可能引起早产儿和足月产新生儿发生"灰婴综合征"，因此妊娠期，尤其是妊娠后期或分娩期应尽量避免使用本品。孕妇在妊娠早期不慎服用本品，无需终止妊娠或进行侵入性检查。本药可自乳汁分泌，对哺乳婴儿可造成包括骨髓抑制在内的不良反应，因此哺乳期妇女应用时应暂停哺乳。

【儿童用药】新生儿由于肝脏酶系统未发育成熟，肾脏排泄功能又差，药物自肾脏排泄较成人缓慢，故本品应用于新生儿易导致血药浓度过高而发生毒性反应（灰婴综合征），故新生儿应避免使用本品。

【老年患者用药】老年患者肾功能有所减退，因此应在医师指导下减量用药。

【药物相互作用】

(1) 抗癫痫药（乙内酰脲类）。由于本品可抑制肝细胞微粒体酶的活性，从而导致此类药物的代谢降低，或替代该类药物的血清蛋白结合部位，均可使药物的作用增强或毒性增加，故当其与本品合用或在其后应用时须调整此类药物的剂量。

(2) 本品与降血糖药（如甲苯磺丁脲）合用时，由于蛋白结合部位被替代，可增强其降糖作用，因此需调整该类药物剂量。格列吡嗪和格列本脲的非离子结合特点，使其所受影响较其他口服降糖药为小，但合用时仍须谨慎。

(3) 长期口服含雌激素的避孕药，如同时服用本品，可使避孕的可靠性降低，月经期外出血增加。

(4) 由于本品可具有维生素 B_6 拮抗剂的作用或使后者经肾脏排泄量增加，可导致贫血或周围神经炎的发生，因此维生素 B_6 与本品合用时机体对前者的需要量增加。

(5) 氯霉素可拮抗维生素 B_{12} 的造血作用，因此两者不宜合用。

【药物过量】尚无可靠参考文献。

【贮藏】遮光、密封，在干燥处保存。

氯　霉　素

【英文名】chloramphenicol

【化学名及结构式】*D*-苏式-（-）-*N*-［α-（羟基甲基）-β-羟基-对硝基苯乙基］-2，2-二氯乙酰胺。

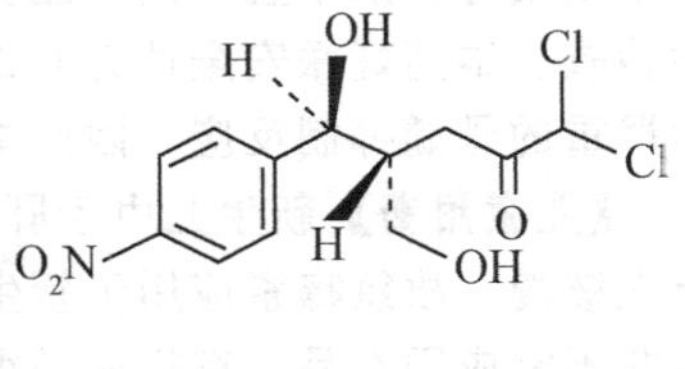

【性状】本品为白色针状或略带黄绿色针状粉末，味极苦，在碱性液中不稳定。

【药理与毒理】本品为氯霉素类抗生素。在体外具广谱抗微生物作用，包括需氧革兰阴性菌及革兰阳性菌、厌氧菌、立克次体属、螺旋体和衣原体属。对下列细菌具有杀菌作用：流感嗜血杆菌、肺炎链球菌和脑膜炎奈瑟菌。对以下细菌仅具抑菌作用：金黄色葡萄球菌、化脓性链球菌、草绿色链球菌、B组链球菌、大肠埃希菌、肺炎克雷伯菌、奇异变形杆菌、伤寒、副伤寒沙门菌、志贺菌属、脆弱拟杆菌等厌氧菌。下列细菌通常对氯霉素耐药：铜绿假单胞菌、不动杆菌属、肠杆菌属、黏质沙雷菌、吲哚阳性变形杆菌属、甲氧西林耐药葡萄球菌和肠球菌属。本品属抑菌剂。氯霉素为脂溶性，可通过弥散进入细菌细胞内，并可逆性的结合在细菌核糖体的

50S 亚基上，使肽链增长受阻（可能由于抑制了转肽酶的作用），因此抑制肽链的形成，从而阻止蛋白质的合成。

【适应证】本品用于伤寒、副伤寒、立克次体和其他沙门菌属的感染，也可用于细菌性脑膜炎、脑水肿、厌氧菌感染。滴眼用于细菌性结膜炎、角膜炎、睑缘炎及沙眼，滴耳用于外耳道炎。外用可治疗痤疮、酒糟鼻、脂溢性皮炎等疾病。

【用法与用量】

（1）口服，250～500mg/次，4 次/日。儿童 20～50mg/(kg·d)，分 4 次给予。

（2）肌内注射：500～1000mg/次，2～3 次/日。

（3）滴耳：2～3 滴/次，3 次/日。

（4）静脉滴注：1000～2000mg/d，分 2 次给予。

（5）滴眼：1～3 滴/次，3～4 次/日。

【不良反应】偶见过敏反应。

【禁忌证】对本品过敏者禁用。

【注意事项】

（1）由于可能发生不可逆性骨髓抑制，本品应避免重复疗程使用。

（2）肝、肾功能损害患者宜避免使用本品，如必须使用时须减量应用并进行血药浓度监测，使其峰浓度（C_{max}）在 25mg/L 以下，谷浓度在 5mg/L 以下。如血药浓度超过此范围，可增加引起骨髓抑制的危险。

（3）在治疗过程中应定期检查周围血象，长程治疗者尚须查网织细胞计数，必要时做骨髓检查，以便及时发现与剂量有关的可逆性骨髓抑制，但全血象检查不能预测通常在治疗完成后发生的再生障碍性贫血。

（4）对诊断的干扰：采用硫酸铜法测定尿糖时，应用氯霉素患者可产生假阳性反应。

（5）口服本品时应饮用足量水分，空腹服用，即于餐前 1h 或餐后 2h 服用，以期达到有效血药浓度。

（6）局部滴眼治疗时，大剂量长期使用（超过 3 个月）可引起视神经炎或视神经乳头炎（特别是小儿）。长期应用本品的患者，应事先做眼部检查，并应密切注意患者的视功能和视神经炎的症状，一旦出现症状应立即停药。同时服用维生素 C 和维生素 B。

（7）局部滴耳治疗时，如耳内分泌物多时，应先清除耳内分泌物，再滴入本品。

【孕妇及哺乳期妇女用药】由于氯霉素可透过血-胎盘屏障，对早产儿和足月产新生儿均可能引起毒性反应，由于新生儿的代谢系统尚不完善，可能会导致氯霉素蓄积，从而引起“灰婴综合征”（表现为呕吐、低体温、呼吸抑制、心血管性虚脱、发绀），因此在妊娠期，尤其是妊娠末期或分娩期不宜应用本品。如果孕妇在妊娠早期不慎服用本品，无需终止妊娠或进行侵入性检查。本药妊娠安全性为 C 级。本品自乳汁分泌，有引致哺乳婴儿发生不良反应的可能，包括严重的骨髓抑制反应，因此本品不宜用于哺乳期妇女，必须应用时应暂停哺乳。

【儿童用药】新生儿由于肝脏酶系统未发育成熟，肾脏排泄功能又差，药物自肾脏排泄较成人缓慢，故氯霉素应用于新生儿易导致血药浓度过高而发生毒性反应（灰婴综合征），故新生儿不宜应用本品，有指征必须应用本品时应在监测血药浓度条件下方可使用。

【老年患者用药】老年患者组织器官大多退化，功能减退，自身免疫功能亦降低，氯霉素可致严重不良反应，故老年患者应慎用本品。

【药物相互作用】与林可霉素类或红霉素类等大环内酯类抗生素合用时可发生拮抗作用，因此不宜联合应用。

第九节 大环内酯类

大环内酯类是具有12～22个碳内酯环化学结构的一类抗生素，其抗菌作用机制为与细菌核糖体上的50S亚基的结合，从空间上阻滞新生肽链的延伸和促进pt-tRNA的脱落，从而抑制肽链延长而抑制细菌的蛋白合成。本类药物除对革兰阳性菌有很强的抗菌活性外，对革兰阴性菌也有抗菌活性，特别是对耐青霉素的金黄色葡萄球菌、部分厌氧菌、支原体、衣原体等均有抗菌活性，且因其毒副作用和不良反应较其他类抗生素低，而在临床上较受重视。

一、作用特点

20世纪60年代以来应用于临床的第一代大环内酯类抗生素包括红霉素、乙酰螺旋霉素、交沙霉素、麦迪霉素等。这些品种的共同特点为：①抗菌谱较窄，且细菌对不同品种有不完全交叉耐药性。②对金黄色葡萄球菌等革兰阳性菌具有抗生素后效应。③血药浓度低，且不易透过血-脑屏障。④主要经胆汁排泄，进行肝肠循环。

20世纪80年代后上市的第二代大环内酯类抗生素如罗红霉素、阿奇霉素、克拉霉素等相对于第一代，具有以下特点：①增强了对流感嗜血杆菌、卡拉炎莫拉菌等革兰阴性菌以及对厌氧菌、空肠弯曲杆菌、军团菌、衣原体、分枝杆菌和弓形虫等病原体的作用。②对胃酸稳定，口服生物利用度提高。且血浆药物浓度、组织体液及细胞内药物浓度高而持久。③不仅对需氧革兰阳性球菌有较强的抗菌后效应，对流感嗜血杆菌等革兰阴性菌亦具有抗菌后效应。④血浆半衰期延长，且所致的胃肠道不良反应较轻。⑤与红霉素等有交叉耐药性。第三代衍生物统称为酮内酯类抗生素如泰利霉素在酸性递质（如胃酸）中高度稳定，对多重耐药性肺炎链球菌、金黄色葡萄球菌、流感嗜血菌、黏膜莫拉菌及肺炎衣原体、军团菌等具有强力活性，并且对耐药菌株选择潜力极低，不会诱导MLS抗生素族类耐药（即大环内酯类、林可酰胺类、链阳菌素类）。

二、临床应用

大环内酯类抗生素不仅广泛用于治疗社区获得性呼吸道感染疾病，因其具有很好的细胞渗透能力，故常用于治疗细胞内病原体所致感染性和非感染性疾病。临床上本品主要适用于呼吸道与耳鼻喉感染、非淋病奈瑟球菌性尿道炎、沙眼、消化性溃疡、囊性纤维、疟疾、自身免疫性血小板减少症、防治心血管疾病、肺部和呼吸道炎症如哮喘和弥漫性泛细支气管炎等。此外，因其具备独特的免疫调节功能，而在肿瘤治疗方面成为新的研究热点。克拉霉素和阿奇霉素还可用于治疗免疫缺陷患者的分枝杆菌、弓形虫感染。

三、耐药机制

1. 抗生素与核糖体的结合部位改变　由位于质粒或染色体上的Erm基因编码的核糖体甲基化酶使位于50S亚基的23S的rRNA腺嘌呤产生甲基化作用，从而能够阻止大环内酯类-林可酰胺类-链阳菌素类与该位点结合，而产生耐药性（MLS耐药）。此外，有少数耐药菌的耐药性是由核糖体突变，罕见的Rrl和Rrl D基因突变而引起的。

2. 抗生素摄入胞内量减少及外排机制　革兰阳性菌和革兰阴性菌都可以通过过量表达外排泵这种膜蛋白来产生红霉素抗性作用。外排泵是一种运输蛋白，用于将有毒物质（包括临床上所用抗生素）排出细胞外，主要有肺炎链球菌、化脓性链球菌中的Mef和葡萄球菌、肠球菌中的Msr，它们对大环内酯类抗生素均有特异的外排作用。

3. *细菌产生各种灭活酶* 细菌通过菌体自身的酶摧毁红霉素的结构使其失去抗菌的能力。这类酶包括：大环内酯 2′-磷酸转移酶（Mph）、红霉素酯酶和大环内酯糖基转移酶。

四、不良反应及注意事项

1. *消化道症状和肝毒性* 在日常剂量下，本品的肝毒性较小，但本类酯化物则有一定的肝毒性，故只宜短期少量应用，且孕妇和肝病或肝功能不全患者不宜选用本类酯化物。

2. *心脏毒性* 大环内酯类抗生素可延长心肌动作电位时间，可诱发心脏浦肯野纤维的早期后除极而导致心脏的毒性，主要表现为QT间期延长和尖端扭转型室性心动过速。故临床使用时应注意：

(1) 心功能不全、肝肾功能障碍及新生儿慎用。原发性QT间期延长的患者及电解质紊乱的患者，则应避免使用大环内酯类抗生素。

(2) 大环内酯类引起心律失常与给药剂量呈相关性，故临床上应用本品应严格掌握剂量，应用时应控制滴注速度。由于口服相同剂量药物后的血药浓度较静脉滴注时低，故本品应尽可能选择口服给药。

(3) 某些药物如抗心律失常药、阿司匹林、特非那丁、西沙必利等均能引起QT间期延长，应避免与大环内酯类抗生素同时应用，必须联用时应进行心电监护，并测定血浆药物浓度。一旦发现QT间期延长或TDP，应立即停用大环内酯类抗生素及其他可疑药物，并纠正电解质紊乱等危险因素，以改善患者心、肝、肾等功能。同时应用阿托品、利多卡因等对症治疗，失败时加用硫酸镁进行治疗。

3. *本类药物系肝药酶代谢抑制剂* 可使泼尼松龙、茶碱类、卡马西平、华法林、镇静类药物、免疫抑制剂如环孢素等药物在肝内的代谢减少，故与本品合用时需注意相互作用，调整剂量；与地高辛同服，可降低后者的肠内代谢，升高其血药浓度，临床须慎用；与他汀类药物合用可致横纹肌溶解，需注意。

4. *静脉及口服给药剂量不宜过大* 成人一般＜4g/d，肝肾功能不良者＜2g/d。注射给药可引起局部刺激，故本类药物不宜用于肌内注射，静脉滴注浓度不宜超过0.1%，滴注速度不应过快，以减少血栓静脉炎及心脏毒性的发生。

5. *新型大环内酯类药物均有较大PAE* 半衰期长，所以新型大环内酯类药物，不同于沿用大环内酯类药物3～4次/日的给药方法，宜用药1～2次/日。

五、大环内酯类药物

阿奇霉素

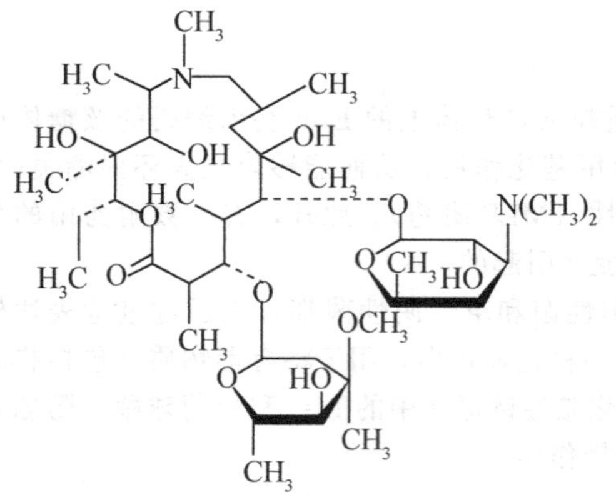

【英文名】 azithromycin

【化学名及结构式】（2*R*，3*S*，4*R*，5*R*，8*R*，10*R*，11*R*，12*S*，13*S*，14*R*）-13-［（2，6-二脱氧-3-*C*-甲基-3-*O*-甲基-*α*-*L*-核-己吡喃糖基）氧］-2-乙基-3，4，10-三羟基-3，5，6，8，10，12，14-七甲基-11-［［3，4，6-三脱氧-3-（二甲氨基）-*β*-*D*-木-己吡喃糖基］氧］-1-氧杂-6-氮杂环十五烷-15-酮。

【性状】 本品为白色或类白色结晶性粉末，无臭，对酸稳定。

【药理与毒理】

(1) 药理作用：阿奇霉素为氮杂内酯类抗生

素，其作用机制是通过与敏感微生物的 50S 核糖体的亚单位结合，从而干扰其蛋白的合成（不影响核酸的合成）。体外试验和临床研究均表明，阿奇霉素对以下多种致病菌有效：革兰阳性需氧微生物；革兰阴性需氧微生物；产 β-内酰胺酶的菌株均对本品无效。对以下微生物已有体外研究结果，但是其临床意义尚不清楚，包括链球菌属（C、F、G）、草绿色链球菌、百日咳杆菌、杜克嗜血杆菌、嗜肺性军团菌、类杆菌属、消化链球菌属、包柔螺旋体、肺炎衣原体、梅毒螺旋体、解脲脲原体等。

（2）毒理研究

1）遗传毒性：人淋巴细胞试验、小鼠骨髓微核试验和小鼠体外淋巴瘤细胞试验的结果均证实本品无致突变作用。

2）生殖毒性：大鼠和小鼠的生殖毒性试验均表明，当用药量达产生中等程度的母体毒性的剂量水平［即 200mg/(kg·d)，按体表面积计算，约为人用药剂量 500mg/(kg·d) 的 2～4 倍］时，未发现致畸胎作用。尚未发现本品对生育力和胎儿的损害。

3）致癌性：尚无有关本品动物长期使用的致癌性研究资料。

【药代动力学】 本品口服可迅速被人体吸收，生物利用度为 37%。单剂口服 0.5g，达峰时间为 2.5～2.6h，血药峰浓度（C_{max}）为 0.4～0.45mg/L。本品在体内分布广泛，在各组织内浓度可达同期血浓度的 10～100 倍。本品单剂给药后的血消除半衰期（$T_{1/2\beta}$）为 35～48h，给药量的 50%以上以原形经胆道排出，给药后 72h 内约 4.5%以原形经尿液排出。

【适应证】

（1）化脓性链球菌引起的急性咽炎、急性扁桃体炎。

（2）敏感细菌引起的鼻窦炎、急性中耳炎、急性支气管炎、慢性支气管炎急性发作。

（3）肺炎链球菌、流感嗜血杆菌以及肺炎支原体所致的肺炎。

（4）沙眼衣原体及非多种耐药淋病奈瑟菌所致的尿道炎和宫颈炎。

（5）敏感细菌引起的皮肤软组织感染。

【用法与用量】

（1）口服/吞服：将本品适量投入 100ml 水中，振摇分散后，在饭前 1h 或饭后 2h 服用。

1）成人用量：①沙眼衣原体或敏感淋病奈瑟菌所致性传播疾病，仅需单次口服本品 1.0g。②对其他感染的治疗，第 1 日，0.5g 顿服；第 2～5 日，0.25g/d 顿服；或 0.5g/d 顿服，连服 3d。

2）小儿用量：①治疗中耳炎、肺炎，第 1 日，按体质量 10mg/(kg·d) 顿服（最大量不超过 0.5g/d)，第 2～5 日，按体质量 5mg/(kg·d) 顿服（最大量不超过 0.25g/d)。②治疗小儿咽炎、扁桃体炎，按体质量 12mg/(kg·d) 顿服（最大量不超过 0.5g/d)，连用 5d。

（2）静脉滴注：滴注时间为浓度为 1.0mg/ml，滴注 3h；浓度为 2.0mg/ml，滴注 1h。治疗社区获得性肺炎，成人用量为 0.5g/次，1 次/日，至少连续用药 2d。继之换用阿奇霉素口服制剂 0.5g/d，治疗 7～10d 为一个疗程。转为口服治疗时间应由医生根据临床反应确定。治疗盆腔炎：成人用量为 0.5g/d，1 次/日，用药 1d 或 2d 后，改用阿奇霉素口服制剂 0.25g/d，以 7d 为一个疗程，转为口服治疗时间应由医生根据临床反应确定。若怀疑合并有厌氧菌感染，则应合用抗厌氧菌药物。

【不良反应】 本品一般耐受性良好，不良反应发生率较低，多为轻到中度可逆性反应。

（1）常见不良反应有：①胃肠道反应，如腹泻、恶心、腹痛、稀便、呕吐等；②皮肤反应，如皮疹、瘙痒等；③其他反应，如厌食、阴道炎、头晕或呼吸困难等。

（2）临床中还观察到下列发生率<1%的不良反应：①消化系统，如消化不良、胃肠胀气、黏膜炎、口腔念珠菌病、胃炎等；②神经系统，如头痛、嗜睡等；③过敏反应，如支气管痉挛等；④其他反应，如味觉异常等。

（3）上市后口服制剂还观察到以下不良反应，其与本品相关性尚不清楚。

1）过敏反应：关节痛、血管神经性水肿、荨麻疹、光过敏。

2）心血管系统：心律不齐、室性心动过速。

3）胃肠道：极少见的假膜性肠炎、舌染色。

4）泌尿生殖系统：间质性肾炎、急性肾衰竭。

5）造血系统：血小板减少。

6）肝胆系统：曾有报道阿奇霉素引起肝炎和胆汁郁积性黄疸等，偶可引起肝坏死和肝衰竭，但罕有致死者，因果关系尚未确定。

7）精神神经系统：攻击性反应、神经质、焦虑不安、忧虑、头痛、嗜睡、头晕、眩晕、惊厥、多动。

8）皮肤/附属组织：罕见的严重皮肤反应如多形性红斑，Stevens-Johnson综合征及毒性表皮溶解坏死等曾有报道。

9）感觉器官：有报道大环内酯类抗生素能损害患者的听力。有些患者服用阿奇霉素后曾出现听力损害包括听力丧失、耳鸣和（或）耳聋。据调查研究表明这种现象与患者持续大剂量使用本品有关，通过对这些患者的随诊，发现大多数患者的听力可恢复。罕有阿奇霉素引起味觉变化的报道。

（4）实验室检查异常：血清ALT、AST、肌酐、LDH、胆红素及碱性磷酸酶升高，白细胞、中性粒细胞及血小板计数减少。

【禁忌证】对阿奇霉素、红霉素或其他任何一种大环内酯类药物过敏者禁用本品。

【注意事项】

（1）进食可能影响阿奇霉素的吸收，故需在饭前1h或饭后2h口服。

（2）轻度肾功能不全患者（肌酐清除率＞40ml/min）不需做剂量调整，但阿奇霉素对较严重肾功能不全患者的使用尚无充分资料，因此给这些患者使用阿奇霉素时应慎重。

（3）由于肝胆系统是阿奇霉素排泄的主要途径，故肝功能不全者慎用，严重肝病患者不应使用本品。用药期间定期随访肝功能。

（4）用药期间如果发生过敏反应（如血管神经性水肿、皮肤反应、Stevens-Johnson综合征及毒性表皮坏死等），应立即停药，并采取适当措施。有些因阿奇霉素引起的反应可反复发作，需较长时间观察和治疗。

（5）同其他抗生素一样，应注意观察包括真菌在内的非敏感菌所致的二重感染症状。

（6）治疗期间，若患者出现腹泻症状，应考察假膜性肠炎发生。如果诊断确立，应采取相应治疗措施，包括维持水、电解质平衡，补充蛋白质等。

【孕妇及哺乳期妇女用药】采用最高可使母体中度中毒的剂量进行了动物生殖毒研究，没有证据表明阿奇霉素会对胎儿造成损害，但尚无在孕妇中进行的样本量足够且良好对照的临床试验。由于动物生殖研究的结果并不总是能预测人的情况，故只有在明确需要使用阿奇霉素的情况下才能在妊娠期给药。本药妊娠安全性为B级。如果哺乳期妇女日用量为500mg时，乳汁中的最高血药浓度为2.8mg/L，仅为乳儿体质量相关剂量的5%，在医生权衡药物对婴儿的潜在获益和风险后，可在哺乳期妇女中使用本品。如新生儿出生时出现明显黄疸时，母亲接受大剂量本品时应格外小心。有研究报道，在体外将阿奇霉素注入胎盘，发现只有不到5%的阿奇霉素可以经胎盘转运。在另一研究中，剖宫产患者在手术前6～168h使用阿奇霉素，在胎盘中药物浓度较高，而胎儿血药浓度很低。

【儿童用药】无论何种感染，建议阿奇霉素在儿童中的总剂量最高不过1500mg。本品用于体质量＞45kg的儿童时，用法与用量同成人。儿童药代动力学资料提示儿童20mg/kg与成人1200mg剂量相当，但其C_{max}值更高。本品用于治疗＜6个月小儿中耳炎、社区获得性肺炎及＜2岁小儿咽炎或扁桃体炎的疗效与安全性尚未确定。

【老年患者用药】给药方法及剂量同成人。

【药物相互作用】

(1) 药物相互作用研究

1) 抗酸剂：在探讨抗酸剂与阿奇霉素同时给药的药动学研究中，阿奇霉素的峰浓度大约降低了25%，未见其对总生物利用度的影响。对服用阿奇霉素又需要服用抗酸剂的患者，不应同一时间服用这些药物。

2) 西替利嗪：健康志愿者同时口服阿奇霉素和西替利嗪（20mg）5d，稳态浓度下两者在药代动力学上无相互作用，亦未观察到QT间期的显著变化。

3) 去羟肌苷（二去氧次黄嘌呤核苷）：与服用安慰剂相比较，6例HIV阳性患者同时服用1200mg/d的阿奇霉素和400mg/d的去羟肌苷并未影响去羟肌苷的稳态药代动力学。

4) 地高辛：曾有报告，某些大环内酯类抗生素影响一些患者的地高辛肠内代谢。因此对同时服用阿奇霉素和地高辛的患者，应注意其地高辛血药浓度有升高的可能性。

5) 齐多夫定：单剂量1000mg和多剂量1200mg或600mg的阿奇霉素对齐多夫定或其葡萄糖醛酸代谢物的血浆药代动力学或尿液排泄几乎没有影响。然而口服阿奇霉素可以增加外周血单核细胞中的磷酸化齐多夫定的浓度，后者是临床活性代谢产物。这些发现的临床意义尚不清楚，但对患者来说可能是有益的。阿奇霉素对肝内细胞色素 P_{450} 系统无显著影响，阿奇霉素与红霉素等其他大环内酯类抗生素不同，不影响其他药物的药代动力学，不会因诱导肝内细胞色素 P_{450} 或通过形成细胞色素代谢复合物而失去活性。

6) 麦角：由于理论上存在有麦角中毒的可能性，故不主张阿奇霉素与麦角类衍生物同时使用。

(2) 已进行了阿奇霉素与下列主要通过肝内细胞色素 P_{450} 系统代谢的药物之间的药代动力学研究。

1) 阿托伐他汀：每日同时服用阿托伐他汀10mg与阿奇霉素500mg，对阿托伐他汀的血药浓度没有影响（HMG CoA-reductase inhibition assay）（3羟基-3-甲基-戊二酰辅酶A还原酶抑制分析）。

2) 卡马西平：对健康志愿者的药代动力学研究表明，同时应用卡马西平和阿奇霉素，对卡马西平及其活性代谢物的血药浓度无显著影响。

3) 西咪替丁：在单剂量西咪替丁的药代动力学研究中，在服用阿奇霉素前2h用药，未见阿奇霉素的药代动力学有所改变。

4) 香豆素类口服抗凝剂：在健康志愿者进行的药代动力学研究中，阿奇霉素并不影响口服单剂量15mg的华法林的抗凝作用。在阿奇霉素上市后，有报道同时应用阿奇霉素和香豆素类口服抗凝剂可使抗凝作用增强。虽然因果关系尚未确定，但是对同时使用香豆素类口服抗凝剂的患者，应注意经常监测凝血酶原时间。

5) 环孢素：在健康志愿者中进行药代动力学研究，口服阿奇霉素500mg/d，连续3d后再口服环孢素单剂量10mg/kg，环孢素的峰浓度和5h药时曲线下面积显著增加。故二者同时使用时必须慎重。如必须同时使用，应监测环孢素的血药浓度，以便相应调整剂量。

6) 依非韦伦：同时应用阿奇霉素（单剂600mg）和依非韦伦（400mg/d，共7d），未发现具有显著临床意义的药代动力学改变。

7) 氟康唑：同时应用单剂氟康唑800mg与单剂阿奇霉素1200mg，未见氟康唑的药代动力学有明显改变，阿奇霉素的总暴露量和半衰期也无改变，血药峰浓度则降低了18%，但无显著临床意义。

8) 茚地那韦：同时应用单剂量的阿奇霉素1200mg，对于茚地那韦（3次/日，800mg/次，连续5d）的药代动力学无显著影响。

9）甲泼尼龙：在健康志愿者中进行的药物相互作用研究中，阿奇霉素对甲泼尼龙的药代动力学参数无明显影响。

10）咪达唑仑：健康志愿者同时使用阿奇霉素（500mg/d，共 3 天）和咪达唑仑（单剂 15mg），后者的药代动力学和药效学无显著改变。

11）奈非那韦：同时应用阿奇霉素 1200mg 和奈非那韦（750mg 3 次/日给药，直到达到血药稳态浓度为止），未发生具有显著临床意义的药物相互作用，所以不需调整剂量。

12）利福布丁：本品与利福布丁合用对两者的血清浓度均无影响。阿奇霉素与利福布丁合用时，会发生中性粒细胞减少症。虽然中性粒细胞减少症和使用利福布丁有关，但是否与阿奇霉素合用有关尚无定论。

13）西地那非：在健康男性志愿者中进行的研究中，尚无证据表明阿奇霉素（500mg/d，共 3d）对西地那非或其主要循环代谢产物的血药峰浓度、药时曲线下面积有影响。

14）特非那丁：药代动力学研究表明，阿奇霉素与特非那丁之间无药物相互作用。虽两者相互作用的病例罕有报道，而且这种作用的可能性亦不能完全排除，可仍无特定证据表明这种相互作用发生过。

15）茶碱：在健康志愿者中阿奇霉素与茶碱无相互作用。三唑仑：与服用安慰剂比较，14 名健康志愿者同时服用阿奇霉素（第 1 天 500mg，第 2 天 250mg）与三唑仑（第 2 天给予 0.125mg），对三唑仑的药代动力学无显著影响。TMP/SMZ：每日服用 TMP/SMZ 160mg/800mg，连续 7d，并在第 7 天同时服用阿奇霉素单剂 1200mg，测得 TMP/SMZ 的血药峰浓度、总暴露量和尿清除率均无显著改变。阿奇霉素的血药浓度亦与其他研究中相仿。

【药物过量】药物过量的不良反应与推荐剂量的相同。一旦发现超量使用，可根据病情给予对症和支持治疗。

【贮藏】遮光、密闭、阴凉干燥处贮存。

交沙霉素

【英文名】josamycin

【结构式】

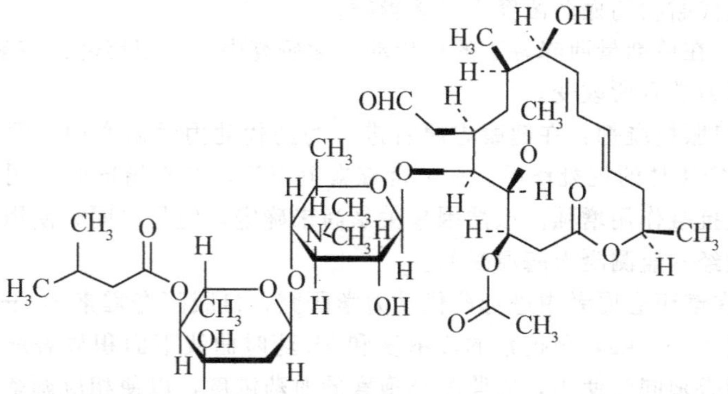

【性状】白色或略呈黄白色的结晶性粉末，无臭、味苦，极难溶于水。

【药理与毒理】本品为链霉菌（streptomyces narbonensis var. josamyceticus）产生的一种大环内酯类抗生素——交沙霉素的丙酸酯衍生物，其抗菌谱与红霉素相仿，对葡萄球菌属、链球菌属的抗菌作用较红霉素略差，但对诱导型耐药菌株仍具有抗菌活性；脑膜炎奈瑟菌、百日咳杆菌亦对本品敏感；本品对消化球菌、消化链球菌、丙酸杆菌及真杆菌等厌氧菌具良好抗菌作用；胞内病原体如支原体属、衣原体属、军团菌亦对本品敏感。本品不诱导葡萄球菌对大环内酯类药物的耐药性，为非诱导型抗生素。

【药代动力学】 本品口服被人体吸收迅速，在体内分布广，组织浓度高。

(1) 血药浓度：对6名健康男性每人口服丙酸交沙霉素干糖浆1g（效价）后，测定血中药物浓度，结果表明：口服1～2h后，血药浓度达到高峰，其平均值为1.18μg/ml。儿童口服相当于交沙霉素20mg/kg（效价）的丙酸交沙霉素干糖浆，1h后的血药浓度为2.6～8.0μg/ml，2h后为4.1～7.2μg/ml、6h后为0.66～4.4μg/ml。

(2) 尿液中排泄：儿童口服相当于交沙霉素20mg/kg（效价）的丙酸交沙霉素干糖浆后，24h内的尿中排泄率为6.6%～12.5%。

(3) 此外，口服丙酸交沙霉素后的人体尿液中，不存在原形药物，全部为交沙霉素及其代谢产物。

【适应证】 对交沙霉素敏感的葡萄球菌、溶血性链球菌、肺炎球菌、流感嗜血杆菌及支原体等引起的以下各种感染：

(1) 脓皮病、脓疱疹、疖、痈、脓肿、蜂窝织炎。

(2) 咽喉炎、扁桃体炎、咽峡炎、急性上呼吸道炎症、外耳炎、牙龈炎、眼睑炎症、泪囊炎。

(3) 急慢性支气管炎、肺炎、支气管肺炎、原发性非典型肺炎。

(4) 猩红热。

(5) 中耳炎、鼻旁窦炎。

(6) 口腔科领域的下列感染：骨膜炎、牙根膜炎、牙槽骨炎、智齿周围炎、上颌窦炎、关节炎、颌炎、牙槽脓肿、牙龈脓肿。

【用法与用量】 口服，成人800～1200mg/d，分3～4次给予。婴幼儿、儿童按体质量30mg（效价）/(kg·d)（体质量)，分3～4次服用或遵医嘱，并可根据症状适当增减。

与用法与用量相关的注意事项：使用本品时，为防止耐药菌的出现，原则上应该确认敏感性，仅在治疗疾病所需的最短时间内使用本品。

【不良反应】 本品在日本批准时和批准后得到8235例病例，怀疑与本品有关的不良反应为176例（2.1%）主要包括腹泻、软便、食欲减退、恶心、呕吐等不良反应。

(1) 严重不良反应：假膜性肠炎（发生率不明)：国外有出现伴有假膜性肠炎等的血便的严重结肠炎的报告。出现腹痛、多次腹泻时，应立即停止用药并进行适当处理。

(2) 其他不良反应见表2-19。

表2-19　服用本品后的其他不良反应

	0.1～5%以内	0.1%以内
过敏症状	皮疹等	
肝脏		过敏性肝损害
消化系统症状	食欲不振、恶心、呕吐、腹胀、腹痛、腹泻等	

【禁忌证】 下述患者应慎重给药：

(1) 对本品及其他大环内酯类抗生素药物有过敏史的患者。

(2) 肝功能障碍的患者。

【注意事项】 片剂应整片吞服，以免接触胃酸损失效价。其丙酸盐属酯化物，不受胃酸影响，可制成颗粒剂供儿童应用。

【孕妇及哺乳期妇女用药】

(1) 对孕妇或有可能妊娠的妇女，只有在判定治疗的有益性大于危险性时才可给药。

(2) 本药可分泌入乳汁中，使用本品期间应避免哺乳。

【儿童用药】 给儿童用药时，要正确指导使用方法并密切观察治疗经过。

【老年患者用药】 老年患者大剂量服用本药可能引起听力减退，但停药后大多可恢复。

【药物相互作用】 详见表2-20

表 2-20　药物间的相互作用

药物名称	临床症状及处理	发生机制及危险因素
特非那定 阿司咪唑	增强这些药物的作用，有报告其偶尔引起QT间期延长、室性心律不齐或心跳骤停等心血管系统副作用	大环内酯类抗生素的代谢产物（亚硝基烷烃）和肝药酶 P_{450} 的 CYP3A4 结合后形成复合物，抑制这些药物的代谢，从而提高血药浓度
含有麦角酰胺的制剂 甲磺酸二氢麦角胺等	增强这些药物的作用，可导致四肢缺血	
免疫抑制剂 环孢素	增强这些药物的作用，有可能引起肾脏功能障碍等	
三唑仑	增强这些药物的作用，可导致嗜睡	
溴隐停	增强这些药物的作用，可导致嗜睡、眩晕、运动失调等症状	

【贮藏】 遮光，密封，干燥保存。

地红霉素

【英文名】 dirithromycin

【化学名及结构式】 {(9*S*) -9-脱氧代-11-脱氧-9，11- [亚胺（1*R*) -2- (2-甲氧基乙氧基) -乙叉] 氧基} 红霉素。

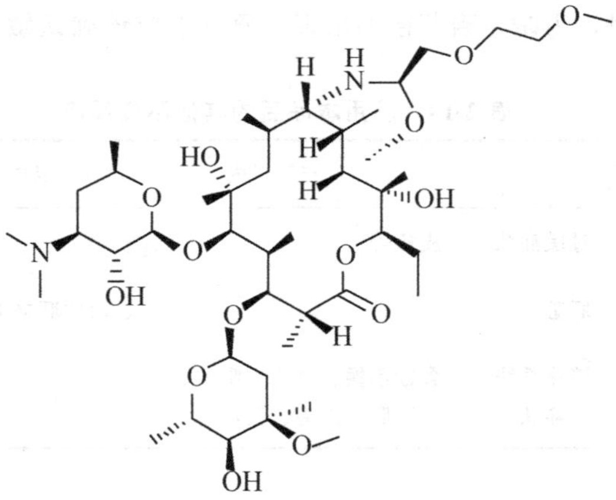

【性状】 白色结晶。

【药理与毒理】

（1）药理作用

1）地红霉素为大环内酯类抗生素，为红霉胺的前体药物。其作用机制是通过与敏感微生物的50S核糖体亚基结合，从而抑制细菌蛋白质合成。

2）动物体外试验和临床感染治疗均证实本品对下列微生物具有活性：①需氧革兰阳性微生物，如金黄色葡萄球菌（仅针对甲氧西林敏感菌）、肺炎链球菌、化脓性链球菌；②需氧革兰阴性微生物，如流感嗜血杆菌、嗜肺军团菌、卡他莫拉菌；③其他微生物，如肺炎支原体。

3）体外试验表明（其临床意义尚不完全清楚）：本品对产单核细胞李斯特菌、葡萄球菌（C、F、G组），百日咳鲍特菌、痤疮丙酸杆菌等有活性。

（2）毒理研究

1）遗传毒性：标准组合的遗传毒性试验结果表明，本品未见致突变作用。

2）生殖毒性：大鼠和家兔分别给予本品的剂量达临床最大推荐剂量的21倍和4倍（以体表面积计）时，对动物的生育力和胎儿均无损害。CD-1小鼠给药剂量达1000mg/kg（以体表面积计，为人用最大推荐剂量的8倍），出现胎儿体质量降低、骨化不全、发育延迟。大鼠在交配前2周、整个交配期和整个妊娠期给予本品剂量达1000mg/kg时，也可见骨化程度的降低。目前尚无在孕妇上进行充分和严格对照的研究，所以孕妇的使用，应权衡利弊后再决定。

3）尚不清楚本品是否经人乳汁分泌，但是本品可分泌于啮齿类动物的母乳中，而且其他大环内酯类的抗生素也可以人乳中分泌，因此哺乳期的妇女应慎用。

4）致癌性：尚无动物终身给予本品对致癌潜在性的研究结果。

【药代动力学】据文献报道：

（1）吸收：口服后本品被迅速吸收，通过非酶水解转化成生物活性物质红酶胺，其绝对生物利用度约 10%。健康志愿者（19～59 岁，单剂量：500mg；多剂量：500mg/d，10d）药代动力学参数如表 2-21。

表 2-21　本品的药代动力学参数

药代动力学参数（n=10）	均值（标准差）	
	1d	10d
C_{max}（μg/ml）	0.3（0.2）	0.4（0.2）
T_{max}（h）	3.9（0.9）	4.1（1.3）
$AUC_{0\sim24h}$（μg·h/ml）	0.9（0.7）	1.8（1.1）

（2）分布：红酶胺可迅速、广泛的分布到组织中，其细胞内浓度高于组织浓度，而组织浓度又明显高于血浆浓度。其蛋白结合率为 15%～30%，平均表观分布体积（V_{DSS}）为 800L（504～1041L），红霉胺的稳态组织浓度见表 2-22 。

表 2-22　红霉胺的稳态组织浓度（500mg/次，1 次/日）

组织	时间（h）	平均组织浓度（μg/g 或 μg/10^7）	平均血浆浓度（μg/ml）	组织/血浆
扁桃体	14	3.47	0.17	20.4
健康肺	12	3.79	0.13	29.2
感染肺	12	3.85	0.13	29.6
感染支气管分泌物	48	2.15	0.31	6.9
感染支气管黏膜	12	1.70	0.13	13.1
	48	2.59	0.31	8.4
	72	1.74	0.33	5.3
肺泡巨噬细胞	5	0.37	0.35	1.1

（3）代谢和排泄：红霉胺几乎不经过肝脏代谢，81%～97%的药物由胆汁途径消除，约 2%的药物由肾脏消除。肾功能正常的患者，其平均血浆半衰期约 8h（2～36h），平均消除半衰期约 44h（16～65h），平均表观清除率约 23L/h（20～32L/h）。

（4）食物的影响：本品可与食物同服或饭后 1h 内服用。研究表明饭后服用本品，其吸收略有下降，而饭前 1h 服用本品，其 C_{max} 下降 33%，AUC 下降 31%。食物中脂肪的高低对生物利用度几乎没有影响。

【适应证】本品适用于 12 岁以上患者，用于治疗下列敏感菌引起的轻、中度感染。

（1）慢性支气管炎急性发作：由流感嗜血杆菌、卡他莫拉菌、肺炎链球菌引起。

（2）急性支气管炎：由卡他莫拉菌、肺炎链球菌引起。

（3）社区获得性肺炎：由嗜肺军团菌、肺炎支原体、肺炎链球菌引起。

（4）咽炎和扁桃体炎：由化脓性链球菌引起。

（5）单纯性皮肤和软组织感染：由金黄色葡萄球菌（甲氧西林敏感菌株）、化脓性链球菌引起。

注：青霉素是治疗和预防链球菌感染（包括预防风湿热）的常用药，一般说来地红霉素在治疗化脓性链球菌引起的鼻咽炎时有效，并能根除；对预防风湿热的疗效尚无报道。

【用法与用量】

（1）用法：本品可与食物同服或饭后10h内服用，不得分割、压碎、咀嚼。常规用量，1次/日，1～2粒/次，或遵医嘱，具体推荐剂量参考表2-23。

（2）用量：见表2-23。

表2-23　地红霉素用法与用量表

感染（轻、中度）	剂量（mg）	服药次数	疗程（d）
慢性支气管炎急性发作	500（2粒）	1次/日	5～7
急性支气管炎	500（2粒）	1次/日	7
社区获得性肺炎	500（2粒）	1次/日	14
咽炎和扁桃体炎	500（2粒）	1次/日	10
单纯性皮肤和软组织感染	500（2粒）	1次/日	5～7

【不良反应】

（1）3299例患者口服本药（500mg/d）7～14d，没有发现与毒性有关的死亡或致残。87例患者（2.6%）因不良反应终止用药，其中35例（40%）是因恶心和腹痛终止用药。另一临床试验（口服本药500mg/d，疗程5d）结果表明，35例患者（3.8%）因不良反应而终止用药，其中15例（43%）是因恶心和腹痛终止用药。

（2）与本药治疗有关的不良反应

1）头痛（7.7%）、腹痛（7.1%）腹泻（6.7%）、恶心（5.9%）、消化不良（2.6%）、眩晕/头晕（2.1%）、皮疹（1.4%）、呕吐（1.1%）等。

2）血小板计数增加（3.8%）、钾离子升高（2.6%）、碳酸氢盐减少（1.4%）、CPK增加（1.2%）、嗜酸粒细胞增加（1.2%）、中性粒细胞增加（1.2%）、白细胞增加（0.8%）等。

【禁忌证】本品禁用于对地红霉素、红霉素和其他大环内酯抗生素严重过敏的患者。不应用于可疑或潜在菌血症的患者（因其不能提供有效的药物浓度达到治疗部位）。

【注意事项】

（1）肝功能不全：轻度肝损伤患者，其平均C_{max}、AUC和分布体积随服药次数的增多而略有增加，但不必调整用药剂量。

（2）肾功能不全：其平均C_{max}、AUC和分布体积随服药次数的增多而略有增加，但不必调整用药剂量。

已有报道，实际上使用所有的广谱抗生素（包括地红霉素），都会产生假膜性结肠炎。因此，若使用抗生素的患者发生腹泻，考虑到这种诊断是重要的。这种结肠炎的程度从轻度至危及生命，程度不同。对于轻度假膜性结肠炎病例，通常仅仅是停药就能奏效，对于中度至严重病列，就应采取适当的治疗措施。

【孕妇和哺乳期妇女用药】

(1) 孕妇：对大鼠进行生殖研究，剂量高达人用量的 21 倍（根据 mg/m^2 计算），对家兔的研究剂量为用量的 4 倍，结果表明本品对生育力和胎儿均无损害。对小鼠进行生殖研究，剂量高达人用量的 8 倍，结果表明本品可使胎儿体质量显著降低。然而，对孕妇尚无适当的、很好的对照临床研究。因此，孕妇使用本品应权衡利弊。

(2) 分娩：对分娩的影响尚不清楚。

(3) 哺乳期：哺乳妇女母乳中是否含本品尚不清楚，但在母乳中发现了其他大环内酯抗生素，并且啮齿类动物母乳中也含本品。因此哺乳期妇女应慎用本品，如新生儿出生时出现明显黄疸时，母亲接受大剂量本品时应格外小心。

【儿童用药】 12 岁以下儿童使用地红霉素的安全性与有效性，尚未确立。

【老年患者用药】 平均 C_{max}、AUC 随着年龄的增加而趋于升高，但在统计学或临床上均无显著性差异。因此，老年患者使用时不必调整剂量。

【药物相互作用】

(1) 特非那定：本品不影响特非那定代谢，体外试验证明两药物不发生相互作用，而特非那定与红霉素存在相互作用。

(2) 茶碱：一般情况下，正服用茶碱的患者接受本品治疗时，不必调整茶碱剂量或监测血药浓度。需维持较高的茶碱血药浓度时，应检测血药浓度，并对剂量进行适应调整。

(3) 抗酸药或 H_2 受体拮抗剂；服用抗酸药或 H_2 受体拮抗剂后，立即服用本品可增加地红霉素的吸收。

(4) 红霉素与下列药物之间的相互作用已明确，但其与地红霉素的相互作用尚不清楚，因此，联合用时应慎重。

(5) 三唑仑：可降低三唑仑的清除率，增加其药理作用。

(6) 地高辛：可提高地高辛的血药浓度。

(7) 抗凝血药：可增加抗凝血药的作用，在老年人中更是如此。

(8) 麦角胺：产生中毒症状，如外周血管痉挛和感觉迟钝。

(9) 其他药物：红霉素与下列药物之间的相互作用已有报道，包括环孢素、环己巴比妥、卡马西平、阿芬太尼、丙比胺、苯妥英、溴隐停、丙戊酸盐、阿司米唑、洛伐他丁。

【药物过量】

(1) 症状：地红霉素的过量使用的中毒症状包括恶心、呕吐、腹上部疼痛和痢疾。如果其他症状出现，可能是过敏反应或中毒的继发反应。

(2) 治疗：保持患者的呼吸畅通、通风，小心监视患者的征兆，维持患者的血压正常和血清电解等。活性碳在多数情况下比呕吐或洗胃更能有效地减少药物在胃肠道的吸收。考虑活性碳而不是胃排空，重复剂量的活性碳可以加强一些已经被吸收的药物的消除，当采用胃排空和活性碳时要保证患者的呼吸顺畅。多尿、腹膜透析和血液渗析被已证明对地红霉素过量无益，对慢性肾衰的患者血液渗析也不会加快地红霉素在血浆中的消除。

【贮藏】 遮光，密封，置室温干燥处保存。

红 霉 素

【英文名】 erythromycin

【化学名及结构式】

【性状】 本品为白色或类白色结晶性粉末，无臭，味苦，在酸性环境中不稳定，微溶于水。

【药理与毒理】 红霉素属大环内酯类抗生素，对葡萄球菌属、各组链球菌和革兰阳性杆菌均具抗菌活性。奈瑟菌属、流感嗜血杆菌、百日咳鲍特菌等也可对本品敏感。本品对除脆弱拟

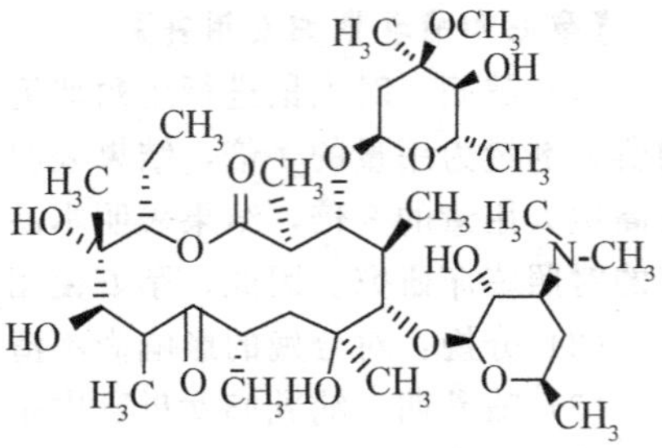

杆菌和梭杆菌属以外的各种厌氧菌亦具抗菌活性；对军团菌属、胎儿弯曲菌、某些螺旋体、肺炎支原体、立克次体属和衣原体属也有抑制作用。本品系抑菌剂，但在高浓度时对某些细菌也具杀菌作用。本品可透过细菌细胞膜，在接近供位（“P”位）处与细菌核糖体的50S亚基成可逆性结合，阻断了转移核糖核酸（t-RNA）结合至“P”位上，同时也阻断了多肽链自受位（“A”位）至“P”位的位移，因而细菌蛋白质合成受抑制。

【药代动力学】本品局部用药后很少吸收入血。

【适应证】本品大多用于脓疱疮等化脓性皮肤病、小面积烧伤、溃疡面的感染和寻常痤疮。

【用法与用量】

（1）口服：用于一般感染，儿童30～50mg/(kg·d)，成人750～1500mg/d，分2～4次空腹服用。用于淋病或性病淋巴肉芽肿，500mg/次，3～4次/日，连用10～14d。用于腹股沟肉芽肿，500mg/次，3～4次/日，连用21d以上。用于细菌性阴道炎或软下疳，500mg/次，4次/日，连续5～7d。本品也可用于支原体、衣原体所致的泌尿道感染，500mg/次，4次/日，连续14d。本品可用于梅毒，500mg/次，4次/日，连用15d。

（2）静脉滴注：儿童30～40mg/(kg·d)，成人30～50mg/(kg·d)或1000～2000mg/(kg·d)，分2～4次给予。

（3）外用：涂于患处，2次/日。

（4）滴眼：1～2滴/次，3～4次/日或眼膏剂涂覆于眼睑内，每晚睡前1次。

【不良反应】最常见的不良反应是局部烧灼感，也可有干燥、发痒、红斑，偶见荨麻疹样反应。

【禁忌证】对红霉素过敏者禁用。

【注意事项】静脉滴注时不可溶于氯化钠溶液中或应用含盐类的注射液溶解，以防止出现白色浑浊或结块沉淀。本品不宜与β-内酰胺类联合应用。本品的吸收不受食物干扰，患者可于餐前1h或餐后服用。

【孕妇及哺乳期妇女用药】一般认为在妊娠期使用红霉素是安全有效的，一项超过7000份的病例研究结果表明，在妊娠早期使用红霉素不会增加畸胎发生率。但是在最近的研究中发现孕妇服用红霉素可能会使心血管系统畸形发生率上升（1.8%），特别是婴儿易发生房室间隔缺陷，但婴儿的个体风险率依然很低。有研究者发现红霉素会增加幽门狭窄的发生率，但关系尚不十分明确。动物实验未证实本药有致畸性，但因本药可通过血-胎盘屏障而进入胎儿循环，浓度虽然不高，文献中也无对胎儿影响方面的报道，但孕妇仍应慎用本品。本药妊娠安全性为B级。本品有相当量进入母乳中，故哺乳期妇女应慎用或暂停哺乳。如新生儿出生时出现明显黄疸时，母亲接受大剂量本品时应格外小心。有研究报道，在体外将红霉素注入胎盘，发现只有不到5%的红霉素可以经胎盘转运。

【儿童用药】儿童用药量应酌情减少，详情见“【用法与用量】”。

【老年患者用药】尚无可靠参考文献。

【药物相互作用】红霉素与高剂量的茶碱合用可能导致增加血液中茶碱浓度和可能的茶碱毒性，在这种情况下，应减少茶碱的剂量。

琥乙红霉素

【英文名】erythromycin ethylsuccinate

【化学名及结构式】

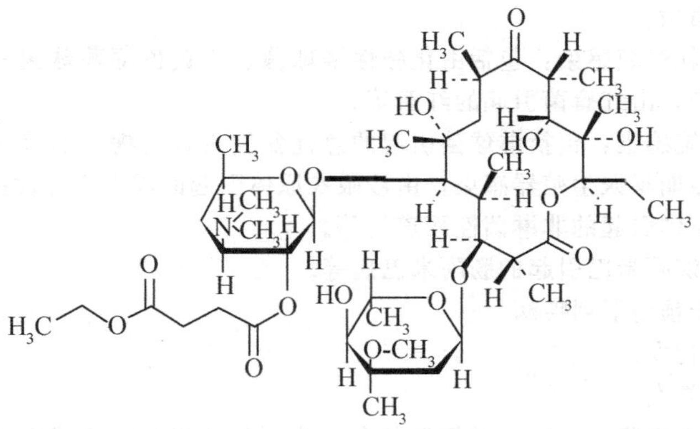

【性状】本品为白色或类白色结晶性粉末，无臭，无味，几乎不溶于水。

【药理与毒理】

(1) 药理作用：琥乙红霉素为大环内酯类抗生素，是一酯化的红霉素，在体内分解释放出红霉素而发挥抗菌作用。其抗菌谱、抗菌活性与红霉素相同。红霉素的作用机制是通过与敏感菌的 50S 核糖体亚基结合，从而抑制蛋白质的合成。

动物体外试验和临床感染治疗中证实，本品对下列细菌有抗菌活性：

1) 革兰阳性菌：白喉杆菌、极小棒杆菌、产单核细胞李斯特菌、金黄色葡萄球菌（使用中可能会产生耐药性）、肺炎链球菌、化脓链球菌。

2) 革兰阴性菌：百日咳杆菌、嗜肺性军团杆菌、淋球菌。

3) 其他菌：沙眼衣原体、痢疾阿米巴、肺炎支原体、梅毒螺旋体、解脲脲原体。

体外试验表明：红霉素对克林霉素、林可霉素及氯霉素有拮抗作用；许多流感嗜血杆菌对单用红霉素耐药，但是对联合使用磺胺敏感；在治疗过程中，葡萄球菌可能会对红霉素产生耐药性。

(2) 毒理研究：生殖毒性试验表明，大鼠经口给予占食物总量 0.25%的红霉素碱，未见本品对动物生育力和胚胎发育有明显影响，但是动物与人的相关性尚无临床研究的支持。未进行动物的遗传毒性研究。

大鼠经口给予红霉素琥乙酯和红霉素碱，时间为 2 年，未见本品对肿瘤发生率有明显的影响。

【药代动力学】

(1) 据《Physicians' Desk Reference》（第 54 版）介绍：口服琥乙红霉素悬液在空腹和饭后均易被有效吸收。红霉素易扩散到大部分体液中，正常情况下，本品仅在脑脊液的浓度较低，但对脑膜炎患者，药物易通过血-脑屏障。对于肝功能正常者，药物在肝脏的浓度较高，在胆汁中排泄。尚不清楚肝功能障碍对药物从肝脏排泄到胆汁的影响。不足口服剂量 5%的红霉素以活性形式经尿液排泄。

红霉素可透过血-胎盘屏障，但在胎儿血浓度较低。药物可通过乳汁排泄。

(2) 国内研究资料表明：18 名健康男性志愿者单次口服本品 500mg，以微生物法测定血中红霉素浓度，达峰浓度为 (1.18±0.50) μg/ml，达峰时间为 (0.72±0.29) h，消除半衰期为 (2.31±0.31) h。

【适应证】

(1) 本品适用于治疗敏感菌引起的下列感染性疾病

1) 呼吸系统感染：包括由化脓链球菌、肺炎链球菌或流感嗜血杆菌所引起的轻、中度上、下呼吸道感染，由产单核细胞李斯特菌所引起的李斯特菌病，由百日咳杆菌引起的百日咳，由肺炎支原体引起的呼吸道感染，由白喉杆菌引起的白喉（起辅助抗毒素作用），以及由嗜肺性军团杆菌引起的军团病。

2）皮肤和皮肤软组织感染：包括由化脓性链球菌、金黄色葡萄球菌所引起的轻、中度皮肤和皮肤软组织感染，由红癣菌引起的红癣等。

3）泌尿生殖系统感染：包括淋球菌引起的急性盆腔炎，由梅毒螺旋体引起的梅毒，由沙眼衣原体引起的妊娠期泌尿生殖器感染，由沙眼衣原体引起的成人无并发症的尿道、宫颈或直肠感染，由解脲脲原体引起的非淋菌性尿道炎等。

4）其他：由痢疾阿米巴引起的肠阿米巴病等。

（2）本品可用于预防下列疾病

1）预防风湿热初发。

2）预防风湿热复发。

3）预防细菌性心内膜炎：对心脏瓣膜修复、先天性心脏病、手术后心肺分流、风湿性或其他获得性瓣膜功能障碍、特发性肥厚性主动脉瓣下狭窄、有细菌性心内膜炎病史或左房室瓣下垂和闭锁不全又对青霉素过敏的患者，在进行牙科和上呼吸道外科手术时，可口服红霉素预防细菌性心内膜炎。

【用法与用量】口服

（1）儿童：年龄、体质量和感染程度是决定剂量的重要因素。对于中轻度感染，儿童琥乙红霉素的常用剂量为 30～50mg/(kg·d)，分次服用，每 6h 服一次。对于更严重的感染，剂量可加倍。如须日服两次，则每 12h 服全日剂量的一半。也可 3 次/日，每次间隔 8h，每次服日剂量的 1/3。中轻度感染建议按表 2-24 剂量服药：

表 2-24　中轻度感染时琥乙红霉素的服用剂量

体质量	总日剂量
10lb 以下	30～50mg/(kg·d) 15～25mg/(kg·d)
10～15lb	200mg
16～25lb	400mg
26～50lb	800mg
51～100lb	1200mg
超过 100lb	1600mg

注：1lb=0.454kg

（2）成人：常用量每 6h 400mg。视感染程度，剂量可增至 4g/d。如须日服两次。则每 12h 服全日剂量的一半。也可 3 次/日，每次间隔 8h，每次服日剂量的 1/3。对于成人剂量的计算，400mg 琥乙红霉素相当于 250mg 硬脂酸红霉素、红霉素碱或依托红霉素。

1）在治疗链球菌感染时，应服本品至少 10d。预防有风湿性心脏病史的患者链球菌感染复发，常用剂量为 2 次/日，400mg/次。

2）先天性或风湿性或其他后天性瓣膜心脏病患者在进行牙科或上呼吸道外科手术时细菌性心内膜炎的预防，术前 2h 口服 800mg（儿童 10mg/kg），在首服剂量 6h 后再口服 400mg（儿童 5mg/kg）。

3）治疗由沙眼衣原体和解脲脲原体引起的尿道炎：800mg/次，3 次/日，连服 7d。

4）治疗初期梅毒：成人，48～64g，分剂量在 10～15d 内服用。

5）治疗肠阿米巴：成人，400mg/次，4 次/日，连服 10～14d。儿童，40～50mg/(kg·d)，分次服，连服 5～14d。

治疗军团病：虽然最佳剂量尚未确定，据临床数据报告，剂量为 1.6～4g/d，分次服。

【不良反应】口服红霉素最常见的副作用是胃肠道不适，并与剂量有关。副作用包括恶心、呕吐、腹痛、腹泻和厌食。肝炎、肝功能障碍和/或肝功能试验结果异常可能发生。

在用药期间和用药后可能引发假膜性结肠炎。

红霉素偶可有引起室性心律失常，包括室性心动过速、延长 QT 间期等。

变态反应有荨麻疹、过敏症。皮肤反应有轻度皮疹、多形红斑、斯蒂文斯-约翰逊综合征，偶有毒性表皮坏死的报告。

偶有可逆性听力丧失，多发于肾功能障碍和服高剂量药物的患者。

已有口服本品后，发生肝功能障碍的报告，包括肝酶增加、黄疸或无黄疸肝炎。

【禁忌证】对红霉素或其他大环内酯类药物过敏者禁用本品。正在服用特非那丁、阿司咪唑或西沙必利的患者禁用本品。

【注意事项】

（1）由于红霉素主要经肝脏排泄，故红霉素应慎用于肝功能损伤的患者。

（2）红霉素可能使重症肌无力患者病情恶化、故重症肌无力患者禁用。

（3）长时间或重复使用红霉素可导致对红霉素不敏感的细菌或霉菌过度生长。如感染严重，应停用红霉素，用其他适当治疗替代。

（4）必要时，切口、引流或其他外科手术应与抗生素治疗同时进行。

（5）有报告认为红霉素在胎儿体内不能达到预防先天性梅毒的足够浓度。在母体内已经过红霉素治疗的婴儿应用适当的青霉素治疗。

（6）几乎所有抗生素包括红霉素均有致假膜性结肠炎的报告，程度由轻度到危及生命。因此，确诊服药后引起腹泻的患者应注意观察。

（7）抗生素治疗会改变结肠正常菌丛，使梭菌过度生长。研究表明由艰难梭菌产生的毒素是抗生素有关的结肠炎的主要病因。

（8）在确诊假膜性结肠炎后，应着手治疗。轻度患者通常只须停药。中重度患者应考虑补液、补电解质和蛋白质，并用对艰难梭菌结肠炎有效的抗微生物药物进行治疗。

（9）同服红霉素和洛伐他汀的重患者有伴有肾损伤或无肾损伤的横纹肌溶解的报告。因此，同服红霉素和洛伐他汀的患者应小心监测肌酸激酶和转氨酶浓度。

（10）本品可用于肠阿米巴病，肠外阿米巴病需用其他药物治疗。

【孕妇及哺乳期妇女用药】①动物实验未证实本药有致畸性，但本药可通过胎盘进入胎儿循环，且妊娠期出现肝毒性反应的可能性增加，故孕妇禁用，本药妊娠安全性为 B 级。②由于本品有相当量进入母乳中，故哺乳期妇女慎用或暂停哺乳，如新生儿出生时出现明显黄疸时，母亲接受大剂量本品时应格外小心。

【儿童用药】请按说明书中要求服用。

【老年患者用药】目前尚缺乏老年患者服用本品时需要特别注意的有关事宜的详细研究资料。

【药物相互作用】

（1）红霉素与高剂量的茶碱合用可能导致增加血液中茶碱浓度和可能的茶碱毒性，在这种情况下，应减少茶碱的剂量。

（2）有报道红霉素与地高辛合用可增加地高辛的血浓度。

（3）有报道红霉素与口服抗凝剂合用可增加抗凝作用。因红霉素与许多口服抗凝剂的相互作用导致抗凝作用的增加，更多见于老年患者。

(4) 红霉素与麦角胺或二氢麦角胺同时使用，有些患者可能会出现急性麦角毒性，特征是外周血管痉挛和感觉迟钝。

(5) 有报道红霉素可降低三唑仑和咪达唑仑的消除率，因此可能增加苯二氮䓬类的药理活性。

(6) 红霉素与被细胞色素 P_{450} 系统代谢的药物如卡马西平、环孢素、他克莫司、环巴比妥、苯妥英钠、阿芬他尼、西沙必利、丙吡胺、洛伐他汀、溴隐亭、丙戊酸、特非那丁和阿司咪唑等同时使用，可能提高这些药物的血浓，应密切监控。

(7) 红霉素与非镇静类抗组胺药特非那丁和阿司咪唑等同时使用时，可能明显改变药物的代谢。偶见严重心血管副作用包括心电图 QT/QTc 间期延长、心跳停止等其他室性心律失常。另外，同服红霉素和特非那丁还偶有致死的报告。

(8) 来自市场的药物相互作用的报告表明红霉素与西沙必利同服时，可引起 QT 间期延长、心律失常、室性心动过速、心室纤维颤动等，原因可能是红霉素抑制了西沙必利的肝代谢。亦有致死的报告。

(9) 红霉素可干扰尿道儿茶酚胺的荧光测定。

【药物过量】 过量服用本品应停药。过量的药物应立即采用泻药和其他措施予以清除。红霉素不能通过腹透或血透清除。

【贮藏】 密封，在干燥处保存。

环酯红霉素

【英文名】 erythromycin cyclocarbonate

【化学名及结构式】 *2R*，*3S*，*4S*，*5R*，*6R*，*8R*，*9R*，*10R*，*11R*，*12S*，*13R*）-3-［2，6-二去氧基-3-（甲基-3-*O*-甲基-*α*-*L*-核-己吡喃糖基）-氧］-13-乙基-9-羟基-2，4，6，8，10，12-六甲基-5-［（3，4，6-三去氧基-3-（二甲胺基）-*β*-*D*-木-己吡喃糖基）-氧］-14-氧杂十四元环-6，9-氧-1，9-二酮环 11，12-碳酸酯。

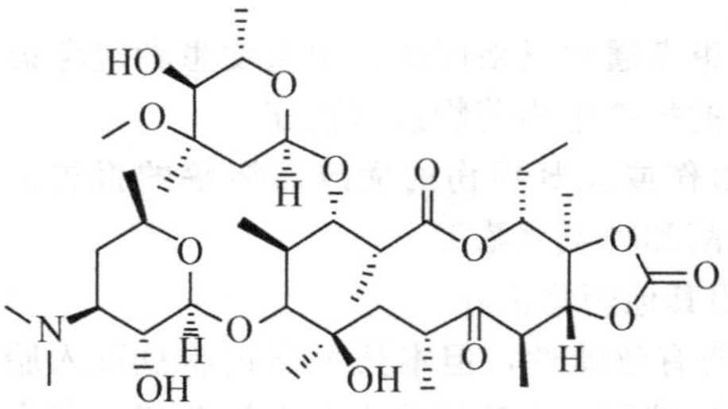

【性状】 本品为白色或类白色结晶性粉末。

【药理与毒理】 环酯红霉素为大环内酯类抗生素，是半合成红霉素 A 衍生物。其作用机制为环酯红霉素与细菌核糖体 50S 亚基结合，阻止转肽和移位反应，抑制蛋白质的合成，从而抑制细胞的生长。

环酯红霉素对下列细菌有体外抗菌活性：

(1) 革兰阳性菌：革兰阳性球菌（肠球菌属除外）、葡萄球菌类（尽管有耐药菌存在）、链球菌类（A、B、C 和 G 组）、肺炎链球菌、棒状杆菌类、炭疽杆菌。

(2) 革兰阴性菌：卡他莫拉菌、淋病双球菌（青霉素耐药菌通常对环酯红霉素也耐药）、幽门螺旋杆菌、衣原体类、肺炎支原体、空肠弯曲杆菌（耐药菌除外）、军团菌类、密螺旋体类、百日咳杆菌、脲原体属、厌氧球菌和革兰阴性杆菌（类脆弱杆菌和梭形杆菌除外），各种嗜血杆菌对环酯红霉素表现出不同的敏感性。

(3) 肠杆菌属、假单孢菌属和不动杆菌属对环酯红霉素耐药。环酯红霉素短期治疗未发现耐药性的增加，长期治疗在金黄色葡萄球菌、肺炎支原体和其他微生物可发生耐药性的增加。

【药代动力学】 11 名健康志愿者单次剂量口服 250、500mg 后的 C_{max} 分别为 0.35μg/ml 和 0.62μg/ml，T_{max} 分别为 7.27h 和 6.00h，$T_{1/2}$ 分别为 9.92h 和 9.67h，AUC 分别为 6.94μg/(ml·h)和 11.33μg/(ml·h)，CL 分别为 48.97 L/h 和 63.80L/h，表观分布容积 V_d 分

别为 694.19L 和 776.17L，48h 尿累积排出率分别为 8.77%和 7.89%。

12 名健康志愿者多次剂量口服 500mg（2 次/日），连续服 7d，C_{max}为 2.09μg/ml，C_{ssmin}为 1.36μg/ml，T_{max}为 4.33h，$T_{1/2}$为 10.14h，AUC_{0-12}^{ss}为 19.54μg/(ml·h)，CL 为 27.60 L/h，表观分布容积 V_d 为 391.56L，72h 尿累积排出率为 35.70%。

据文献报道，本品在人体内广泛分布于组织和体液中，本品在中耳与咽扁桃体的浓度与血清浓度接近，在胸膜和腹膜液中也达到较高浓度，本品在肺组织和支气管分泌物中的药物浓度为红霉素的 4 倍。本品可穿透胎盘，在胎盘的浓度为母体浓度的 20%；本品可通过乳汁分泌，乳汁浓度为血清浓度的 50%；本品可渗透入细胞内（如巨噬细胞），从而增强吞噬作用；本品不易通过血-脑屏障，在脑脊液中的浓度低。本品主要以原形药物自胆汁和粪便排出，血液或腹膜透析不能将本品有效消除。

【适应证】本品主要适用于：

（1）由肺炎支原体、嗜肺军团菌和肺炎衣原体引起的肺炎。

（2）在无有效的局部治疗方案或其他抗菌素无法使用情况下（如非青霉素敏感的葡萄球菌引起的感染和青霉素过敏患者）的皮肤软组织感染，如疖、痤疮、脓疱疮、蜂窝织炎、湿疹以及其他皮肤软组织感染的治疗。

（3）由支原体、衣原体、奈瑟淋球菌引起的感染：如非淋病性尿道炎、淋病。

（4）由弯曲杆菌属引起的肠炎。

（5）由幽门螺杆菌引起的胃炎。

（6）儿童百日咳。

【用法与用量】口服，空腹、饭前或饭后 3h 服用，每 12h 服药一次。

（1）成人：2～4 片/次（250～500mg/次），2 次/日，疗程 5～10d。

（2）儿童：15mg/kg 体质量，每 12h 给药 1 次。

【不良反应】本品的不良反应发生率较低，少数患者可能发生腹部不适、恶心、呕吐、腹泻、皮肤潮红、嗜酸粒细胞增多、发热，极少数患者可能发生可逆性听力损伤、假膜性结肠炎、肝功能损伤。长期和反复使用本品可导致非敏感细菌（艰难梭菌）和真菌（白色念珠菌）的过度生长。

【禁忌证】对本品及其他大环内酯类药物过敏者禁用本品。

【注意事项】肝功能不全者慎用本品，用药期间应监测肝功能，如发现肝功能异常及时停药。

【孕妇及哺乳期妇女用药】怀孕及哺乳者慎用本品，特别是新生儿出生时出现明显黄疸时，母亲接受大剂量本品时应格外小心。

【儿童用药】尚无可靠参考文献。

【老年患者用药】尚无可靠参考文献。

【药物相互作用】

（1）本品可使茶碱的血清药物浓度增加。两药并用时茶碱应减量使用，并应监测茶碱的毒性反应。

（2）本品可使地高辛的吸收和血清药物浓度增加。

（3）本品可使环孢素的血清药物浓度和肾毒性增加。

（4）本品使香豆素抗凝药的作用增强。

（5）本品与林可霉素和氯林可霉素有拮抗作用。

【药物过量】一旦发生过量，应立即停止用药，给予催吐、灌胃等常规处理，并给予对症治疗。

【贮藏】密闭，在干燥阴凉处保存。

吉他霉素

【英文名】 kitasamycin

【化学名及结构式】

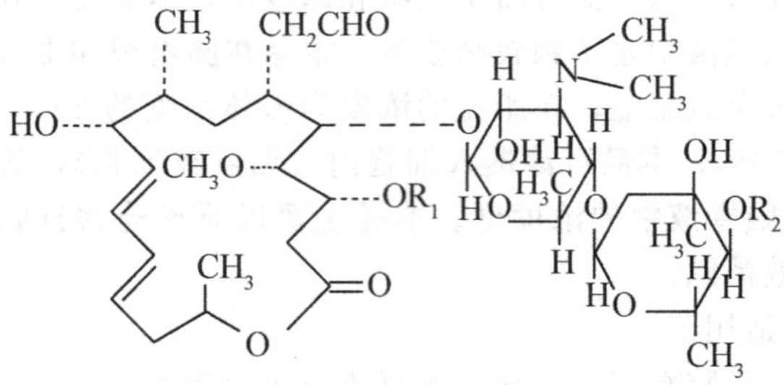

R_1 $COCH_3$ R_2 $COCH_2CH_3$

【性状】 本品为肠溶片，除去包衣后显白色或类白色。

【药理与毒理】 本品为大环内酯类抗生素。其作用机制同红霉素，抗菌谱与红霉素也相似，但对大多数革兰阳性菌的抗菌活性略差，部分耐红霉素的金黄色葡萄球菌仍对吉他霉素敏感，本品对白喉杆菌、破伤风杆菌、淋病奈瑟菌、百日咳杆菌、立克次体属和沙眼衣原体也有相当活性。

【药代动力学】 本品口服后吸收良好。单剂量口服本品 400mg 后 0.5h 血药浓度达峰值（C_{max}）为 0.69mg/L。本品在脏器内分布广泛，在肝和胆汁中浓度尤高，在肺、肾、肌肉等组织中浓度也较血药浓度为高。本品主要经肝胆系统排泄。

【适应证】 本品主要用于革兰阳性菌所致的皮肤软组织感染、呼吸道感染、链球菌咽峡炎、猩红热、白喉、军团菌病、百日咳等，以及淋病、非淋病性尿道炎、痤疮等的治疗。

【用法与用量】 口服，成人 1～1.6g/d，分 3～4 次服用。

【不良反应】 本品的胃肠道反应发生率较红霉素低，偶见皮疹和瘙痒。

【禁忌证】 对本品过敏者禁用。

【注意事项】

（1）对大环内酯类抗生素过敏或肝功能不全者慎用本品。

（2）本品为抑菌性药物，要按一定时间间隔给药，以保持体内药物浓度，利于药效的发挥。

（3）本品与红霉素有交叉耐药性。

（4）用药期间应定期随访肝功能。

（5）本品偶可引起一过性血清氨基转移酶增高。

（6）对诊断的干扰：本品可干扰 Higerty 法的荧光测定，使尿儿茶酚胺的测定值出现假性增高。血清碱性磷酸酶、胆红素、血清氨基转移酶的测定值也均可能增高。

（7）因不同的细菌对本品的敏感性存在一定差异，故应做药敏测定。

【孕妇及哺乳期妇女用药】 本品可通过胎盘而进入胎儿循环，浓度一般不高，但孕妇应用本品时仍宜仅衡利弊。又因本品有相当量进入母乳中，哺乳期妇女应用本品时应停止哺乳。

【儿童用药】 尚无可靠参考文献。

【老年患者用药】 尚无可靠参考文献。

克拉霉素

【英文名】 clarithromycin

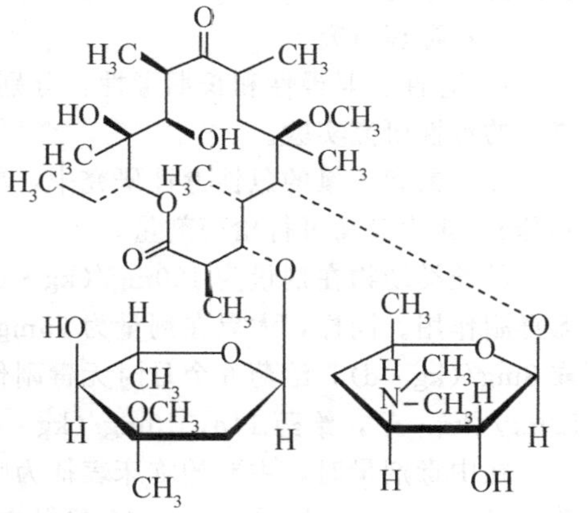

【化学名及结构式】乳糖酸6-*O*-甲基红霉素。

【性状】白色或类白色结晶性粉末，无臭，味苦，几乎不溶于水。

【药理与毒理】本品为克拉霉素与乳糖酸结合而成的盐，可在体内转化为克拉霉素而发挥作用，克拉霉素的药理与毒理资料如下。

(1) 药理作用

1) 克拉霉素属于半合成的大环内酯类抗生素。克拉霉素可与细菌核糖体50S亚基结合，从而抑制其蛋白合成而产生抗菌作用。在体外，其对标准菌株和临床分离菌株均具有很好的抗菌活性，对多种需氧和厌氧的革兰阳性或革兰阴性菌均具有很好的抗菌作用。通常，克拉霉素的最低抑菌浓度（MIC）为红霉素最低抑菌浓度的对数稀释浓度。

2) 体外药效学研究结果表明，克拉霉素能抑制嗜肺军团菌和肺炎支原体，可杀灭幽门螺杆菌，其在中性条件下的活性强于酸性条件下。体内外数据表明，它对分枝杆菌的临床作用显著。体内数据显示，肠杆菌属、假单胞菌属和其他非乳糖代谢的革兰阴性菌对克拉霉素不敏感。

3) 体外药效学研究和临床观察资料均证实克拉霉素对下列细菌有抗菌活性，对其引起的感染有效：

A. 革兰阳性菌：金黄色葡萄球菌、肺炎链球菌、化脓链球菌和单核细胞增多性李斯特菌。

B. 革兰阴性菌：流感嗜血杆菌、副流感嗜血杆菌、卡他摩拉克菌、淋球菌、嗜肺性军团菌。

C. 其他：肺炎支原体，肺炎衣原体。

D. 分枝杆菌：麻风分枝杆菌，堪萨斯分枝杆菌，海龟分枝杆菌，偶发分枝杆菌，鸟型分枝杆菌和胞内分枝杆菌。

E. β-内酰胺酶的产生不影响克拉霉素的活性。注意：大多数耐新青霉素Ⅰ和Ⅱ的菌株对克拉霉素均有耐药性。

F. 螺杆菌：幽门螺杆菌。104例患者于治疗前分离、培养幽门螺杆菌后，经MIC水平的克拉霉素治疗，其中，4例有耐药菌株，2例有中度易感菌株，98例有易感菌株。

4) 体外药效学研究证实克拉霉素对下列细菌有抗菌活性，但由于缺乏足够的临床试验，其用于临床感染治疗的安全性和有效性有待确定：

A. 需氧革兰阳性菌：无乳链球菌，链球菌（C、F、G族），草绿色链球菌。

B. 需氧革兰阴性菌：百日咳博代菌，多重巴斯德菌。

C. 厌氧革兰阳性菌：梭菌属，尼日尔胨球菌，痤疮丙酸杆菌。

D. 厌氧革兰阴性菌：黑色素原拟杆菌。

E. 螺旋菌：伯疏螺旋体，苍白球密螺旋体。

F. 弯曲杆菌：空肠弯曲杆菌。

G. 克拉霉素在人类和其他灵长类动物体内主要代谢为具有生物活性的14-OH克拉霉素，其代谢物对多数微生物的活性与克拉霉素一样或仅为其1/2或1/4，但对副流感嗜血杆菌的活性却是克拉霉素的两倍。在体外或体内，对流感嗜血杆菌的不同菌株，克拉霉素和14-OH克拉霉素有叠加或协同作用。

5) 在多个动物感染模型中发现，克拉霉素的活性是红霉素的2～10倍。例如，在小鼠全身感染，小鼠皮下脓肿和由链球菌、金黄色葡萄球菌、化脓性链球菌和流感嗜血杆菌引起的小鼠呼吸道感染中，克拉霉素的活性均较红霉素高，在豚鼠军团菌感染中更显著，即克拉霉素腹腔给药剂量为 1.6mg/(kg·d)，比红霉素 50mg/(kg·d) 更有效。

(2) 毒理研究

1) 急性、亚慢性和长期毒性：分别进行了小鼠、大鼠、狗和猴单剂量和 6 个月口服克拉霉素的毒性研究实验。

在小鼠和大鼠的急性毒性研究中，单剂量为 5g/kg 时，大鼠死亡一只。故半数致死量高于 5g/kg，此为最高可行给药剂量。

灵长类动物在剂量为 100mg/(kg·d)，给药 14d 和剂量为 35mg/(kg·d)，给药一个月时无毒副作用。同样，大鼠在剂量为 75mg/(kg·d)，给药一个月，35mg/(kg·d)，给药 3 个月或 8mg/(kg·d)，给药 6 个月时无毒副作用。犬对克拉霉素较敏感，无毒副作用的耐受剂量为 50mg/(kg·d)，给药 14d，10mg/(kg·d)，给药 1 支至 3 个月或 4mg/(kg·d)，给药 6 个月。

在中毒剂量时，主要的临床表征为呕吐、虚弱、食欲不振、体质量减轻、流涎、虚脱和好动。400mg/(kg·d) 剂量组，10 只猴中有 2 只在第 8 日死亡；存活至 28d 的猴的粪便为黄色脱色状。

所有物种中，毒性的靶向器官为肝脏。肝毒性表现为磷酸胆碱、丙胺酸和天冬氨酸氨基酸转移酶、γ-谷丙转氨酶和（或）乳酸脱氢酶的血清浓度升高。停药后，这些参数通常能恢复或趋于正常。

研究表明，克拉毒素对其他组织如胃、胸腺及其他淋巴器官和肾的影响不大。治疗剂量时，只有狗出现结膜充血和流泪。大剂量 400mg/(kg·d) 时，一些狗和猴出现角膜浑浊和（或）水肿。

2) 生育能力、传代和致畸性：对生育能力和传代的影响实验研究表明，日服 150～160mg/(kg·d) 剂量对雄性和雌性大鼠的性欲、生育力、分娩和子代的数量和发育无副作用。Wistar（口服）和 Sprague-Dawley 大鼠（口服和静注）以及新西兰白兔和猕猴的致畸性实验均未能发现克拉霉素有任何致畸作用。仅在 Sprague-Dawley 大鼠的一次附加实验中出现过少见且无统计学意义的心血管异常（6%），这主要是由于群体内基因自然表达的改变。对小鼠的两项研究也表明，70 倍于人日常临床剂量（500mg，2 次/日）时，出现上腭分裂现象（3%～30%），但 35 倍与人最大日服临床剂量时，无此现象，这一结果提示，其为母子毒性而非致畸性。

怀孕 20d 后，给予猴 10 倍于人日常临床较高剂量（500mg，2 次/日）的克拉霉素，会导致流产。这主要是由极高剂量的药物毒性所致。在一项补充实验中，给予猴 2.5～5 倍于最大日常剂量的克拉霉素，没有危及胚胎。

小鼠支配致死实验（1000mg/(kg·d) 剂量，约 70 倍于人最大日服临床剂量）中，致突变结果为阴性，而且，大鼠Ⅰ期实验中，500mg/(kg·d) 剂量（约 35 倍于人最大日服临床剂量）给药 80d，未发现雄性大鼠因长期服用高剂量克拉霉素出现性功能损伤。

3) 致突变：为评价克拉霉素的致突变能力，进行了非活性和大鼠肝微粒体活性实验系统（Ames 实验）。结果表明，药物浓度为每碟 25mcg 或更低时，无致突变能力。浓度为 50mcg 时，对所有实验菌株产生毒性。

【药代动力学】本品为克拉霉素与乳糖酸结合而成的盐，在体内转化为克拉霉素而发挥作用。克拉霉素的药代动力学资料如下：

成人口服克拉霉素后的药物动力学研究结果表明，克拉霉素口服吸收快，绝对生物利用度为 50%。多剂量无蓄积，且代谢方式不变。进食能增加生物利用度约 25%，但这种增加对在推荐剂量范围内无临床意义。食物对克拉霉素的药动学无影响。

体外研究表明，浓度为 0.45～4.5mcg/ml 时，克拉霉素的人血浆蛋白平均结合率为 70%；浓度为 45mcg/ml 时，结合率下降为 41%，提示结合位点饱和，但该浓度远远高于药物治疗浓度。

(1) 健康受试者：克拉霉素 250mg，2 次/日，2～3d 可达稳态峰值血浓，克拉霉素和 14-OH 克拉霉素的稳态峰值浓度 C_{max} 分别为 1 和 0.6mg/ml，半衰期分别为 3～4 和 5～6h。

500mg，2 次/日，克拉霉素及其 14-OH 代谢物在第 5 剂时可达稳态峰值向血浓。第 5 和第 7 剂后，克拉霉素的稳态峰值浓度 C_{max} 分别为 2.7 和 2.9mg/ml，14-OH 克拉霉素的稳态峰值浓度 C_{max} 分别为 0.88 和 0.83mg/ml。半衰期分别为 4.5～4.8 和 6.9～8.7h。

稳态时，14-OH 克拉霉素浓度不随克拉霉素剂量成比例增加。克拉霉素及其 14-OH 代谢物的半衰期在高剂量时明显延长。高剂量时，克拉霉素的非线性药物动力学行为及其 14-OH 和 *N*-脱甲基产物的减少预示着克拉霉素的非线性代谢在高浓度时变得更显著。

成人口服单剂量克拉霉素 250 或 1200mg 时，肾排泄分别为 37.9%和 46.0%，粪便排泄分别为 40.2%和 29.1%（包括一个 14.1%的受试者的数据）。

(2) 患者：克拉霉素及其 14-OH 代谢物极易在组织和体液中分布。少数病例的数据提示口服克拉霉素后，本品在脑脊液中的药物浓度不能达到有效血浓，即由于血-脑屏障，脑脊液中的药物浓度仅为血清中的 1%～2%。通常，组织中药物浓度较血清中高数倍。口服 250mg 克拉霉素，扁桃体和血清中浓度分别为 1.6 和 0.8mg/ml，肺和血清中浓度分别为 8.8 和 1.7mg/ml。

(3) 肝功能不全者：在对比健康受试组与肝功能不全组的研究中，250mg 克拉霉素，2 次/日，服用 2d，第 3 天服用 1 次，结果表明，两组间克拉霉素的稳态血浓和系统清除率无显著差异。然而，肝功能不全组 14-OH 克拉霉素的稳态浓度明显较低。14-OH 克拉霉素代谢消除的减少部分被原形药物肾清除率增加所抵消。这表明，对于肝功能不全但肾功能正常者不必改变给药剂量。

(4) 肾功能不全者：研究中，对比了肾功能正常和不全者服用多剂量 500mg 克拉霉素的药动学曲线，发现克拉霉素及其 14-OH 代谢物的血药浓度、半衰期、C_{max}、C_{min} 和 AUC 均高于肾功能不全组，清除速率常数 K_{elim} 和肾排泄较低，这一变化与肾功能程度有关，肾功能越弱，差异越明显（见剂量与服用方式）。

(5) 鸟型分枝杆菌感染者：500mg 克拉霉素，2 次/日，成年 HIV 患者与健康受试者的稳态血浓相似。但鸟型分枝杆菌感染需高剂量治疗，克拉霉素浓度比采用常用剂量时高得多。成年 HIV 感染受试者日服 1000～2000mg（2 次/日），克拉霉素稳态浓度 C_{max} 分别为 2～4mcg/ml 和5～10mcg/ml。高剂量时消除半衰期延长。高血浓和消除半衰期延长与已知的克拉霉素的非线性药物动力学特性相一致。

(6) 与奥美拉唑联用：研究了 500mg 克拉霉素 3 次/日，和 40 mg 奥美拉唑 4 次/日的药物动力学。单服 500mg 克拉霉素，其平均稳态 C_{max} 和 C_{min} 分别为 3.8 和 1.8mg/ml，$AUC_{0\sim8}$ 为 22.9mg/(hr·/ml)，T_{max} 和半衰期分别为 2.1 和 5.3h。

同时，研究了 500mg 克拉霉素 3 次/日，和 40mg 奥美拉唑 4 次/日的药物动力学。奥美拉唑的半衰期延长和 $AUC_{0\sim24}$ 变大，与单服奥美拉唑相比，$AUC_{0\sim24}$ 和 $T_{1/2}$ 分别增加 89%和 34%；与克拉霉素和安慰剂联用组相比，克拉霉素的稳态 C_{max}、C_{min} 和 $AUC_{0\sim8}$ 分别增加 10%、27%和 15%。稳态时，给药 6hr 后，克拉霉素联用奥美拉唑组的克拉霉素的胃黏液浓度较克拉霉素组高 25 倍，克拉霉素的胃组织浓度较克拉霉素和安慰剂联用组高 2 倍。

【适应证】 本品适用于对其敏感的致病菌引起的下列感染，包括：

(1) 下呼吸道感染：如支气管炎、肺炎等。

(2) 上呼吸道感染：如咽炎、鼻窦炎等。

(3) 皮肤及软组织感染：如毛囊炎、蜂窝织炎、丹毒。

(4) 由鸟型分枝杆菌或细胞内分枝杆菌引起的局部或弥散性感染。由海龟分枝杆菌、意外分枝杆菌或堪萨斯分枝杆菌引起的局部感染。

(5) 克拉霉素适用于 CD4 淋巴细胞数≤100/mm^3 的 HIV 感染的患者预防由弥散性鸟型分

支杆菌引起的混合感染。

(6) 存在胃酸抑制剂时，克拉霉素也适用于根除幽门螺杆菌，从而减少十二指肠溃疡的复发。

(7) 牙源性感染的治疗。

【用法与用量】

(1) 口服，成人常用的推荐剂量为2次/日，2片/次（250mg）。严重感染时，剂量增加为4片/次（500mg），2次/日，疗程为5～14d，获得性肺炎和窦炎疗程为6～14d。

1）肾损害患者肌酐清除率＜30ml/min时，克拉霉素剂量减半，即2片/次（250mg），1次/日；严重感染2片/次（250mg），2次/日，连续治疗不得超过14d。

2）对于分支杆菌感染，成人推荐剂量为4片/次（500mg），2次/日。对AIDS患者弥散性MAC感染的治疗应持续至临床显效，克拉霉素应合用其他抗分支杆菌的药物。

3）治疗非结核分支杆菌感染的也应连续用药。

4）预防MAC的推荐剂量为成人4片/次（500 mg），2次/日。

5）治疗牙源性感染的剂量为克拉霉素2片/次（250mg），2次/日，服用5d。

6）消除幽门螺杆菌感染的推荐剂量为：

A. 三联用药：克拉霉素500mg/次，2次/日；兰索拉唑30mg/次，2次/日；阿莫西林1000mg/次，2次/日；治疗10d。或者，克拉霉素500mg/次，2次/日：阿莫西林1000mg/次，2次/日；奥美拉唑20mg/次，2次/日；治疗7～10d。

B. 二联用药：克拉霉素500mg/次，3次/日；奥美拉唑40mg/d；治疗14d，然后再奥美拉唑20或40mg/d治疗14d。或者，克拉霉素500mg/次，3次/日，合用兰索拉唑60mg/d，治疗14d。为使溃疡完全治愈，需再服胃酸抑制剂。

(2) 静脉滴注：500mg/次，2次/日，连续3～5d后改用口服替代治疗。

【不良反应】

(1) 临床研究中，成人最常见的不良反应是胃肠不适，如恶心、消化不良、腹痛、呕吐和腹泻，其他不良反应包括头痛、味觉异常和肝酶短暂升高。

(2) 很少有报道称，克拉霉素可造成肝功能异常，如肝酶升高，黄疸或无黄疸的肝细胞性和（或）胆汗淤积性（药物性）肝炎，这种异常可能会很严重但经常是可逆转的。极少数有肝坏死的报道，且多与严重疾病和（或）同服其他药物有关。罕见胰腺炎和惊厥报告。

(3) 极少病例引起血清肌酐浓度升高，但原因不明。

(4) 口服克拉霉素，曾有发生过敏反应报告，轻者为荨麻疹和轻度发疹，重者为过敏和Stevens-Johnson综合征或毒性表皮坏死松解。曾有发生短暂性中枢神经系统的不良反应报告，包括头昏、眩晕、焦虑、失眠、噩梦、耳鸣、意识模糊、定向力障碍、幻觉和精神病，但因果关系尚不清楚。

(5) 有报告表明，克拉霉素会导致可逆转的失聪、味觉改变和味觉失调。

(6) 克拉霉素治疗期间，会发生舌炎、胃炎、口腔念珠菌病和舌无色。也有牙变色的报告，但牙变色可通过专业牙科逆转。

(7) 极少有发生低血糖症的报告，有些是同服降血糖药或胰岛素造成的。

(8) 极少会发生白细胞和血小板减少症。

(9) 与其他大环内酯类药物类似，克拉霉素很少会导致Q-T间期延长，心律失常如室性心动过速、室颤和充血性心力衰竭。

(10) 免疫力低下患者，对AIDS和其他免疫低下的患者采用较高剂量的克拉霉素长期治疗分枝杆菌感染时，很难区分副作用究竟是克拉霉素造成还是HIV病症或并发症。

(11) 对成年患者，克拉霉素总剂量为1g/d时的最常见不良反应是：恶心、呕吐、味觉失调、腹痛、腹泻、皮疹、胃气胀、头痛、便秘、听觉障碍、ALT和AST升高、白细胞和血小板数减少。较少患者还出现BUN升高。

【禁忌证】对大环内酯类抗生素过敏者禁用本品。克拉霉素禁止与下列药物合用：阿司咪唑、西沙必利、哌迷清和特非那丁。

【注意事项】

(1) 警告：医生在考虑给妊娠尤其是妊娠三个月的妇女使用克拉霉素时，应仔细权衡其利弊。据报道，几乎所有的抗生素包括大环内酯类均可能会导致轻度至危及生命的假膜性肠炎。

(2) 克拉霉素主要由肝脏排泄，因此，对肝功能损伤的患者用药应谨慎，中度至严重肾功能损伤的患者使用本品也应注意。

(3) 应注意克拉霉素和其他大环内酯类药物的交叉耐药性，如林可霉素和克林霉素。

【孕妇及哺乳期妇女用药】动物实验中本药对胚胎及胎仔有毒性作用（在动物胚胎中浓度为人血清的2～17倍)，故建议孕妇禁用本品。本药妊娠安全性为C级。本药可分泌入乳汁，哺乳期妇女使用应暂停哺乳。

【儿童用药】本药在6个月～12岁小儿中应用，耐受性良好；但在小于6个月小儿中的疗效和安全性尚未确定。

【老年患者用药】研究中，对比了健康老年男性和女性受试组与健康青壮年男性受试组服用多剂量500mg克拉霉素的安全性和药动学曲线，结果表明，老年受试组较青壮年受试组血克拉霉素及其14-OH代谢物的血药浓度高，清除速率慢。但当肾清除与肌酐清除率相关时，两组间无差异。由此可见，克拉霉素的体内行为与肾功能有关，与年龄无关。

【药物相互作用】

(1) 与细胞色素P_{450}代谢的药物的相互作用：有数据表明，克拉霉素主要由肝细胞色素P_{450} 3A（CYP3A）同工酶代谢，这是决定许多药物相互作用的重要机制。该机制下，与克拉霉素同时使用的其他药物的代谢受到抑制，从而其血清中的药物浓度升高。

下列一些或一类药物已知或有可能是通过肝细胞色素P_{450} 3A（CYP3A）同工酶代谢途径：阿普唑仑、阿司咪唑、卡马西平、西洛他唑、西沙必利、环孢素、丙吡胺、麦角生物碱、洛伐他丁、甲泼尼龙、咪达唑仑、奥美拉唑、口服抗凝药（如华法林)、匹莫齐特、奎尼丁、利发布丁、西地那非、辛伐他丁、他克莫司、特非那丁、三唑仑和长春新碱。通过细胞色素P_{450}系统中其他同工酶代谢的、机制相似的药物还有苯妥因、茶碱及丙基戊酸钠类抗癫痫药。

临床研究表明，当茶碱或卡马西平与克拉霉素合用时，其在循环系统的浓度轻度升高但有统计学意义（$P\leqslant 0.05$）。当克拉霉素与奎尼丁、丙吡胺合用时应检测血药浓度。

克拉霉素与HMG-CoA还原酶抑制剂（如洛伐他丁和辛伐他丁）合用时，有极少横纹肌溶解的报道。

西沙必利与克拉霉素合用会升高患者西沙必利血浓，导致QT间期延长，心律失常如室性心动过速、室颤和充血性心力衰竭。克拉霉素与匹莫齐特合用也会有此作用。

大环内酯类药物能改变特非那丁的代谢而升高其血浓，导致心律失常如室性心动过速、室颤和充血性心力衰竭。对14名健康受试者的研究发现，克拉霉素与特非那丁合用会引起特非那丁的酸性代谢物血浓升高2～3倍，导致QT间期延长，但无任何临床症状。克拉霉素与阿司咪唑合用也会有此作用。

(2) 本品与其他药物的相互作用：克拉霉素与地高辛会引起地高辛血浓升高，故应进行血药浓度监测。

本品与抗反转录病毒药物的相互作用：HIV感染的成年人同时口服克拉霉素与齐多夫定会引起齐多夫定稳态血药浓度下降，这主要是由于克拉霉素会干扰齐多夫定的吸收，故错开服用时间可避免这种影响。但HIV感染的儿科患者同时服用克拉素混悬剂和齐多夫定或二脱氧肌苷（dideoxyinosine）时未出现上述相互影响。

药动学研究表明，利托那韦（200mg，3次/日）和克拉霉素（500mg，2次/日）合用克拉霉素代谢会明显被抑制，克拉霉素的 C_{max}，C_{min} 和 AUC 分别增加 31%，182%和 77%，14-OH 克拉霉素的生成受到明显抑制。由于克拉霉素治疗窗较大，当患者肾功能正常时，无需减少剂量，但对肾功能损伤的患者，应按以下方法进行剂量调整：CL_{CR} 为 30～60ml/min 的患者，克拉霉素剂量减少 50%；CL_{CR}＜30～60ml/min 的患者，克拉霉素剂量减少 75%。克拉霉素剂量＞1g/d时，不应与利托那韦合用。

【药物过量】报告表明，摄入过量的克拉霉素会产生胃肠道症状。一例精神紊乱患者曾一次服用 8g 克拉霉素，导致精神状态改变、偏执、低血钾和血氧过少。对因过量所致的不良反应，应及时排除未吸收的药物并采取一定的治疗。与其他大环内酯类药物一样，血液或腹膜透析不能降低克拉霉素的血药浓度。

【贮藏】密闭，在阴凉干燥处保存。

罗红霉素

【英文名】roxithromycin

【化学名及结构式】9-［*O*-［（2-甲氧基乙氧基）-甲基］肟］红霉素。

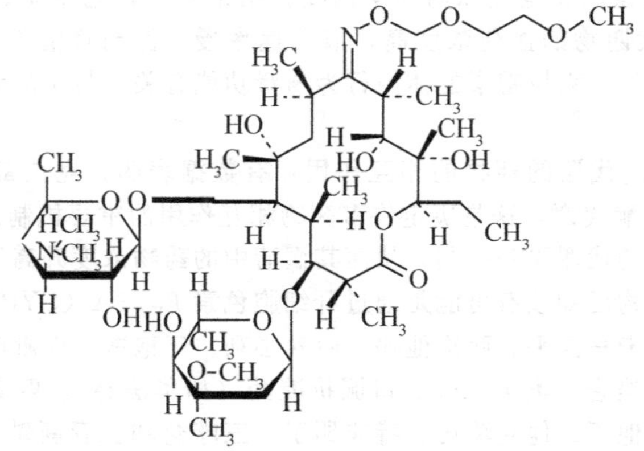

【性状】白色结晶粉末，无臭，味苦，几乎不溶于水。

【药理与毒理】本品为大环内酯类抗生素。罗红霉素在体内体外对鼠弓形虫均有活性。鸟分枝杆菌在体外对罗红霉素中度敏感。30%～50%的葡萄球菌对甲氧西林有耐药性，通常在医院环境中发现。

【药代动力学】①生物利用度，一项生物等效性研究表明，50mg 袋装药粉和 50mg 口服混悬刻痕片具有生物等效性。②吸收，罗红霉素在体内快速吸收，在酸性介质中稳定。服用第 15min 后可在血清中检测到，成人空腹给药 150mg 后 2.2h 血清浓度达到峰值，儿童按 2.5mg/kg 空腹给药 1.6h 后血清浓度达到峰值。健康受试者试验表明，饭前 15min 服用罗红霉素不改变其药代动力学参数。③分布，每 12h 按 2.5mg/kg 剂量连续给药后，残余血药浓度在治疗期间内相同。④最大稳态浓度，9μg/ml。⑤最小稳态浓度，3.1μg/ml。与 2.5mg/kg 剂量单次给药 12h 后的血药浓度（3.6μg/ml）无差异。⑥平均消除半衰期，20h（高于成人的 10.5h）。生物转化，罗红霉素的生物转化率很低。超过一半的药物以原形形式排泄。已经在尿液和粪便中确认了三种结构：主要代谢产物去红霉支糖罗红霉素，次要代谢产物 *N*-单甲基和 *N*-二去甲基罗红霉素。在尿液和粪便中，罗红霉素和三种衍生物的比例是相似的。⑦排泄，主要在粪便中清除。健康受试者给予口服 ^{14}C 标记的罗红霉素 72h 后，在尿液中探测到的放射性只占尿液和粪便放射性总量的12%。

【适应证】适应证基于罗红霉素的抗菌活性和药物动力学特性所确定，既考虑到此产品临床试验结果，也考虑到当前的有效抗菌谱。

用于治疗敏感菌引起的感染：急性链球菌性咽喉炎使用青霉素治疗10d者。急性鼻窦炎：考虑到微生物感染的特性，当β-内酰胺类不能使用时推荐使用大环内酯类药物。急性支气管炎合并细菌感染。

社区获得性肺炎在下列情况下可以使用：无风险因素，无临床严重疾病的指征。缺乏临床因素时，建议进行病原学调查。怀疑非典型肺炎时，不管其严重程度和背景，都建议使用大环内酯类药物。

良性皮肤感染：脓疱病、皮肤脓疱化、深脓疱、皮肤蜂窝织炎（特别是丹毒）、红癣。

【用法与用量】空腹口服，一般疗程为5～12d。

（1）成人：150mg/次，2次/日；也可300mg/次，1次/日。或遵医嘱。

（2）儿童：一次按体质量2.5～5mg/kg，2次/日。或遵医嘱。连续服用不得超过10d。

【不良反应】

（1）胃肠道反应：恶心、呕吐、腹痛、腹泻（极少见血性腹泻）。

（2）眩晕、头痛、感觉异常。

（3）某些肝酶（天冬氨酸转氨酶、丙氨酸转氨酶）一过性的升高，罕见有胆汁郁积型肝炎（非病毒引起的肝损害）或肝细胞损伤。

（4）罕有严重的过敏反应：血管神经性水肿［即突然发作的面部及颈部的水肿，并伴有荨麻疹和（或）呼吸困难］、支气管痉挛，类过敏反应少见。

（5）过敏反应：皮疹、荨麻疹、罕见有紫癜（即红色或蓝色的小点，压迫时不消失）

【禁忌证】

（1）对大环内酯类药物过敏者禁忌使用本品。

（2）本品禁忌与麦角生物碱血管收缩剂联合用药。

（3）本品禁忌与西沙必利联合用药。

（4）相关禁忌证：本品禁忌与溴隐亭联合用药。

【注意事项】

（1）罗红霉素不推荐用于肝损害患者。如果患者必须服用罗红霉素，应时常监测肝功能，如果需要，应减少用量。

（2）活性物质的肾消除率很低。故对于肾功能不全的患者，不需调整用量。

【孕妇及哺乳期妇女用药】孕妇及哺乳期妇女慎用本品。低于0.05%的给药量排入母乳，虽然有报道对婴儿的影响不大，但仍需考虑是否中止授乳，特别是新生儿出生时出现明显黄疸时，母亲接受大剂量本品时应格外小心。

【儿童用药】临床前安全性数据表明：当给予10倍治疗剂量的药物时，可以观察到动物幼体的连接软骨出现异常。因此建议儿童用量应该限制在5～8mg/(kg·d)，最多连用10d。

【老年患者用药】如老年人的药动学无明显改变，不需调整剂量。

【药物相互作用】

（1）不能同时使用的药物：①西沙必利，由红霉素、交沙霉素和克拉霉素外推，室性节律紊乱和尖端扭转型的风险增加（大环内酯类药物减少西沙必利的肝代谢）；②麦角碱类血管收缩剂，双氢麦角碱，麦角胺（由红霉素、交沙霉素和克拉霉素外推），存在麦角碱中毒、肢体坏死的潜在风险（减少麦角碱的肝清除率）。

（2）不推荐合并用药：溴隐停（由红霉素、交沙霉素和克拉霉素外推）：溴隐停血浆浓度上升，伴随潜在的抗帕金森病的活性增加，可能有过量体征出现。

(3) 合并用药时须注意的因素：环孢素，存在环孢素循环浓度和血清肌酐浓度升高的风险，原因是抑制了环孢素的肝代谢。

(4) 合并用药时须考虑的因素：①咪达唑仑（静脉滴注用），可轻微增加米达唑仑的镇静作用。②茶碱（碱基和盐）和氨茶碱，存在茶碱血浆浓度升高的风险，特别对儿童风险更大。③罗红霉素和卡马西平、雷尼替丁、铝和镁制剂临床无明显相互作用。

(5) 关于INR失调的特殊问题：已经有多例报道同时服用抗生素和抗凝血药的患者，抗凝血药物活性升高。患者无论是严重感染或炎症，年龄因素，还是一般状况，都有此种风险，在这种情况下，难于区分感染损害和治疗措施何时引起INR失调。但是，某些种类的抗生素更易引起INR失调：如氟喹诺酮类、大环内酯类、环孢素类，复方磺胺甲基异噁唑和某些头孢类药物。

【药物过量】本品用药过量时应采取措施：洗胃和对症治疗。无特殊解毒剂。如果有怀疑自己或其他人有服用本品过量的可能，立即电话通知医生或毒品信息中心，或去最近的医院急救室。即使没有明显的不适或中毒症状，也要电话联系或去医院，因为可能需要适当的急救处理。

螺旋霉素

【英文名】spiramycin

【结构式】

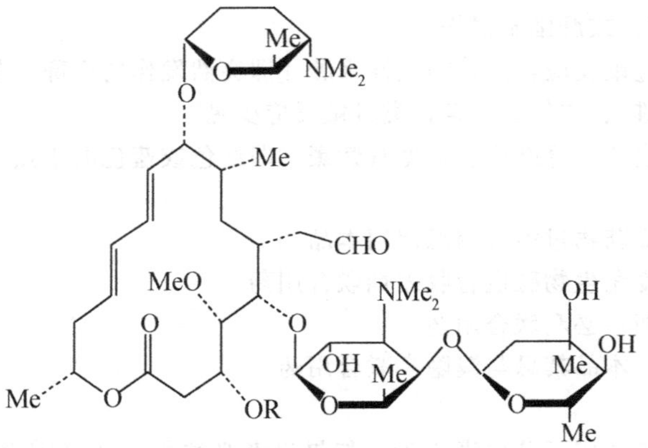

螺旋霉素Ⅰ：R=H

螺旋霉素Ⅱ：R=$COCH_3$

螺旋霉素Ⅲ：R=$COCH_2CH_3$

【性状】微黄色结晶性粉末，无臭，味苦，难溶于水。

【药理与毒理】螺旋霉素为大环内酯类抗生素，其活性成分为链霉菌属产生的一组混合物。本品的抗菌活性与红霉素相似。体外试验表明，本品对革兰阳性菌和部分革兰阴性菌有较好的抗菌作用，如金黄色葡萄球菌、肺炎球菌、溶血性链球菌、奈瑟菌、白喉杆菌等。另外本品对弓形虫和解脲支原体、隐孢子虫也有一定作用。本品的作用机制是通过抑制微生物的蛋白质合成而起作用。与红霉素比较，本品具有较长的抗生素后效应（PAE）。

【药代动力学】据文献资料：空腹口服本药450万U在体内吸收速率常数为（1.3±2.5）L/h，经（3.9±0.7）h达到峰浓度（C_{max}）（6.8±1.7）U/ml，消除相半衰期（$T_{1/2\beta}$）为（33±0.5）h，表观分布容积（V_d）为（389±192）L，清除率为（80±32）L/h。血清蛋白结合率为18%，本品在组织中的浓度比血清中的浓度高，且在炎性液中持续时间久。本药部分以原形经尿液排泄，其余由粪便排泄。

【适应证】适用于敏感菌引起的下列各种感染：

(1) 呼吸道感染：咽炎、支气管炎、肺炎、鼻炎、鼻窦炎、扁桃体炎、蜂窝织炎、耳炎、颊口部感染等。

(2) 泌尿系统感染：衣原体感染、前列腺感染等。

(3) 骨科：骨髓炎等。

(4) 寄生虫感染：弓形虫病、隐孢子虫病。

(5) 其他：皮肤软组织感染。

【用法与用量】

(1) 用法：口服。食物影响本品吸收，空腹时服用。

(2) 用量

1) 成人：常用量 450 万 U/d (6 片)，分 2～3 次口服；重症感染患者剂量，可遵医嘱增加到 600 万 U/d (8 片)。

2) 儿童：20kg 以上儿童，一次体质量 7.5 万 U/kg，2 次/日，或一次体质量 5 万 U/kg，3 次/日，或遵医嘱。

【不良反应】不良反应轻微，偶见胃肠道轻微不适，如恶心、腹泻，不影响治疗。有白细胞减少、血小板减少以及 QT 间期延长的报道。

【注意事项】

(1) 本品与其他大环内酯类药物有交叉过敏反应，因此对大环内酯类药物过敏者慎月本品。

(2) 有肝功能损害、肾功能不全患者慎用本品。

(3) 有胃肠道疾病的患者，使用本品可能加重原有疾病。

(4) 因药物可延长 QT 间期，心血管病患者慎用本品。

【孕妇及哺乳期妇女用药】本品可透入胎盘，故在孕妇中应用需充分权衡利弊后决定是否应用。本药妊娠安全性为 C 级。尚无资料显示乙酰螺旋霉素是否经乳汁排泄，但由于许多大环内酯类药物可经乳汁排泄，故哺乳期妇女宜慎用本品，如必须应用时应暂停哺乳。

【儿童用药】6 个月以内小儿患者的疗效及安全性尚未确定。

【老年患者用药】肝、肾功能正常的老年患者不需减量应用。

【贮藏】密闭、室温保存。

麦白霉素

【英文名】meleumycin

【结构式】

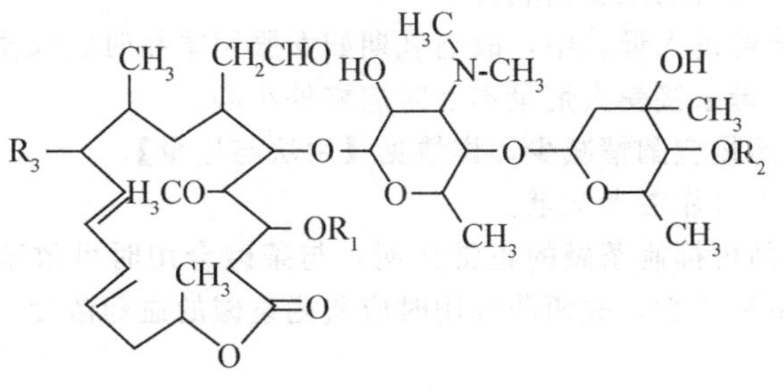

麦迪霉素A_1： $R_1=COCH_2CH_3$ $R_2=H$ $R_3=COCH_2CH_3$

吉他霉素A_6： $R_1=H$ $R_2=COCH_2CH_3$ $R_3=H$

【性状】本品为白色或类白色结晶性粉末。

【药理与毒理】本品为链霉菌产生的一种多组分大环内酯类抗生素。抗菌性能与红霉素相似，对革兰阳性菌和支原体显示很强的抗菌作用，对部分革兰阴性菌如脑膜炎奈瑟菌、淋病奈瑟菌等亦有抗菌作用。部分耐红霉素的金黄色葡萄球菌对本品仍可敏感。本品通过作用于细菌核糖体的50S亚基，从而阻碍细菌蛋白质的合成而发挥作用，为生长期抑菌药。

【药代动力学】本品口服吸收迅速，广泛分布于各器官中，本品在肝、肺、脾、皮肤及口腔内浓度较高，在胆汁中有很高浓度，在尿液中浓度很低。本品主要由胆汁随粪便排出。

【适应证】本品主要适用于金黄色葡萄球菌、溶血性链球菌、肺炎球菌、白喉杆菌、支原体等敏感菌所致的呼吸道、皮肤、软组织、胆道感染和支原体性肺炎等的治疗。

【用法与用量】

(1) 口服：成人0.8～1.2g/d，小儿按体质量30mg/(kg·d)，分3～4次服用。

(2) 静脉滴注：成人1000～1200mg/d，严重感染者1500mg/d，儿童30mg/(kg·d)，分2次给予。

【不良反应】

(1) 肝毒性：在正常剂量下本品的肝毒性较小，主要表现为胆汁淤积和暂时性氨基转移酶升高等，一般停药后可恢复。

(2) 过敏反应：主要表现为药物热、药疹和荨麻疹等。

(3) 偶见恶心、呕吐、上腹不适、食欲不振等胃肠道反应。

【禁忌证】对本品及大环内酯类药物过敏者禁用本品。

【注意事项】

(1) 肝、肾功能不全者慎用本品。

(2) 本品与其他大环内酯类药物之间有交叉耐药性。

(3) 患者对本品过敏或不能耐受时，对其他大环内酯类药物也可过敏或不能耐受；如发生过敏反应，应立即停药，并对症处理。

(4) 对诊断的干扰：本品可干扰Higerty法的荧光测定，使尿液中儿茶酚胺的测定值出现假性增高。血清碱性磷酸酶、胆红素、丙氨酸氨基转移酶和门冬氨酸氨基转移酶的测定值均可能增高。

(5) 因不同细菌对本品的敏感性存在一定差异，故宜做药敏测定。

(6) 本品在pH≥6.5时吸收差。

【孕妇及哺乳期妇女用药】

(1) 本品中某些组分可通过胎盘进入胎儿循环，但浓度一般不高，目前也无对胎儿影响方面的报道，但孕妇服用本品时仍宜权衡利弊。

(2) 本品中某些组分可进入母乳中，故哺乳期妇女服用本品时宜权衡利弊，特别是新生儿出生时出现明显黄疸时，母亲接受大剂量本品时应格外小心。

【儿童用药】儿童用药量应酌情减少，详情见【用法与用量】。

【老年患者用药】尚无可靠参考文献。

【药物相互作用】本品可抑制茶碱的正常代谢，与茶碱合用时可致茶碱的血药浓度异常升高而致中毒，甚至引起患者死亡，故两药合用时应监测茶碱的血药浓度。

【贮藏】阴凉处贮存。

依托红霉素

【英文名】erythromycin estolate

【结构式】

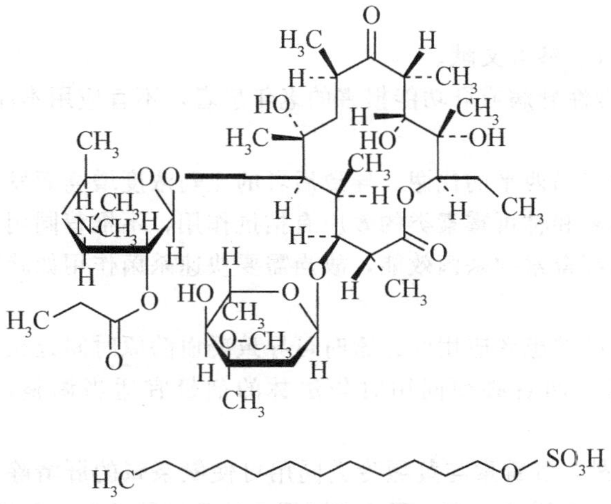

【性状】白色或类白色的结晶性粉末，无臭，几乎不溶于水。

【药理与毒理】本品为红霉素丙酸酯十二烷基硫酸盐，对酸稳定，抗菌谱与红霉素相同。对常见的革兰阳性菌和部分革兰阴性菌如脑膜炎双球菌、淋病奈瑟菌、流感杆菌、军团菌等均有抗菌作用，对某些螺旋体、肺炎支原体也有抑制作用。

【药代动力学】本品为红霉素丙酸酯的十二烷基硫酸盐，在胃酸中较红霉素稳定。空腹或食后口服本品都可很快被人体吸收，蛋白结合率很高，为90%～99%。口服后在胃肠中分解为红霉素丙酸酯，部分在血液中水解成游离的红霉素。

【适应证】

①支原体肺炎；②沙眼衣原体引起的新生儿结膜炎、婴儿肺炎；③生殖泌尿道感染（包括非淋病性尿道炎）；④军团菌病；⑤白喉（辅助治疗）及白喉带菌者；⑥皮肤软组织感染；⑦百日咳；⑧敏感菌（流感杆菌、肺炎球菌、溶血性链球菌、葡萄球菌等）引起怕呼吸道感染（包括肺炎）；⑨链球菌咽峡炎；⑩李斯特菌感染。

【用法与用量】口服，小儿按体质量30～50mg/(kg·d)，分3～4次服。

【不良反应】

(1) 胃肠道反应有腹泻、恶心、呕吐、胃绞痛、口舌疼痛、胃纳减退等，其发生率与剂量大小有关。

(2) 过敏反应表现为药物热、皮疹、嗜酸粒细胞增多等，发生率为0.5%～1%。

【禁忌证】对本品过敏者禁用本品。因本品可引起黄疸及肝脏损害，常于服药10～14d后发生，有慢性肝病或肝功能损害者，不宜应用本品。

【注意事项】

(1) 患者对一种红霉素过敏或不能耐受时，对其他红霉素品种也可过敏或不耐受。

(2) 红霉素可通过胎盘而进入胎血循环，浓度一般不高，文献中也无对胎儿影响方面的报道，但孕妇应用时仍宜权衡利弊。

(3) 由于红霉素有相当量进入母乳中，哺乳期妇女应用时也应考虑利弊。

(4) 对诊断的干扰：红霉素可干扰Higerty法的荧光测定，使尿液中儿茶酚胺的测定值出现假性增高。血清碱性磷酸酶、胆红素、丙氨酸氨基转移酶和门冬氨酸氨基转移酶的测定值均可能增高。

(5) 因菌株对红霉素的敏感性存在一定差异，故应做药敏测定。

【孕妇及哺乳期妇女用药】本药可通过胎盘而进入胎儿血循环，一般情况下不会影响胚胎的发育，但孕妇服用后出现肝毒性反应的可能性增加，特别是在妊娠后半程尤为明显，故孕妇不宜应用。本药的妊娠安全性分级为B级。红霉素有相当量可分泌入母乳中，哺乳期妇女用药应暂停哺乳。

【儿童用药】尚无可靠参考文献。

【老年患者用药】慢性肝病或肝功能损害的老年患者，不宜应用本品。

【药物相互作用】

（1）红霉素可抑制卡马西平的代谢，导致后者的血药浓度增高而发生毒性反应。

（2）红霉素对氯霉素和林可霉素类的效应有拮抗作用，不推荐同用。

（3）抑菌剂可干扰红霉素的杀菌效能，故当需要快速杀菌作用如脑膜炎等治疗时，两者不宜同用。

（4）长期服用华法林的患者应用红霉素时可导致凝血酶原时间延长，从而增加出血的危险性，老年患者尤宜注意。两者必须同用时华法林的剂量宜适当调整，并严密观察凝血酶原时间。

（5）除二羟丙茶碱外，红霉素与黄嘌呤类同用可使氨茶碱的肝清除减少，导致血清氨茶碱浓度升高和（或）毒性反应增加。这一现象在同用6日后较易发生，氨茶碱清除的减少幅度与红霉素血清峰值成正比。因此在同用疗程中和疗程后，黄嘌呤类的剂量应予调整。

第十节　糖　肽　类

糖肽类抗生素系一类可与*D*-丙氨酰-*D*-丙氨酸结合并具有七肽结构的抗生素，包括万古霉素、去甲万古霉素、替考拉宁、多黏菌素类、杆菌肽等。前三者为快速杀菌剂，为临床常用品种；后两者为慢速杀菌剂，主要作局部用药。

糖肽类抗生素的作用机制为：①与五肽末端的*D*-丙氨酰-*D*-丙氨酸残基结合而抑制肽内桥的形成，但不抑制新生肽聚糖的形成；与糖基转移酶底物单体结合则可完全抑制肽聚糖的合成，使细胞停止增殖。②改变细菌细胞壁的通透性，与黏肽的侧链形成复合物，从而抑制细菌RNA的合成。③糖肽类抗生素还可与细菌细胞壁肽聚糖前体和新生肽聚糖特异性结合，从而阻止肽基转移酶、糖基转移酶和羧肽酶参与催化的交联反应，干扰细菌细胞壁合成，导致细胞无法形成刚性结构而产生渗透性溶解。

细菌对糖肽类抗生素产生耐药性的机制为：①细胞壁增厚。肽聚糖层上大量*D*-丙氨酰-*D*-丙氨酸残基与糖肽类抗生素分子结合，导致大部分药物分子被挂在细胞壁上而不能发挥杀菌作用；或糖肽类抗生素分子与细菌表面五肽末端*D*-丙氨酰-*D*-丙氨酸残基结合，堵塞肽聚糖层网眼，从而阻止药物分子向细胞内渗透并到达作用靶点。②肽聚糖链间交联减少。肽聚糖单体五肽支链上谷氨酸残基未被酰胺化而形成异常肽聚糖单体或转肽酶活性改变可导致肽聚糖链间交联减少。交联减少直接导致金黄色葡萄球菌细胞壁上游离的*D*-丙氨酰-*D*-丙氨酸残基增多，因此，过多糖肽类抗生素分子被结合而不能到达作用靶点。

糖肽类抗生素抗菌谱较窄，但具独特的抗菌作用，且细菌一般不易产生耐药性，与其他抗微生物药物之间也极少交叉耐药性。本类药物对几乎所有的革兰阳性细菌都有活性，包括凝固酶阳性或阴性葡萄球菌、各组链球菌、肠球菌（包括粪肠球菌和屎肠球菌）、棒杆菌、厌氧球菌和单核细胞增生李斯特菌。其中，本品对甲氧西林耐药葡萄球菌、肺炎链球菌和肠球菌有较强的抗菌活性。此外，糖肽类抗生素衍生物还可选择性的产生抗人类免疫缺陷病毒（HIV）、抗猫传染性腹膜炎病毒（FIPV）和抗冠状病毒（SARS）的活性。革兰阴性菌一般对糖肽类抗生素不敏感。

糖肽类抗生素一般用于治疗严重感染、院内感染、耐药菌感染、免疫缺陷者感染，疗效确切，是抗感染疗法的重要药物。但大多数品种的毒性较大，主要表现在对神经系统、血液系统、皮肤及肾脏的毒性，尤以肾毒性最为显著，故其临床适应证严格，一般不作为首选药。临床上一般对耐药革兰阳性菌的严重感染仍首选万古霉素或去甲万古霉素，而对于万古霉素难以忍受者，或老人、新生儿、肾功能不全者选用万古霉素有顾虑时，可考虑改用替考拉宁治疗。然而，替考拉宁因难以透入脑脊液而不适用于治疗中枢神经系统的感染。

去甲万古霉素

【英文名】 norvancomycin

【化学名及结构式】（Sa）-（3*S*，6*R*，7*R*，22*R*，23*S*，26*S*，36*R*，38*aR*）-44-［［2-*O*-（3-氨基-2，3，6-三脱氧-3-*C*-甲基-*α*-*L*-来苏-己吡喃糖基）-β-*D*-葡吡喃糖基］氧］-3-（氨基甲酰基甲基）-10，19-二氯-2，3，4，5，6，7，23，24，25，26，36，37，38，38α-十四氢-7，22，28，30，32-五羟基-6-［（2*R*）-4-甲基-2-（氨基）戊酰氨基-2，5，24，38，39-五氧代-22H-8，11：18，21-二亚乙烯基-23，36-（亚氨基亚甲基）-13，16：31，35-二亚甲基-1H-16H-［1，6，9］噁二氮杂环十六基［4，5-m］［10，2，16］-苯并氧杂二氮杂环二十四素-26-羧酸。

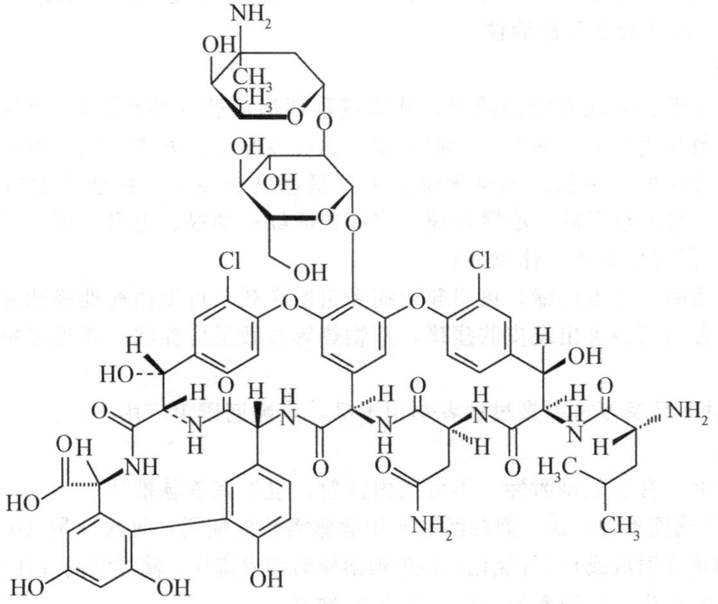

【性状】 盐酸盐为淡棕色粉末，无臭，味苦，易溶于水。

【药理与毒理】 本品对多数革兰阳性菌包括球菌和杆菌具有杀菌作用，包括化脓性链球菌、肺炎链球菌、黄色葡萄球菌、表皮葡萄球菌。本品可抑制肠球菌属的生长，对厌氧链球菌、梭状芽孢杆菌、炭疽杆菌、放线菌、白喉杆菌、淋球菌也有一定的抗菌作用。本品对多数革兰阴性菌：分枝杆菌、衣原体及真菌均无效。

本品作用机制为抑制细菌细胞壁的合成，其作用部位与青霉素类和头孢菌素类不同。本品与细胞壁前体 *D*-丙氨酰-*D*-丙氨酸紧密结合，从而导致细菌细胞溶解；本品也可改变细菌细胞膜的渗透性，并选择性的抑制 RNA 的合成；本品不与青霉素类竞争结合部位。

【药代动力学】 本品口服不被人体吸收，本品静脉给药后可广泛分布于全身大多数组织和体液内，在血清、胸膜、心包、腹膜、腹水和滑膜液中可达有效浓度，在尿液中浓度高，在胆汁中不能达有效浓度，本品不能迅速穿过正常血-脑屏障进入脑脊液中，但脑膜发炎时本品可渗入脑脊液中并可达有效治疗浓度。本品可通过胎盘。分布容积为 0.43～1.25 L/kg。蛋白结合率约为 55%。本品可经肝脏代谢。

血药峰浓度：一次静脉给药 0.5g 后 10～30mg/L，给药 1g 后 25～50mg/L，$T_{1/2}$成人为 6h（4～11h），小儿为 2～3h；80%～90%在 24h 内由肾小球滤过经尿以原形排泄，少量经胆汁排出。血液透析或腹膜透析不能有效地清除本品。

【适应证】

（1）本品适用于治疗葡萄球菌属（包括甲氧西林耐药菌株和多重耐药菌株）所致的心内膜炎、骨髓炎、肺炎、败血症或软组织感染等。

（2）青霉素过敏者不能采用青霉素类或头孢菌素类进行治疗，或经上述抗生素治疗无效的严重葡萄球菌感染患者，可选用本品进行治疗。

（3）本品也可用于治疗对青霉素过敏者的肠球菌心内膜炎、棒状杆菌属（类白喉杆菌属）心内膜炎。

（4）本品用于对青霉素过敏与青霉素不过敏的血液透析患者发生葡萄球菌属所致动、静脉分流感染的治疗。

【用法与用量】本品临用前加注射用水适量并使之溶解。静脉缓慢滴注：成人 0.8～1.6g/d（80 万～160 万 U），分 2～3 次静脉滴注。小儿按体质量 16～24mg/(kg · d)（1.6～2.4 万 U/kg），一次或分次静脉滴注。

【不良反应】

（1）耳、肾毒性：表现为听力减退、耳鸣或耳部饱满感（耳毒性）、血尿、呼吸困难、嗜睡、尿量或排尿数显著增多或减少、食欲减退、恶心或呕吐、异常口渴、虚弱（肾毒性）等。

（2）红颈综合征发生率低，多见于快速大剂量静脉滴注后，症状有食欲不佳、寒战或发热、晕厥、瘙痒、恶心或呕吐、心跳加速、皮疹或面红；颈根、上身、背、臂等处发红或麻刺感（释放组胺），偶有低血压、休克症状。

（3）静脉滴注时，药液外漏，可引起剧痛和组织坏死，可致血栓性静脉炎。

（4）少数患者用药后可出现皮肤瘙痒，药物热等过敏反应症状，偶见过敏性休克、剥脱性皮炎。

【禁忌证】对本品及万古霉素过敏者禁用本品，妊娠期避免应用本品。

【注意事项】

（1）本品对组织有强烈刺激性，不可肌内注射，也不宜静脉推注。

（2）静脉滴注速度不宜过快，静脉滴注所用静脉需轮换使用，每次剂量（0.4～0.8g）应至少用 200ml 5%葡萄糖注射液或 0.9%氯化钠注射液溶解后缓慢滴注，滴注时间宜在 1h 以上。

（3）对诊断的干扰：血尿素氮（BUN）可能增高。

（4）听力减退或耳聋、有肾功能减退史者慎用本品，若必须使用，则应需调整剂量。

（5）治疗期间应定期检查听力、尿液中蛋白、管型、细胞数及测定尿相对密度（比重）等。

（6）用药期间应注意监测血药浓度，尤其是有肾功能减退、听力减退、耳聋病史者，血药峰浓度不应超过 25～40mg/L。

【孕妇及哺乳期妇女用药】

（1）静脉给药可穿过胎盘，引致胎儿第Ⅷ对脑神经损伤。因此孕妇在危及生命的情况下或在严重疾患其他药物无效或不能应用时，要充分权衡利弊后慎用。

（2）静脉给药后本品可广泛分布于多数体液中，并可在乳汁中排出，哺乳期妇女必须采用本品治疗时应充分权衡利弊决定是否用药。

【儿童用药】新生儿、婴幼儿也必须慎用本品，有条件者进行血药浓度监测，据以调整剂量。

【老年患者用药】本品用于老年患者有引起耳毒性与肾毒性的高度危险（听力丧失）。由于老年患者的肾功能随年龄增长而减退，因此使用时必须调整剂量。

【药物相互作用】

(1) 氨基糖苷类、两性霉素B注射剂、阿司匹林，其他水杨酸盐、杆菌肽（注射）、布美他尼注射剂、卷曲霉素、卡氮芥、顺铂、环孢素、依他尼酸注射剂、呋塞米注射剂、链佐星、巴龙霉素及多黏菌素类等药物与去甲万古霉素合用或先后应用，可增加耳毒性及（或）肾毒性的潜在可能；患者可能发生听力减退，即使停药后仍可能继续进展至耳聋，反应可呈可逆性，但往往成为永久性。本品与其他耳聋性抗菌药合用或先后应用时，须监测听力。

由于去甲万古霉素常须与氨基糖苷类联合用于细菌性心内膜炎和链球菌与棒状杆菌心内膜炎的治疗，还可用于耐药性葡萄球菌感染的治疗，或上述患者对青霉素过敏者，此时均须进行肾功能测定、血药浓度监测，以调整给药剂量或给药间期或更换药物等。

(2) 抗组胺药、布克利嗪、塞克利嗪（cyclizine）、吩噻嗪类、噻吨类、曲美苄胺等与本品合用时，可能掩盖耳鸣、头昏、眩晕等耳毒性症状。

(3) 本品与碱性溶液有配伍禁忌，遇重金属可发生沉淀。

【药物过量】目前尚缺乏人体药物过量的资料，过量可能引起少尿和肾衰竭，一旦发生药物过量，应根据患者的临床表现给予相应的对症和支持治疗。

【贮藏】密闭，在凉暗处保存。

替考拉宁

【英文名】teicoplanin

【结构式】

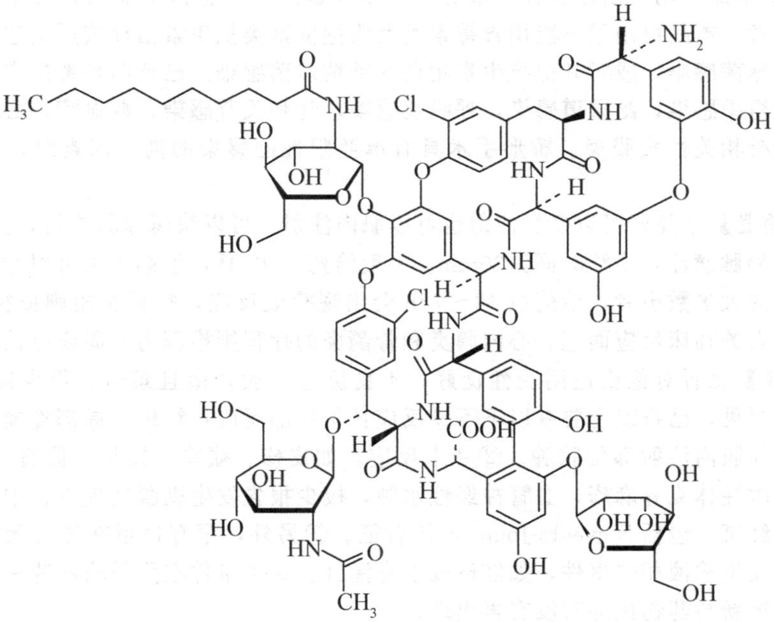

【性状】本品为类白色粉末，无臭，无味，溶于水。

【药理与毒理】本品的活性成分是替考拉宁，是一种新型糖肽类抗生素。本品可抑制细胞壁合成的途径与万古霉素一样，可干扰肽聚糖中新的部分的合成过程。本品可通过肽聚糖亚单位中的氨基酰-*D*-丙氨酰-*D*-丙氨酸部分结合而起效应，这种结合将正常可被细菌细胞的延长和交叉一桥酸识别的部位“隐藏”起来。这种结合可抑制两个方面：形成细胞壁链的亚单位的生长或延长，将新键连接到细胞壁的最终穿越一桥步骤。因此，细胞壁的整合和牢固遭损坏，细胞生长停止，细胞最后死亡。抗菌谱：本品对厌氧的及需氧的革兰阳性菌均有一定的抗菌活性。敏感菌有金黄色葡萄球菌和凝固酶阴性葡萄球菌（包括对甲氧西林敏感及耐药菌）、链球菌、肠球菌、单核细胞增多性李斯特菌、细球菌、JK 组棒状杆菌和革兰阳性厌氧菌，后者包括难辨梭状芽孢杆菌和消化球菌。其活性谱范围同万古霉素相似。由于替考拉宁独特的作用机制，因此很少出现耐替考拉宁的菌株。所以对青霉素类及头孢菌素类、大环内酯类、四环素和氯霉素、氨基糖苷类和利福平耐药的革兰阳性菌，仍对替考拉宁敏感。

【药代动力学】

(1) 吸收：替考拉宁在口服时是不会被人体吸收的。在肌内注射后的生物利用度为 94%。

(2) 分布：(血清浓度) 对人静脉注射后其血清浓度显示出两相的分布（一相快速的分布紧接着是一相较慢的分布），其半衰期分别为 0.3 和 3h 左右。该相分布跟随一个缓慢的排泄，其半衰期为 70～100h。

(3) 血清蛋白结合：与白蛋白的结合为 90%～95%。

(4) 组织扩散：在稳态期时，明显的分布量变化为 0.6～1.2L/kg。注射放射标记替考拉宁后，很迅速地在组织（尤其是皮肤和骨）中分布并迅速起作用，随后在肾、支气管、肺和肾上腺达到很高的浓度。替考拉宁似乎可以进入白细胞及提高其抗菌活性。

(5) 生物转化：无任何替考拉宁代谢产物被鉴别出来。超过 80%所给予的量在 16d 内以原型从尿液中排出。

(6) 排出：肾功能正常的患者：几乎全部所给予的替考拉宁量以原形从尿液中排出。最终消除半衰期为 70～100h。

【适应证】本品可用于治疗各种严重的革兰阳性菌感染，包括不能用青霉素类和头孢菌素类其他抗生素者。本品可用于不能用青霉素类及头孢菌素类抗生素治疗或用上述抗生素治疗失败的严重葡萄球菌感染，或对其他抗生素耐药的葡萄球菌感染。已证明替考拉宁对下列感染有效：皮肤和软组织感染，泌尿道感染，呼吸道感染，骨和关节感染，败血症，心内膜炎及持续不卧床腹膜透析相关性腹膜炎。矫形手术具有革兰阳性菌感染的高危因素时，本品也可作预防用。

【用法与用量】本品既可以静脉注射也可以肌内注射。可以快速静脉注射，注射时间为3～5min，或缓慢静脉滴注，滴注时间≥30min。一般给药 1 次/日，但第 1 天可以给药 2 次。对敏感菌所致感染的大多数患者，给药后 48～72h 会出现疗效反应，疗程长短则依据感染的类型、严重程度和病人的临床反应而定。心内膜炎和骨髓炎的疗程则推荐为 3 周或更长时间。

【不良反应】患者对他格适耐受性良好，不良反应一般轻微且短暂，很少需要中断治疗，严重不良反应罕见，已报道主要有以下不良反应：①局部反应：红斑、局部疼痛、血栓性静脉炎，可能会引起肌内注射部位脓肿。②变态反应，如皮疹、瘙痒、发热、僵直、支气管痉挛、过敏反应、过敏性休克荨麻疹、血管神经性水肿，极少报告发生剥脱性皮炎、中毒性表皮溶解坏死、多形性红斑，包括 Stevents-Johnson 综合征。③另外，罕有报道在先前无替考拉宁暴露史者输注时可发生输液相关事件，如红斑或上身潮红。这类事件在降低输液速率和（或）降低药物浓度后，重新与药物接触时没有再出现。

【禁忌证】对替考拉宁有过敏史者不可使用本品。

【注意事项】他格适与万古霉素可能有交叉过敏反应，故对万古霉素过敏者慎用本品。但用万古霉素曾发生“红人综合征”者非本品禁忌证。以前曾报告过用替考拉宁可引起血小板减少，特别是那些投药高于常规用药量者建议治疗期间进行血液检查两次，并进行肝功能和肾功能的检测。

曾有替考拉宁关于听力、血液学、肝和肾毒性方面的报告。应当对听力、血液学、肝和肾功能进行检测，特别是肾功能不全，接受长期治疗的患者，以及用本品期间同时和相继使用可能有听神经毒性和（或）肾毒性的其他药物，如氨基糖苷类、多黏菌素、两性霉素 B、环孢素、顺铂、呋塞米和依他尼酸。

【孕妇和哺乳期妇女用药】 目前虽然尚无资料证实本药能进入胎盘，动物生殖实验也并未显示本药有致畸作用，但高剂量时可增加新生鼠的死亡率和大鼠的死胎率。因此，本药不应用于已确诊妊娠或可能妊娠的妇女，除非权衡利弊后必须使用方可使用。目前虽尚无资料证实本药可由乳汁分泌，但仍建议哺乳妇女用药时暂停哺乳。

【儿童用药】 2 月以上儿童革兰阳性菌感染可用替考拉宁治疗。严重感染和中性粒细胞减少的患儿，推荐剂量为 10mg/kg，前 3 剂负荷剂量每 12h 静脉注射 1 次，随后剂量为 10mg/kg，静脉或肌内注射，1 次/日。对中度感染，推荐剂量为 10mg/kg，前 3 剂负荷剂量每 12h 静脉注射 1 次，随后维持剂量为 6mg/kg，静脉或肌内注射，1 次/日。＜2 个月的婴儿：婴儿第 1 天的推荐负荷剂量为 16mg/kg，只用 1 剂，随后 8mg/kg，1 次/日。静脉滴注时间＞30min。

【老年患者用药】 除非有肾损害，否则老年患者无需调整剂量，参见用法与用量。

【药物相互作用】 为了避免与其他任何药物之间发生相互作用，请告知您的医师现行的任何治疗。由于存在加重不良反应的潜在可能，对正在接受肾毒性或耳毒性药物（如氨基糖苷类、两性霉素 B、环孢素、呋塞米）治疗的患者，应小心使用替考拉宁。

【药物过量】 药物过量的治疗是对症治疗。有报道 2 例中性粒细胞减少的儿童（年龄分别为 4 岁和 8 岁），因用药不慎，几次过量使用本品，剂量高达 100mg/(kg·d)，尽管替考拉宁血药浓度高达 300mg/l，但未出现临床症状和实验室检验值异常。替考拉宁不能被血透清除。

【贮藏】 室温、密闭处贮存。

多黏菌素 B

【英文名】 polymyxin B

【结构式】

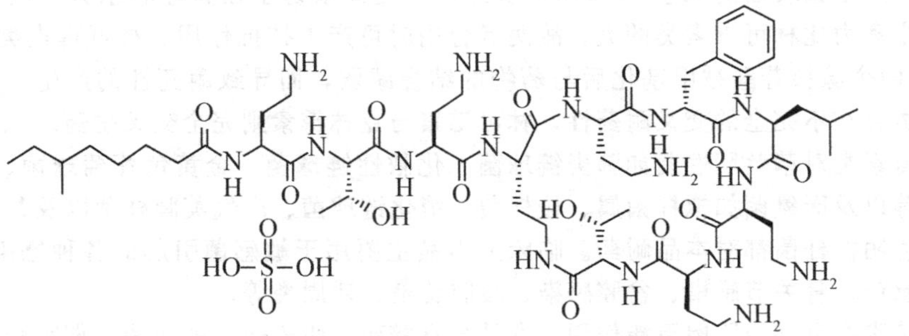

【性状】 常用其硫酸盐，为白色结晶性粉末，易溶于水，有引湿性。在酸性溶液中稳定，其中性溶液在室温放置一周不影响效价，在碱性溶液不稳定。

【药理与毒理】 药理作用：硫酸多黏菌素 B 为多肽类抗生素，通过干扰细菌膜通透性与核糖体功能而导致细菌死亡，对铜绿假单胞菌、大肠埃希菌、嗜血杆菌等有良好的抗菌作用。毒理研究：硫酸多黏菌素 B 皮肤外用吸收极微。

【药代动力学】 尚未系统研究本品皮肤外用的药代动力学，一般认为本品小面积皮肤局部外用通常很少被吸收入血。

【适应证】 本品可用于防治皮肤割伤、擦伤、烧烫伤、手术伤口等皮肤创面的细菌感染及临时解除疼痛和不适。

【用法与用量】 外用，局部涂于患处。2～4 次/日，5d 为一疗程。

【不良反应】 偶见过敏反应、瘙痒、烧灼感、红肿等。

【禁忌证】 对本品任一组分过敏者禁用。

【注意事项】

(1) 应避免在大面积烧伤面、肉芽组织或表皮脱落的巨大创面使用本品。

(2) 当患者有肾功能减退或全身应用其他肾毒性或耳毒性药物时，应注意有产生毒性的可能。

(3) 患者如有血尿、排尿次数减少、尿量减少或增多等肾毒性症状或耳鸣、听力减退等耳毒性症状时应慎用本品。

(4) 本制剂不适于眼内使用。

【孕妇及哺乳期妇女用药】 尚无可靠参考文献说明本药是否通过胎盘及对胎儿的影响，孕妇用药应权衡利弊。仅单独服用本品时，妊娠患者无需终止妊娠或进行侵入性检查。尚无可靠的参考文献说明本药是否经乳汁排泄，哺乳期妇女应慎用本品。

【儿童用药】 两岁以下儿童用药需遵医嘱。

【老年用药】 尚无可靠参考文献。

【药物相互作用】 本品小面积皮肤局部外用通常很少吸收，不易引起与其他药物间的相互作用。

第十一节　林可霉素类

林可霉素类包括林可霉素和克林霉素，克林霉素为林可霉素的半合成衍生物，其口服吸收明显优于林可霉素，其峰浓度为同剂量林可霉素的 2 倍且受食物的影响较小。克林霉素穿透力较强，可广泛分布到组织和体液中，其抗菌作用及临床疗效均优于林可霉素。

本类药物的作用靶位与大环内酯类相同，都是作用于细菌核糖体的 50S 亚基，并干扰阻止氨基酰 tRNA 与核糖体的结合，从而抑制肽链的延长从而抑制细菌蛋白质的合成。此外，克林霉素还可清除细菌表面的 A 蛋白和绒毛状外衣，使细菌易于被吞噬和杀灭。因大环内酯类对核糖体的亲和力比林可霉素类的大，故两者合用时可产生拮抗作用。林可霉素类作用靶位 50S RNA 上的两个腺核苷酸被甲基化后与药物的结合减弱，而导致耐药性的产生。林可霉素类与大环内酯类存在不完全的交叉耐药性，林可霉素与克林霉素则完全交叉耐药。

林可霉素类对革兰阳性菌如肺炎链球菌、化脓性链球菌、金黄色葡萄球菌、破伤风杆菌、白喉杆菌等以及厌氧菌如拟杆菌属、梭杆菌、消化链球菌、产气荚膜杆菌以及某些放线菌等作用强，革兰阴性杆菌都对本品耐药。临床上本品主要用于敏感菌引起的各种感染或混合感染，如呼吸道感染、骨关节感染、盆腔感染、腹腔感染、牙周炎等。

林可霉素类有神经肌肉阻滞作用，本品与麻醉药、肌松药、镇痛药、催眠药、镇静药、其他中枢神经系统抑制药及某些抗生素（氨基糖苷类、万古霉素类）等联用时，需注意因神经肌肉阻滞与中枢抑制作用的累加和协同而出现的毒性反应。肝肾功能不全者慎用本品，孕妇、新生儿不宜选用本品。

克林霉素

【英文名】 clindamycin

【化学名及结构式】 6-（1-甲基-反-4-丙基-*L*-2 吡咯烷甲酰氨基）-1-硫代-7（*S*）-氯-6，7，8-三脱氧-*L*-苏式-α-*D*-半乳辛吡喃糖苷。

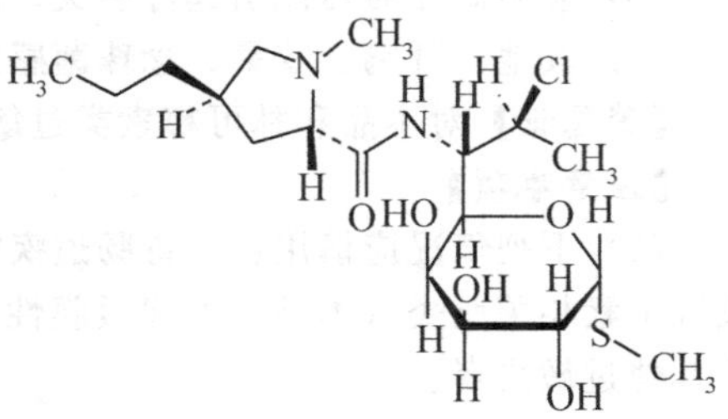

【性状】本品为白色结晶性粉末，无臭或有类硫醇臭，味苦。

【药理与毒理】本品属林可霉素类抗生素。为林可霉素的衍生物，其抗菌谱与林可霉素相同，抗菌活性较林可霉素强 4～8 倍。对革兰阳性菌如葡萄球菌属（包括耐青霉素株）、链球菌属、白喉杆菌、炭疽杆菌等有较高抗菌活性。对革兰阴性厌氧菌也有良好抗菌活性，拟杆菌属包括脆弱拟杆菌、梭杆菌属、消化球菌、消化链球菌、产气荚膜杆菌等大多对本品高度敏感。革兰阴性需氧菌包括流感嗜血杆菌、奈瑟菌属及支原体属均对本品耐药。本品与青霉素、氯霉素、头孢菌素类和四环素类之间无交叉耐药，与大环内酯类有部分交叉耐药，与林可霉素有完全交叉耐药性。本品的作用机制是与细菌核糖体 50S 亚基结合，阻止肽链的延长，从而抑制细菌细胞的蛋白质合成。本品系抑菌剂，但在高浓度时，对某些细菌也具有杀菌作用。

【药代动力学】本品肌内注射后血药浓度达峰时间（T_{max}）成人约为 3h，儿童约为 1h。静脉注射本品 300mg，10min 血药浓度为 7mg/L。表观分布容积（V_d）约为 94L。本品的蛋白结合率高，为 92%～94%。本品在人体内分布广泛，可进入唾液、痰、呼吸系统、胸腔积液、胆汁、前列腺、肝脏、膀胱、阑尾、精液、软组织、骨和关节等，也可透过胎盘，但本品不易进入脑脊液中。本品在骨组织、胆汁及尿液中可达高浓度。本品在肝脏代谢，部分代谢物可保留抗菌活性。代谢物由胆汁和尿液排泄。约 10% 给药量以活性成分由尿液中排出，其余以不具活性的代谢产物排出。血消除半衰期（$T_{1/2\beta}$）约为 3h，肝、肾功能不全者 $T_{1/2\beta}$ 可略有延长。血液透析及腹膜透析不能清除本品。

【适应证】本品适用于链球菌属、葡萄球菌属及厌氧菌（包括脆弱拟杆菌、产气荚膜杆菌、放线菌等）所致的中、重度感染，如吸入性肺炎、脓胸、肺脓肿、骨髓炎、腹腔感染、盆腔感染及败血症等。

【用法与用量】

（1）口服：克林霉素棕榈酸酯 按克林霉素计，儿童剂量为 8～25mg/(kg · d)（一般感染 8～16mg/(kg · d)，重症感染 17～25mg/(kg · d))，分 3～4 次服用（体质量 10kg 以下幼儿每次服药应≥37.5mg，3 次/日）；成人 150～300mg/次（重症感染可用 450mg/次），4 次/日。即成人 2～4 片/次（重症感染可用 6 片/次），4 次/日。或遵医嘱。

（2）肌内注射或静脉滴注：成人：0.6～1.2g/d，分 2～4 次应用；严重感染：1.2～2.4g/d，分 2～4 次静脉滴注。4 周及 4 周以上小儿：15～25mg/(kg · d)，分 3～4 次应用；严重感染：25～40mg/ (kg · d)，分 3～4 次应用。本品肌内注射的用量 1 次不能超过 600mg，超过此剂量应改为静脉给药。静脉给药速度不宜过快，600mg 的本品应加入≥100ml 的输液中，至少滴注 20min。1h 输入的药量不能超过 1200mg。

【不良反应】

（1）胃肠道反应：常见恶心、呕吐、腹痛、腹泻等；严重者有腹绞痛、腹部压痛、严重腹泻（水样或脓血样），伴发热、异常口渴和疲乏。腹泻、肠炎和假膜性肠炎可发生在用药初期，也可发生在停药后数周。

（2）血液系统：偶可发生白细胞减少、中性粒细胞减少、嗜酸粒细胞增多和血小板减少等；罕见再生障碍性贫血。

（3）过敏反应：可见皮疹、瘙痒等，偶见荨麻疹、血管神经性水肿和血清病反应等，罕见剥脱性皮炎、大疱性皮炎、多形性红斑和 Steven-Johnson 综合征。

（4）肝、肾功能异常，如血清氨基转移酶升高、黄疸等。

（5）静脉滴注时可能引起静脉炎；肌内注射局部可能出现疼痛、硬结和无菌性脓肿。

（6）其他：耳鸣、眩晕、念珠菌感染等。

【禁忌证】对本品和林可霉素类过敏者禁用本品。

【注意事项】

（1）下列情况应慎用：①胃肠道疾病或有既往史者，特别是患溃疡性结肠炎、局限性肠炎或抗生素相关肠炎（本品可引起假膜性肠炎）；②肝功能减退；③肾功能严重减退；④有哮喘或其他过敏史者。

（2）对本品过敏时有可能对其他克林霉素类也过敏。

（3）对实验室检查指标的干扰：服药后血清丙氨酸氨基转移酶和门冬氨酸氨基转移酶可有增高。

（4）用药期间需密切注意大便次数，如出现排便次数增多，应注意假膜性肠炎的可能，需及时停药并作适当处理。轻症患者停药后即可能恢复；中等至重症患者需补充水、电解质和蛋白质。如经上述处理无效，则应口服甲硝唑 250～500mg，3 次/日。如复发，可再次口服甲硝唑，仍无效时可改用万古霉素（或者去甲万古霉素）口服，125～500mg/次，每 6h 一次，疗程 5～10 日。

（5）为防止急性风湿热的发生，用本品治疗溶血性链球菌感染时，疗程至少为 10 日。

（6）本品偶尔会导致不敏感微生物的过度繁殖或引起二重感染，一旦发生二重感染，应立即停药并采取相应措施。

（7）疗程长者，需定期检测肝、肾功能和血常规。

（8）严重肾功能减退和（或）严重肝功能减退，伴严重代谢异常者，采用高剂量时需进行血药浓度监测。

（9）本品不能透过血-脑脊液屏障，故不能用于脑膜炎的治疗。

（10）不同细菌对本品的敏感性可有相当大的差异，故药敏试验有重要意义。

【孕妇及哺乳期妇女用药】

（1）动物实验显示本品对胎儿无影响，但应用于孕妇尚缺乏经验，且本品可透过胎盘，故孕妇慎用本品。本药的妊娠安全性分级为 B 级。

（2）当乳母应用本品时，其在乳汁中可测得的最大含量为 3.1mg/L，是乳母体质量相关剂量的 6%，达到婴儿每日用量的 15%，故哺乳期妇女慎用本品，使用本品时暂停哺乳。

（3）有报道称，通过阴道给予本品可能会引起患者肠道菌群失调和由难辨梭状芽胞杆菌引起的假膜性肠炎。

（4）克林霉素被认为是治疗细菌性阴道病最有效的药物，但不能有效的预防由细菌性阴道病引起的胎儿不良反应。

（5）孕妇在应用青霉素、头孢菌素或大环内酯类抗生素无效时，可改用本品进行治疗。

【儿童用药】出生 4 周以内的婴儿禁用本品，4 岁以内儿童慎用，16 岁以下儿童服用本品时应注意观察重要器官的功能。

【老年患者用药】患有严重基础疾病的老年人易发生腹泻或假膜性肠炎等不良反应，用药时需密切观察。

【药物相互作用】

（1）本品可增强吸入性麻醉药的神经肌肉阻滞现象，导致骨骼肌软弱和呼吸抑制或麻痹（呼吸暂停），在手术中或术后使用时应注意。以抗胆碱酯酶药物或钙盐治疗可望有效。

（2）本品与抗蠕动止泻药、含白陶土止泻药合用，在疗程中甚至在疗程后数周有引起伴严重水样腹泻的假膜性肠炎可能。因可使结肠内毒素延迟排出，从而导致腹泻延长和加剧，故本品不宜与抗蠕动止泻药合用。与含白陶土止泻药合用时，本品的吸收将显著减少，故两者不宜同时服用，需间隔一定时间（至少 2h）。

(3) 本品具神经肌肉阻滞作用，可增强神经肌肉阻滞剂的作用，两者应避免合用。本品与抗肌无力药合用时将导致后者对骨骼肌的效果减弱，为控制重症肌无力的症状，在合用时抗肌无力药的剂量应予调整。

(4) 氯霉素或红霉素在靶位上均可置换本品，或阻抑本品与细菌核糖体 50S 亚基的结合，体外试验显示本品与红霉素具拮抗作用，故本品不宜与氯霉素或红霉素合用。

(5) 与阿片类镇痛药合用时，本品的呼吸抑制作用与阿片类的中枢呼吸抑制作用可因相加而有导致呼吸抑制延长或引起呼吸麻痹（呼吸暂停）的可能，故必须对患者进行密切观察或监护。

(6) 本品不宜加入组份复杂的输液中，以免发生配伍禁忌。

【贮藏】遮光、室温、密闭处贮存。

林可霉素

【英文名】 lincomycin

【化学名及结构式】 6-（1-甲基-反-4-丙基-*L*-2-吡咯烷甲酰氨基）-1-硫代-6，8-二脱氧-*D*-赤式-*α*-*D*-半乳辛吡喃糖苷。

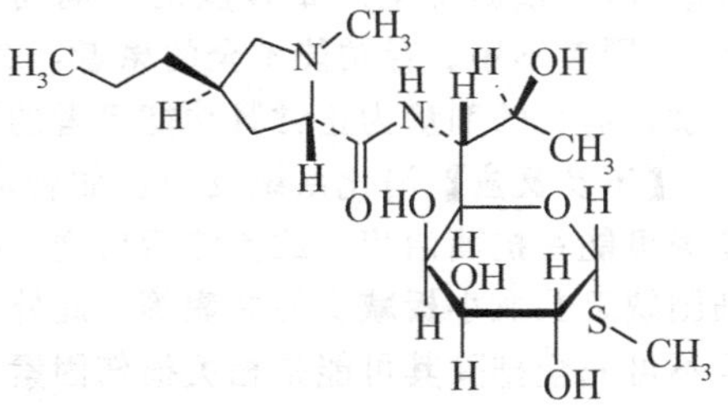

【性状】常用盐酸盐，为白色结晶性粉末，微臭或特异臭，味苦，易溶于水。

【药理与毒理】

(1) 药理作用：林可霉素为链霉菌属的链丝菌（streptomyces lincolnensis）菌群生长时的产物，即一种林可胺类碱性抗生素。本品主要通过抑制细菌的蛋白质合成而起作用。体外试验和临床感染应用中均表明本品对以下大多数微生物有活性：金黄色葡萄球菌（产青霉素酶和不产青霉素酶菌株）、肺炎链球菌。

(2) 毒理研究：①遗传毒性，在沙门菌营养缺陷型回复突变试验或 V79 中国仓鼠肺细胞的次黄嘌呤鸟嘌呤核糖转移酶（HGPRT）基因位点突变实验中，均未见致突变性。碱性磷酸酶洗脱结果表明，本品不引起 V79 中国仓鼠肺细胞的 DNA 链断裂。在培养的人淋巴细胞中也不引起染色体的异常。体内试验表明，大鼠和小鼠的微核试验均为阴性结果，而且不诱发雄性果蝇后代的性交链隐性致死突变。此外，林可霉素也不诱发大鼠新鲜肝细胞的程序外 DNA 合成。②生殖毒性，雄性和雌性大鼠经口给予林可霉素剂量达 300mg/kg（按体表面积计算，为人用推荐最高剂量的 0.36 倍）时，未发现其对生育力的损害。

【药代动力学】据国外资料介绍，林可霉素的药代动力学研究资料如下：口服 500mg 林可霉素后可被人体迅速吸收，并在 2～4h 内达到血药浓度的峰值约 3μg/ml。口服林可霉素后，对大多数革兰阳性的细菌有效的治疗水平的浓度可维持 6～8h。一次口服 500mg 林可霉素 24h 经泌尿系统清除的比例为 1.0%～31%（平均为 4.0%）。组织水平的研究表明胆汁为重要的排泄通道，林可霉素在大多数组织中均可达到显著的水平。尽管林可霉素可分布入脑脊液，但脑脊液中的林可霉素浓度不足以治疗脑膜炎。肌内注射单剂量 600mg 林可霉素可在 60min 内达到血药峰值浓度 11.6μg/ml，并可保持对大多数革兰阳性的细菌有效的治疗水平的浓度 17～20h，该剂量下经泌尿系统清除的比例为 1.8%～24.8%（平均为 17.3%）。2h 持续静脉滴注 600mg 林可霉素可达到平均峰值浓度约 15.9μg/ml，保持对大多数革兰阳性的细菌有效的治疗水平的浓度 14h，该剂量下经泌尿系统清除的比例为 4.9%～30.3%（平均为 13.8%）。林可霉素口服、肌内注射或静脉给药的半衰期约（5.4±1.0）h，对于肾功能不全的患者，半衰期可能延长，对于肝功能不全的患者，半衰期可能达到正常情况下的2倍。血液或腹膜透析不能有效的清除血内的林可霉素。

【适应证】本品适用于怀疑为链球菌、肺炎球菌和金黄色葡萄球菌等敏感菌感染所引起的严重感染性疾病的治疗，也可用于对青霉素过敏的或临床医师判定认为青霉素类药物不适用的感染性疾病的治疗。本品有可能导致抗生素所致的假膜性肠炎的危险，医师在选择本药时应当考虑感染的情况和是否有较低毒性药物适用的可能（如红霉素）。林可霉素不宜用于轻微的细菌感染，也不宜用于病毒感染的治疗。

【用法与用量】

（1）口服：成人1.5～2g/d，儿童30～60mg/(kg·d)，分3～4次给予。

（2）肌内注射：成人0.6～1.2g/d，小儿按体质量10～20mg/(kg·d)，分次注射。静脉滴注：每0.6g本品溶于不少于100ml的溶液中。每次滴注时间至少1h，给药剂量如下：成人静脉给药的剂量取决于感染的严重程度。严重感染时可每8～12h给0.6g～1g林可霉素；重度感染时，可进一步增加剂量；在危急生命的情况下，给药的剂量可达到8g/d。这些给药的剂量还可按临床需要而重复给药，但极限量不超过8g/d林可霉素。＞1个月的幼儿为10～20mg/(kg·d)。根据感染严重程度的不同而有剂量的不同，给药时可参照成人用法分次给药。婴儿＜4周者不用。肾功能不全的患者：对于有严重的肾功能损伤的患者，如果有必要使用林可霉素，适宜的剂量为正常肾功能患者的剂量的25％～30％。

【不良反应】消化系统反应：如舌炎、口炎、恶心、呕吐、抗菌素性腹泻与肠炎；假膜性肠炎可能在抗菌治疗中或治疗后出现。①血液系统，如中性粒细胞减少症、白细胞减少症、粒细胞缺乏及血小板减少性紫癜等。此外，尚有再生障碍性贫血和全血细胞减少综合征的报道，但不可完全排除其可能是相关损伤因素。②过敏反应，如血管神经性水肿、血清病及过敏性反应等。极少病例可出现多形性红斑，类似于Stevens-Johnson综合征，可能与林可霉素制剂有关。如果出现林可霉素过敏的情况，须停药，严重不良反应可能需要肾上腺素及其他临床所需的急救手段，包括给氧、静脉给液体和抗组胺药物、皮质激素、多巴胺及保持气道通畅等。③皮肤和黏膜反应，如皮肤潮红、荨麻疹、阴道炎等，罕见病例可有表皮剥脱、疱疹性皮炎。④肝脏，尽管没有林可霉素与肝脏功能影响的直接联系，但有观察到黄疸和异常肝功能（尤其是转胺酶）的报道。⑤肾脏，尽管没有直接联系认为林可霉素影响肾脏功能，但在一些罕见病例中，可观察到一些肾功能损伤的表现如：氮质血症，少尿和（或）蛋白尿。⑥心血管系统，静脉给药速度过快时，罕见病例可有呼吸及循环抑制和血压过低。⑦特殊反应，偶有耳鸣和眩晕的报道。局部反应：如注射时引起疼痛等。

【禁忌证】对林可霉素或克林霉素过敏者禁用本品。

【注意事项】

（1）几乎所有的抗菌药都可能引起假膜性肠炎，林可霉素也不例外。假膜性肠炎可能不严重，也可能危及生命，因此，对于服用抗菌药后出现腹泻的患者必须考虑排除假膜性肠炎的诊断。抗生素的使用可改变结肠内的正常菌群，可能导致梭形菌类的过度生长，研究指出难辨梭菌产生的毒素是抗生素相关性肠炎的一个主要致病因素。一旦假膜性肠炎的诊断成立，必须立即采取相应的治疗措施。轻度的假膜性肠炎可能只需停止用药，而中到重度的假膜性肠炎则必须考虑液体、电解质及蛋白质的补充，并使用临床有效的治疗难辨梭菌性肠炎的抗微生物药物。同时还需考虑其他可能引起肠炎的因素，必须仔细询问是否有对其他药物或致敏原的过敏史。

（2）出现严重过敏中毒反应时需要紧急抢救，包括使用肾上腺素及其他临床所需的急救手段，包括给氧、静脉给皮质激素等。

（3）根据目前经验，部分老年患者伴严重疾病时可能对腹泻的耐受能力更差，对于这些患者使用本品时，需经常注意监测肠道变化。

（4）对于有胃肠道疾病，尤其是有结肠炎病史的患者，需谨慎使用本品。

（5）对于有哮喘或其他严重过敏的患者，需谨慎使用本品。

（6）某些感染可能在抗生素治疗的同时还需切开清创或其他所需的外科手术处理。

（7）本品的使用可能导致某些非敏感菌的过度生长——尤其是酵母类菌。如果出现更严重的感染，需根据临床所需采取相应的治疗处理。如果在需本品治疗的患者存在念珠菌的感染，需同时给予相应的抗念珠菌治疗。

（8）对于严重肾功能缺陷的患者，林可霉素的血浆半衰期可能延长；对于肝功能不良的患者，血浆半衰期的时间可能延长为正常肝功能患者的2倍。对于有严重肾功能不良伴或不伴肝功能不良的患者，需谨慎确定用药剂量，高剂量使用时需监测血浆林可霉素的水平。

（9）在本品长期治疗中，必须定期检测肝功能和肾功能及细胞计数。

（10）林可霉素对大多数的粪肠球菌及淋病奈瑟菌株、脑膜炎奈瑟菌株和流感嗜血菌株及其他革兰阴性的微生物或酵母菌均无效。在克林霉素和林可霉素间可出现交叉耐药性，有报道还可与红霉素出现交叉耐药性，包括与其他的大环内脂类非直接交叉耐药。

【孕妇及哺乳期妇女用药】

（1）本品为C类孕期用药，当孕妇在应用青霉素、头孢菌素或大环内酯类抗生素无效时权衡利弊，慎用本品。若孕妇不慎应用本品，无需终止妊娠或进行附加的产前检查。

（2）据报道，林可霉素可出现于人乳内，浓度可达0.5～2.4mg/ml。当乳母应用本品时，乳汁中的药物浓度最高为乳母体质量相关剂量的1%。

（3）由于本品可能引起哺乳期婴儿的严重不良反应，哺乳期妇女使用时应判断利弊，如必须使用本品，则应中断哺乳。

【儿童用药】本品尚缺乏对于一个月以下的婴儿安全有效的使用本药的经验。

【老年患者用药】老年患者使用本品时，特别是对于有严重肾功能不全伴或不伴肝功能不全的患者，需谨慎确定剂量，高剂量使用时需监测血浆林可霉素的水平。此外，患有严重基础疾病的老年人用药后易发生腹泻或假膜性肠炎等不良反应，用药时须密切观察患者。

【药物相互作用】林可霉素有神经肌肉阻滞的作用，并可能增强其他有神经肌肉阻滞效应的药物作用，因而对于接受这类药物治疗的患者，需谨慎使用。高岭土-粘胶混合物可抑制口服林可霉素的吸收。体外实验证明林可霉素和红霉素有相互拮抗的作用，因为可能存在临床应用时的显著性拮抗，此两种药物不宜同时使用。

【药物过量】血清中的林可霉素的水平不受血液透析和腹膜透析的影响。

【贮藏】遮光、密闭处贮存。有效期2年。

第十二节　四环素类

四环素类抗生素是由4个融合环构成的氢化并四苯的衍生物，分为由放线菌属发酵而来的天然四环素类如金霉素、四环素和土霉素，以及半合成四环素类如强力霉素和米诺环素等。为克服细菌的耐药性，又开发出了第三代四环素类如替加环素，不仅对经典的四环素耐药菌有作用，而且对其他抗生素的耐药菌株也有效，如甲氧西林耐药的金黄色葡萄球菌（MRSA）和表皮葡萄球菌（MRSE）、青霉素耐药的肺炎链球菌（PRSP）、万古霉素耐药的肠球菌（VRE）及广谱β-内酰胺耐药菌株（ESBL）。

一、作用机制及特点

四环素类抗生素可与细菌胞内核糖体30S亚基特异性结合，阻止氨基酰-tRNA在该位置上的联结，从而抑制肽链增长和蛋白质合成。此外，还可导致细菌胞质膜通透性的改变，使胞内的核苷酸和其他大分子复合物外漏，从而迅速抑制 DNA 复制。某些四环素类对哺乳类细胞内的有机体如立克次体亦有作用，因此四环素类抗生素的抗菌谱极广。

四环素类药物对革兰阳性和革兰阴性菌、厌氧菌、立克次体、支原体、衣原体、螺旋体、阿米巴均有抑制作用，且对革兰阳性菌作用强于革兰阴性菌。本类药物在体内能广泛分布于人体各组织与体液中，并储存在肝、脾、骨及牙齿中。在胆汁和前列腺中浓度较高，能透入胎盘及脑脊液。本品与天然四环素类比较，半合成四环素类抗菌作用更强，耐药菌株较少；口服吸收更好，在组织中的浓度也较高；且半衰期长，用药次数少，不良反应也较轻。其中以米诺环素抗菌作用最强，其次为强力霉素。

二、耐药机制

四环素类抗生素各品种之间呈不完全交叉耐药，其耐药性主要通过耐药质粒传递获得。细菌对四环素类药物的耐药机制为：

(1) 由质粒或转座子介导的外泄泵系统。在革兰阳性菌和革兰阴性菌中都有外输泵基因，而且大部分外输泵基因都具有四环素抗性。可将四环素泵出胞外，降低了细胞内药物浓度并保护了胞内的核糖体，从而产生耐药性。

(2) 由质粒或转座子编码的核糖体保护因子表达。存在于细胞质中的核糖体保护蛋白可与核糖体结合引起核糖体构型的改变，从而保护核糖体免受四环素作用，但却并不改变或阻止蛋白的合成。

(3) 灭活或钝化四环素的酶。厌氧性细菌中发现的氧依赖的氧化酶（tetX)，它能将 TC 修饰成结构未明确的非活性结构。

三、临床应用

四环素类主要作为布鲁菌病、霍乱、回归热、衣原体感染和立克次体病的首选药，其次可用于支原体肺炎、痤疮、酒糟鼻、兔热病、鼠咬热，或与其他药物联合用于炭疽、鼠疫。四环素类亦可选用于非淋菌性尿道炎、性病淋巴肉芽肿等性传播疾病和敏感菌所致的呼吸道、胆道、尿路感染及皮肤软组织感染、前列腺炎等的治疗。除不常见的情况外，四环素类不宜用于严重的葡萄球菌感染、心内膜炎、革兰阴性菌败血症、脑膜炎、败血症性关节炎、骨髓炎、钩端螺旋体病及结核病。

四、不良反应及注意事项

1. *胃肠道反应* 是此类抗生素最常见的副作用，有胃及十二指肠溃疡的患者，应用此类药物后能加重病情，并可诱发溃疡出血及穿孔，严重者可引起假膜性肠炎。长期使用四环素类药物，可抑制肠道内寄殖菌的生长，而导致维生素 B、维生素 K 的缺乏。故此类药物口服剂量不宜过大，且应在饭后服用，则可减轻胃肠道反应。与口服抗凝剂合用时，应考虑减少抗凝剂的剂量。

2. *肝毒性* 长期内服或大剂量静脉注射，则可引起肝脏损害，在孕妇或伴肾功能不全患者中尤易发生。避免与有肝毒性药物如红霉素、竹桃霉素、氯丙嗪、噻嗪类利尿剂、苯妥英钠、保泰松等合用。

3. *肾毒性* 四环素类主要经肾脏排泄，半衰期较长，本品在肾功能不全患者体内易发生积聚，损伤肾小管而抑制其重吸收功能，可加重氮质血症及尿毒症。仅强力霉素可安全应用。避免与万古霉素、杆菌肽、多黏菌素、氨基糖苷类抗生素、氨基比林、安乃近、非那西丁等肾毒性药物合用。

4. *妨碍骨质生长和发育，影响胎儿发育及造成畸形* 四环素类抗菌素是一种络合剂，能与多种金属离子特别是钙离子结合而形成络合物，本品可沉积在牙齿和骨质中，形成“四环素牙”和延迟骨骼的生长。本类药物极易通过胎盘蓄积在胎儿体内，在胎儿软骨基质中与钙相结合，引起骨骼生长障碍，造成畸形、流产或死胎。故8岁以下儿童与孕妇应避免使用本品。

5. *二重感染* 一般多发生于婴儿、老年人、原发疾病严重、合并用激素、抗代谢药物或腹部手术者。二重感染的致病菌主要为金葡菌、真菌白色念珠菌等和肠道革兰阴性杆菌大肠埃希菌、变形杆菌等，临床表现为消化道感染鹅口疮、食管炎、肠炎等、肺炎、尿路感染和败血症。故有严重原发病或免疫功能低下者应避免使用。避免与泼尼松等糖皮质激素类药物合用。

6. *造血系统不良反应* 临床表现为血小板减少、粒细胞缺乏、溶血性贫血和凝血障碍等。此类药物能阻碍血液凝固，多见于有内在出血倾向的患者，因这些药物能改变血液脂蛋白的理化特性，从而影响正常血凝过程，使凝血酶原时间延长。

7. *其他* 还有良性颅内高压症、中毒性精神病、赫氏反应、过敏反应等不良反应。

临床应用时，还应注意以下几点：①为增加其吸收，宜与酸性药物配伍。本品不宜与碱性药物、多价金属离子化合物配伍应用。为了避免相互作用的发生，铁剂、镁剂与四环素类服用时间应间隔3h以上。②口服时除首次投以饱和量外，剂量不宜超过0.5g/次，如需较高的血清浓度时，可增加给药次数。静脉给药时，药物浓度不要过高，剂量也不宜过大，宜缓慢滴入，以免产生不良反应。③病毒性疾病不宜用四环素类药物来治疗。急性上呼吸道感染多数是由病毒引起，四环素药物不仅对病毒无效，同时也没有预防继发细菌感染的作用，所以病毒感染不应当用四环素类药物。

五、四环素类药物

四 环 素

【英文名】 tetracycline

【化学名及结构式】 6-甲基-4-（二甲氨基）-3，6，10，12，12α-五羟基-1，11-二氧代-1，4，4α，5，5α，6，11，12α-八氢-2-并四苯甲酰胺。

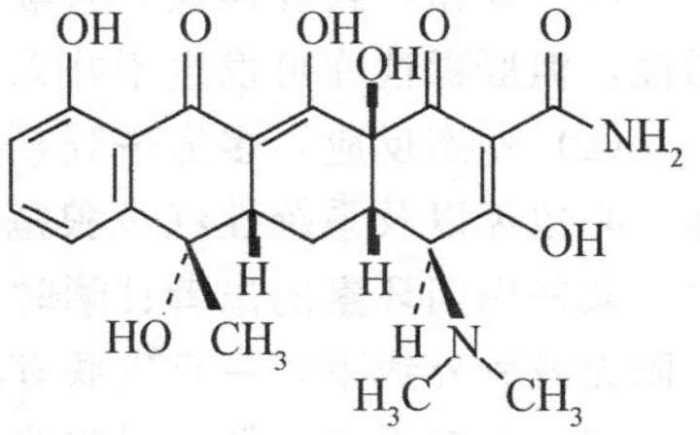

【性状】 本品为淡黄色或黄色性粉末，无臭，味苦。

【药理与毒理】 本品为广谱抑菌剂，高浓度时具杀菌作用。本品对肺炎链球菌、溶血性链球菌、草绿链球菌及部分葡萄球菌、产气荚膜杆菌、炭疽杆菌、鼠疫杆菌、白喉杆菌、破伤风杆菌、布鲁菌属、流感嗜血杆菌、弯曲杆菌属、霍乱弧菌均有一定抗菌作用，对立克次体、支原体属、衣原体属、螺旋体、某些原虫也有抑制作用。肠杆菌科细菌如大肠埃希菌、克雷伯菌属、沙门菌属、志贺菌属等对本品多数耐药。本品对革兰阳性菌的作用优于革兰阴性菌，但肠球菌属对其耐药。其他如放线菌属、炭疽杆菌、单核细胞增多性李斯特菌、梭状芽孢杆菌、奴卡菌属等亦对本品敏感。本品对淋病奈瑟菌和脑膜炎奈瑟菌也具一定的抗菌活性，但耐青霉素的淋球菌对四环素也耐药。本品对铜绿假单胞菌无抗菌活性。对部分厌氧菌属细菌也具一定抗菌作用，但抗菌作用远不如甲硝唑、克林霉素和氯霉素，因此临床上并不选用。多年来由于四环素类的广泛应用，临床常见病原菌包括葡萄球菌等革兰阳性菌及肠杆菌属等革兰阴性杆菌对四环素耐药现象严重，并且，同类品种之间存在交叉耐药。本品的作用机制在于药物能特异性的与细菌核糖体30S亚基的A位置结合，阻止氨基酰-tRNA在该位上的联结，从而抑制肽连的增长和影响细菌蛋白质的合成。

【药代动力学】 本品口服可被人体吸收但不完全，有60%～70%的给药量可从胃肠道吸收。本品的口服吸收受食物和金属离子的影响，后者与药物形成络合物从而使吸收减少。单剂口服本品 250mg 后，血药峰浓度（C_{max}）为 2～4mg/L。多剂口服该药 250mg 或 500mg（每 6h 服药 1 次后），稳态血药浓度分别可达 1～3mg/L 和 1.5～5mg/L。吸收本品后可广泛分布于体内组织和体液中，并易渗入胸水、腹水、胎盘循环，但不易透过血-脑脊液屏障。本品易与骨和牙齿等组织结合，在胎儿循环中浓度可达母体的 20%～75%，本品可分泌至乳汁，在乳汁中浓度可达母血浓度的 60%～80%。蛋白结合率为 55%～70%，本品主要自肾小球滤过排出体外，肾功能正常者血消除半衰期（$T_{1/2\beta}$）为 6～11h，无尿患者可达 57～108h，其未吸收部分自粪便以原形排出，少量药物自胆汁分泌至肠道排出，故肾功能减退时可明显影响药物的清除。本品可自血液透析缓慢清除，约可清除给药量的 10%～15%。

【适应证】

（1）本品作为首选或选用药物应用于下列疾病：①立克次体病，包括流行性斑疹伤寒、地方性斑疹伤寒、洛矶山热、恙虫病和 Q 热；②支原体属感染；③衣原体属感染，包括鹦鹉热、性病、淋巴肉牙肿、非特异性尿道炎、输卵管炎、宫颈炎及沙眼；④回归热；⑤布鲁菌病；⑥霍乱；⑦兔热病；⑧鼠疫；⑨软下疳；治疗布鲁菌病和鼠疫时需与氨基糖苷类联合应用。

（2）由于目前常见致病菌对四环素类耐药现象严重，仅在病原菌本品呈现敏感时，方有指征选用该类药物。本品亦不宜用于治疗溶血性链球菌感染和任何类型的葡萄球菌感染的治疗。

（3）本品可用于对青霉素类过敏的破伤风、气性坏疽、雅司、梅毒、淋病和钩端螺旋体病以及放线菌属、单核细胞增多性李斯特菌感染的患者。

【用法与用量】口服，成人常用量 0.25～0.5g/次，每 6h 1 次。8 岁以上小儿常用量 25～50mg/(kg·d)，分 4 次服用。疗程一般为 7～14d，支原体肺炎、布鲁菌病需 3 周左右。

【不良反应】

（1）中枢神经系统：偶可致良性颅内压增高，可表现为头痛、呕吐、视神经乳头水肿等。

（2）胃肠道症状如恶心、呕吐、上腹不适、腹胀、腹泻等，偶尔可引起胰腺炎，偶有食管炎和食管溃疡的报道，多发生于服药后立即卧床的患者。

（3）本品可致肝毒性，通常为脂肪肝变性，妊娠期妇女、原有肾功能损害的患者易发生肝毒性，但肝毒性亦可发生于并无上述情况的患者。

（4）变态反应：多为斑丘疹和红斑，少数患者可见荨麻疹、血管神经性水肿、过敏性紫癜、心包炎以及系统性红斑狼疮加重，表皮剥脱性皮炎并不常见。偶有过敏性休克和哮喘发生。某些用四环素的患者日晒时会有光敏现象。所以，应建议患者服用本品期间不要直接暴露于阳光或紫外线下，一旦皮肤有红斑则应立即停药。

（5）血液系统：偶可引起溶血性贫血、血小板减少、中性粒细胞减少和嗜酸粒细胞减少。

（6）中枢神经性肾功能损害的患者可能发生氮质血症加重、高磷酸血症和酸中毒。

（7）二重感染：长期应用本品可发生耐药金黄色葡萄球菌、革兰阴性杆菌和真菌等引起的消化道、呼吸道和尿路感染，严重者可致败血症。

（8）四环素类的应用可使人体内正常菌群减少，从而导致维生素缺乏、真菌繁殖，出现口干、咽炎、口角炎、舌炎、舌苔色暗或变色等。

【禁忌证】对四环素类药物过敏者禁用本品。

【注意事项】

（1）交叉过敏反应：对一种四环素类药物呈过敏者对其他四环素类药物也可呈现过敏。

（2）对诊断的干扰：①测定尿邻苯二酚胺（hingerty 法）浓度时，由于四环素对荧光的干扰，可使测定结果偏高；②本品可使碱性磷酸酶、血尿素氮、血清淀粉酶、血清胆红素、血清氨基转移酶（AST、ALT）的测定值升高。

（3）长期用药期间应定期随访检查患者的血常规以及肝、肾功能。

(4) 应用本品时应饮用足量（约 240ml）水，避免出现食管溃疡和减少胃肠道刺激症状。

(5) 本品宜空腹口服，即餐前 1h 或餐后 2h 服用，以避免食物对吸收的影响。

(6) 下列情况存在时须慎用或避免应用本品：①由于本品可致肝损害，因此原有肝病者不宜用此类药物；②由于本品可加重氮质血症，已有肾功能损害不宜应用此类药物，如确有指征应用时须慎重考虑，并根据肾功能损害的程度，减量使用。

(7) 治疗性病时，如怀疑同时合并螺旋体感染，用药前须行暗视野显微镜检查及血清学检查，后者 1 次/日，至少 4 次。

【孕妇及哺乳期妇女用药】在妊娠后期高剂量或通过阴道内使用四环素可能会发生畸胎。本品可透过血-胎盘屏障进入胎儿体内，沉积在牙齿和骨的钙质区内，引起胎儿牙齿变色，牙釉质再生不良及抑制胎儿骨骼生长，该类药物在动物实验中有致畸胎作用，因此妊娠期妇女不宜应用本品。妊娠期妇女对四环素的肝毒性反应尤为敏感，应避免使用此类药物。本药妊娠安全性分级为 D 级。孕妇若不慎服用本品（包括在妊娠 15 周以后），无需终止妊娠或进行产前侵入性检查。本品可自乳汁分泌，在乳汁中浓度较高，对乳儿有潜在的发生严重不良反应的可能，哺乳期妇女应用本品时应暂停哺乳。

【儿童用药】在牙齿发育期间（妊娠中后期、婴儿和 8 岁以下儿童）应用本品时，四环素可在任何骨组织中形成稳定的钙化合物，导致恒牙黄染、牙釉质发育不良和骨生长抑制，故 8 岁以下小儿不宜用本品进行治疗。

【老年患者用药】老年患者常伴有肾功能减退，因此需调整剂量。应用本品易引起肝毒性，故老年患者需慎用。

【药物相互作用】

(1) 与制酸剂如碳酸氢钠同用时，由于胃内 pH 增高，可使本品吸收减少，活性减低，故服用本品后 1～3h 内不应服用制酸剂。

(2) 含钙、镁、铁等金属离子的药物，可与本品形成不溶性络合物，使本品吸收减少。

(3) 本品与全身麻醉剂甲氧氟烷合用时，可增强其肾毒性。

(4) 本品与强利尿剂如呋塞米等药物合用时可加重肾功能损害。

(5) 本品与其他肝毒性药物（如抗肿瘤化疗药物）合用时可加重肝损害。

(6) 降血脂药考来烯胺或考来替泊可影响本品的吸收，必须间隔数小时分开服用。

(7) 本品可降低避孕药效果，有增加经期外出血的可能。

(8) 本品可抑制血浆凝血酶原的活性，所以接受抗凝治疗的患者需要调整抗凝药的剂量。

【药物过量】药物过量时主要是对症疗法和支持疗法，如洗胃、用催吐剂及补液等。

【贮藏】遮光，密封，在干燥处保存。

多西环素

【英文名】doxycycline

【化学名及结构式】6-甲基-4-（二甲氨基）-3，5，10，12，12a-五羟基-1，11-二氧代-1，4，4a，5，5a，6，11，12a-八氢-2-并四苯甲酰胺。

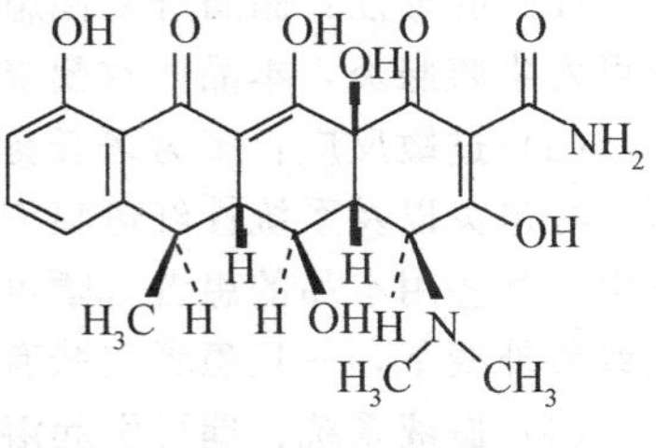

【性状】其盐酸盐为黄色结晶性粉末，微有乙醇臭，味苦，易溶于水。

【药理与毒理】本品为四环素类抗生素。本品为广谱抑菌剂，高浓度时具杀菌作用。许多立克次体属、支原体属、衣原体属、非典型分枝杆菌属、螺旋体也对本品敏感。本品对革兰阳性菌的抗菌作用优于革兰阴性菌，但肠球菌属对其耐药。其他如放线菌属、炭疽杆菌、单核细胞增多性李斯特菌、梭状芽孢杆菌、奴卡菌属、弧菌、布鲁菌属、弯曲杆菌、耶尔森菌均对本品敏感。本品对淋病奈瑟菌具一定抗菌活性，但耐青霉素的淋病奈瑟菌对多西环素也耐药。多年来由于四环素类的广泛应用，临床常见病原菌对本品耐药现象严重，包括葡萄球菌等革兰阳性菌及多数革兰阴性杆菌。本品与四环素类抗生素不同品种之间存在交叉耐药。本品作用机制为药物能特异性与细菌核糖体30S亚基的A位置结合，从而抑制肽链的增长和影响细菌蛋白质的合成。动物试验证实本品有致畸性。体外试验表明本品在一定浓度时有致突变的可能。

【药代动力学】本品口服可被人体吸收完全，约可吸收给药量的90%以上，进食对本品吸收的影响小。单剂口服本品100mg后，血药高峰浓度为1.8～2.9mg/L。吸收后本品可广泛分布于体内组织和体液，多西环素有较高的脂溶性，对组织穿透力较强，在胸导管淋巴液、腹水、肠组织、眼和前列腺组织中均有较高浓度，浓度约为血药浓度的60%～75%，本品在胆汁中浓度可达同期血药浓度的10～20倍，表观分布容积（V_d）为0.7L/kg。蛋白结合率为80%～93%，血消除半衰期（$T_{1/2\beta}$）为12～22h，肾功能减退者$T_{1/2\beta}$延长不明显。本品可部分在肝内代谢灭活，主要自肾小球滤过排泄，给药后24h内可排出35%～40%。肾功能损害患者应用本品时，药物自胃肠道的排泄量增加，成为主要排泄途径，因此本品是四环素类中可安全用于肾功能损害患者的药物。血液透析或腹膜透析不能清除本品。

【适应证】

(1) 本品作为选用药物之一可用于下列疾病：①立克次体病，如流行性斑疹伤寒、地方性斑疹伤寒、洛矶山热、恙虫病和Q热；②支原体属感染；③衣原体属感染，包括鹦鹉热、性病、淋巴肉牙肿、非特异性尿道炎、输卵管炎、宫颈炎及沙眼；④回归热；⑤布鲁菌病；⑥霍乱；⑦兔热病；⑧鼠疫；⑨软下疳。本品治疗布鲁菌病和鼠疫时需与氨基糖苷类联合应用。

(2) 由于目前常见致病菌对四环素类耐药现象严重，仅在病原菌对本品敏感时，方有应用指征。葡萄球菌属大多对本品耐药。

(3) 本品可用于治疗对青霉素类过敏患者的破伤风、气性坏疽、雅司、梅毒、淋病和钩端螺旋体病以及放线菌属、李斯特菌感染。

(4) 可用于中、重度痤疮患者的辅助治疗。

【用法与用量】抗菌及抗寄生虫感染：成人，第1日100mg，每12h一次，继以100～200mg，1次/日，或50～100mg，每12h一次。淋病奈瑟菌性尿道炎和宫颈炎：100mg/次，每12h一次。共7d。非淋病奈瑟菌性尿道炎，由沙眼衣原体或解脲脲原体引起者，以及沙眼衣原体所致的单纯性尿道炎、宫颈炎或直肠感染：均为100mg/次，2次/日，疗程至少7d。梅毒：150mg/次，每12h一次，疗程至少10d。8岁以上小儿第1日按体质量2.2mg/kg，每12h一次，继以按体质量2.2～4.4mg/kg，1次/日。

【不良反应】

(1) 消化系统：本品口服可引起患者恶心、呕吐、腹痛、腹泻等胃肠道反应。偶有食管炎和食管溃疡的报道，多发生于服药后立即卧床的患者。

(2) 肝毒性：脂肪肝变性患者和妊娠期妇女容易发生，亦可发生于并无上述情况的患者。偶可发生胰腺炎，本品所致胰腺炎也可与肝毒性同时发生，患者并不伴有原发肝病。

(3) 过敏反应：多为斑丘疹和红斑，少数患者可有荨麻疹、血管神经性水肿、过敏性紫癜、心包炎以及系统性红斑狼疮皮损加重，表皮剥脱性皮炎并不常见。偶有过敏性休克和哮喘发生。某些用本品的患者日晒可有光敏现象。所以，建议患者服用本品期间不要直接暴露于阳光或紫外线下，一旦患者皮肤有红斑应立即停药。

(4) 血液系统：偶可引起溶血性贫血、血小板减少、中性粒细胞减少和嗜酸粒细胞减少。

(5) 中枢神经系统：偶可致良性颅内压增高，可表现为头痛、呕吐、视神经乳头水肿等，停药后可缓解。

(6) 二重感染：长期应用本品可发生耐药金黄色葡萄球菌、革兰阴性菌和真菌等引起的消化道、呼吸道和尿路感染，严重者可致败血症。

(7) 四环素类的应用可使人体内正常菌群减少，并致维生素缺乏、真菌繁殖，出现口干、咽炎、口角炎和舌炎等。

【禁忌证】有四环素类药物过敏史者禁用本品。

【注意事项】

(1) 应用本品时可能发生耐药菌的过度繁殖。一旦发生二重感染，即停用本品并予以相应治疗。

(2) 治疗性病时，如怀疑同时合并梅毒螺旋体感染，用药前须行暗视野显微镜检查及血清学检查，后者 1 次/月，至少 4 次。

(3) 长期用药时应定期随访检查血常规以及肝功能。

(4) 肾功能减退患者可应用本品，不必调整剂量，应用本品时通常亦不引起血尿素氮的升高。

(5) 本品可与食品、牛奶或含碳酸盐饮料同服。

【孕妇及哺乳期妇女用药】本品可透过血-胎盘屏障进入胎儿体内，沉积在牙齿和骨的钙质区内，引起胎儿牙齿变色、牙釉质再生不良及抑制胎儿骨骼生长，该类药物在动物实验中有致畸胎作用，因此孕妇不宜应用本品。本药妊娠安全性分级为 D 级。本品可自乳汁分泌，在乳汁中浓度较高，哺乳期妇女应用时应暂停哺乳。

【儿童用药】8 岁以下小儿应用本药可致恒齿黄染、牙釉质发育不良和骨生长抑制。因此，8 岁以下儿童禁用本药。

【老年患者用药】尚无可靠参考文献。

【药物相互作用】

(1) 本品可抑制血浆凝血酶原的活性，所以接受抗凝治疗的患者需要调整抗凝药的剂量。

(2) 巴比妥类、苯妥英钠或卡马西平与本品同用时，上述药物可由于诱导微粒体酶的活性致多西环素血药浓度降低，因此须调整多西环素的剂量。

【药物过量】本品无特异性拮抗药，药物过量时应给予催吐、洗胃及大量饮水及补液等对症治疗及支持治疗。

【贮藏】遮光、阴凉干燥处贮存。

美 他 环 素

【英文名】metacycline

【化学名及结构式】[4*S*-(4α，4aα，5α，5aα，12aα)]-6-亚甲基-4-(二甲氨基)-3，5，10，12，12a-五羟基-1，11-二氧代-2-并四苯甲酰胺。

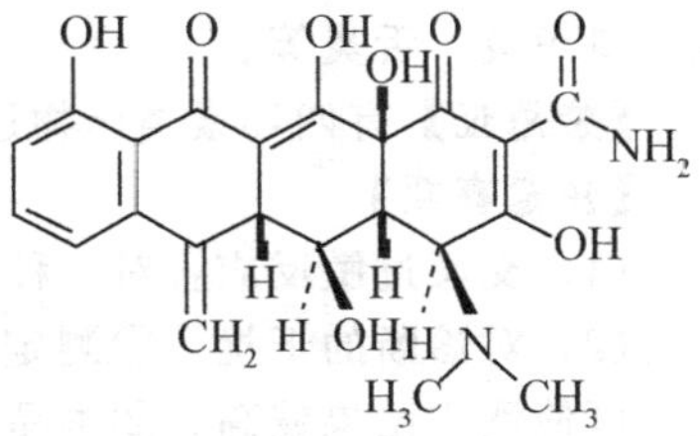

【性状】本品为黄色结晶性粉末；无臭，味苦。

【药理与毒理】本品属于四环素类抗生素。某些四环素或土霉素耐药的菌株对本品仍可敏感。许多立克次体属、支原体属、衣原体属、某些非典型分枝杆菌属、螺旋体亦对本品敏感，但肠球菌属对其耐药。其他如放线菌属、炭疽杆菌、单核细胞增多性李斯特菌、梭状芽孢杆菌、奴卡菌属、弧菌、布鲁菌属、弯曲杆菌、耶尔森菌等也对本品敏感。本品对淋病奈瑟菌具一定抗菌活性，但耐青霉素的淋球菌对美他环素也耐药。多年来由于四环素类的广泛应用，临床常见病原菌对美他环素耐药现象严重，包括葡萄球菌等革兰阳性菌及多数肠杆菌科细菌耐药。本品与四环素类不同品种之间存在交叉耐药。本品的作用机制为药物能与细菌核糖体

30S 亚基的 A 位置结合，从而抑制肽链的增长和影响细菌蛋白质的合成。

【药代动力学】 本品口服可被人体吸收，单剂口服 500mg 后血药峰浓度（C_{max}）约为 2mg/L，血消除半衰期（$T_{1/2\beta}$）16h，蛋白结合率为 80%，在体内分布较广。以原型自尿排泄约占给药量的 50%，72h 内经粪便排泄者仅占 5%。

【适应证】

(1) 本品作为首选或选用药物可用于下列疾病：①立克次体病，包括流行性斑疹伤寒、地方性斑疹伤寒、洛矶山热、恙虫病和 Q 热；②支原体属感染；③衣原体属感染，包括鹦鹉热、性病性淋巴肉芽肿、非淋菌性尿道炎、输卵管炎、宫颈炎及沙眼；④回归热；⑤布鲁菌病；⑥霍乱；⑦兔热病；⑧鼠疫；⑨软下疳。治疗布鲁菌病和鼠疫时本品需与氨基糖苷类联合应用。

(2) 由于目前常见致病菌对四环素类耐药现象严重，仅在病原菌对此类药物敏感时，方有指征选用该类药物。本品不宜用于溶血性链球菌感染及葡萄球菌的感染。

(3) 本品可用于对青霉素类过敏患者的破伤风、气性坏疽、雅司、梅毒、淋球菌性尿道炎、宫颈炎和钩端螺旋体病以及放线菌属和李斯特菌感染。

(4) 本品可用于中、重度痤疮的辅助治疗。

【用法与用量】 成人口服每 12h 300mg，8 岁以上小儿口服、每 12h 按体质量 5mg/kg。

【不良反应】

(1) 消化系统：胃肠道症状如恶心、呕吐、上腹不适、腹胀、腹泻，偶有胰腺炎等。偶有食管炎和食管溃疡的报道，多发生于服药后立即上床的患者。

(2) 肝毒性：通常为脂肪肝变性，妊娠期妇女、原有肾功能损害的患者易发生，亦可发生于并无上述情况的患者。本品所致胰腺炎也可与肝毒性同时发生，患者并不伴有原发性肝病。

(3) 变态反应：多为斑丘疹和红斑，此外可见荨麻疹、血管神经性水肿、过敏性紫癜、心包炎以及系统性红斑狼疮皮损加重，表皮剥脱性皮炎并不常见。本品偶有过敏性休克和哮喘发生。某些用本品的患者日晒时可能有光敏现象。所以，建议患者不要直接暴露于阳光或紫外线下，一旦皮肤有红斑应立即停药。

(4) 血液系统：偶可引起溶血性贫血、血小板减少、中性粒细胞减少和嗜酸粒细胞减少。

(5) 中枢神经系统：偶可致良性颅内压增高，可表现为头痛、呕吐、视神经乳头水肿等。

(6) 肾毒性：原有显著肾功能损害的患者可能发生氮质血症、高磷酸血症和酸中毒。

(7) 二重感染：长期应用本品可诱发耐药金葡菌、革兰阴性杆菌和真菌等引起的二重感染，严重者可致败血症。

(8) 本品的应用可使人体内正常菌群减少，导致维生素缺乏，真菌繁殖，出现口干、咽炎、口角炎、舌炎等。

【禁忌证】 有四环素类药物过敏史者禁用本品。

【注意事项】

(1) 交叉过敏反应：对一种四环素类药物呈过敏者可对本品呈过敏。

(2) 对诊断的干扰：①测定尿邻苯二酚胺（hingerty 法）浓度时，由于本品对荧光的干扰，可使测定结果偏高；②本品可使碱性磷酸酶、血尿素氮、血清淀粉酶、血清胆红素、血清氨基转移酶（AST、ALT）的测定值升高。

(3) 长期用药应定期检查患者血常规以及肝、肾功能。

(4) 应用本品时应饮用足量（约 240ml）水，以避免食道溃疡和减少胃肠道刺激症状。

(5) 本品宜空腹口服，即餐前 1h 或餐后 2h 服用，以避免食物对吸收的影响。

(6) 下列情况存在时须慎用或避免应用：①原有肝病者不宜用此类药物；②肾功能损害的患者不宜应用此类药物，如确有指征应用时须慎重考虑，并调整剂量。

（7）治疗性病时，如怀疑同时合并梅毒螺旋体感染，用药前须行暗视野显微镜检查及血清学检查，后者1次/月，至少4次。

【孕妇及哺乳期妇女用药】 本品可透过血-胎盘屏障进入胎儿体内，沉积在牙齿和骨的钙质区内，引起胎儿牙齿变色，牙釉质再生不良及抑制胎儿骨骼生长，该类药物在动物中有致畸胎作用，因此妊娠期妇女不宜应用。本品可自乳汁分泌，乳汁中浓度较高，哺乳期妇女应用时应暂停授乳。

【儿童用药】 8岁以下小儿不宜用本品。

【老年患者用药】 老年患者常伴有肾功能减退，剂量宜适当调整。老年患者应用本品，易引起肝毒性，需慎用。

【药物相互作用】

（1）与制酸剂如碳酸氢钠同用时，由于胃内pH增高，可使本品吸收减少，活性减低，在服用本品后1～3h内不应服用制酸药。

（2）含钙、镁、铁等金属离子的药物，可与本品形成不溶性络合物，使本品口服后吸收减少。

（3）本品与全麻药甲氧氟烷合用时，可增强其肾毒性。

（4）本品与强利尿剂如呋塞米等药物合用时可加重肾功能损害。

（5）本品与其他肝毒性药物（如抗肿瘤化疗药物）合用时可加重肝损害。

（6）降血脂药考来烯胺或考来替泊可影响本品的吸收，必须间隔数小时分开服用。

（7）本品可降低避孕药效果，有增加经期外出血的可能。

（8）本品可抑制血浆凝血酶原的活性，所以接受抗凝治疗的患者需要调整抗凝药的剂量。

【药物过量】 本品无特异性拮抗药，药物过量时应予以催吐、洗胃及大量饮水、补液等对症治疗和支持治疗。

金 霉 素

【英文名】 chlortetracycline

【化学名及结构式】 6-甲基-4-（二甲氨基）-3,6,10,12,12α-五羟基-1,11-二氧代-7-氯-1,4,4α,5,5α,6,11,12α-八氢-2-并四苯甲酰胺酸酸盐。

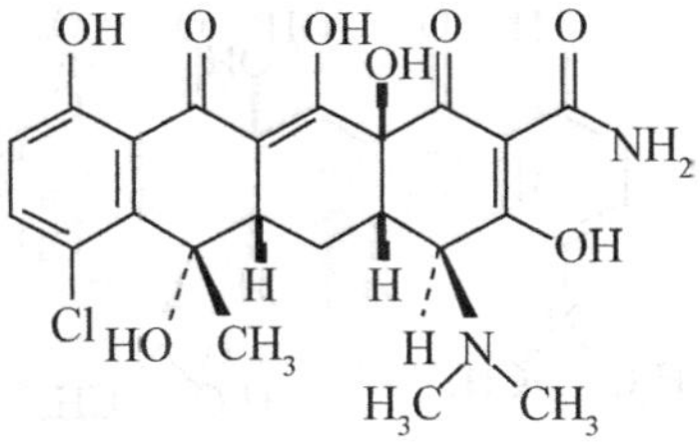

【性状】 本品为金黄色或黄色结晶；无臭，味苦；遇光色渐变暗。

【药理与毒理】 本品为四环素类广谱抗生素。其作用机制主要是抑制细菌蛋白质合成。许多立克次体属、支原体属、衣原体属、非典型分枝杆菌属、螺旋体对本品敏感。肠球菌属对其耐药。多年来由于四环素类的广泛应用，临床常见病原菌对金霉素耐药现象严重，葡萄球菌等革兰阳性菌及多数肠杆菌科细菌耐药。本品与四环素类不同品种之间存在交叉耐药。

【适应证】 本品用于敏感金黄色葡萄球菌、化脓性链球菌、肺炎链球菌等革兰阳性菌及敏感革兰阴性菌所致感染的治疗。

【用法与用量】 涂于眼睑内，1～2次/日，最后一次宜在睡前使用。局部用药：直接涂在患处，如涂在无菌纱布上更好，1～2次/日

【不良反应】 轻微刺激感。偶见过敏反应，出现结膜充血、眼痒、水肿等症状。应用时耐药菌株可过度生长。

【禁忌证】 有金霉素药物过敏史者，有四环素类药物过敏史者禁用本品。

【注意事项】

（1）对本品过敏者禁用。

（2）本品仅限眼部使用。

（3）涂眼前，注意清洁双手，管口勿接触手和眼睛，防止损伤和污染。

（4）本品不宜长期连续使用，使用3～4d症状未缓解时，应停药就医。

（5）若出现结膜充血、眼痒、水肿等症状，应停药就医。

（6）当本品性状发生改变时禁用。

（7）如使用过量或发生严重不良反应时应立即就医。

（8）儿童必须在成人监护下使用。

（9）请将此药品放在儿童不能接触的地方。

【孕妇及哺乳期妇女用药】本药可透过血-胎盘屏障进入胎儿体内，沉积在牙齿和骨的钙质区中，引起胎儿牙齿变色、牙釉质再生不良以及抑制胎儿骨骼生长。该类药物在动物中有致畸作用，且妊娠期间患者对本药的肝毒性反应尤为敏感，因此妊娠期妇女不宜使用本药。本药的妊娠安全性分级为D级。本药可经乳汁分泌，乳汁中浓度较高。虽然本药可与乳汁中的钙可形成不溶性的络合物，吸收很少，但由于该类药物可引起牙齿永久变色、牙釉质发育不全和抑制婴儿骨骼的发育生长，故哺乳期妇女须权衡利弊后用药，只有在其他抗生素无效时选用。

【儿童用药】8岁以下小儿应用本药可致恒齿黄染、牙釉质发育不良和骨生长抑制。因此，8岁以下儿童不宜服用本药。

【老年患者用药】尚无可靠参考文献。

【药物相互作用】如正在服用其他药品，使用本品前请咨询医师或药师。

【贮藏】密闭，在干燥阴凉处保存。

米诺环素

【英文名】minocycline

【化学名及结构式】［4*S*-（4α，4aα，5aα，12aα）］-4，7-双（二甲氨基）-1，4，4a，5，5a，6，11，12a-八氢-3，10，12，12a-四羟基-1，11-二氧-2-并四苯甲酰胺。

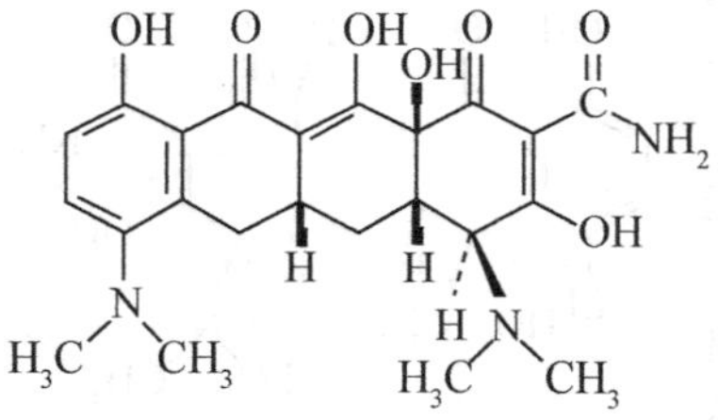

【性状】常用其盐酸盐，为黄色结晶性粉末，无臭，味苦，遇光可引起变质，溶于水。

【药理与毒理】

（1）药理作用：米诺环素为半合成的四环素类抗生素，对革兰阳性和革兰阴性菌均有抑菌活性，其抑菌谱和四环素类基本相同，作用机制是通过抑制蛋白质的合成而发挥抗微生物作用。本品对敏感的革兰阳性菌，包括金黄色葡萄球菌、链球菌、脑膜炎双球菌等敏感；对革兰阴性菌包括淋球菌、流感嗜血杆菌等较敏感；本品对革兰阴性杆菌的作用较弱；本品对沙眼衣原体和脲原体属等微生物也有一定作用。

（2）毒理研究

1）动物毒性：已发现本品在口服剂量下，在各种动物中均可产生高的血药浓度，并在^{14}C标记的犬的试验中可见药物分布到所有的组织中：试验还发现本品可引起甲状腺褪色，此改变也发生在大鼠和犬中，而且在所试验的动物中均可见到功能的改变，但是在临床上并未见到人的甲状腺功能的改变。

2）遗传毒性：尽管未进行本品的遗传毒性研究，但是相关的抗生素（盐酸四环素和土霉素）体外哺乳动物细胞（小鼠淋巴瘤和中国仓鼠肺细胞）的试验结果为阳性。

3）生殖毒性：生育力和一般生殖毒性实验结果表明，本品对雄性大鼠生育力有影响。动物试验表明，四环素类药物可通过胎盘进入胎儿组织，对胎儿生长产生毒性，常见的为骨骼生长迟缓。对妊娠期服用本品的临床安全性尚未确定，所以孕妇使用时应权衡利弊。孕妇服用四环素类药物（包括盐酸米诺环素）可引起胎儿的损伤；在妊娠期间或预期妊娠的患者服用本品，均可能对胎儿产生潜在的危害。在牙齿发育阶段使用本品可引起牙齿永久性着色。

4）致癌性：大鼠长时间掺食给予本品，可引起大鼠、豚鼠、犬和猴的甲状腺深染，并引起大鼠和犬的甲状腺增生。大鼠长期服用本品可致甲状腺肿大伴有放射性碘的摄入增加，并出现甲状腺瘤。另外，已有研究显示，大鼠给予同类抗生素有致瘤性，如土霉素发现肾上腺和垂体肿瘤。

【药代动力学】据国外资料介绍，10名健康志愿者单次口服2粒100mg盐酸米诺环素胶囊，1h血清浓度为0.74～4.45μg/ml，平均2.24μg/ml，12h后血清浓度为0.34～2.36μg/ml，平均1.25μg/ml。12名基本健康志愿者单次口服1粒200mg盐酸米诺环素胶囊，其血清半衰期为11～17h，其中7例有肝功能异常者的血清半衰期为11～16h，5例肾功能异常者为18～69h。本品吸收后广泛分布于体内组织和体液，其中胆汁、肝、甲状腺和肺的药物浓度较高。大部分由尿液和粪便排出，12h排泄量为5%。

【适应证】本品适用于对本品敏感的葡萄球菌、链球菌、肺炎球菌、淋球菌、志贺菌属、大肠埃希菌、肺炎杆菌、产气肠杆菌、炭疽杆菌、克雷伯杆菌、变形杆菌、放线菌属等细菌和衣原体、支原体、立克次体、梅毒螺旋体等病原微生物引起的下列感染症：

（1）败血症、菌血症。

（2）浅表性化脓性感染：毛囊炎、脓皮症、疖、疖肿症、痈、蜂窝织炎、汗腺炎、痤疮、皮脂囊肿粉瘤、乳头状皮肤炎、甲沟炎、脓肿、鸡眼继发性感染、扁桃体炎、肩周缘炎、咽炎、泪囊炎、睑缘炎、麦粒肿、牙龈炎、牙冠周围炎、牙科性上颚窦炎、感染性上颚囊胞、牙周炎、外耳炎、外阴炎、阴道炎、创伤感染、手术后感染等。

（3）深部化脓性疾病：乳腺炎、淋巴管（结）炎、颚下腺炎、骨髓炎、骨炎。

（4）急、慢性支气管炎、哮喘性支气管炎、支气管扩张、支气管肺炎、肺炎、细菌性肺炎、异型肺炎、肺脓肿等。

（5）痢疾、肠炎、感染性食物中毒、胆管炎、胆囊炎，腹膜炎。

（6）肾盂肾炎、肾盂炎、肾盂膀胱炎、尿道炎、膀胱炎、前列腺炎、附睾炎、子宫内膜感染、淋病、男性非淋球菌性尿道炎、宫颈沙眼衣原体感染等。

（7）中耳炎、鼻旁窦炎、耳下腺炎。

（8）梅毒等。

【用法与用量】口服，剂量如下：

（1）成人：本品常用量为12h 100mg。或者，需要增加给药频率时，可以4次/日，50mg/次。

1）播散性痤疮：100mg/d，单次或分2次服用均可，疗程根据药物反应而定。

2）非淋菌性尿道炎：100mg/d，单次或分2次服用均可，疗程10～14d。

3）淋病：对于男性患者，初始剂量200mg，随后每12h 100mg，至少治疗4d，2～3d内进行治疗后培养；女性患者用药剂量与男性相同，需要治疗10～14d。

4）全身感染：常用量为每12h 100mg。无症状脑膜炎球菌携带者的治疗：100mg 2次/日，治疗5d，通常随后使用利福平治疗。

5）梅毒：每12h 100mg，持续10～15d。注意必要时应进行实验室检查。

6）海鱼分枝杆菌感染：虽然最佳剂量尚未确定，在某些病历中使用100mg 2次/日的剂量，治疗6～8周已获得了成功。

（2）8岁以上儿童：50mg/次，每12h一次，或遵医嘱。

（3）静脉滴注：100～200mg/次，2次/日。

【不良反应】

(1) 消化系统：厌食、恶心、呕吐、腹泻、舌炎、吞咽困难、小肠结肠炎、胰腺炎和肛门生殖器区域炎性病变（念珠菌过量生长），使肝脏酶增加，罕有肝炎病例。少数患者可出现食管炎和食管溃疡。多数此类患者在睡前服药。

(2) 皮肤反应：斑丘疹、红斑疹，少有多形性红斑、Stevens-Johnson 综合征和剥脱性皮炎出现，以及光敏反应。据报导有皮肤和黏膜色素沉着的病例。

(3) 肾毒性：报导有 BUN 升高，且明显与剂量有关。

(4) 过敏性反应：荨麻疹、血管神经性水肿、多关节疼痛、过敏性、过敏性紫癜、心包炎、系统性红斑狼疮恶化以及少数的嗜曙红细胞增多性肺浸润。

(5) 血液系统：溶血性贫血、血小板减少症、中性白细胞减少以及嗜曙红细胞增多。

(6) 中枢神经系统：报导有儿童中的囟门凸起和成人中的脑假瘤（假性脑瘤）和头痛。

(7) 其他：长期使用时，四环素类药物可引起甲状腺的棕-黑显微变色。男性患者中未发现甲状腺功能异常。

(8) 8 岁以下儿童以及少数成年患者中报导有牙齿变色。

(9) 菌群交替症：如有因菌群交替症引起其他致病菌感染时，应终止给药，并做适当处置。

(10) 维生素缺乏症：偶有维生素 K 缺乏症状（低凝血酶原血症、出血倾向等)、维生素 B 类缺乏症状（舌炎、口腔炎、食欲不振、神经炎等）等。

【禁忌证】对四环素类药物过敏者禁用本品。

【注意事项】

(1) 服用本品应注意饮用足够量的水，以避免食道溃疡和减少胃肠道刺激症状，尤其是临睡前服用本品时更应注意。

(2) 有肾功能损害者应减少给药剂量、或延长给药时间间隔。

(3) 有肝功能损害者应慎用或忌用本品。

(4) 有食道通过障碍者、口服吸收不良或不能进食者、老年人、全身状态恶化的患者（因会引发维生素 K 缺乏症）须慎重用药，注意观察。

(5) 服用本品常引起头重、眩晕等症状，对驾驶人员、高空作业和设备操作人员应特别注意。

(6) 和其他抗生素制剂一样，使用本品可引起包括真菌在内的不敏感微生物过量生长。如果发生二重感染，应停止用药并采取适当治疗措施。

(7) 成人假性脑瘤与四环素类药物的使用有关。通常临床表现为头痛和视力模糊。婴儿囟门凸起也与四环素类药物的使用相关。虽然这两种病症和相关症状通常在停药后恢复正常，但仍存在永久性后遗症的可能性。需要时，应在抗生素治疗的同时进行切除、引产或其他外科手术治疗。

(8) 在某些使用四环素的患者中发现有光敏反应，阳光灼伤后更明显。应告知暴露于阳光直射和紫外线的患者使用四环素类药物可引发这种反应，一旦出现皮肤红斑迹象应停止应用本品进行治疗。

(9) 怀疑患有梅毒时，应在开始治疗前进行暗场检查，血液血清学检查每月一次，至少持续 4 个月。长期治疗时，应定期对器官系统进行实验室评价，包括造血系统、肾和肝脏系统研究等。

【孕妇及哺乳期妇女用药】

(1) 当妊娠妇女服用四环素类药物，包括盐酸米诺环素时，可引起对胎儿的伤害，导致骨骼生长迟缓等。在牙齿发育阶段（妊娠后期、婴儿、8 岁以下儿童）使用了四环素类药可引起牙齿色素沉着（黄-灰-褐）及珐琅质形成不全等，因此，妊娠期妇女或可能受孕的妇女患者不宜使用本品。本药妊娠安全性分级为D级。

(2) 本品可自乳汁分泌，且乳汁中浓度较高，由于该药可引起牙齿永久性变色，牙釉质发育不良和抑制婴儿骨骼的发育生长，因此哺乳期妇女须权衡利弊后决定是否服用。

【儿童用药】新生儿、哺乳婴儿和8岁以下小儿服用本品，可导致牙齿着色、珐琅质形成不全及骨骼生长迟缓等，因此，对这类患儿除用其他药物无效或禁用时经权衡利弊决定是否使用，建议8岁以下儿童不选用本品。

【老年患者用药】老年患者可以服用本品，给予成人剂量。或遵医嘱。对有肾功能障碍者，推荐降低单次剂量和（或）延长给药间隔。

【药物相互作用】

(1) 由于四环素类药物可以抑制凝血酶原活性，用抗凝血药治疗者应降低抗凝血药的剂量。

(2) 因为四环素类为抑菌剂，可干扰（妨碍）青霉素的杀菌作用，所以应避免本品与青霉素联合用药。

(3) 钙、镁、铝、铁制剂与该药合用时有可能降低药物的吸收。

(4) 四环素类与甲氧烷合用可导致严重肾毒性。

(5) 同时使用四环素类可使口服避孕药药效降低。

【药物过量】如服用过量，应停止用药，并采取有效的对症治疗措施。

【贮藏】密闭，暗处保存。

第十三节 其他抗生素类药物

磷霉素氨丁三醇

【英文名】fosfomycin trometamol

【化学名及结构式】(2-氨基-2-羟甲基-1，3-丙二醇)(2*R*-顺式)-(3-甲基环氧乙基)单磷酸盐。

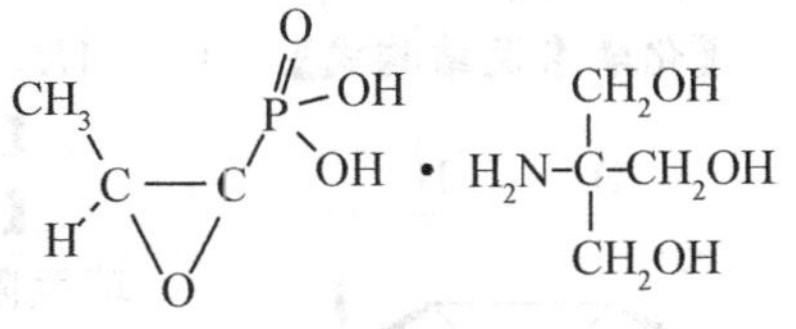

【性状】白色结晶状粉末，带有橙味。

【药理与毒理】磷霉素氨丁三醇是一种具有抗菌活性的化学物质，从磷酸衍生而得，用于治疗尿路感染。本品与其他抗生素合用时具有协同作用，与其他抗生素不产生交叉耐药的特点。本品对革兰阳性及革兰阴性菌，包括耐青霉素菌株及经常引起尿路感染的菌属（如大肠埃希菌、变形杆菌、克雷伯杆菌、肠杆菌、假单胞菌、葡萄球菌属等）具有高效广谱的抗菌作用。生殖毒性：本品不影响成年大鼠的生殖能力。

【药代动力学】本品在水中完全溶解后口服，胃肠吸收迅速。单剂量口服后维持尿中杀菌浓度在36h以上。口服本品20～30ug/ml后2h达到血浆峰浓度。血浆半衰期（5.7±2.8）h。磷霉素氨丁三醇主要通过肾脏，以原形形式排出体外。口服本品2～4h达到尿药峰浓度（大约3000mg/L）。用餐会影响本品活性化合物的吸收，使本品在血液和尿药中的浓度稍有降低。因此，本品须在餐前、餐后2～3h，胃排空后服用。对肾功能中度减低的患者（肌酐清除率CLcr＜80ml/min），包括老年人有生理性肾功能减低者，磷霉素氨丁三醇的半衰期稍有延长，但本品在尿液中仍保留着适当的治疗浓度。

【适应证】用于治疗敏感细菌引起的急性单纯性下尿路感染（如急性膀胱炎、慢性膀胱炎急性发作、急性尿道膀胱综合征、非特异性尿道炎，孕期无症状的菌尿症，手术后的尿路感染）和预防外科手术中尿路感染及经尿路诊断手法引起的感染。

【用法与用量】成人单剂量治疗，每疗程1包（3g活性成分）；临床症状通常在治疗后2～3d消失。本品用于预防外科手术及经尿路诊疗所致的尿路感染，治疗通常由2倍的本品（假单胞菌、肠杆菌、吲哚阳性变形杆菌）剂量组成，初始剂量在术前3h口服，第二个剂量在术后24h口服。本品应在胃排空后口服，最好在睡前排尿后服用。每包加水（50～70ml）或其他无乙醇饮料，溶解后即服。

【不良反应】本品偶有胃肠道反应如恶心、胃灼热、腹泻和皮疹发生，无需特别的对应治疗可自行迅速消失。

【禁忌证】对本品过敏者，有严重肾功能不全CLcr＜10ml/min者，有溶血性疾病者。

【注意事项】用餐会影响本品活性化合物的吸收，使血药、尿药浓度稍有降低。因此，本品须在餐前、餐后2～3h，胃排空后服用。本品含2.2g糖，糖尿病患者应小心使用。本品应置于儿童不宜触及之处。不要使用包装盒上标明过期的产品。

【孕妇及哺乳期妇女用药】孕期妇女使用本品的临床经验有，磷霉素的钙盐和钠盐在大鼠实验中，高剂量（约治疗剂量的2.5倍）给药，本品有胎儿毒性，但兔低剂量实验却无毒性。应遵照医嘱权衡利弊后服用。哺乳期妇女不应给予本品治疗，因为本品能通过乳汁分泌。

【儿童用药】12岁及12岁以下儿童使用本品的有效性和安全性，缺乏足够设计合理的临床验证。

【老年患者用药】磷霉素氨丁三醇在尿液中的排泄，老年人与成年人无差异。老年人无须调整剂量。在临床上对≤65岁，以及65岁以上者本品在细菌学治疗的有效性、安全性方面无显著性差异。

【药物相互作用】应避免与灭吐灵合用，因灭吐灵可降低本品的血药和尿药浓度。

【药物过量】没有用药过量的报道，对过量用药者可适当饮水，加速本品从尿液排泄，并给予对症和支持治疗。

磷 霉 素

【英文名】fosfomycin

【化学名及结构式】(-)-（1*R*，2*S*）-1，2-环氧丙基膦酸。

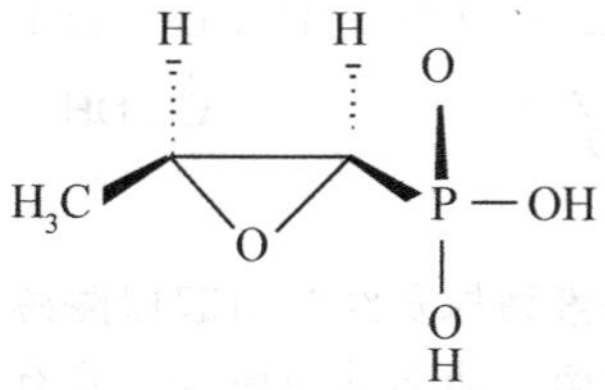

【性状】本品为白色结晶性粉末。

【药理与毒理】磷霉素对金黄色葡萄球菌、表皮葡萄球菌等革兰阳性球菌具抗菌作用。对大肠埃希菌、沙雷菌属、志贺菌属、耶尔森菌、铜绿假单胞菌、肺炎克雷伯菌、产气肠杆菌、弧菌属和气单胞菌属等革兰阴性菌也具有较强的抗菌活性。磷霉素可抑制细菌细胞壁的早期合成，其分子结构与磷酸烯醇丙酮酸相似，因此可与细菌竞争同一转移酶，使细菌细胞壁的合成受到抑制而导致细菌死亡。

【药代动力学】单次静脉滴注磷霉素钠0.5、1.0、2.0g后的血药峰浓度（C_{max}）分别为28、46、90mg/L，1h后即下降至50％左右。每6h静注磷霉素钠0.5g，稳态血药浓度为36mg/L。血浆蛋白结合率＜5％。血消除半衰期（$T_{1/2\beta}$）为3～5h。本品在体内各组织体液中分布广泛。在组织中浓度以肾为最高，其次为心、肺、肝等。可通过胎盘和血-脑脊液屏障。磷霉素也可分布至胸、腹腔、支气管分泌物和眼房水中。该药主要经肾排泄，静脉给药后24h内约90％自尿液中排出。本品也可随粪便和乳汁排泄。

【适应证】本品用于敏感菌所致的呼吸道感染、尿路感染、皮肤软组织感染等的治疗。本品也可与其他抗生素联合应用治疗由敏感菌所致重症感染如败血症、腹膜炎、骨髓炎等。

【用法与用量】

（1）口服：磷霉素钙适于尿路感染及轻症感染，成人2～4g/d，儿童为50～100mg/(kg·d)，分3～4次给予。

（2）静脉滴注：先用灭菌注射用水适量溶解，再加至250～500ml的5%葡萄糖注射液或0.9%氯化钠注射液中稀释后静脉滴注。①成人，4～12g/d，严重感染可增至16g/d。分2～3次滴注。②儿童，0.1～0.3g/(kg·d)，分2～3次滴注。

（3）肌内注射：成人2～8g/d，儿童50～200mg/(kg·d)，分3～4次给予。

【不良反应】

（1）主要为轻度胃肠道反应，如恶心、纳差、中上腹不适、稀便或轻度腹泻，一般不影响继续用药。

（2）偶可发生皮疹、嗜酸粒细胞增多、周围血象红细胞、血小板一过性降低、白细胞降低、血清氨基转移酶一过性升高、头晕、头痛等反应。

（3）注射部位可产生静脉炎。

（4）极个别患者可能出现休克。

【禁忌证】对本品过敏患者禁用。

【注意事项】本品静脉滴注速度宜缓慢，每次静脉滴注时间应在1～2h以上。肝、肾功能减退者慎用本品。用于治疗严重感染时除需应用较大剂量外，尚需与其他抗生素如β-内酰胺类或氨基糖苷类联合应用。用于金黄色葡萄球菌感染时，也宜与其他抗生素联合应用。应用较大剂量本品时应监测患者的肝功能。本品在体外对二磷酸腺苷（ADP）介导的血小板凝集有抑制作用，剂量加大时更为显著，但临床应用中尚未见引起出血的报道。

【孕妇及哺乳期妇女用药】本品可透过胎盘，迅速进入胎儿循环。但对胎儿的影响尚无足够和严密的对照观察。因此孕妇应禁用本品。本药的妊娠安全性分级为B级。本品也可通过乳汁排泄。故哺乳期妇女应避免使用。若必须用药，则应暂停哺乳。

【儿童用药】儿童应用本品的安全性尚缺乏资料，5岁以下小儿应禁用。5岁以上儿童应慎用本品并减量使用。

【老年患者用药】由于本品主要自肾脏排泄，老年人肝、肾功能常呈生理性减退，因此老年人应慎用本品，并需根据患者情况减量用药。

【药物相互作用】

（1）本品与β-内酰胺类抗生素合用时对金黄色葡萄球菌（包括甲氧西林耐药的金黄色葡萄球菌）、铜绿假单胞菌具有协同作用。

（2）本品与氨基糖苷类抗生素合用时具协同作用。

（3）本品的体外抗菌活性易受培养基中葡萄糖或（和）磷酸盐的干扰而减弱，加入少量葡萄糖-6-磷酸盐则可增强本品的作用。

【贮藏】遮光、密闭贮存。

第三章　合成抗菌药

第一节　磺胺类药物

磺胺类是最早的人工合成抗菌药，其结构与对氨基苯甲酸（PABA）相似，两者可竞争二氢叶酸合成酶，从而阻断敏感细菌叶酸的合成而发挥抑菌作用。磺胺类药物性质稳定，抗菌谱广，对大多数革兰阳性菌和革兰阴性菌都有抑制作用，对某些放线菌、衣原体、肺孢子虫、诺卡菌、弓形虫也有较好的抑制作用。但本品对螺旋体、结核杆菌、病毒等完全无效，对立克次体，反能刺激其生长。临床上主要用于泌尿系统感染、脑膜炎球菌感染、肠道感染、烧伤创面感染及其他感染如诺卡菌病和弓形虫病等。

磺胺类药物虽然抗菌谱广、价格低廉、使用和生产方便，但其常见致病菌的耐药现象较严重。耐药性产生的机制比较复杂，细菌可通过改变作用靶酶的特性、改变代谢途径、过量产生PABA、改变膜渗透性或直接利用外源性叶酸等方式而对磺胺类药物产生耐药性。且各磺胺药之间可交叉耐药。

将抗菌增效剂甲氧苄啶（TMP）与磺胺药合用时可使细菌的叶酸合成代谢遭到双重阻断，有协同作用，不仅使磺胺药抗菌活性增强，还可使抑菌作用转为杀菌作用，从而减少耐药菌株。除上述适应证外，还适用于对其呈现敏感的大肠埃希菌、奇异变形杆菌、肺炎杆菌和某些肠杆菌属和腐生葡萄球菌等细菌所致的急性单纯性尿路感染、轻、中度呼吸道感染、伤寒及其他沙门菌属感染及免疫抑制患者卡氏肺孢子虫病等。对铜绿假单胞菌感染则无效。

磺胺类药物不良反应较多，可致泌尿系统损害、过敏反应、血液系统反应、代谢系统反应、肝毒性、神经毒性及消化系统毒性。临床应用时，一般首次剂量加倍并给予足够的剂量和疗程，以使磺胺类药物在体内有效浓度超过对氨基苯甲酸的浓度，从而发挥抗菌作用以及防止耐药性的产生。本类药物不宜与酸性药物如维生素 C、氯化钙、青霉素等配伍；用药期间应充分饮水以增加患者尿量，从而防止肾损害；并补充维生素 B 和维生素 K。

磺胺甲噁唑

【英文名】 sulfamethoxazole

【化学名及结构式】 3-对氨基苯磺酰胺基-5-甲基噁唑。

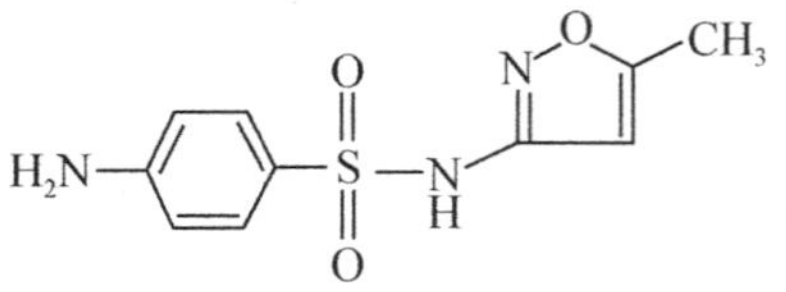

【性状】 本品为白色结晶性粉末，味微苦。

【药理与毒理】 磺胺甲噁唑属中效磺胺类药物，具广谱抗菌作用，对非产酶金葡菌、化脓性链球菌、肺炎链球菌、大肠埃希菌、克雷伯菌属、沙门菌属、志贺菌属等肠杆菌科的部分菌株、淋球菌、脑膜炎球菌、流感嗜血杆菌具有抗菌作用，此外在体外本品对沙眼衣原体、星形奴卡菌、恶性疟原虫和鼠弓形虫也有抗微生物活性。但近年来细菌对本品的耐药性增高显著，尤其是链球菌属、奈瑟菌属以及肠杆菌科细菌。磺胺类药物为广谱抑菌剂，在结构上类似对氨基苯甲酸（PABA），可与 PABA 竞争性作用于细菌体内的二氢叶酸合成酶，从而阻止 PABA 作为原料合成细菌所需的叶酸，减少了具有代谢活性的四氢叶酸的量，而后者则是细菌合成嘌呤、胸腺嘧啶核苷和脱氧核糖核酸

（DNA）的必需物质，因此抑制了细菌的生长繁殖。

【药代动力学】本品口服后易被胃肠道吸收，吸收完全，约可吸收给药量的90%以上。但其吸收较缓慢，给药后2～4h血药浓度达高峰，单次口服2g后血中游离药物浓度可达80～100mg/L。本品吸收后广泛分布于肝、肾、消化道、脑等组织，在胸膜液、腹膜液和房水等体液中也可达较高药物浓度，也可穿透血-脑脊液屏障，在脑脊液中达治疗浓度，脑膜无炎性反应时，可达同时期血药浓度的50%；本品也易进入胎儿血循环。本品分布容积为0.15L/kg。蛋白结合率为60%～70%。由于磺胺类药物与胆红素竞争血红蛋白的结合，可使血中游离胆红素增高，有引起早产儿、新生儿发生核黄疸的可能。严重肾功能损害者本品的蛋白结合率可降低。本品的消除半衰期在正常肾功能者约为10h，肾衰竭者增至20～50h。肝功能不全者药物代谢作用减退。本品主要自肾小球滤过排泄，部分游离药物可经肾小管重吸收，药物排泄与尿液pH有关，本品在碱性尿液中排泄增多，少量自粪便、乳汁、胆汁等中排出。本品给药后24h内自尿液中以原形排出给药量的20%～40%。腹膜透析不能排出本品，血液透析亦仅中等度清除该药。

【适应证】磺胺类药属广谱抗菌药，但由于目前许多临床常见病原菌对该类药物耐药，故本品仅用于敏感细菌及其他敏感病原微生物所致感染。磺胺甲噁唑（不包括该类药与甲氧苄啶的复方制剂）的适应证为：

（1）敏感细菌所致的急性单纯性尿路感染。

（2）本品与甲氧苄啶合用时可治疗对其敏感的流感嗜血杆菌、肺炎链球菌和其他链球菌所致的中耳炎。

（3）星形奴卡菌病。

（4）对氯喹耐药的恶性疟疾治疗的辅助用药。

（5）本品与乙胺嘧啶联合用药治疗鼠弓形虫引起的弓形虫病。

（6）本品为治疗沙眼衣原体所致宫颈炎和尿道炎的次选药物。

（7）本品为治疗杜克雷嗜血杆菌所致软下疳的次选药物。

（8）本品为治疗由沙眼衣原体所致的新生儿包含体结膜炎的次选药物。

（9）治疗敏感脑膜炎奈瑟菌所致的流行性脑脊髓膜炎流行时可作为预防用药。

【用法与用量】

（1）成人常用量：用于治疗一般感染首剂2g，以后2g/d，分2次服用。

（2）小儿常用量：用于治疗2个月以上婴儿及小儿的一般感染。首剂按体质量50～60mg/(kg·d)（总剂量不超过2g/d），以后按50～60mg/(kg·d)，分2次服用。

【不良反应】

（1）过敏反应较为常见，可表现为药疹，严重者可发生渗出性多形红斑、剥脱性皮炎和大疱表皮松解萎缩性皮炎等；也有表现为光敏反应、药物热、关节及肌肉疼痛、发热等血清病样反应。

（2）中性粒细胞减少或缺乏症、血小板减少症及再生障碍性贫血。患者可表现为咽痛、发热、苍白和出血倾向。

（3）溶血性贫血及血红蛋白尿：缺乏葡萄糖6-磷酸脱氢酶的患者应用磺胺药后易发生，在新生儿和小儿中较成人为多见。

（4）高胆红素血症和新生儿核黄疸：由于磺胺药与胆红素竞争蛋白结合部位。可致游离胆红素增高。新生儿肝功能不完善，故较易发生高胆红素血症和新生儿黄疸，偶可发生核黄疸。

（5）肝脏损害：患者可发生黄疸、肝功能减退，严重者可发生急性肝坏死。

（6）肾脏损害：患者可发生结晶尿、血尿和管型尿。偶有患者发生间质性肾炎或肾小管坏死的严重不良反应。

（7）恶心、呕吐、胃纳减退、腹泻、头痛、乏力等，一般症状轻微，不影响继续用药。偶有患者发生艰难梭菌肠炎，此时需停药。

（8）甲状腺肿大及功能减退偶有发生。

（9）中枢神经系统毒性反应偶可发生，患者表现为精神错乱、定向力障碍、幻觉、欣快感或抑郁感。一旦出现均需立即停药。磺胺药所致的严重不良反应虽少见，但可致命，如渗出性多形红斑、剥脱性皮炎、大疱表皮松解萎缩性皮炎、暴发性肝坏死、粒细胞缺乏症、再生障碍性贫血等血液系统异常。治疗时应严密观察，当皮疹或其他反应早期征兆出现时即应立即停药。

【禁忌证】

（1）对磺胺类药物过敏者禁用本品。

（2）孕妇、哺乳期妇女禁用本品。

（3）<2个月以下婴儿禁用本品。

（4）巨幼细胞性贫血患者禁用本品。

【注意事项】

（1）下列疾病不宜选用本品作治疗或预防用药：①A组溶血性链球菌所致扁桃体炎或咽炎；②志贺菌感染；③立克次体病；④结核病；⑤放线菌病；⑥支原体感染；⑦真菌感染；⑧病毒感染。

（2）下列情况应慎用：缺乏葡萄糖-6-磷酸脱氢酶、肝功能不全、肾功能不全、血卟啉症、失水、艾滋病、休克和老年患者。

（3）交叉过敏反应。对一种磺胺药呈现过敏的患者对其他磺胺药可能过敏。

（4）对呋塞米、砜类、噻嗪类利尿剂、磺脲类、碳酸酐酶抑制剂呈现过敏的患者，对磺胺药亦可过敏。

（5）每次服用本品时应饮用足量水分（约240ml），餐前1h或餐后2h服用。服用期间也应保持充足进水量，使成人尿量至少维持在1200～1500ml/d。如应用本品疗程长，剂量大时除多饮水外宜同服碳酸氢钠。

（6）治疗中须注意检查：①全血象检查，对接受较长疗程的患者尤为重要；②治疗中应定期尿液检查（每2～3d查尿常规1次）以发现长疗程或高剂量治疗时可能发生的结晶尿；③肝、肾功能检查。

（7）严重感染者应测定血药浓度，对大多数感染性疾患游离磺胺浓度达50～150μg/ml（严重感染120～150μg/ml）可有效。总磺胺血浓度不应超过200μg/ml，如超过此浓度，不良反应发生率增高。

（8）新生儿患者和2个月以内婴儿除治疗先天性弓形虫病时可作为乙胺嘧啶联合用药外，全身应用属禁忌。

（9）不可任意加大剂量、增加用药次数或延长疗程，以防蓄积中毒。

（10）由于本品能抑制大肠埃希菌的生长，妨碍B族维生素在肠内的合成，故使用本品超过1周以上者，应同时给予维生素B以预防其缺乏。

【孕妇及哺乳期妇女用药】

（1）本品可穿过血-胎盘屏障至胎儿体内，动物实验发现有致畸作用。尚缺乏充足人体研究资料，孕妇宜避免应用本品。本药妊娠安全性分级为C级。

（2）本品可自乳汁中分泌，乳汁中浓度约可达母体血药浓度的50%～100%，药物可能对乳儿产生影响。本品在葡萄糖-6-磷酸脱氢酶缺乏的新生儿中的应用有导致溶血性贫血发生的可能。鉴于上述原因，哺乳期妇女不宜应用本品。

【儿童用药】由于磺胺药可与胆红素竞争在血浆蛋白上的结合部位，而新生儿的乙酰转移酶系统未发育完善，磺胺游离血浓度增高，以致增加了核黄疸发生的危险性，因此该类药物在新生儿及2个月以下婴儿的应用属禁忌。

【老年患者用药】老年患者应用磺胺药发生严重不良反应的机会增加。如严重皮疹、骨髓抑制和血小板减少等是老年人严重不良反应中常见者。因此老年患者宜避免应用，确有指征时需权衡利弊后决定。

【药物相互作用】

(1) 合用尿碱化药可增加本品在碱性尿中的溶解度，使其排泄增多。

(2) 本品不能与对氨基苯甲酸同用，对氨基苯甲酸可代替本品被细菌摄取，两者相互拮抗。也不宜与含对氨苯甲酰基的局麻药如普鲁卡因、苯佐卡因、丁卡因等合用。

(3) 本品与口服抗凝药、口服降血糖药、甲氨蝶呤、苯妥英钠和硫喷妥钠同用时，上述药物需调整剂量，因本品可取代这些药物的蛋白结合部位，或抑制其代谢，以致药物作用时间延长或毒性发生。

(4) 本品与骨髓抑制剂同用时可能增强此类药物对造血系统的不良反应。如有指征需两类药物同用时，应严密观察可能发生的毒性反应。

(5) 本品与避孕药（雌激素类）长时间合用可导致避孕的可靠性减小，并可增加经期外出血的机会。

(6) 本品与溶栓药合用时可能增大其潜在的毒性作用。

(7) 本品与肝毒性药物合用时可能引起肝毒性发生率的增高。对此类患者尤其是用药时间较长及以往有肝病史者应监测肝功能。

(8) 本品与光敏感药物合用时可能发生光敏感的相加作用。

(9) 接受本品治疗者对维生素K的需要量增加。

(10) 本品不宜与乌洛托品合用，因乌洛托品在酸性尿中可分解产生甲醛，后者可与本品形成不溶性沉淀物，使发生结晶尿的危险性增加。

(11) 本品可取代保泰松的血浆蛋白结合部位，两者合用时可增加保泰松的作用。

(12) 因本品有干扰青霉素类药物的杀菌作用的可能，最好避免与此类药物同时应用。

(13) 磺吡酮与本品合用时可减少本品自肾小管的分泌，从而导致血药浓度升高而持久或产生毒性，因此在应用磺吡酮期间或应用其治疗后可能需要调整本品的剂量。

【药物过量】磺胺血浓度不应超过200μg/ml，如超过此浓度，不良反应发生率增高，毒性增强。

【贮藏】遮光，密封保存。

磺胺嘧啶

【英文名】sulfadiazine

【化学名及结构式】*N*-2-嘧啶基-4-氨基苯磺酰胺。

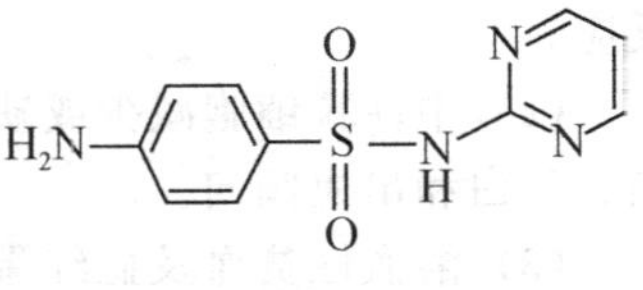

【性状】本品为白色或类白色结晶或粉末。

【药理与毒理】本品属中效磺胺，对非产酶金葡菌、化脓性链球菌、肺炎链球菌、大肠埃希菌、克雷伯菌属、沙门菌属、志贺菌属等肠杆菌科细菌、淋球菌、脑膜炎球菌、流感嗜血杆菌均具有抗菌作用，此外在体外对沙眼衣原体、星形奴卡菌、疟原虫和弓形虫也有抗微生物活性。本品抗菌活性同磺胺甲噁唑。但近年来细菌对本品的耐药性增高，尤其是链球菌属、奈瑟菌属以及肠杆菌科细菌。磺胺类为广谱抑菌剂。本品在结构上类似对氨基苯甲酸（PABA），可与PABA竞争性作用于细菌体内的二氢叶酸合成酶，从而阻止PABA作为原料合成细菌所需的叶酸，减少了具有代谢活性的四氢叶酸的量，而后者则是细菌合成嘌呤、胸腺嘧啶核苷和脱氧核糖核酸（DNA）的必需物质，从而抑制了细菌的生长繁殖。

【药代动力学】本品口服后易自胃肠道吸收，约可吸收给药量的70%以上，但吸收较缓慢，给药后3～6h血药浓度达峰值，单次口服2g后游离血药峰浓度为30～60mg/L。本品在体内分布与磺胺异噁唑相仿，本品可透过血-脑脊液屏障，脑膜无炎性反应时，脑脊液中药物浓度约为血药浓度的50%，脑膜有炎性反应时，脑脊液中药物浓度约可达血药浓度的50%～80%。该药的消除半衰期在肾功能正常者为8～13h，肾衰竭者消除半衰期延长，给药后48～72h内以原形自尿液中排出给药量的60%～85%。药物在尿液中溶解度低，易发生结晶尿。腹膜透析不能排出本品，血液透析仅中等度清除该药。本品的蛋白结合率为38%～48%。

【适应证】磺胺类药属广谱抗菌药，但由于目前许多临床常见病原菌对该药物耐药，故仅用于敏感细菌及其他敏感病原微生物所致的感染。磺胺嘧啶（不包括该类药与甲氧苄啶的复方制剂）的适应证为：

（1）敏感脑膜炎球菌所致的流行性脑脊髓膜炎的治疗和预防。

（2）与甲氧苄啶合用可治疗对其他敏感的流感嗜血杆菌、肺炎链球菌和其他链球菌所致的中耳炎及皮肤软组织等感染。

（3）星形奴卡菌病。

（4）对氯喹耐药的恶性疟疾治疗的辅助用药。

（5）为治疗沙眼衣原体所致宫颈炎和尿道炎的次选药物。

（6）治疗由沙眼衣原体所致的新生儿包含体结膜炎的次选药物。

【用法与用量】

（1）治疗一般感染成人常用量口服，1g/次（2片），2次/日，首次剂量加倍。2个月以上婴儿及小儿常用量口服，按体质量一次25～30mg/kg，2次/日，首次剂量加倍（总量不超过2g）。

（2）预防流行性脑脊髓膜炎成人用量1g（2片）/次，2次/日，疗程2d。2个月以上婴儿及小儿常用量口服，0.5g（1片）/d，疗程2～3d。

（3）静脉滴注或缓慢静脉注射：本品需用无菌注射用水或0.9%氯化钠注射液稀释成5%的溶液，缓慢静脉注射；静脉滴注浓度≤1%。治疗严重感染如流行性脑脊髓膜炎，成人静脉注射剂量为，首剂50mg/kg，继以100mg/(kg·d)，分3～4次静脉滴注或缓慢静脉注射。2个月以上小儿一般感染，本品剂量为50～75mg/(kg·d)，分2次应用；流行性脑脊髓膜炎者剂量为100～150mg/(kg·d)，分3～4次静脉滴注或缓慢静脉注射。

【不良反应】

（1）过敏反应较为常见，可表现为药疹，严重者可发生渗出性多形红斑、剥脱性皮炎和大疱表皮松解萎缩性皮炎等；也有表现为光敏反应、药物热、关节及肌肉疼痛、发热等血清病样反应。

（2）中性粒细胞减少或缺乏症、血小板减少症及再生障碍性贫血。患者可表现为咽痛、发热、苍白和出血倾向。

（3）溶血性贫血及血红蛋白尿。缺乏葡萄糖-6-磷酸脱氢酶患者应用磺胺药后易发生，在新生儿和小儿中较成人为多见。

（4）高胆红素血症和新生儿核黄疸。由于磺胺药可与胆红素竞争蛋白结合部位。可致游离胆红素增高。新生儿肝功能不完善，故较易发生高胆红素血症和新生儿黄疸，偶可发生核黄疸。

（5）肝脏损害：可发生黄疸、肝功能减退，严重者可发生急性肝坏死。

（6）肾脏损害：可发生结晶尿、血尿和管型尿。偶有患者发生间质性肾炎或肾小管坏死等严重不良反应。

（7）恶心、呕吐、胃纳减退、腹泻、头痛、乏力等，一般症状轻微，不影响继续用药。偶有患者发生艰难梭菌肠炎，此时需停药。

(8) 甲状腺肿大及功能减退偶有发生。

(9) 中枢神经系统不良反应偶可发生，表现为精神错乱、定向力障碍、幻觉、欣快感或抑郁感。一旦出现均需立即停药。本品所致的严重不良反应虽少见，但可致命，如渗出性多形红斑、剥脱性皮炎、大疱表皮松解萎缩性皮炎、暴发性肝坏死、粒细胞缺乏症、再生障碍性贫血等血液系统异常。治疗时应严密观察，当皮疹或其他反应早期征兆出现时即应立即停药。

【禁忌证】

(1) 对磺胺类药物和甲氧苄啶过敏者禁用本品。

(2) 孕妇、哺乳期妇女禁用本品。

(3) 2个月以下婴儿、早产儿禁用本品。

(4) 肝肾功能不良者禁用本品。

【注意事项】

(1) 下列情况应慎用：缺乏葡萄糖-6-磷酸脱氢酶、血卟啉症、叶酸缺乏性巨幼红细胞性贫血或其他血液系统疾病、失水、休克和老年患者。

(2) 交叉过敏反应。对一种磺胺药呈现过敏的患者对其他磺胺药亦可能过敏。

(3) 对呋塞米、砜类、噻嗪类利尿剂、磺脲类、碳酸酐抑制剂呈现过敏的患者，对磺胺剂亦可过敏。

(4) 每次服用本品时应饮用足量水分。服用期间也应保持充足进水量，使成人尿量至少维持在1200ml/d以上。如应用本品疗程长，剂量大时除多饮水外宜同服碳酸氢钠。

(5) 治疗中的注意事项

1) 定期周围血象检查，疗程长、服用剂量大、老年、营养不良及服用抗癫痫药者易出现叶酸缺乏症，如周围血象中白细胞或血小板等已有明显减少则需停用本品。

2) 应定期尿液检查（每2～3d查尿常规1次）以发现长疗程或高剂量治疗时可能发生的结晶尿。

3) 肝、肾功能检查。

(6) 严重感染者应测定血药浓度，对大多数感染疾患者游离磺胺浓度达50～150mg/ml（严重感染120～150mg/ml）可有效。总磺胺血浓度不应超过200mg/ml，如超过此浓度，不良反应发生率增高。

(7) 由于本品在尿中溶解度低，出现结晶尿机会增多。

(8) 不可任意加大剂量、增加用药次数或延长疗程，以防蓄积中毒。

(9) 由于本品能抑制大肠埃希菌的生长，妨碍B族维生素在肠内的合成，故使用本品超过1周以上者，应同时给予维生素B以预防其缺乏。

【孕妇及哺乳期妇女用药】

(1) 动物实验发现本品有致畸作用。本品可穿过胎盘进入胎儿体内，胎儿体内的血药浓度为母体血药浓度的50%～90%，在胎儿体内，可与胆红素竞争结合血浆白蛋白的结合位点，目前尚缺乏充足研究资料，孕妇宜避免应用。

(2) 磺胺嘧啶可自乳汁中分泌，本品在乳汁中浓度约可达母体血药浓度的50%～100%，药物可能对婴儿产生影响，特别是葡萄糖-6-磷酸脱氢酶缺乏的新生儿导致溶血性贫血的可能。TMP也可分泌至乳汁中，其浓度较高，且药物有可能干扰哺乳婴儿的叶酸代谢。鉴于上述原因，哺乳期妇女暂停应用本品。

【儿童用药】由于磺胺药可与胆红素竞争在血浆蛋白上的结合部位，而新生儿的乙酰转移酶系统未发育完善，磺胺游离血浓度增高，以致增加了核黄疸发生的危险性，因此该类药物在新生儿及2个月以下婴儿属禁忌。

【老年患者用药】老年患者应用磺胺药时发生严重不良反应的机会增加，如严重皮疹、骨髓抑制和血小板减少等。应用 TMP 易出现叶酸缺乏症。因此老年患者宜避免应用，确有指征时需权衡利弊后决定是否使用。

【药物相互作用】

（1）与尿碱化药合用可增加磺胺药在碱性尿中的溶解度，可使排泄增多。

（2）对氨基苯甲酸可代替磺胺被细菌摄取，可对磺胺药的抑菌作用发生拮抗，因而两者不宜合用。也不宜与含对氨苯甲酰基的局麻药如普鲁卡因、苯佐卡因、丁卡因等合用。

（3）与口服抗凝药、口服降血糖药、甲氨蝶呤、苯妥英钠和硫喷妥钠合用时，上述药物需调整剂量，因本品中的磺胺嘧啶可取代这些药物的蛋白结合部位，或抑制其代谢，以致药物作用时间延长或发生毒性反应。因此当这些药物与本品同时应用，或在应用本品后使用均需调整其剂量。

（4）骨髓抑制剂与本品合用时可能增强此类药物对造血系统的不良反应，如白细胞、血小板减少，应严密观察可能发生的毒性反应。

（5）本品与避孕药（口服含雌激素者）长时间合用可导致避孕的可靠性减小，并可增加经期外出血的机会。

（6）本品与溶栓药物合用时，可能增大其潜在的毒性作用。

（7）本品与肝毒性药物合用时，可能引起肝毒性发生率的增高。对此类患者尤其是用药时间较长及以往有肝病史者应监测肝功能。

（8）本品与光敏药物合用可能发生光敏作用相加。

（9）接受磺胺药治疗者对维生素 K 的需要量增加。

（10）乌洛托品在酸性尿中可分解产生甲醛，后者可与磺胺形成不溶性沉淀物，使发生结晶尿的危险性增加，因此两药不宜同时应用。

（11）磺胺药可取代保泰松的血浆蛋白结合部位，当两者合用时可增强保泰松的作用。

（12）因本品有可能干扰青霉素类药物的杀菌作用，因此最好避免与此类药物同时应用。

（13）与磺吡酮合用时可减少本品中的磺胺嘧啶自肾小管的分泌，其血药浓度升高而持久，易产生毒性反应，因此在应用磺吡酮期间或应用其治疗后可能需要调整本品的剂量。

（14）TMP 可抑制华法林的代谢而增强其抗凝作用。

（15）TMP 与环孢素合用时可增加肾毒性。

（16）利福平与本品合用时可明显使 TMP 清除增加和血清半衰期缩短。

（17）TMP 不宜与抗肿瘤药、2，4-二氨基嘧啶类药物同时应用，也不宜在应用其他叶酸拮抗药治疗的疗程之间应用本品，因为有产生骨髓再生不良或巨幼红细胞贫血的可能。

（18）与氨苯砜合用会致氨苯砜和 TMP 两者血药浓度均升高，氨苯砜浓度的升高使不良反应增多且加重，尤其是高铁血红蛋白血症的发生。

（19）与普鲁卡因胺合用时本品中的 TMP 可减少普鲁卡因胺肾清除，致普鲁卡因胺及其代谢物 NAPA 的血浓度增高。

【药物过量】磺胺血浓度不应超过 200ug/ml，如超过此浓度，不良反应发生率增高，毒性增强。

【贮藏】遮光，密封保存。

柳氮磺吡啶

【英文名】sulfasalazine

【化学名及结构式】5-［对-（2-吡啶胺磺酰基）苯］偶氮水杨酸。

【性状】暗黄色至棕黄色粉末，无臭。

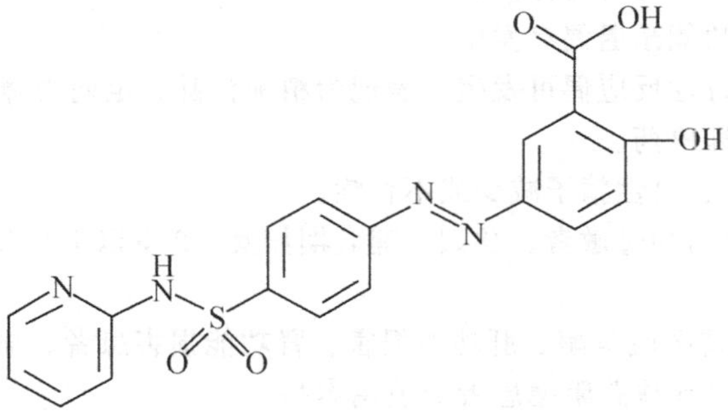

【药理与毒理】 本品为磺胺类抗菌药。属口服不易被人体吸收的磺胺药，吸收部分在肠微生物作用下可分解成5-氨基水杨酸和磺胺吡啶。5-氨基水杨酸与肠壁结缔组织络合后较长时间停留在肠壁组织中起到抗菌消炎和免疫抑制作用，如减少大肠埃希菌和梭状芽孢杆菌，同时抑制前列腺素的合成以及其他炎症介质白三烯的合成。因此，目前认为本品对炎症性肠病产生疗效的主要成分是5-氨基水杨酸。由本品分解产生的磺胺吡啶对肠道菌群显示微弱的抗菌作用。

【药代动力学】 口服本品后少部分在胃肠道吸收，通过胆汁可重新进入肠道（肠-肝循环）。未被吸收的部分可被回肠末段和结肠的细菌分解为5-氨基水杨酸与磺胺吡啶，残留部分可自粪便排出。5-氨基水杨酸几乎不被人体吸收，大部分以原形自粪便排出，但5-氨基水杨酸的N-乙酰衍生物可见于尿液内。磺胺吡啶可被吸收并排泄，尿液中可测知其乙酰化代谢产物。磺胺吡啶及其代谢产物也可出现于母乳中。

【适应证】 本品主要用于炎症性肠病，即克罗恩病和溃疡性结肠炎。

【用法与用量】

（1）口服：成人常用量：初剂量为2～3g/d，分3～4次口服，无明显不适量，可渐增至4～6g/d，待肠病症状缓解后逐渐减量至维持量，1.5～2g/d。小儿初剂量为40～60mg/(kg·d)，分3～6次口服，病情缓解后改为维持量30mg/(kg·d)，分3～4次口服。

（2）外用：重症患者每日早、中、晚排便后各用肛栓1粒；中或轻症患者早、晚排便后各用肛栓1粒，症状明显改善后，改用维持量，每晚或隔日晚用肛栓1粒，晚间给药时间最好在睡前。

【不良反应】 血清磺胺吡啶及其代谢产物的浓度（20～40mg/ml）与毒性有关。浓度超过50mg/ml时具毒性，故应减少剂量，避免毒性反应。

（1）过敏反应：较为常见，可表现为药疹，严重者可发生渗出性多形红斑、剥脱性皮炎和大疱表皮松解萎缩性皮炎等；也有表现为光敏反应、药物热、关节及肌肉疼痛、发热等血清病样反应。

（2）中性粒细胞减少或缺乏症、血小板减少症及再生障碍性贫血：患者可表现为咽痛、发热、苍白和出血倾向。

（3）溶血性贫血及血红蛋白尿：缺乏葡萄糖-6-磷酸脱氢酶患者使用后易发生，在新生儿和小儿中较成人为多见。

（4）高胆红素血症和新生儿核黄疸：由于可与胆红素竞争蛋白结合部位，致游离胆红素增高。新生儿肝功能不完善，故较易发生高胆红素血症和新生儿黄疸。偶可发生核黄疸。

（5）肝脏损害：可发生黄疸、肝功能减退，严重者可发生急性肝坏死。

（6）肾脏损害：可发生结晶尿、血尿和管型尿。偶有患者发生间质性肾炎或肾管坏死的严重不良反应。

（7）恶心、呕吐、胃纳减退、腹泻、头痛、乏力等：一般症状轻微，不影响继续用药。偶有患者发生艰难梭菌肠炎，此时需停药。

(8) 甲状腺肿大及功能减退偶有发生。

(9) 中枢神经系统毒性反应偶可发生，表现为精神错乱、定向力障碍、幻觉、欣快感或抑郁感。一旦出现均需立即停药。

(10) 罕见有胰腺炎、男性精子减少或不育症。

【禁忌证】 对磺胺类药物过敏者、孕妇、哺乳期妇女、2岁以下小儿禁用本品。

【注意事项】

(1) 缺乏葡萄糖-6-磷酸脱氢酶、肝功能损害、肾功能损害患者、血卟啉症、血小板、粒细胞减少、血紫质症、肠道或尿路阻塞患者应慎用本品。

(2) 应用磺胺药期间应多饮水，保持高尿流量，以防结晶尿的发生，必要时亦可服碱化尿液的药物。如应用本品疗程长，剂量大时宜同服碳酸氢钠并多饮水。以防止此不良反应。治疗中至少检查尿常规2～3次/周，如发现结晶尿或血尿时给予碳酸氢钠及饮用大量水，直至结晶尿和血尿消失。失水、休克和老年患者应用本品易致肾损害，应慎用或避免应用本品。

(3) 对呋塞米、砜类、噻嗪类利尿剂、磺脲类、碳酸酐酶抑制剂及其他磺胺类药物呈现过敏的患者，对本品亦会过敏。

(4) 治疗中须注意检查以下几项：①全血象检查，对接受较长疗程的患者尤为重要；②直肠镜与乙状结肠镜检查，观察用药效果及调整剂量；③治疗中定期尿液检查（每2～3d查尿常规1次）以发现长疗程或高剂量治疗时可能发生的结晶尿；④肝、肾功能检查；⑤遇有胃肠道刺激症状，除强调餐后服药外，也可分成小量多次服用，甚至1次/h，使症状减轻；⑥根据患者的反应与耐药性，随时调整剂量，部分患者可采用间歇治疗（用药2周，停药1周）；⑦腹泻症状无改善时，可加大剂量；⑧夜间停药间隔不得超过8h；⑨肾功能损害者应减小剂量。

【孕妇及哺乳期妇女用药】

(1) 磺胺药可穿过血-胎盘屏障至胎儿体内，动物实验发现有致畸作用。人类中研究缺乏充足资料，因此孕妇应禁用本品。

(2) 磺胺药可自乳汁中分泌，乳汁中浓度可达母体血药浓度的50%～100%，药物可能对乳儿产生影响；磺胺药在葡萄糖-6-磷酸脱氢酶缺乏的新生儿中的应用有导致溶血性贫血发生的可能。因此哺乳期妇女应禁用本品。

【儿童用药】 由于磺胺药可与胆红素竞争在血浆蛋白上的结合部位，而新生儿的乙酰转移酶系统未发育完善，磺胺游离血浓度增高，以致增加了核黄疸发生的危险性，因此该类药物在新生儿及2岁以下小儿应禁用本品。

【老年患者用药】 老年患者应用磺胺药发生严重不良反应的机会增加。如严重皮疹、骨髓抑制和血小板减少等是老年人严重不良反应中常见者，因此老年患者宜避免应用，确有指征时需权衡利弊后决定。

【药物相互作用】

(1) 与尿碱化药合用时，可增强磺胺药在碱性尿中的溶解度，并使排泄增多。

(2) 对氨基苯甲酸可代替磺胺被细菌摄取，对磺胺药的抑菌作用发生拮抗，因而两者不宜合用。

(3) 下列药物与磺胺药合用时，后者可取代这些药物的蛋白结合部位，或抑制其代谢，以致药物作用时间延长或毒性发生，因此当这些药物与磺胺药合用，或在应用磺胺药之后使用时需调整其剂量。此类药物包括口服抗凝药、口服降血糖药、甲氨蝶呤、苯妥英钠和硫喷妥钠。

(4) 骨髓抑制剂与磺胺药合用时可能增强此类药物对造血系统的不良反应。如有指征需两类药物合用时，应严密观察可能发生的毒性反应。

（5）避孕药（雌激素类），长时间与磺胺药合用可导致避孕的可靠性减少，并可增加经期外出血的机会。

（6）溶栓药物与磺胺药合用时，可能增大其潜在的毒性作用。

（7）肝毒性药物与磺胺药合用时，可能引起肝毒性发生率的增高。对此类患者尤其是用药时间较长及以往有肝病史者应监测其肝功能。

（8）光敏药物与磺胺药合用时可能发生光敏的相加作用。

（9）接受磺胺药治疗者对维生素 K 的需要量增加。

（10）乌洛托品在酸性尿液中可被分解产生甲醛，后者可与磺胺药形成不溶性沉淀物。从而使发生结晶尿的危险性增加，因此不宜两药合用。

（11）磺胺药可取代保泰松的血浆蛋白结合部位，当两者合用时可增强保泰松的作用。

（12）磺吡酮（sulfinpyrazone）与磺胺类药物同用时可减少后者自肾小管的分泌，使其血药浓度升高且持久，从而产生毒性，因此在应用磺吡酮期间或在应用其治疗后可能需要调整磺胺药的剂量。当磺吡酮疗程较长时，宜对磺胺药的血药浓度进行监测，有助于剂量的调整，以保证安全用药。

（13）本品与洋地黄类或叶酸合用时，后者吸收将减少，血药浓度将降低，因此须随时观察洋地黄类的作用和疗效。

（14）本品与丙磺舒合用时，会降低肾小管磺胺排泌量，致磺胺药的血药浓度上升，作用延长，容易中毒。

（15）本品与新霉素合用时，新霉素可抑制肠道菌群，可影响本品在肠道内分解，使作用降低。

【药物过量】当用量≥4g/d 或血清药物浓度超过 50mg/ml 时，不良反应或毒性反应增多。

【贮藏】遮光、密闭保存

磺胺醋酰

【英文名】sulfacetamide

【结构式】如右图所示。

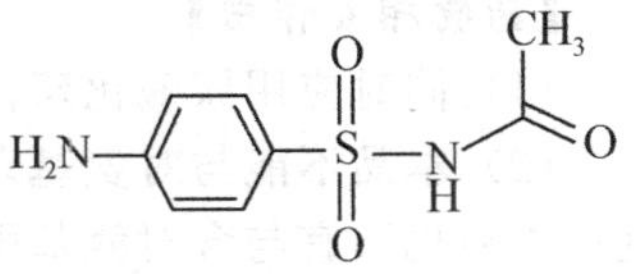

【性状】本品为白色结晶粉末。

【药理与毒理】本品为广谱抑菌剂，其作用机制是磺胺醋酰与体内的对氨基苯甲酸（PABA）竞争，抑制二氢叶酸合成酶，从而阻碍细菌的生长繁殖。

【药代动力学】本品水溶液呈中性，刺激性小，滴眼后穿透力强，药物可渗入眼部晶体及眼内组织而达较高浓度，30%溶液滴眼，经 5min 后角膜的药物浓度可达 0.1%，角膜上皮缺损时，眼内吸收增加，房水药物浓度可高达 0.95mg/ml。

【适应证】本品可用于结膜炎，睑缘炎和沙眼等的治疗。

【用法与用量】滴眼，1～2 滴/次，3～5 次/日。

【不良反应】偶见眼睛刺激和过敏反应。

【禁忌证】对磺胺类药过敏者禁用本品。

【注意事项】对磺胺药过敏而患者可能发生对本品过敏，对碳酸酐酶抑制剂过敏的患者对本品也可发生过敏。

【孕妇及哺乳期妇女用药】本品可穿过胎盘进入胎儿体内，胎儿体内的血药浓度为母体血药浓度的 50%～90%，在胎儿体内，本品可与胆红素竞争结合血浆白蛋白的结合位点。在青霉素类或头孢菌素类抗生素产生耐药性时，可用本品作为治疗泌尿道感染的替代药物。

【儿童用药】尚无可靠参考文献。

【老年患者用药】尚无可靠参考文献。

【药物相互作用】如正在使用其他药品，使用本品前请咨询医师或药师。

【贮藏】遮光、密闭、于阴凉处保存。

磺　胺　脒

【英文名】sulfamidine

【化学名及结构式】对氨基苯磺酰氨基脒一水合物。

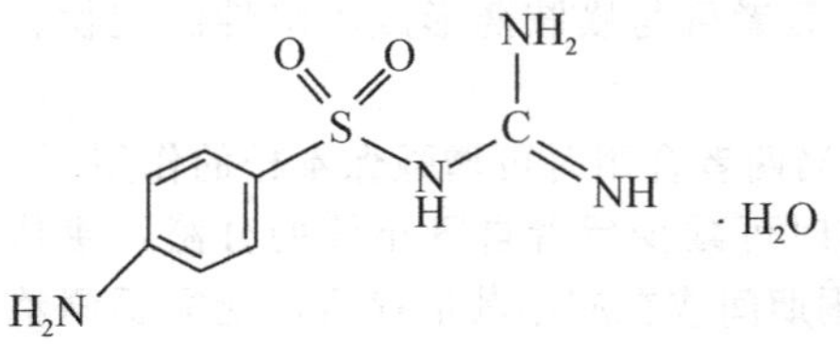

【性状】本品为白色针状结晶性粉末；无臭或几乎无臭，无味；遇光渐变色。

【药理与毒理】本品为最早用于治疗肠道感染的磺胺类抗菌药。

【药代动力学】本品口服后在肠内很少吸收，绝大部分本品以原形随粪便排出。

【适应证】本品适用于治疗细菌性痢疾和肠炎，或用于预防肠道手术后感染。

【用法与用量】口服。成人 1～3g/次，3～4 次/日；儿童按体质量 100 mg/(kg · d)，分 4 次服用。首次剂量均加倍。

【不良反应】口服本品后患者可出现恶心、呕吐、厌食、头晕、头痛、药物热、皮疹、粒细胞减少、结晶尿、尿少及血尿等不良反应。

【禁忌证】对本品过敏者禁用。

【注意事项】

(1) 肝、肾功能不全者慎用本品。

(2) 本品应于饭前空腹口服，不需同时服用碳酸氢钠。

【孕妇及哺乳期妇女用药】孕妇及哺乳期妇女禁用本品。

【儿童用药】早产儿、新生儿及 2 个月以下婴儿禁用本品。

【老年患者用药】尚无可靠参考文献。

【药物相互作用】

(1) 同时应用尿碱化药，可增强本品在碱性尿中的溶解度，使其排泄增多。

(2) 本品不能与对氨基苯甲酸合用，对氨基苯甲酸可代替本品被细菌摄取，两者相互拮抗。本品也不宜与含对氨苯甲酰基的局麻药如普鲁卡因、丁卡因等合用。

(3) 对于服用雌激素类的避孕药者，同时长时间应用本品可导致避孕的可靠性减少，并可增加经期外出血的机会。

(4) 本品与光敏药物合用时可能发生光敏的相加作用。

(5) 接受本品治疗者对维生素 K 的需要量亦增加。

【贮藏】遮光，密封保存。

第二节　喹诺酮类药物

喹诺酮类（quinolones，QNS）因具有广谱、优秀的药物动力学性能和强大的抗菌活性、潜在的毒副作用发生率较低以及与其他类抗生素之间没有交叉耐药性等特点，而广泛应用于临床。喹诺酮类药物具有独特的作用机制，通过与 DNA、DNA 促旋酶或拓扑异构酶Ⅳ发生交互作用而形成三元复合物，导 DNA 和拓扑异构酶Ⅳ发生构型改变，从而干扰 DNA 复制、转录和重组，最后导致 DNA 降解及菌体死亡。

一、喹诺酮类药物的研究进展

20 世纪 60 年代问世的第一代 QNS 药如萘啶酸与吡咯酸抗菌谱窄，仅对部分革兰阴性菌具有中等活性，并主要用于治疗尿道感染，由于在体内易被分解，细菌易于产生耐药性，而且对中枢神经系统有副作用，现已淘汰。20 世纪 70 年代上市的第二代 QNS 如吡哌酸等对肠杆菌科细菌的抗菌活性较萘啶酸强，对细菌性肠炎和细菌性痢疾疗效较好，但对复杂性尿路感染疗效较差。

20 世纪 80 年代对喹诺酮类进行结构改造，在母核 6-位引入氟原子，得到第三代 QNS 抗菌药，即氟喹诺酮类。第三代 QNS 既提高了与 DNA 旋转酶的结合能力，又提高了对细胞壁的通透性，其抗菌活性明显增强。抗菌谱也扩大到革兰阳性菌，不仅对肺炎克雷伯菌、肠杆菌属、变形杆菌属、沙门菌属及志贺菌属等肠杆菌科细菌、流感嗜血杆菌、不动杆菌属和铜绿假单胞菌、奈瑟菌属、卡他莫拉菌等具有强大抗菌作用，对甲氧西林敏感葡萄球菌属、嗜肺军团菌、支原体、衣原体、结核分枝杆菌、堪萨斯分枝杆菌等也具有一定抗菌活性。厌氧菌对喹诺酮类不甚敏感或耐药。氟喹诺酮类与第一代、第二代相比，口服吸收好，在组织中分布广泛，渗透细胞膜能力强，可透入脑脊液，且其半衰期延长。代表药物有环丙沙星、氧氟沙星、培氟沙星、诺氟沙星、左氧氟沙星等。

第四代 QNS 如加替沙星、莫昔沙星、吉米沙星等既保留了前三代抗革兰阴性菌的活性的特点，又明显增强了对革兰阳性菌、军团菌、支原体、衣原体的抗菌作用。前三代喹诺酮类药物对厌氧菌几无抗菌活性或仅其中少数有较低的活性，第四代喹诺酮类药物的显著特征是提高了对厌氧菌的抗菌活性，在对抗厌氧菌感染上显示出良好的疗效。第四代喹诺酮类药物药动学性质更趋良好，具有吸收快、生物利用度高、进食不影响吸收、较长的半衰期及抗生素后效应等特点，1 次/日给药即可，服用方便。

二、耐药机制

(1) 染色体介导的靶位点拓扑异构酶的改变。编码拓扑异构酶的基因发生突变，导致喹诺酮类与拓扑异构酶-DNA 复合体结合能力降低，从而无法阻止 DNA 复制的进行，导致耐药性的产生。

(2) 喹诺酮类药物在细胞内蓄积量的减少。细菌可以通过改变外膜蛋白或 LPS 组成或数量的改变使细菌细胞壁对药物通透性降低，导致菌体内药物浓度下降。此外，细菌对药物的主动外排也是引起喹诺酮类药物耐药的主要原因。

(3) 质粒介导的耐药机制。质粒上 qnr 基因编码的 Qnr 蛋白能够改变喹诺酮类药物的结合位点，从而减少 DNA 促旋酶与药物的结合，从而保护 DNA 促旋酶不被喹诺酮类抑制。Qnr 蛋白同样可以保护拓扑异构酶Ⅳ。近年来出现一些新的喹诺酮耐药机制，包括氨基糖苷乙酰转移酶的变异基因介导的耐药机制和 mfpA 介导的耐药机制。mfpA 是一种能够模拟 DNA 的蛋白质，其与 DNA 旋转酶 A 结合而抑制其活性。

三、临床应用

(1) 生殖泌尿系感染。喹诺酮类可渗入前列腺及腹腔，对单纯性、复杂性泌尿系感染、细菌性前列腺炎、淋病、非淋菌性尿道炎等疗效较好，但不宜用于尿路结石或其他闭塞性尿路疾病等患者的感染预防。

(2) 消化系统感染。喹诺酮类的许多抗菌活性，药动学的特点与消化系统细菌感染病原及解剖生理相符，近年来在常见病如细菌性痢疾、旅游者腹泻、中性粒细胞减少者胃肠炎等的治疗中取得了非常重要的疗效。在口服预防治疗免疫功能缺陷患者以及胆系感染、各种细菌性腹膜炎中亦取得了良好效果。

(3) 呼吸系统感染。喹诺酮类能很好地分布于气管黏膜、痰及鼻旁窦中。主要适用于慢性呼吸器官感染及革兰阴性菌所属的院内获得性肺部感染或支气管炎，对伴有慢性或老年性肺组织疾病患者疗效则不太好。

(4) 骨骼系统感染。特别是对由革兰阴性杆菌引起的骨髓炎或关节感染有良好的治疗效果。

(5) 中枢神经系统感染。喹诺酮类可渗入脑脊液，对由革兰阴性菌引起的脑膜炎疗效较好。

(6) 耐氯霉素伤寒及其他沙门菌属感染及革兰阴性菌所致皮肤软组织、五官与伤口感染。喹诺酮类不良反应相对少，且二重感染发生率低于头孢菌素类抗生素，因此较适用于慢性病、老年人及免疫功能低下者的治疗。

四、不良反应及注意事项

(1) 消化系统的不良反应：常见的不良反应有恶心、呕吐、腹泻、食欲不振、消化不良等，严重者可引起上消化道出血。且剂量愈大，不良反应发生率愈高。同时需注意含铝、镁的抗酸药物、硫酸铁、抗胆碱药等对喹诺酮类在肠道的吸收有较大抑制作用。因此服用喹诺酮类药物时，剂量不宜过大、疗程不宜过长；最好饭后服用，并尽可能避免与硫酸铁及含铝、镁的抗酸药物联合使用，两药必须合用时应间隔 2～4 h。有消化道出血倾向的患者应慎用本品。

(2) 中枢神经系统的不良反应：中枢神经刺激作用呈剂量依赖性，主要表现为头痛、头昏、失眠、焦虑，严重时可致患者精神异常。这是因为喹诺酮类药物分子结构中含有氟原子，具有一定的脂溶性，能透过血-脑屏障进入脑组织，抑制脑内抑制性递质 γ-氨基丁酸（GABA）与受体结合，从而导致中枢神经系统兴奋。与茶碱、非甾体消炎镇痛药合用，可增加中枢神经毒性。因此，有癫痫病史和精神障碍的患者应慎用或忌用氟喹诺酮类药，更不可合用茶碱、非甾体抗炎镇痛药。

(3) 肝肾功能损害：长期使用该类药物可致患者肝功能异常，血浆转氨酶、碱性磷酸酯酶升高。大多数品种主要是通过肾脏排泄的，对于肾功能不全患者易引起急性尿潴留、水肿、血尿、蛋白尿、肾性尿崩症、肾功能损害等。因此，有肝、肾疾病的患者应慎用本品，有必要时应进行剂量调整，比如采用低剂量或选用毒性小的同类药物。为避免结晶尿、血尿的发生，宜多饮水。

(4) 血液系统不良反应：喹诺酮类可产生白细胞减少、粒细胞缺乏、再生障碍性贫血、溶血性贫血、紫癜等不良反应，还可导致暂时性血小板减少症，引起凝血功能障碍。本品与抗凝药华法令同时应用可增加后者的抗凝作用。临床使用喹诺酮类药物时，应注意血象，一旦出现白细胞、血小板低于正常值范围，应立即停药或对症治疗。为了防止溶血性贫血的发生，先天性 6-磷酸葡萄糖脱氢酶缺乏的患者需慎用喹诺酮类药物，甚至禁用喹诺酮类药物。

(5) 心血管系统不良反应：喹诺酮类药物可直接改变心脏节律的潜力，可引起 QT 间期延长、尖端扭转型心脏病等，表现为心慌、胸闷、全身乏力、心率快、心音强弱不等，伴室上心动过速。其发生率与剂量有一定的依赖性关系，另外，可有电解质紊乱，如低血钾、低血镁时，易诱发 QT 间期延长。因此存在 QT 间期或尖端扭转型心脏病危险因素的患者应尽量避免应用氟喹诺酮类药物，尽量避免与有心脏毒性的药物如洋地黄或其他已知可延长 QTc 间期及引起心动过缓的药物如普萘洛尔联合使用，尤其是 $Ⅰ_a$ 类（如奎尼丁等）及Ⅲ类（如胺碘酮）抗心律失常药或某些抗精神病药（如吩噻嗪类及三环类抗抑郁药）、抗组胺药（如息斯敏）、大环内酯类（尤其是红霉素、克拉霉素）、西沙必利等。

(6) 骨骼系统反应：喹诺酮类药物可影响软骨发育，使患者的生长受到抑制，其损伤的程度与动物年龄和药物浓度有关，年龄越小药物浓度越大，关节软骨损伤越严重。因而临床使用时禁用于孕妇、哺乳期妇女，也不可用于儿童和＜18 岁的青少年。喹诺酮类还可造成肌腱损伤，患者用药时应避免剧烈运动，避免与糖皮质激素合用。

（7）光敏反应：包括光毒反应和变态反应。光毒性是指药物吸收的紫外能量在皮肤中导致皮肤损伤，临床表现为光照部分皮肤出现瘙痒性红斑，严重者可引起皮肤脱落、糜烂。光变态反应是药物吸收光能后激活，并以半抗原形或与皮肤蛋白结合成为全抗原，经表皮细胞传递给免疫细胞，引起皮肤过敏反应。临床表现为皮疹、瘙痒、荨麻疹和血管神经性水肿、静脉炎等。为减少或避免光毒性的发生，患者应注意用药后避免阳光暴晒和人工紫外线过度照射。尤其是治疗多重耐药结核病患者和囊性纤维化患者更应注意。药物使用或贮存时也应避光，药物应用黑色或棕色塑料袋包裹，从而减少光毒反应或过敏性反应的发生。必须使用时可选用光毒性小的左氧氟沙星、莫西沙星。

（8）糖尿病患者在服用本类药物的同时口降糖药或注射胰岛素时，通常会引起患者高血糖或低血糖等血糖紊乱症，因此，在治疗期间应仔细监测糖尿病患者的血糖变化，一旦出现低血糖反应，应立即停止服用。本品应避免与降糖药物同时服用。

（9）氟喹诺酮类药物的消化系统毒性、中枢系统毒性和泌尿系统毒性的发生率与剂量呈相关性，剂量愈大，发生率愈高，程度愈深。因此，使用时尽量短期应用，不宜采取大剂量、长疗程，并应严格掌握静脉滴注速度并控制剂量，滴注时间一般≥60min，严禁快速静脉滴注本品。

此外，还应注意 H_2 受体拮抗剂、丙磺舒这两类药物通过肾小管排泄的竞争拮抗可减慢氟喹诺酮类药物的排泄，而使本类药物肾清除率降低，毒性增大，因此应避免合用。本品与利福平合用时对肠球菌则产生拮抗作用。

五、喹诺酮类药物

氟 罗 沙 星

【英文名】 fleroxacin

【化学名及结构式】 6，8-二氟-1-（2-氟乙基）-1，4-二氢-7-（4-甲基-1-哌嗪基）-4-氧代-3-喹啉羧酸。

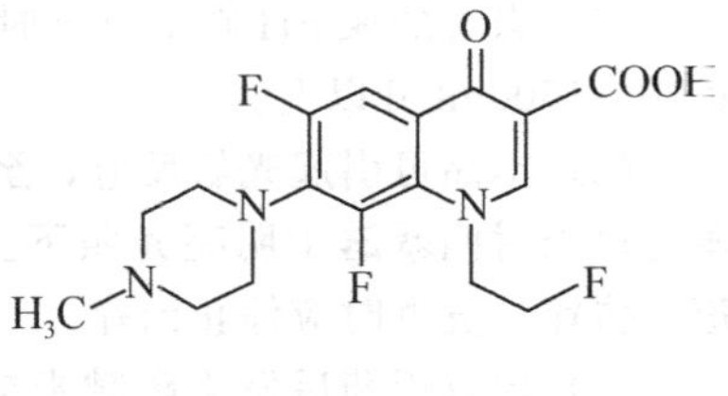

【性状】 本品为白色带微黄色结晶，难溶于水。

【药理与毒理】 本品为氟喹诺酮类抗菌药，对革兰阴性菌，包括大肠埃希菌、肺炎杆菌、变形杆菌属、伤寒沙门菌、副伤寒沙门菌、志贺菌属、阴沟肠杆菌、产气肠杆菌、枸橼酸菌属、黏质沙雷菌、铜绿假单胞菌、脑膜炎奈瑟菌、流感嗜血杆菌、摩拉卡他菌、嗜肺军团菌、淋病奈瑟菌等均有较强的抗菌作用。对葡萄球菌属、溶血链球菌等革兰阳性球菌亦具有中等抗菌作用。本品的作用机制是通过抑制细菌的 DNA 旋转酶而起杀菌作用。

【药代动力学】 健康人静脉滴注氟罗沙星注射液 0.1g 后，血药峰浓度（C_{max}）为 2.85μg/ml，血消除半衰期（$T_{1/2\beta}$）为（8.6±1.3）h，达峰时间为 0.33h，表观分布容积（V_d）为 110L。本品在多数组织中的浓度接近或高于同时期血浓度，但本品在中枢神经系统中浓度很低。本品给药量的 60%～70%以原形及代谢物经肾脏排泄。少部分本品由胆汁排泄，本品随粪便排出量仅占 3%。

【适应证】 本品可用于对本品敏感细菌引起的急性支气管炎、慢性支气管炎急性发作及肺炎等呼吸系统感染；膀胱炎、肾盂肾炎、前列腺炎、附睾炎、淋病奈瑟菌性尿道炎等泌尿生殖系统感染；伤寒沙门菌感染、细菌性痢疾等消化系统感染；皮肤软组织感染、骨感染、腹腔感染及盆腔感染等的治疗。

【用法与用量】

(1) 口服：成人常用量为0.2～0.4g/d，分1～2次服，一般疗程7～14d。

(2) 静脉滴注：0.2～0.4g/次（以氟罗沙星计），稀释于250～500ml的5%葡萄糖注射液中避光缓慢静脉滴注，1次/日。

【不良反应】

(1) 胃肠道反应较为常见，患者可表现为腹部不适或疼痛、腹泻、恶心呕吐、食欲不振、黄疸等。

(2) 中枢神经系统反应可有头昏、头痛、兴奋、嗜睡或失眠、方向障碍等。

(3) 过敏反应有皮疹、皮肤瘙痒、荨麻疹、心悸、痉挛、偶可发生渗出性多形性红斑及血管神经性水肿。严重者可发生休克。少数患者有光敏反应。

(4) 少数患者可发生血氨基转移酶、血肌酐、血液尿素氮增高，外周血象白细胞降低，血小板减少，多属轻度，并呈一过性。

(5) 偶可发生：①癫痫发作、烦躁不安、意识模糊、幻觉、震颤；②血尿、发热、皮疹等间质性肾炎反应；③结晶尿，多见于高剂量应用时；④关节疼痛；⑤静脉炎；⑥间质性肺炎：发热、咳嗽、呼吸困难、胸部X线检查异常等表现；⑦跟腱炎、跟腱断裂、肌肉痛、乏力、CPK增高等。

【禁忌证】

(1) 对本品或喹诺酮类药物过敏者禁用。

(2) 孕妇、哺乳期妇女及18岁以下患者禁用本品。

【注意事项】

(1) 肾功能减退者慎用，若必须使用，应根据减退程度调整剂量。

(2) 肝功能不全者慎用，若必须使用，应注意监测肝功能。

(3) 原有中枢神经系统疾患者，包括脑动脉硬化或癫痫病史者均应避免使用本品，有指征时权衡利弊应用。

(4) 喹诺酮类药物间存在交叉过敏反应，对任何一种喹诺酮类过敏者不宜使用本品。

(5) 患者的尿pH在7以上时易发生结晶尿，故每日饮水量必须充足，以使尿量保持在1200～1500ml/d以上。

(6) 本品可引起光敏反应，至少在光照后12h才可接受治疗，治疗期间及治疗后数天内应避免过长时间暴露于明亮光照下。当出现光敏反应指征如皮肤灼热、发红、肿胀、水疱、皮疹、瘙痒、皮炎时应停止治疗。

(7) 偶有用药后发生跟腱炎或跟腱断裂报告，如有上述症状发生，应立即停药，严禁运动，直至症状消失

(8) 本品静脉滴注速度不宜过快，每0.2g滴注时间至少为45～60min。

(9) 本品不宜与其他药物混合静脉滴注使用。

(10) 本品忌与氯化钠注射液或葡萄糖氯化钠注射液合用。

【孕妇及哺乳期妇女用药】本药可透过血-胎盘屏障，可能引起胎儿关节损害，甚至畸胎，孕妇禁用，若孕妇在妊娠早期不慎服用本品，无需终止妊娠，但应进行详细的超声波检查。本药可分泌至乳汁中，其浓度接近血药浓度，故哺乳期妇女禁用本品。

【儿童用药】氟喹诺酮类可使犬的承重关节软骨发生永久性损害而致跛行，在其他几种未成年动物中也可致关节病发生，故18岁以下患者禁用本品。在由多重耐药菌引起的感染，细菌仅对氟喹诺酮类呈现敏感时，应权衡利弊后小儿才可应用本品。

【老年患者用药】老年患者肾功能有所减退，用药量应酌减。

【药物相互作用】

(1) 去羟肌苷 (DDI) 制剂中含有的铝及镁可与氟喹诺酮类螯合，不宜合用。本品不能与多价金属离子钙、镁等溶液在同一输液管中使用。

(2) 尿碱化剂可减低本品在尿液中的溶解度，从而可导致结晶尿和肾毒性。

(3) 丙磺舒可延迟本品的排泄，可使本品血浓度增高而产生毒性。

(4) 本品与华法令或其衍生物同时应用，应检测凝血酶原时间及其他凝血试验。

(5) 本品与非甾体抗炎药合用，有引发抽搐的可能。

(6) 本品与口服降糖药合用时可能引起高血糖或低血糖。

(7) 本品应避免与茶碱同时使用。

【贮藏】 遮光、密封保存。

诺 氟 沙 星

【英文名】 norfloxacin

【化学名及结构式】 1-乙基-6-氟-1，4-二氢-4-氧代-7-（1-哌嗪基）-3-喹啉羧酸。

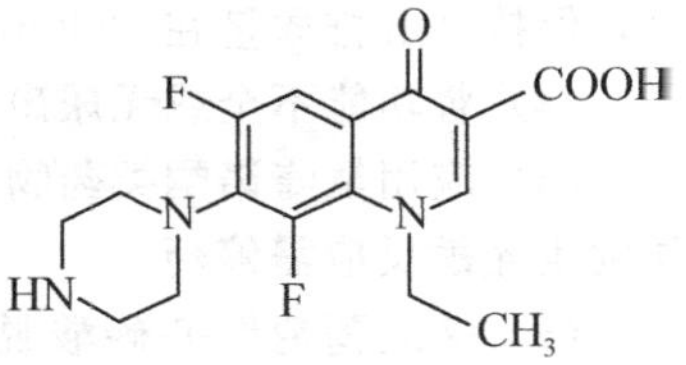

【性状】 本品为类白色至微黄色结晶性粉末，几乎无臭，味微苦，遇光色泽变深，几乎不溶于水。

【药理与毒理】 本品为氟喹诺酮类抗菌药，具广谱抗菌作用，尤其对需氧革兰阴性杆菌的抗菌活性高，对下列细菌在体外仍具良好的抗菌作用：肠杆菌科的大部分细菌，包括枸橼酸杆菌属、阴沟肠杆菌、产气肠杆菌等肠杆菌属、大肠埃希菌、克雷伯菌属、变形菌属、沙门菌属、志贺菌属、弧菌属、耶尔森菌等。诺氟沙星在体外对多重耐药菌亦具抗菌活性。对青霉素耐药的淋病奈瑟菌、流感嗜血杆菌和卡他莫拉菌亦有良好抗菌作用。诺氟沙星为杀菌剂，通过作用于细菌 DNA 螺旋酶的 A 亚单位，从而抑制 DNA 的合成和复制而导致细菌死亡。

【药代动力学】 本品 0.4g 静脉滴注，经 0.5h 后血药浓度达峰值（C_{max}），约为 5μg/ml，随后逐渐降低，1h 后血药浓度约为 2μg/ml，4h 后血药浓度约为 1.0μg/ml，9h 后血药浓度约为 0.05μg/ml。本品在人体内迅速分布，分布半衰期（$T_{1/2\alpha}$）为（0.245±0.93）h，可广泛分布于各组织中，如肝、肾、肺、前列腺、睾丸、子宫，以及体液，如胆汁、痰液、水疱液、血液、尿液等，但未见于中枢神经系统。血清蛋白结合率为 10%～15%。本品从体内消除较慢，血消除半衰期（$T_{1/2\beta}$）为（4.45±1.42)h，肾功能减退时血消除半衰期可延长。肾脏（肾小球滤过和肾小管分泌）和肝胆系统为其主要排泄途径，26%～32%以原形和<10%以代谢物形式自尿液中排出，本品自胆汁和（或）粪便中的排出量占 28%～30%。

【适应证】 本品适用于敏感菌所致的呼吸道感染、尿路感染、淋病、前列腺炎、肠道感染、伤寒及其他沙门菌感染。

【用法与用量】

(1) 静脉滴注：成人 0.2～0.4g/次，2 次/日，以 30～40 滴/分速度静脉滴注，7～14d 为一疗程。

(2) 滴眼：滴入眼睑内，1～2 滴/次，3～6 次/日。

(3) 口服：400～800mg/d，分 3～4 次服用。

【不良反应】

(1) 胃肠道反应：较为常见，可表现为腹部不适或疼痛、腹泻、恶心或呕吐。

(2) 中枢神经系统反应：可有头昏、头痛、嗜睡或失眠。

(3) 过敏反应：皮疹、皮肤瘙痒、面部潮红、胸闷等，偶可发生渗出性多形性红斑及血管神经性水肿。少数患者可有光敏反应。

(4) 偶可发生：①癫痫发作、精神异常、烦躁不安、意识模糊、幻觉、震颤；②血尿、发热、皮疹等间质性肾炎表现；③静脉炎；④结晶尿，多见于高剂量应用时；⑤关节疼痛。

(5) 少数患者可发生血清氨基转移酶升高、血尿素氮增高及外周血象白细胞降低，多属轻度，并呈一过性。

【禁忌证】

(1) 对本品及喹诺酮类药过敏者禁用。

(2) 孕妇、哺乳期妇女及18岁以下患者禁用本品。

【注意事项】

(1) 本品不宜静脉注射，静脉滴注速度不宜过快。

(2) 由于目前大肠埃希菌对诺氟沙星耐药者多见，故应在给药前留取尿培养标本，参考细菌药敏结果调整用药。

(3) 本品大剂量应用或尿pH在7以上时可发生结晶尿。为避免结晶尿的发生，宜多进水，保持24h排尿量在1200ml以上。

(4) 肾功能不全或无尿患者慎用本品。肾功能减退者，需根据肾功能调整给药剂量。

(5) 应用氟喹诺酮类药物可发生中、重度光敏反应。应用本品时应避免过度暴露于阳光，如发生光敏反应需停药。

(6) 缺乏葡萄糖-6-磷酸脱氢酶（G-6-PD）的患者服用本品时，极个别患者可能发生溶血反应。

(7) 喹诺酮类包括本品可致患者重症肌无力症状加重，呼吸肌无力而危及生命。重症肌无力患者应用喹诺酮类包括本品时应特别谨慎。

(8) 严重肝功能减退时，可减少药物清除，使血药浓度增高，在肝、肾功能均减退者尤为明显，均需权衡利弊后应用，并调整剂量。

(9) 原有中枢神经系统疾患者，包括脑动脉硬化或癫痫及癫痫病史者均应避免应用本品，有指征时需仔细权衡利弊后方可应用。

【孕妇及哺乳期妇女用药】本品可透过血-胎盘屏障，分泌至乳汁中，其在乳汁中的浓度接近于血药浓度，孕妇及哺乳期妇女禁用本品，若孕妇在妊娠早期不慎服用本品，无需终止妊娠，但应进行详细的超声波检查。本药的妊娠安全性分级为C级。

【儿童用药】本品可使犬的承重关节软骨永久性损害而致跛行，在其他几种未成年动物中也可致关节病发生，故婴幼儿及18岁以下患者禁用本品。

【老年患者用药】老年患者常有肾功能减退，因本品部分经肾排出，需减量应用。

【药物相互作用】

(1) 尿碱化剂可降低本品在尿中的溶解度，导致结晶尿和肾毒性。

(2) 本品与茶碱类合用时可能由于与细胞色素P_{450}结合部位的竞争性抑制，导致茶碱类的肝清除明显减少，血消除半衰期延长，血药浓度升高，可出现茶碱中毒症状，如恶心、呕吐、震颤、不安、激动、抽搐、心悸等，故合用时应测定茶碱类的血药浓度和调整剂量。

(3) 环孢素与本品合用时，可使前者的血药浓度升高，必须监测环孢素的血浓度，并调整剂量。

(4) 本品与抗凝药华法林同用时可增强后者的抗凝作用，合用时应严密监测患者的凝血酶原时间。

(5) 丙磺舒可减少本品自肾小管分泌约50%，合用时可因本品血浓度增高而产生毒性。

(6) 本品与呋喃妥因具拮抗作用，不推荐联合应用。

(7) 本品可干扰咖啡因的代谢，从而导致咖啡因清除减少，血消除半衰期（$T_{1/2\beta}$）延长，并可能产生中枢神经系统毒性。

【药物过量】急性药物过量时，应仔细观察病情变化，予以对症处理及支持疗法。并须维持适当的补液量。

【贮藏】遮光，密闭保存。

环丙沙星

【英文名】ciprofloxacin

【化学名及结构式】1-环丙基-6-氟-1，4-二氢-4-氧代-7（1-哌嗪基）-3-喹啉羧酸。

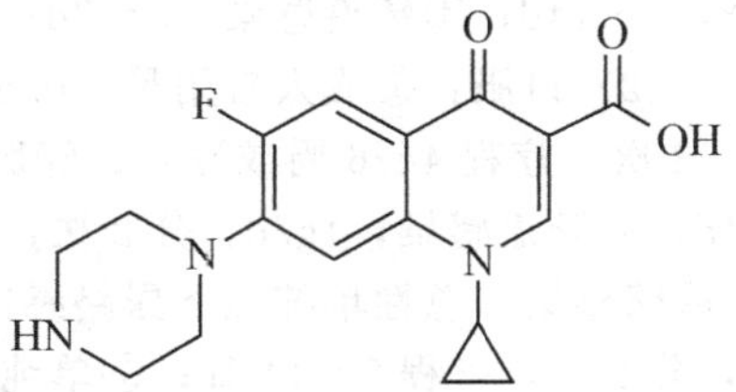

【性状】本品为白色或微黄白色结晶性粉末，无臭或微带特异性臭，味苦。

【药理与毒理】药理作用：本品具广谱抗菌作用，尤其对需氧革兰阴性杆菌的抗菌活性高，对下列细菌在体外具良好抗菌作用：肠杆菌科的大部分细菌，包括枸橼酸杆菌属、阴沟杆菌、产气肠杆菌等肠杆菌属、大肠埃希菌、克雷伯菌属、变形杆菌属、沙门菌属、志贺菌属、弧菌属、耶尔森菌等。常对多重耐药菌也具有抗菌活性。对青霉素耐药的淋病奈瑟菌、产酶流感杆菌和莫拉菌属均具有高度抗菌活性。对铜绿假单胞菌等假单胞菌属的大多数菌株均具抗菌作用。本品对甲氧西林敏感葡萄球菌具抗菌活性，对肺炎链球菌、溶血性链球菌和粪肠球菌仅具中等抗菌活性。本品对沙眼衣原体、支原体、军团菌具良好抗微生物作用，对结核杆菌和非典型分枝杆菌也有抗菌活性。本品对厌氧菌的抗菌活性差。环丙沙星为广谱杀菌剂，通过作用于细菌 DNA 螺旋酶的 A 亚单位，抑制 DNA 的合成和复制而导致细菌死亡。毒理研究：致癌性和致突变性：对环丙沙星已进行了 8 项体外致突变试验，结果有 2 项为阳性（大鼠肝细胞 DNA 修复试验和小鼠淋巴瘤细胞回复突变试验）。但体内试验大鼠肝细胞 DNA 修复试验、微核试验（小鼠）、显性致死试验（小鼠）均为阴性。在大鼠和小鼠上进行的长期致癌性体内试验已经完成。每日口服用药持续 2 年后，这些动物没有表现出环丙沙星有任何致癌和致瘤作用。生殖毒性：用大鼠和小鼠用 6 倍于人通常每日剂量的药物进行生殖研究，尚未发现环丙沙星对胎儿有害或造成生育能力损害。环丙沙星用于兔（30、100mg/kg 口服）时产生胃肠道紊乱导致母兔体质量减轻和流产增加。但 2 个剂量下均未观察到有致畸作用。静脉给药达 20mg/kg 后，也未产生母体毒性、胚胎毒性或致畸作用。然而，没有对孕妇进行足够的、对照良好的研究。环丙沙星对孕妇来说，只有当其潜在益处大于对胎儿的潜在危险时，方可使用。

【药代动力学】在 60min 内静脉滴注本品 200mg 和 400mg 后，约 1h 达血药浓度峰值，分别为 2.1mg/L 和 4.6mg/L。本品可广泛分布到各种体液（包括脑脊液）和组织中，其中在组织中的浓度常超过血药浓度。蛋白结合率为 20%～40%。静脉给药后，50～70%的药物以原形从尿液中排出，约 14%的本品经胆汁和粪便排出。24h 内排出给药量的 90%以上。消除半衰期为 5～6h，肾功能减退可使之延长。

【适应证】用于敏感菌引起的：

（1）泌尿生殖系统感染，包括单纯性、复杂性尿路感染、细菌性前列腺炎、淋病奈瑟菌尿道炎或宫颈炎（包括产酶株所致者）。

（2）呼吸道感染，包括敏感革兰阴性杆菌所致支气管感染急性发作及肺部感染。

（3）胃肠道感染，由志贺菌属、沙门菌属、产肠毒素大肠埃希菌、亲水气单胞菌、副溶血弧菌等所致。

（4）伤寒。

（5）骨和关节感染。

（6）皮肤软组织感染。

（7）败血症等全身感染。

【用法与用量】

（1）静脉滴注：成人一般用量为0.1～0.2g/次，每12h静脉滴注1次，每0.2g滴注时间至少在30min以上。严重感染或铜绿假单胞菌感染可加大剂量至0.4g/次，2～3次/日。疗程视感染程度而定。通常治疗持续7～14d，一般在感染症状消失后还应继续使用至少2d。①尿路感染，急性单纯性下尿路感染5～7d；②复杂性尿路感染7～14d；③肺炎和皮肤软组织感染，7～14d；④肠道感染，5～7d；⑤骨和关节感染，4～6周或更长；⑥伤寒，10～14d。

（2）口服：①成人常用量，0.5～1.5g/d，分2～3次；②骨和关节感染，1～1.5g/d，分2～3次，疗程4～6周或更长；③肺炎和皮肤软组织感染，1～1.5g/d，分2～3次，疗程7～14d；④肠道感染，1g/d，分2次，疗程5～7d；⑤伤寒，1.5g/d，分2～3次，疗程10～14d；⑥尿路感染，急性单纯性下尿路感染，0.5g/d，分2次服，疗程5～7d；复杂性尿路感染，1g/d，分2次，疗程7～14日；⑦单纯性淋病，单次口服0.5g。

（3）滴眼：滴于眼睑内，1～2滴/次，3～5次/日。

【不良反应】

（1）胃肠道反应较为常见，可表现为腹部不适或疼痛、腹泻、恶心或呕吐、消化不良、厌食。治疗中如发现严重长期腹泻，必须咨询医生，因为这可能是严重胃肠道疾病假膜性肠炎。这种情况一旦发生，应立即停药，给予适当治疗（如给予万古霉素）。禁用抑制胃肠道蠕动药。

（2）中枢神经系统反应可有头昏、头痛、嗜睡或失眠。少数病例可出现外周痛觉异常，颅内压升高、共济失调、惊厥、焦虑、意识模糊、抑郁、幻觉、癫痫发作等。个别患者甚至出现精神反应自危行为。一些患者在初次即可出现这些反应，应立即停药通知医生。

（3）过敏反应：皮疹、皮肤瘙痒、药物热、荨麻疹，偶可发生渗出性多形性红斑及血管神经性水肿。一些病例在初次用药即可出现喉头水肿、呼吸困难、过敏性休克，应立即给予抗休克治疗。少数患者有光敏反应。

（4）偶可发生：①视觉异常、味觉受损、耳鸣、听力减退；②血尿、间质性肾炎、肝炎、肝坏死衰竭表现；③静脉炎或血栓性静脉炎；④结晶尿，多见于高剂量应用时；⑤关节疼痛、肌肉痛、腱鞘炎、跟腱炎；⑥心动过速、面部潮红、偏头痛、晕厥；⑦血液系统影响，贫血、血小板减少、白细胞减少、嗜酸粒细胞增多、溶血性贫血、凝血改变；⑧皮肤点状出血（淤点）水疱形成，伴随出血（血疱）和有结痂的小结节（丘疹），Stevens-Johnson及Lyell综合征；⑨长期和重复应用本品可引起耐药菌或酵母样菌感染。

（5）实验室数据异常：少数患者可发生血清氨基转移酶、碱性磷酸酶升高，胆汁淤积性黄疸，尤其在肝损害患者，血尿素氮、肌酐或胆红素增高，个别患者可出现高血糖、结晶尿、血尿现象。

（6）环丙沙星可影响患者驾驶或操作机器的反应能力，尤其在同时饮酒的患者。

【禁忌证】对本品及任何氟喹诺酮类药有过敏史的患者禁用。

【注意事项】

（1）由于目前大肠埃希菌对氟喹诺酮类药物耐药者多见，应在给药前留取尿培养标本，参考细菌药敏结果调整用药。

（2）本品大剂量应用或尿pH在7以上时可发生结晶尿。为避免结晶尿的发生，宜多饮水，保持24h排尿量在1200ml以上。

（3）肾功能减退者，需根据肾功能调整给药剂量。

（4）应用氟喹诺酮类药物可发生中、重度光敏反应。应用本品时应避免过度暴露于阳光，如发生光敏反应需停药。

(5) 肝功能减退时，可减少药物清除，使血药浓度增高，肝、肾功能均减退者尤为明显，均需权衡利弊后应用，并调整剂量。

(6) 原有中枢神经系统疾患者，例如患癫痫及癫痫病史者均应避免应用本品，有指征时需仔细权衡利弊后方可应用。

【孕妇及哺乳期妇女用药】动物实验未证实喹诺酮类药物有致畸作用，但对孕妇用药所做研究尚无明确结论。鉴于本药可引起未成年动物关节病变，因可通过胎盘屏障，故孕妇禁用，若孕妇在妊娠早期不慎服用本品，无需终止妊娠，但应进行详细的超声波检查。本药的妊娠安全性分级为C级。本品也可分泌至乳汁中，哺乳期妇女应用本品时应暂停哺乳，在复杂性泌尿系感染或假单胞菌感染中，如确实需使用喹诺酮类药物进行治疗，则应选择环丙沙星。

【儿童用药】本品在婴幼儿及18岁以下青少年的安全性尚未确立。但本品用于数种幼龄动物时，可致关节病变。因此本品禁用于18岁以下的小儿及青少年。

【老年患者用药】老年患者常有肾功能减退，因本品部分经肾排出，需减量应用。

【药物相互作用】

(1) 尿碱化剂可减低本品在尿中的溶解度，从而导致结晶尿和肾毒性。

(2) 本品与茶碱类合用时可能由于与细胞色素 P_{450} 结合部位的竞争性抑制，导致茶碱类的肝清除明显减少，血消除半衰期（$T_{1/2\beta}$）延长，血药浓度升高，患者出现茶碱中毒症状，如恶心、呕吐、震颤、不安、激动、抽搐、心悸等，故合用时应测定茶碱类血药浓度和调整剂量。

(3) 环孢素与本品合用时，可使前者的血药浓度升高，必须监测环孢素血浓度，并调整剂量。

(4) 本品与抗凝药华法林合用时可增强后者的抗凝作用，合用时应严密监测患者的凝血酶原时间。

(5) 丙磺舒可减少本品自肾小管分泌约50%，合用时可因本品血浓度增高而产生毒性。

(6) 本品干扰咖啡因的代谢，从而导致咖啡因清除减少，血消除半衰期（$T_{1/2\beta}$）延长，并可能产生中枢神经系统毒性。

(7) 胃复安可加速本品的吸收，但对生物利用度没有影响。

(8) 动物实验表明，高剂量的喹诺酮与某些非甾体抗炎药合用可引起惊厥，迅速静脉注射可导致低血压。

【药物过量】急性药物过量时应仔细观察患者的病情变化，予以对症处理及支持疗法。并保持足够的水分。血液透析或腹膜透析时仅能使少量药物（<10%）排出体外。

帕珠沙星

【英文名】pazufloxacin

【化学名及结构式】（−）-（S）-10-（1-氨基环丙基）-9-氟-3-甲基-7-氧代-2，3-二氢-7H-吡啶并［1，2，3-de］［1，4］苯并噁嗪-6-羧酸。

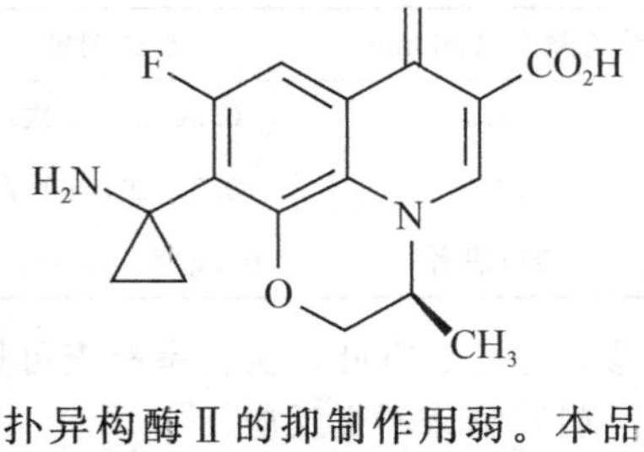

【性状】本品为无色或淡黄色的结晶性粉末。

【药理与毒理】

(1) 药理作用：本品属喹诺酮类抗菌药。其主要作用机制为抑制金黄色葡萄球菌DNA旋转酶和DNA拓扑异构酶Ⅳ活性，阻碍DNA合成从而导致细菌死亡；本品对人拓扑异构酶Ⅱ的抑制作用弱。本品具有抗菌谱广、抗菌作用强的特点。对革兰阳性菌如葡萄球菌、链球菌、肠球菌，对革兰阴性菌如大肠埃希菌、奇异变形杆菌、克雷伯菌、阴沟肠杆菌、柠檬酸杆菌、醋酸钙不动杆菌、流感嗜血杆菌、卡他莫拉菌、铜绿假单胞菌等均有良好的抗菌活性，本品对某些厌氧菌如产气荚膜梭状芽孢杆菌、核粒梭形杆菌、痤疮丙酸杆菌、卟啉单胞菌、部分消化链球菌、脆弱拟杆菌及普雷沃菌也有良好的抗菌活性。

(2) 毒理研究：重复给药毒性。大鼠静脉注射本品 4、13、39 和 130mg/(kg·d)，连续 3 个月后，130mg/kg 组大鼠 A/G（白蛋白/球蛋白）比值升高，少数大鼠可见关节软骨空洞形成，但猴静脉注射本品 26、52 及 104mg/(kg·d)，连续 13 周后，未出现药物引起的异常反应。

【药代动力学】 据文献资料：健康志愿者单剂量静脉滴注甲磺酸帕珠沙星 300、500mg，静滴持续时间为 30min，C_{max}分别为 8.99mg/L 与 11.0mg/L；AUC 分别为 13.3mg·h/L 及 21.7mg·h/L；$T_{1/2\beta}$分别为 1.65h 及 1.88h；T_{max}均为 0.5h。给药后本药可迅速分布至组织和体液中，静脉滴注本药 500mg 后，在痰液、肺组织、胆囊组织、烧伤皮肤组织及女性生殖器官组织的浓度分别为 2.49～6.24，7.95，9.85～35.5，4.54，5.00～13.9μg/g，在胆汁、胸水、腹水、脓液、盆腔液及脑脊液中的浓度分别为 5.47～29.9，1.43，1.87，4.73，3.18 及 0.33mg/L。50～500mg 单次静脉滴注 30min，24h 内尿排泄率为 90%，300mg/次，2 次/日给药，或 500mg/次，2 次/日给药的尿排泄率与单次给药基本一致。药物经代谢后，胆汁和尿中的代谢物以葡萄糖醛酸化合物为主，其他代谢物浓度较低。肾功能障碍时，$T_{1/2\beta}$显著延长，AUC 显著升高，尿中排泄率显著下降。

【适应证】 本品适用于敏感细菌引起的下列感染：

(1) 慢性呼吸道疾病继发感染，如慢性支气管炎、弥漫性细支气管炎、支气管扩张、肺气肿、肺间质纤维化、支气管哮喘、陈旧性肺结核、肺炎、肺脓肿。

(2) 肾盂肾炎、复杂性膀胱炎、前列腺炎。

(3) 烧伤创面感染，外科伤口感染。

(4) 胆囊炎、胆管炎、肝脓肿。

(5) 腹腔内脓肿、腹膜炎。

(6) 生殖器官感染，如子宫附件炎、子宫内膜炎、盆腔炎。

【用法与用量】

(1) 用法：静脉滴注。

(2) 用量：0.3g/次，2 次/日，静脉滴注时间为 30～60min，疗程为 7～14d。可根据患者的年龄和病情酌情调整剂量。

(3) 给药注意事项

1) 应用本品前应先做细菌学检查。一般来说，为防止细菌出现耐药性，在感染的致病菌确定后，在保证患者治疗的情况下，应尽量减少给药时间。

2) 给药期间，不管有无必要继续用药，在开始给药 3d 后应判断继续用药的必要性，评估停用本药或改用其他药物。一般来就，本药最常用治疗疗程为 14d。

3) 此药一般不可与其他药物或输液剂混合使用。

4) 严重肾功能不全者慎用或调整用药剂量或用药疗程见表 3-1。

表 3-1 严重肾功能不全者的给药剂量

肾清除率（ml/min）	给药剂量
44.7	0.3g/次，2 次/d
13.6	0.3g/次，1 次/d
透析患者	0.3g/次，3 天 1 次

【不良反应】 是否本品主要临床不良反应为腹泻、皮疹、恶心、呕吐，实验室检查可见 ALT、AST、ALP、γ-GTP 升高，嗜酸粒细胞增加。

(1) 临床不良反应

1) 急性肾衰竭：可能会引起急性肾衰竭。

2) 肝功能异常、黄疸。

3）假膜性肠炎：可发生伴有血便的严重的肠炎，如果患者出现腹痛或频繁的腹泻，应立即停药并采取相应的防治措施处理。

4）粒细胞减少、血小板减少症。

5）横纹肌溶解：如果出现肌痛、虚弱、磷酸肌酸激酶（CPK）升高、血或尿中的肌球素升高，应立即停药。横纹肌溶解也可导致急性肾功能衰竭。

6）痉挛。

7）休克、过敏反应，若患者出现呼吸困难、水肿、红斑等任何异常，应停止给药，并采取适当处理措施。

8）表皮脱落坏死（Lyell 综合征），眼、黏膜、皮肤综合征（Stevens-Johnson 综合征）

9）间质性肺炎：伴有发热、咳嗽、呼吸困难、胸部X线片异常的肺炎发生。

10）低血糖：严重低血糖，易发生于老年病人、肾衰竭患者，应仔细观察。

11）跟腱炎、肌腱断裂。

给药期间应密切观察，如出现上述不良反应，应立即停药，并采取相应的处理措施。

（2）同类药物的不良反应：PIE 综合征，伴有发热、咳嗽、呼吸困难、胸部X线异常、嗜酸粒细胞增多的 PIE 综合征，见于临床应用的其他新喹诺酮类药物报道，如出现上述不良反应立即停药，并采取相应的处理措施。

（3）其他不良反应：如观察到下列不良反应应采取适当处理措施。

1）过敏反应：皮疹、发热（发生率 0.1%～5%），荨麻疹、瘙痒、面部皮肤潮红（发生率<0.1%）

2）肾脏损害：BUN 升高、蛋白尿、胆红素尿、管型尿、尿隐血（发生率 0.1%～5%），血肌酐升高（发生率<0.1%）。

3）肝脏损害：ALT（GPT）升高（发生率≥5%），AST（GOT）、ALT、γ-GTP、LAP、LDH 和胆红素升高（发生率 0.1%～5%）。

4）血液：嗜酸粒细胞增多症、白细胞减少症、血小板减少症、贫血（发生率0.1%～5%）。

5）消化道反应：腹泻或软便、恶心、呕吐（发生率 0.1%～5%），上腹不适、腹胀、黑便（发生率<0.1%）。

6）精神神经系统：头痛、头晕（发生率 0.1%～5%），短暂性意识障碍、短暂性精神障碍、精神异常（发生率<0.1%）。

7）其他：静脉炎（发生率≥5%），CK（CPK）升高、电解质紊乱（发生率0.1%～5%），口干、舌炎（发生率<0.1%）。

【禁忌证】对帕珠沙星及喹诺酮类药物有过敏史的患者禁用。

【注意事项】

（1）有支气管哮喘、皮疹、荨麻疹等过敏性疾病家族史的患者慎用本品。

（2）肾功能不全患者：严重肾功能不全患者血药浓度持续较高；因本品中的氯化钠可解离出钠离子，从而可导致高血钠症。

（3）心脏或循环系统功能异常者慎用本品。本品中含有氯化钠，易导致水钠潴留，从而使水肿症状加重。

（4）有抽搐或癫痫等中枢神经系统疾病的患者慎用本品。

（5）6-磷酸葡萄糖脱氢酶缺乏患者慎用本品。

（6）本品可导致休克，所以应用本品前建议做皮肤反应试验；在做皮肤试验和治疗期间必须备有抢救药品以防止休克的发生；用药后患者应卧床休息，密切观察。

【孕妇及哺乳期妇女用药】妊娠及有可能妊娠的妇女禁用本品，若孕妇在妊娠早期不慎服用本品，无需终止妊娠，但应进行详细的超声波检查。因药物可通过乳汁分泌，哺乳期妇女立用时应停止哺乳。

【儿童用药】儿童用药的安全性尚未确立，建议儿童禁用本品。

【老年患者用药】老年患者用药监测血药浓度、尿排泄量时，C_{max}、AUC升高，尿液中回收率下降，因此老年患者应用本品时应注意剂量。

【药物相互作用】

（1）本品可抑制茶碱在肝脏的代谢，使茶碱的血药浓度升高，可能发生茶碱中毒症状，如胃肠道反应、头痛、心律不齐、痉挛等，所以患者需密切观察，两药合用时应密切观察茶碱的血药浓度。

（2）本品与苯基乙酸类、二乙酮酸类、非类固醇消炎镇痛剂合用时可能发生痉挛，所以应密切观察，如出现症状应立即停药并采取解痉治疗，当出现痉挛时，应终止两药的合用，保持患者呼吸道通畅，并使用抗痉挛的药物进行治疗。

（3）本品与华法令合用时，可增强华法令的作用，从而延长凝血时间，所以用药时应密切观察并做凝血时间试验。

（4）本品与丙磺酸合用时，血清半衰期延长，AUC增加，但血药峰浓度无明显变化。

【药物过量】不宜使用高于推荐剂量的治疗。如发生急性过量，应严密观察并给予对症和支持治疗。

【贮藏】避光、阴凉处密闭保存。

培氟沙星

【英文名】pefloxacin

【化学名及结构式】1-乙基-6-氟-1，4-二氢-7-［4-甲基-1-哌嗪基］-4-氧-3-喹啉羧酸。

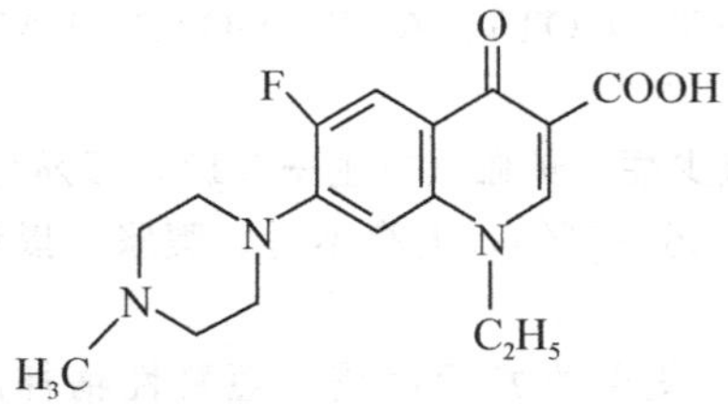

【性状】本品为白色至微黄色结晶粉末，几乎无臭，味微苦，易溶于水。

【药理与毒理】甲磺酸培氟沙星为喹诺酮类抗菌药，具广谱抗菌作用，对下列细菌具有良好的抗菌作用：肠杆菌科的大部分细菌，包括大肠埃希菌、克雷伯菌属、变形杆菌属、志贺菌属、伤寒及沙门菌属以及流感嗜血杆菌、奈瑟菌属等。对铜绿假单胞菌和金黄色葡萄球菌也有一定的抗菌作用。对肺炎球菌、各组链球菌和肠球菌仅具轻度抗菌作用。此外对麻风杆菌也有抗菌活性。甲磺酸培氟沙星为杀菌剂，可通过作用于细菌DNA螺旋酶的A亚单位，从而抑制DNA的合成和复制而导致细菌死亡。

【药代动力学】据资料介绍，本品0.4g静脉滴注后，原药血浓度为5.8mg/L，与人体血浆蛋白结合率为20%～30%，半衰期（$T_{1/2}$）较长，为10～13h，在体内分布广泛，在支气管、肺、肝、肾、肌肉、前列腺等组织和胆汁、胸、腹腔液中均能达有效浓度。此外尚可通过炎性反应脑膜进入脑脊液中，脑脊液中浓度为血药浓度的60%左右。本品主要在肝内进行代谢，主要代谢产物为*N*-去甲基物和*N*-氧化代谢物，其中*N*-去甲基物同培氟沙星具有同样的体外抗菌作用。本品及其代谢物主要经肾脏排泄，约占给药剂量的58.9%。

【适应证】本品适用于由培氟沙星敏感菌所致的各种感染：尿路感染，呼吸道感染，耳、鼻、喉感染，泌尿生殖系统感染，腹部和肝、胆系统感染，骨和关节感染，皮肤感染，败血症和心内膜炎，脑膜炎。

【用法与用量】

（1）静脉滴注：成人常用量，0.4g/次，加入5%葡萄糖溶液250ml中缓慢静脉滴入，每12h一次。患有黄疸的患者，用药1次/日；患有腹水的患者每36h用药1次；患有黄疸和腹水的患者，每 48h 用药 1 次，或遵医嘱。

(2) 口服 400mg/次，1～2 次/日，餐后服用。用于淋病和非淋菌性尿道炎，单剂量 800mg 顿服或 400mg/次，2 次/日，连续 3～5d。

【不良反应】

(1) 胃肠道反应：恶心、呕吐、食欲减退、腹泻等。

(2) 中枢神经系统反应：头昏、头痛、嗜睡或失眠等。

(3) 过敏反应：皮疹、皮肤瘙痒，偶可发生渗出性、多形性红斑及血管神经性水肿。少数患者可有光敏反应。

(4) 偶可发生：①癫痫发作、精神异常、烦躁不安、意识模糊、幻觉、震颤；②血尿、发热、皮疹等间质性肾炎表现；③结晶尿，多见于高剂量应用时；④关节疼痛；⑤注射部位局部刺激症状。

(5) 少数患者可发生血清氨基转移酶升高、血尿素氮增高及周围血像白细胞降低，多属轻度，并呈一过性。

【禁忌证】 对本品及氟喹诺酮类药过敏患者禁用本品，孕妇及哺乳期妇女禁用本品，18 岁以下患者禁用本品，6-磷酸葡萄糖脱氢酶缺乏者禁用本品。

【注意事项】

(1) 由于目前大肠埃希菌对氟喹诺酮类药物耐药者多见，应在给药前留取尿培养标本，参考细菌药敏结果调整用药。

(2) 本品大剂量应用或尿 pH 在 7 以上时可发生结晶尿。为避免结晶尿的发生，宜多饮水，保护 24h 排尿量在 1200ml 以上。

(3) 肾功能减退者，需根据肾功能调整给药剂量。

(4) 应用氟喹诺酮类药物可发生中、重度光敏反应。应用本品时应避免过度暴露于阳光或紫外光照射，如发生光敏反应需停药。

(5) 严重肝功能减退时，可减少药物消除，使血药浓度增高，肝、肾功能均减退者尤为明显，均需权衡利弊后应用，并需调整剂量。

(6) 原有中枢神经系统疾患者，例如癫痫及癫痫病史者均应避免应用，有指征时需仔细权衡利弊后应用。

(7) 稀释液不能用氯化钠溶液或其他含氯离子的溶液。

(8) 本品每次静脉滴注时间≥60min。

【孕妇及哺乳期妇女用药】 动物实验未证实喹诺酮类药物有致畸作用，但对孕妇用药进行的研究尚无明确结论，若孕妇在妊娠早期不慎服用本品，无需终止妊娠，但应进行详细的超声波检查。鉴于本药可引起未成年动物关节病变，故孕妇禁用本品。该类药物分泌至乳汁中，其浓度接近血药浓度，哺乳期妇女禁用本品，如必需应用本品时应暂停哺乳。

【儿童用药】 动物实验显示，氟喹诺酮类药物可在发育软骨内沉积并引起退行性病变，故 18 岁以下儿童禁用本品。

【老年患者用药】 老年患者常有肾功能减退，因本品部分经肾排出，需减量应用。

【药物相互作用】

(1) 尿碱化剂可减低本品在尿中的溶解度，可导致结晶尿和肾毒性。

(2) 本品与茶碱类合用时可能由于与细胞色素 P_{450} 结合部位的竞争性抑制，导致茶碱类自肝消除明显减少，血浆消除半衰期（$T_{1/2\beta}$）延长，血药浓度升高，出现茶碱中毒症状，如恶心、呕吐、震颤、不安、激动、抽搐、心悸等，应避免合用，不能避免时应测定茶碱类血药浓度并调整剂量。

(3) 环孢素与本品合用时，其血药浓度升高，必须监测环孢素血浓度，并调整剂量。

（4）本品与抗凝药华法林同用时可增强后者的抗凝作用，合用时应严密监测患者的凝血酶原时间，并调整剂量。

（5）丙磺舒可减少本品自肾小管分泌药50%，合用时可因本品血浓度增高而产生毒性。

（6）本品干扰咖啡因的代谢，从而导致咖啡因消除减少，血消除半衰期（$T_{1/2\beta}$）延长，并可能产生中枢神经系统毒性，合用时应严密监测患者咖啡因的血药浓度并调整剂量。

【药物过量】用药剂量为1600mg/d以上时，可能会出现以下副作用：胃肠功能失调、肌肉和（或）关节疼痛、光敏反应、神经系统失调（头痛、失眠）、血小板减少。

【贮藏】遮光、密闭保存。

芦氟沙星

【英文名】rufloxacin

【化学名及结构式】9-氟-10（*N*-4-甲基哌嗪基）-7-氧-2，3-二氢-7H-吡啶并［1，2，3，-de］-［1，4］-苯并噻嗪-6-羧酸

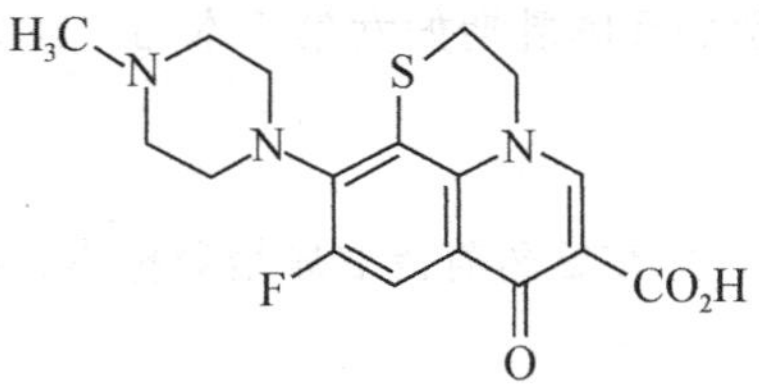

【性状】常用其盐酸盐，为从乙醇液中得到的结晶。

【药理与毒理】本品具广谱抗菌作用，对革兰阴性菌具良好抗菌作用，包括大肠埃希菌、伤寒沙门菌、志贺菌属、流感嗜血杆菌、淋病奈瑟菌等均具有较强的抗菌活性。对葡萄球菌属、溶血性链球菌等革兰阳性球菌也有一定的抗菌作用。本品对铜绿假单胞菌无效。本品为杀菌剂，通过作用于细菌DNA螺旋酶的A亚单位，抑制DNA的合成和复制而导致细菌死亡。

【药代动力学】本品口服人体吸收迅速而完全，健康志愿者单剂量口服0.2g后，血药峰浓度（C_{max}）约为2.3mg/L，达峰时间约为3h。血消除半衰期（$T_{1/2\beta}$）长，约为35h。本品吸收后广泛分布至各组织、体液中。体内代谢产物为*N*-去甲基芦氟沙星及硫-氧芦氟沙星，前者含量约为2%，后者含量极少，两种代谢产物均有一定的抗菌活性。本品主要以原形自肾排泄，约为50%，胆汁排泄占1%，以代谢物排出量约占2%，另有部分经肠管壁的跨上皮分泌进肠道，再经粪便排泄。

【适应证】本品用于治疗敏感菌引起的下呼吸道和泌尿生殖系统感染。

【用法与用量】口服。0.2g/次，1次/日。首剂量加倍。疗程5～10d。对前列腺炎的疗程可达4周。

【不良反应】

（1）胃肠道反应较为常见，可表现为腹部不适或疼痛、腹泻、恶心或呕吐。

（2）中枢神经系统反应可有头昏、头痛、嗜睡或失眠。

（3）过敏反应：皮疹、皮肤瘙痒，偶可发生渗出性多性红斑及血管神经性水肿。严重者可见舌肿大、声带水肿、呼吸困难、休克等。少数患者有光敏反应。

（4）偶可发生：①癫痫发作、精神异常、烦躁不安、意识混乱、幻觉、震颤；②血尿、发热、皮疹等间质性肾炎表现；③静脉炎；④结晶尿，多见于高剂量应用时；⑤关节疼痛。

（5）少数患者可发生血清氨基转移酶升高、血尿素氮增高及周围血象白细胞降低，多属轻度，并呈一过性。

【禁忌证】对本品及氟喹诺酮类药过敏的患者禁用。

【注意事项】

（1）由于目前大肠埃希菌对氟喹诺酮类药物耐药者多见，故应在给药前留取尿培养标本，参考细菌药敏结果调整用药。

（2）本品大剂量应用或尿 pH 在 7 以上时患者可发生结晶尿。为避免结晶尿的发生，患者宜多饮水，保持 24h 排尿量在 1200ml 以上。

（3）肾功能减退者应慎用本品，需根据肾功能调整给药剂量。肾小球滤过率＜30ml/min，宜隔天使用。

（4）应用氟喹诺酮类药物患者可发生中、重度光敏反应。应用本品时应避免过度暴露于阳光，如发生光敏反应应需停药。

（5）肝功能减退时，如属重度（肝硬化腹水）可减少药物清除，血药浓度增高，肝、肾功能均减退者尤为明显，均需权衡利弊后应用，并调整剂量。

（6）原有中枢神经系统疾患者，例如癫痫及癫痫病史者均应避免应用，有指征时需仔细权衡利弊后应用。

（7）本品即使在正常剂量下也会干扰反应能力，因此驾驶员或机器操作者应慎用本品。

（8）使用本品过程中，若出现严重和持续的腹泻应警惕假膜性肠炎的发生，应立即停药并采取适当的治疗措施。

【孕妇及哺乳期妇女用药】动物实验未证实喹诺酮类药物有致畸作用，但对孕妇用药进行的研究尚无明确结论，若孕妇在妊娠早期不慎服用本品，无需终止妊娠，但应进行详细的超声波检查。鉴于本药可引起未成年动物关节病变，故孕妇禁用，哺乳期妇女应用本品时应暂停哺乳。

【儿童用药】本品在婴幼儿及 18 岁以下青少年的安全性尚未确定。但本品用于数种幼龄动物时，可致关节病变。因此本品不宜用于 18 岁以下的小儿及青少年。

【老年患者用药】老年患者常有肾功能减退，因本品部分经肾脏排出，需减量应用。

【药物相互作用】

（1）尿碱化剂可减低本品在尿中的溶解度，从而可导致结晶尿和肾毒性。

（2）本品与茶碱类合用时可能由于与细胞色素 P_{450} 结合部位的竞争性抑制，导致茶碱类的肝消除明显减少，血消除半衰期（$T_{1/2\beta}$）延长，血药浓度升高，从而患者出现茶碱中毒症状，如恶心、呕吐、震颤、不安、激动、抽搐、心悸等，应避免合用，不能避免时应测定茶碱类血药浓度并调整剂量。

（3）环孢素与本品合用时，其血药浓度升高，必须监测环孢素血浓度，并调整剂量。

（4）本品与抗凝药华法林同用时可增强后者的抗凝作用，合用时应严密监测患者的凝血酶原时间，并调整剂量。

（5）丙磺舒可减少本品自肾小管分泌约 50%，合用时可因本品血浓度增高而产生毒性。

（6）本品干扰咖啡因的代谢，从而导致咖啡因消除减少，血消除半衰期（$T_{1/2\beta}$）延长，并可能产生中枢神经系统毒性，合用时应严密监测患者咖啡因的血药浓度并调整剂量。

（7）含铝、镁的制酸药可减少本品的口服吸收，不宜合用。

【贮藏】避光，存放于干燥的地方。

洛美沙星

【英文名】lomefloxacin

【化学名及结构式】1-乙基-6，8-二氟-1，4-二氢-7-（3-甲基-1-哌嗪基）-4-氧代-3-喹啉羧酸。

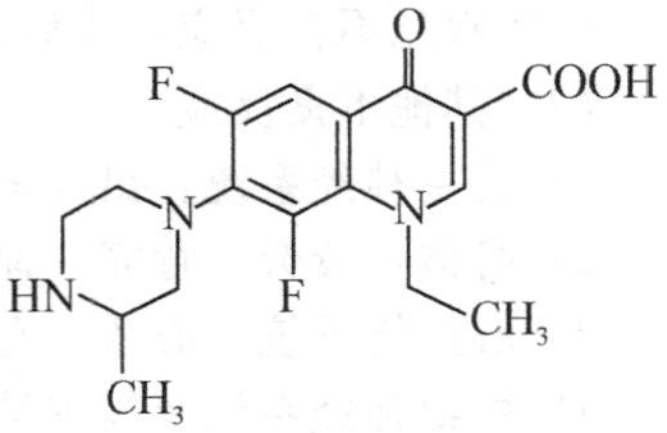

【性状】本品为无色针状结晶，水溶液中对热稳定，遇光变色。

【药理与毒理】

（1）药理作用：洛美沙星系喹诺酮类广谱抗菌药，对革兰阴性菌、革兰阳性菌及部分厌氧菌均有杀菌作用，对耐甲氧西林的金黄色葡萄球菌、耐氨苄青霉素的流感杆菌及耐吡哌酸的大肠埃希菌及对其他药物耐药的细菌抗菌效果较好。其抗菌机制为抑制细菌DNA螺旋酶的活性，从而抑制细菌DNA转录与复制，对多种革兰阳性及革兰阴性细菌均有杀菌作用。

(2) 毒理研究：与所有喹诺酮类药物一样，洛美沙星的动物毒性试验中有下列现象：洛美沙星影响幼年动物的负重关节；大剂量给药时，如超过272mg/kg可引起啮齿动物的中枢神经系统损害，犬和猫因敏感性高，较低剂量即可致中枢损害；动物中未见肾毒性，人体试验亦未发现尿结晶；动物试验中洛美沙星对血浆球蛋白有影响，在人体试验中未见此现象。

(3) 致癌作用：无毛小鼠给予洛美沙星后每2周暴露于阳光下5次，3.5h/次，直至52周，结果产生光毒性。给药同时给予紫外光产生皮肤癌的时间为16周，同时应用喹诺酮及紫外光的模型中，产生皮肤癌的时间范围为28～52周。同时给予洛美沙星及紫外光的鼠中，92%产生了皮肤鳞状细胞癌，为非转移性。在此模型中，单独给予洛美沙星的鼠未产生皮肤或全身肿瘤。此研究与人临床差异未知。

(4) 致突变：一个体外致突变试验表明，洛美沙星浓度≥226μg/ml时呈弱阳性。其他两个体外致突变试验和两个体内鼠核致突变试验结果均为阴性。

(5) 生殖毒性：洛美沙星在8倍口服剂量下不影响男性和女性的生殖。

【药代动力学】本品在体内分布广泛，在组织中穿透性好，在皮肤、痰液、扁桃体、前列腺、胆囊、泪液、唾液和齿龈等组织药物浓度均达到或高于血液浓度，消除半衰期6～7h，本品主要通过肾脏以原药形式从尿液中排泄，在48h内70%～80%从尿液中排出。丙磺舒可延迟洛美沙星的排泄，使平均曲线下面积（AUC）增大63%，平均达峰时间（T_{max}）延长50%，平均峰浓度（C_{max}）增高4%；故合用时可因本品血浓度增高而产生毒性。

【适应证】适用于敏感细菌引起的下列感染：

(1) 呼吸道感染：慢性支气管炎急性发作、支气管扩张伴感染、急性支气管炎、肺炎等。

(2) 泌尿生殖系统感染：急性膀胱炎、急性肾盂肾炎、复杂性尿路感染、慢性尿路感染急性发作、急慢性前列腺炎、单纯性淋病等。

(3) 腹腔、胆道、肠道、伤寒等感染。

(4) 皮肤软组织感染。

(5) 其他感染：如鼻窦炎、中耳炎、睑缘炎等。

【用法与用量】

(1) 静脉滴注：成人0.2g/次，稀释于5%葡萄糖注射液或0.9%氯化钠注射液250ml中，滴注时间每100ml不少于60min，2次/日，或遵医嘱。

(2) 滴眼：滴入眼睑内，1～2滴/次，3～5次/日，或遵医嘱。

(3) 口服：0.6g/d，分2次服。病情较重者可增至0.8g/d，分2次服。单纯性尿路感染0.4g/d，1次/日。单纯性淋病，0.6g/d，分2次服。或遵医嘱。慢性支气管感染急性发作，口服0.4g/次，1次/日，疗程10d。急性单纯性尿路感染，口服0.4g/次，1次/日，疗程3～10d。复杂性尿路感染，0.4g/次，1次/日，疗程14d。

【不良反应】

(1) 常见不良反应：头痛、恶心、呕吐、光过敏、眩晕、腹泻和腹痛等。

(2) 其他不良反应

1) 自主神经系统：出汗增多、口渴、面色潮红等。

2) 身体：疲劳、背痛、抑郁、衰弱等。

3) 心血管系统：心悸、亢进、高血压、低血压、心肌梗死、心绞痛等。

4) 中枢神经系统及周围神经系统：震颤、眩晕、感觉异常、抽搐、癫痫发作等。

5）胃肠道：消化不良、呕吐、便秘、胃肠道出血、吞咽困难等。

6）血液学：紫癜、淋巴结病、血小板增多症、贫血等。

7）肝、肾：血清氨基酸转移酶、BUN 值升高。

8）代谢：口渴、高血糖。

9）肌肉骨骼：关节痛、肌痛、腿痛性痉挛。

10）眼科：视觉异常、结膜炎、惧光等。

11）精神科：失眠症、神经质、幻觉、抑郁。

12）生殖系统：女性念珠菌病、阴道炎、月经异常等。

13）男性：附睾炎、睾丸炎。

14）呼吸系统：呼吸道感染、鼻炎、咽炎、呼吸困难等。

15）皮肤/过敏：瘙痒症、风疹、皮肤脱落等；偶可发生渗出性多形性红斑及血管神经性水肿。

16）特殊感觉：味觉异常。

17）尿道：血尿症、结晶尿、尿频、排尿困难、无尿等。

18）局部：静脉炎。

【禁忌证】对本品或其他喹诺酮类药物过敏者禁用本品。

【注意事项】

(1) 肾功能减退者或肝功能不全者慎用本品，若必须使用，应注意监测患者的肝、肾功能，适当调整剂量。

(2) 原有中枢神经系统疾患者，包括脑动脉硬化或癫痫病史者均应避免应用，有指征时权衡利弊应用。

(3) 喹诺酮类药物品种间存在交叉过敏反应，对任何一种喹诺酮类过敏者均不宜使用本品。

(4) 患者的尿液 pH 在 7 以上时易发生结晶尿，故每日进水量必须充足，以使尿量保持在 1200～1500ml/d 以上。

(5) 患者尚应注意下列事宜：①本品可发生中到重度光过敏反应，在治疗期间及治疗后几天内尽可能避免直接或间接的接触阳光及紫外光；②用药后 12h 避免接触阳光可减少洛美沙星带来的光毒性；③出现光毒反应症状如皮肤灼热、发红、肿胀、水疱、皮疹、瘙痒、皮炎等应停止用药；④已出现过光毒反应的病人应避免接触阳光和紫外光，直至完全恢复；⑤在用药前后 2h 不要服用含有金属或矿物质的矿物质补充剂或维生素；⑥食物对本品的吸收影响少，可空腹亦可与食物同服。

【孕妇及哺乳期妇女用药】本药可透过胎盘屏障，故孕妇禁用，若孕妇在妊娠早期不慎服用本品，无需终止妊娠，但应进行详细的超声波检查，本药的妊娠安全性分级为 C 级。本药可分泌至乳汁中，其浓度可接近血药浓度，故应用本药时应停止哺乳。

【儿童用药】喹诺酮类药物可使犬的承重关节软骨永久性损害而致跛行，在其他几种未成年动物中也可致关节病发生，故 18 岁以下患者禁用本品。

【老年患者用药】药物主要通过肾排泄，肾功能障碍患者的毒性反应较大。由于老年患者肾功能易于减弱，故应监测肾功能。

【药物相互作用】

(1) 茶碱：在长期应用茶碱的临床研究中，洛美沙星对茶碱浓度无显著影响。

(2) 抗酸药和硫糖铝：含有镁或铝的抗酸药和硫糖以及含有二价和三价离子的制剂如二脱氧肌酐可与洛美沙星形成络合物，从而可干扰洛美沙星的生物利用度。

(3) 咖啡因：200mg 咖啡因给予已达稳态洛美沙星血药浓度的健康志愿者，未引起具有统计意义的差异，未引起咖啡因及其主要代谢物药代动力学参数的变化。

(4) 西咪替丁：西咪替丁可干扰其他喹诺酮药物的消除，导致其半衰期及 AUC 的增加，西咪替丁与洛美沙星间的相互作用未进行研究。

(5) 环孢素：环孢素与其他喹诺酮类物合用可提高环孢素的血清浓度。环孢素与洛美沙星间的相互作用未进行研究。

(6) 奥美拉唑：奥美拉唑多剂量给药后再给予单剂量的洛美沙星未引起显著的洛美沙星药动学参数变化（AUC，C_{max}，T_{max}），奥美拉唑药动学变化未进行研究。

(7) 苯妥英钠：苯妥英钠缓释胶囊与洛美沙星合用 5d，苯妥英钠药动学参数 AUC，C_{max}，C_{min}或 T_{max}未出现明显变化。洛美沙星可能不会对苯妥英的代谢产生显著作用。

(8) 特非那丁：在 28 个健康男性的稳态研究中，特非那丁与洛美沙星合用时，特非那丁或洛美沙星药动学未发生显著变化。

(9) 华法林：喹诺酮类药物可提高抗凝药华法林或其衍生物的作用。这些药物合用时，应严密监测凝血酶原时间或其他凝血试验。然而，华法林与洛美沙星合用达稳态条件下，凝血时间比率或华法林对应异构体药代动力学未发生显著变化。

(10) 尿碱化剂可减低本品在尿中的溶解度，从而导致结晶尿和肾毒性。

【药物过量】人体用药过量的信息有限。若药物过量应进行适当支持疗法或遵医嘱。血液透析或腹膜透析效果甚微。

【贮藏】遮光，密闭保存。

司氟沙星

【英文名】sparfloxacin

【化学名及结构式】5-氨基-1-环丙基-7-（顺-3，5-二甲基-1-哌嗪基）-6，8-二氟-1，4-二氢-4-氧-喹啉-3-羧酸。

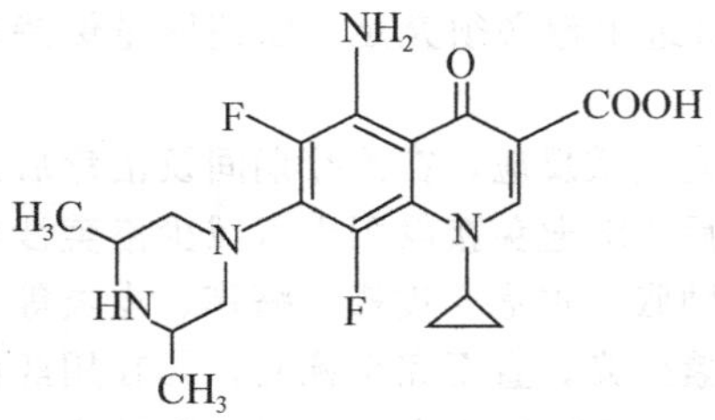

【性状】为白色结晶性粉末，无臭，味苦，几乎不溶于水、乙醚。

【药理与毒理】本品为广谱抗菌药，其作用机制是通过抑制细菌 DNA 合成过程中的 DNA 旋转酶而起杀菌作用。对革兰阳性细菌包括金黄色葡萄球菌、表皮葡萄球菌、化脓性链球菌、肺炎链球菌、粪肠球菌等有明显抗菌作用；对革兰阴性菌如大肠埃希菌、克雷伯菌属、沙门菌属、志贺菌属、副溶血弧菌、变形杆菌属、肠杆菌属、假单胞菌属、不动杆菌属、奈瑟菌属（淋球菌等）等亦均具有很好的抗菌作用。本品对支原体、衣原体、军团菌、厌氧菌包括脆弱类杆菌和分枝杆菌属也有很好的抗菌作用。

【药代动力学】据文献资料介绍，健康成人空腹单次口服 200mg 司氟沙星片时，服药后约 4h，血浆药物浓度达峰值，其值为 0.58μg/ml，消除半衰期较长，约为 16h。司氟沙星片口服后主要在小肠吸收，胃几乎不吸收。司氟沙星片血浆蛋白结合率为 42%～44%。

【适应证】本品可用于由敏感致病菌引起的感染，包括：

(1) 呼吸系统感染：如急性咽炎、急性扁桃体炎、中耳炎、鼻旁窦炎、支气管炎、支气管扩张合并感染、肺炎等。

(2) 泌尿生殖系统感染：如膀胱炎、肾盂肾炎、前列腺炎、淋菌性尿道炎、非淋菌性尿道炎、子宫附件炎、子宫内感染、子宫颈炎、前庭大腺炎等及由溶脲脲原体、沙眼衣原体所致的泌尿生殖道感染。

(3) 胆道感染：如胆囊炎、胆管炎等。

（4）肠道感染：如细菌性痢疾、伤寒、感染性肠炎、沙门菌肠炎等。

（5）皮肤、软组织感染：如脓疱疮、集簇性痤疮、毛囊炎、疖、疖肿、痈、丹毒、蜂窝织炎、淋巴结炎、淋巴管炎、皮下脓肿、汗腺炎、乳腺炎、外伤及手术伤口感染等。

（6）口腔感染：如牙周组织炎、牙冠周炎、腭炎等。

【用法与用量】口服，成人0.1～0.3g/次，最多不超过0.4g，1次/日，疗程一般4～7d以上，可据病种及病情适当增减，或遵医嘱。

【不良反应】本品可能引起下列反应：

（1）消化系统反应：如恶心、呕吐、食欲不振、上腹部不适、软便、腹泻、腹胀、便秘、血便、口腔炎等。

（2）过敏反应（含光敏感反应）：如皮疹、发热、局部发红、水肿、瘙痒、水疱、红斑、充血等。

（3）中枢神经系统：头痛、头昏、烦躁、失眠、痉挛、震颤等。

（4）实验室检查：GOT、GPT、ALP、LDH、γ-GPT、BUN、血肌酐及总胆红素升高，也可致嗜酸粒细胞增多及白细胞、红细胞、血红蛋白和血小板降低等。国外有QT轻度延长的报告。

（5）其他：偶见肌腱炎、假膜性肠炎、间质性肺炎、休克、过敏综合征（呼吸困难、浮肿、声音嘶哑、潮红、瘙痒症等）、眼黏膜综合征（Stevens-Johnson综合征）、低血糖、麻木感、不舒服感、疲倦感等。

【禁忌证】对喹诺酮类药物过敏者、孕妇、哺乳期妇女及18岁以下患者禁用本品。

【注意事项】

（1）光过敏者禁用或慎用本品。

（2）用药期间，患者应尽可能避免接触日光、暴晒。若有光过敏症状产生，如皮疹、瘙痒、水疱、局部发红等，必须立即停药，并给予适当治疗。

（3）肝、肾功能异常者应慎用或适当降低剂量。

（4）有癫痫史及其他中枢神经系统疾病者慎用本品。

（5）可能有QT延长的患者，如心脏病患者（心律不齐、缺血性心脏病等）、低钾血症、低镁血症以及服用抗心律失常药物者等，应慎用本品。

（6）高龄者慎用本品，若必须使用应适当降低用量。

（7）同依诺沙星、诺氟沙星、环丙沙星一样，本品与非甾体抗炎药（如联苯丁酮酸、丙酸衍生物等）合用时，有引起痉挛的罕见报告。本品与含有铝、镁、铁的抗酸剂合用时，可降低本品的吸收，从而降低疗效。

【孕妇及哺乳期妇女用药】本药可能引起胎儿关节损害，甚至畸胎，因此禁止给妊娠或有妊娠可能的妇女服用，若孕妇在妊娠早期不慎服用本品，无需终止妊娠，但应进行详细的超声波检查。由于本药会分泌到乳汁中，且乳汁浓度约为血药浓度的1.5倍，故在哺乳期服用本品时应停止哺乳。

【儿童用药】本品可能影响新生儿及幼儿关节软骨发育或损害关节软骨，儿童应避免使用。

【老年患者用药】要从少量如100mg开始，1次/日慎重用药。

【贮藏】遮光，密闭保存。

氧氟沙星

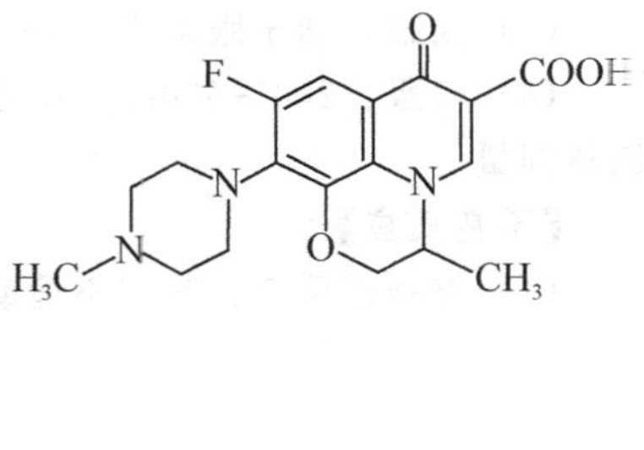

【英文名】ofloxacin

【化学名及结构式】（±）-9-氟-2，3-二氢-3-甲基-10-(4-甲基-1-哌嗪基)-7-氧代-7*H*-吡啶并［1,2,3-de］-［1,4］苯并噁嗪-6-羧酸。

【性状】本品为微黄色或灰黄色结晶性粉末，无臭，味苦，微溶于水。

【药理与毒理】本品具广谱抗菌作用，尤其对需氧革兰阴性杆菌的抗菌活性高，对下列细菌在体外具良好抗菌作用：肠杆菌科的大部分细菌，包括枸橼酸杆菌属、阴沟肠杆菌、产气肠杆菌等肠杆菌属、大肠埃希菌、克雷伯菌属、变形杆菌属、沙门菌属、志贺菌属、弧菌属、耶尔森菌等。本品对多重耐药菌也具有抗菌活性。本品对青霉素耐药的淋病奈瑟菌、产酶流感嗜血杆菌和莫拉菌属均具有高度抗菌活性。对铜绿假单胞菌等假单胞菌属的大多数菌株也具抗菌作用。本品对甲氧西林敏感葡萄球菌具抗菌活性，对肺炎链球菌、溶血性链球菌和粪肠球菌仅具中等抗菌活性。对沙眼衣原体、支原体、军团菌也具良好抗微生物作用，对结核杆菌和非典型分枝杆菌也有抗菌活性。对厌氧菌的抗菌活性差。氧氟沙星为广谱杀菌剂，通过作用于细菌DNA螺旋酶的A亚单位，抑制DNA的合成和复制而导致细菌死亡。

【药代动力学】

（1）本品口服吸收迅速完全，给药后可广泛分布至人体各组织、体液，组织中的浓度常超过血药浓度而达有效水平。本品尚可通过胎盘屏障。蛋白结合率为20%～25%。

（2）本品主要以原形自肾脏排泄，少量本品（3%）在肝脏内代谢。尿液中代谢物很少。本品以原形自粪便中排出少量，给药后24h和48h内累积排出量分别为给药量的1.6%和3.9%。本品也可通过乳汁分泌。

【适应证】适用于由敏感菌引起的：

（1）泌尿生殖系统感染，包括单纯性、复杂性尿路感染、细菌性前列腺炎、淋病奈瑟菌尿道炎或宫颈炎（包括产酶株所致者）。

（2）呼吸道感染，包括敏感革兰阴性杆菌所致慢性支气管感染急性发作及肺部感染。

（3）胃肠道感染，由志贺菌属、沙门菌属、产肠毒素大肠埃希菌、亲水气单胞菌、副溶血弧菌等所致。

（4）伤寒。

（5）骨和关节感染。

（6）皮肤软组织感染。

（7）败血症。

【用法与用量】

（1）静脉滴注（成人常用量）

1）支气管感染、肺部感染：0.3g/次（以氧氟沙星计，下同），2次/日，疗程为7～14d。

2）急性单纯性下尿路感染，0.2g/次，2次/日，疗程5～7d；复杂性尿路感染，0.2g/次，2次/日，疗程为10～14d。

3）前列腺炎：0.3g/次，2次/日，疗程为6周。

4）衣原体宫颈炎或尿道炎，0.3g/次，2次/日，疗程为7～14d。

5）单纯性淋病：0.4g/次，单剂量。

6）伤寒：0.3g/次，2次/日，疗程10～14d。

7）铜绿假单胞菌感染或较重感染剂量可增至0.4g/次，2次/日。

（2）滴耳：成人点耳6～10滴/次，2次/日。点耳后进行约10min耳浴。另外，根据症状适宜增减点耳次数，小儿适宜减少滴数。

（3）滴眼：滴于眼睑内，3～5次/日，1～2滴/次，或遵医嘱。

（4）口服：200～600mg/d，分1～3次服用，或单剂量400～600mg顿服，根据病症适当调整剂量。

【不良反应】

（1）胃肠道反应：腹部不适或疼痛、腹泻、恶心或呕吐。

（2）中枢神经系统反应：可有头昏、头痛、嗜睡或失眠。

（3）过敏反应：皮疹、皮肤瘙痒，偶可发生渗出性多形性红斑及血管神经性水肿。光敏反应较少见。

（4）偶可发生

1）癫痫发作、精神异常、烦躁不安、意识模糊、幻觉、震颤。

2）血尿、发热、皮疹等间质性肾炎表现。

3）静脉炎。

4）结晶尿，多见于高剂量应用时。

5）关节疼痛。

（5）少数患者可发生血清氨基转移酶升高、血尿素氮增高及周围血象白细胞降低，注射部位刺激症状，多属轻度，并呈一过性。

【禁忌证】对本品及氟喹诺酮类药过敏的患者禁用。

【注意事项】

（1）本品每100ml静脉滴注时间不得少于30min。

（2）由于目前大肠埃希菌对氟喹诺酮类药物耐药者多见，应在给药前留取尿培养标本，参考细菌药敏结果调整用药。

（3）本品大剂量应用或尿pH在7以上时可发生结晶尿。为避免结晶尿的发生，宜多饮水，保持24h排尿量在1200ml以上。

（4）肾功能减退者，需根据肾功能调整给药剂量。

（5）应用本品时应避免过度暴露于阳光，如发生光敏反应需停药。

（6）肝功能严重减退时，可减少药物清除，使血药浓度增高，肝、肾功能均减退者尤为明显，均需权衡利弊后应用，并调整剂量。

（7）原有中枢神经系统疾患者，例如癫痫及癫痫病史者均应避免应用本品，有应用指征时需仔细权衡利弊后方可应用。

【孕妇及哺乳期妇女用药】动物实验未证实喹诺酮类药物有致畸作用，但对孕妇用药进行的研究尚无明确结论。鉴于本药可引起未成年动物关节病变，故孕妇禁用。若孕妇在妊娠早期不慎服用本品，无需终止妊娠，但应进行详细的超声波检查，本药的妊娠安全性分级为C级。本药可分泌至乳汁中，故哺乳期妇女使用本药，应用本品时需暂停哺乳。

【儿童用药】本品在小儿及18岁以下青少年的安全性尚未确定。但本品用于数种幼龄动物时，可致关节病变。因此不宜用于18岁以下的小儿及青少年。

【老年患者用药】老年患者常有肾功能减退，因本品部分经肾脏排出，故需减量应用。

【药物相互作用】

（1）尿碱化剂可减少本品在尿中的溶解度，从而导致结晶尿和肾毒性。

（2）喹诺酮类抗菌药与茶碱类合用时可能由于与细胞色素P_{450}结合部位的竞争性抑制，导致茶碱类的肝清除明显减少，血消除半衰期（$T_{1/2\beta}$）延长，血药浓度升高，出现茶碱中毒症状，如恶心、呕吐、震颤、不安、激动、抽搐、心悸等。本品对茶碱的代谢虽影响较小，但合用时仍应测定茶碱类血药浓度和调整剂量。

（3）本品与环孢素合用，可使环孢素的血药浓度升高，必须监测环孢素血浓度，并调整用药剂量。

（4）本品与抗凝药华法林合用时虽对后者的抗凝作用增强较小，但合用时也应严密监测患者的凝血酶原时间。

（5）丙磺舒可减少本品自肾小管分泌约50%，合用时可因本品血浓度增高而产生毒性。

（6）本品可干扰咖啡因的代谢，从而导致咖啡因消除减少，血消除半衰期（$T_{1/2\beta}$）延长，并可能产生中枢神经系统毒性。

【贮藏】遮光，密闭保存。

左氧氟沙星

【英文名】levofloxacin

【化学名及结构式】(*S*) - (-) -9-氟-2，3-二氢-3-甲基-10-（4-甲基-1-哌嗪基）-7-氧代-7H-吡啶并［1.2.3-de］-［1，4］苯并噁嗪-6-羧酸。

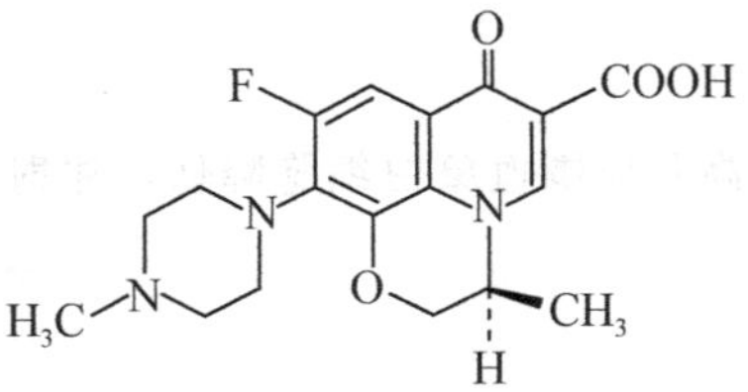

【性状】本品为淡黄绿色结晶性粉末。

【药理与毒理】

（1）药理作用：左氧氟沙星为氧氟沙星的左旋体，其抗菌活性约为氧氟沙星的两倍，它的主要作用机制是通过抑制细菌DNA旋转酶（细菌拓扑异构酶）的活性，从而阻碍细菌DNA的复制而达到抗菌作用。本品具有抗菌谱广、抗菌作用强的特点，对大多数肠杆菌科细菌，如大肠埃希菌、克雷伯菌属、沙雷菌属、变形杆菌属、志贺菌属、沙门菌属、枸橼酸杆菌、不动杆菌属以及铜绿假单胞菌、流感嗜血杆菌、淋球菌等革兰阴性细菌均有较强的抗菌活性。对部分甲氧西林敏感葡萄球菌、肺炎链球菌、化脓性链球菌、溶血性链球菌等革兰阳性菌和军团菌、支原体、衣原体也有良好的抗菌作用，但本品对厌氧菌和肠球菌的作用较差。

（2）毒理作用：大鼠连续4周经口给予左氧氟沙星剂量分别为50、200、800mg/kg，仅见800mg/kg用药组动物出现中性白细胞的减少和骨髓M/E的上升；病理组织学可见肢关节表面出现轻度变性。猕猴经口投药4周，100mg/kg组动物出现流涎、腹泻、体质量轻度减轻和尿中pH降低。大鼠经口给药26周，80mg/kg和320mg/kg剂量组动物出现流涎、尿中pH升高。320mg/kg组动物的排粪量增加，盲肠黏膜的杯状细胞出现肿大。猕猴经口给药26周时，在10.25，62.5mg/kg剂量下均未出现明显毒性反应。

【药代动力学】国内健康人恒速静脉滴注乳酸左氧氟沙星注射液0.2g（以$C_{18}H_{20}FN_3O_4$计），滴注时间为1h，血药峰浓度（C_{max}）为3.40（2.8～4.0）μg/ml，12h后血药浓度为0.55（0.3～0.7）μg/ml，消除相半衰期（$T_{1/2\beta}$）约为5.2h，清除率约11.2L/h。尚缺乏静脉滴注乳酸左氧氟沙星注射液0.3g的人体动力学资料。

【适应证】本品适用于敏感细菌所引起的下列中、重度感染：

（1）呼吸系统感染：急性支气管炎、慢性支气管炎急性发作、弥漫性细支气管炎、支气管扩张合并感染、肺炎、扁桃体炎（扁桃体周脓肿）。

（2）泌尿系统感染：肾盂肾炎、复杂性尿路感染等。

（3）生殖系统感染：急性前列腺炎、急性附睾炎、宫腔感染、子宫附件炎、盆腔炎（疑有厌氧菌感染时可合用甲硝唑）。

（4）皮肤软组织感染：传染性脓疱病、蜂窝织炎、淋巴管（结）炎、皮下脓肿、肛周脓肿等。

（5）肠道感染：细菌性痢疾、感染性肠炎、沙门菌属肠炎、伤寒及副伤寒；败血症、粒细胞减少及免疫功能低下患者的各种感染。

（6）其他感染：乳腺炎、外伤、烧伤及手术后伤口感染、腹腔感染（必要时合用甲硝唑）、胆囊炎、胆管炎、骨与关节感染以及五官科感染等。

【用法与用量】

（1）静脉滴注：成人0.3～0.6g/d，分1～2次静脉滴注。滴注时间应>60min。另外，根据感染的种类及症状可适当增减。

（2）滴眼：一般 1 滴/次、3 次/日滴眼，根据症状可适当增减。对角膜炎的治疗在急性期每 15～30min 滴眼 1 次，对严重的病例在开始 30min 内每 5min 滴眼 1 次，病情控制后逐渐减少滴眼次数。治疗细菌性角膜溃疡推荐使用高浓度的抗生素滴眼制剂。

（3）口服：100～200mg/次，2～3 次/日，疗程 3～74d。本品可用于治疗淋病，可单剂量顿服 400～600mg。

【不良反应】用药期间可能出现恶心、呕吐、腹部不适、腹泻、食欲不振、腹痛、腹胀等症状；失眠、头晕、头痛等神经系统症状；皮疹、瘙痒、红斑及注射部位发红、发痒或静脉炎等症状。亦可出现一过性肝功能异常，如血转氨酶增高、血清总胆红素增加等。偶见血中尿素氮上升、倦怠、发热、心悸、味觉异常及注射后出现血管刺激症状等，患者一般多能耐受，疗程结束后多可消失。

【禁忌证】对喹诺酮类药物过敏者、癫痫患者、妊娠及哺乳期妇女、18 岁以下患者禁用本品。

【注意事项】

（1）肾功能不全者应减量或慎用本品。

（2）有中枢神经系统疾患者慎用本品。

（3）本制剂仅供静脉滴注，静脉滴注时间为每 100ml 至少 60min，滴速过快易引起静脉刺激症状或中枢神经系统反应。本制剂不宜与其他药物同瓶混合静脉滴注，或在同一根静脉输液管内进行静脉滴注。

（4）喹诺酮类药物尚可引起少见的光毒性反应（发生率＜0.1%）。在接受本品治疗时应避免过度阳光暴晒和人工紫外线。如出现光敏反应或皮肤损伤时应停用本品。此外偶有用药后发生跟腱炎或跟腱断裂的报告，故如有上述症状发生时须立即停药并休息，严禁运动，直至症状消失。

（5）性病患者治疗时，应进行梅毒血清学检查，以免耽误对梅毒的治疗。

【孕妇及哺乳期妇女用药】

（1）本药可引起未成年动物关节病变，故妊娠或有可能妊娠的妇女禁用本品，若孕妇在妊娠早期不慎服用本品，无需终止妊娠，但应进行详细的超声波检查。但局部制剂进入体内的药量要远小于全身毒性反应，应权衡利弊用药。本药的妊娠安全性分级为 C 级。

（2）因药物经乳汁排泄，所以哺乳期妇女禁用本品。如必须服用本药，则应暂停哺乳。

【儿童用药】在动物实验（幼犬、幼成犬、幼鼠）中发现本品对承重关节有异常损伤，故 18 岁以下的患者禁用本品。

【老年患者用药】本品主要经肾脏排泄（参见【药代动力学】），因高龄患者大多肾功能低下，可能会出现持续高血药浓度。因此，应注意用药剂量，慎重给药。

【药物相互作用】

（1）本品不能与多价金属离子如镁、钙等溶液在同一输液管中使用。

（2）本品与苯丙酸、联苯丁酮酸类、非甾体类消炎镇痛药合用，有引发抽搐的可能，应避免合用。

（3）喹诺酮类抗菌药与茶碱类合用时可能由于与细胞色素 P_{450} 结合部位的竞争性抑制，导致茶碱类的肝消除明显减少，血消除半衰期（$T_{1/2\beta}$）延长，血药浓度升高，出现茶碱中毒症状，如恶心、呕吐、震颤、不安、激动、抽搐、心悸等。本品对茶碱的代谢虽影响较小，但合用时仍应测定茶碱类血药浓度和调整剂量。

（4）本品与抗凝药华法林合用时虽对后者的抗凝作用增强较小，但合用时也应严密监测患者的凝血酶原时间。

（5）与口服降血糖药同时使用时可能引起低血糖，因此用药过程中应注意监测血糖浓度，一旦发生低血糖时应立即停用本品，并给予适当处理。

(6) 尿碱化剂可减低本品在尿液中的溶解度，从而导致结晶尿和肾毒性。

(7) 本品与环孢素合用时，可使环孢素的血药浓度升高，必须监测环孢素血浓度，并调整剂量。

(8) 丙磺舒可减少本品自肾小管分泌约 50%，合用时可因本品血浓度增高而产生毒性。

(9) 本品可干扰咖啡因的代谢，从而导致咖啡因消除减少，血消除半衰期（$T_{1/2\beta}$）延长，并可能产生中枢神经系统毒性。

(10) 含铝、镁的制酸药、铁剂均可减少本品的口服吸收，不宜合用。

【药物过量】喹诺酮类药物过量时，可出现以下症状：恶心、呕吐、胃痛、胃灼热、腹泻、口渴、口腔炎、蹒跚、头晕、头痛、全身倦怠、麻木感、发冷、发热、锥体外系症状、兴奋、幻觉、抽搐、谵妄、小脑共济失调、颅内压升高（头痛、呕吐、视神经乳头水肿症状）、代谢性酸中毒、血糖增高、GOT/GPT/AL-P 增高、白细胞减少、嗜酸粒细胞增加、血小板减少、溶血性贫血、血尿、软骨/关节障碍、白内障、视力障碍、色觉异常及复视。急救措施及解毒药：①输液（加保肝药物），代谢性酸中毒给以碳酸氢钠注射液，尿碱化给予碳酸氢钠注射液，以增加本品由肾脏的排泄；②强制利尿，给予呋喃苯胺酸注射液；③对症疗法，抽搐时应反复投以安定静脉注射液；④重症，可考虑进行血液透析。

【贮藏】遮光，室温密闭保存。

莫西沙星

【英文名】moxifloxacin

【化学名及结构式】1-环丙基-7-（*S*，*S*-2，8-重氮-二环［4.3.0］non-8-yl）-6-氟-8-甲氧-1，4-二氢-4-氧-3-喹啉羧酸氢氯化物。

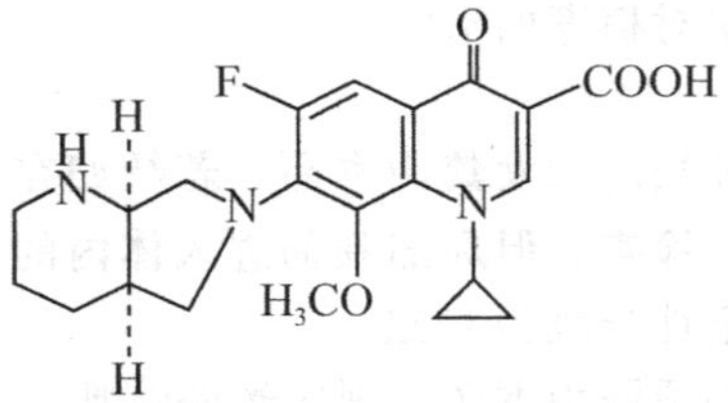

【性状】淡黄色固体粉末。

【药理与毒理】

(1) 药理作用：莫西沙星是广谱和具有抗菌活性的 8-甲氧基氟喹诺酮类抗菌药。莫西沙星在体外显示出对革兰阳性细菌，革兰阴性菌，厌氧菌、抗酸菌和非典型微生物如支原体、衣原体和军团菌有广谱抗菌活性。抗菌作用机制为干扰Ⅱ、Ⅳ拓扑异构酶。拓扑异构酶是控制 DNA 拓扑和在 DNA 复制、修复和转录中关键的酶。其杀菌曲线表明，莫西沙星是具有浓度依赖性的杀菌活性。其最低杀菌浓度和最低抑菌浓度基本一致。莫西沙星对β-内酰胺类和大环内酯类抗生素耐药的细菌亦有效。通过感染的实验动物模型证实，莫西沙星体内活性高。

(2) 耐药：导致对青霉素类、头孢菌素类、糖肽类、大环内酯类和四环素类耐药的耐药机制不影响莫西沙星的抗菌活性。莫西沙星和这些抗菌药无交叉耐药性。至今未发现质粒介导的耐药性的出现。莫西沙星的 8-甲氧基部分与 8-氢部分相比具有对革兰阳性菌高活性和耐药突变的低选择性。7 位的二氮杂环取代能阻止活性流出，该活性流出为氟喹诺酮耐药机制。体外试验显示经过多步变异才能缓慢的出现对莫西沙星的耐药性，总之其耐药率很低。序列地将细菌暴露在低于莫西沙星 MIC 浓度时只能使 MIC 值有少量的增加。其他喹诺酮类之间存在交叉耐药。但是，一些对其他喹诺酮类耐药的革兰阳性菌和厌氧菌对莫西沙星敏感。

(3) 对人类肠道菌群的作用：通过对 2 名志愿者服用莫西沙星后的研究观察到下列的变化：大肠埃希菌、芽孢杆菌、普通拟杆菌、肠球菌、克雷伯杆菌和厌氧菌如：双歧杆菌、真杆菌和消化链球菌等的减少。这些变化在 2 周内可以恢复正常，未发现艰难梭菌毒素。

(4) 体外试验敏感数据：

1) 敏感革兰阳性菌：肺炎球菌（包括青霉素和大环内酯类耐药菌株）、A 组化脓性链球菌、米链球菌、轻型链球菌、无乳链球菌、停乳链球菌、金黄色葡萄球菌（包括甲氧西林敏感菌）、科氏葡萄球菌、表皮葡萄球菌（包括甲氧西林敏感菌）、溶血葡萄球菌、人葡萄球菌、腐生葡萄球菌、模仿葡萄球菌、白喉棒状杆菌。

2）革兰阴性菌：流感嗜血杆菌（包括产生和不产生β-内酰胺酶的菌株）、副流感嗜血杆菌、卡他莫拉菌（包括产生和不产生β-内酰胺酶的菌株）、百日咳博德特菌、大肠埃希杆菌、肺炎克雷伯菌、产酸克雷伯杆菌、产气肠杆菌、聚团肠杆菌、阴沟肠杆菌、中间肠杆菌、阪崎肠杆菌、奇异变形菌、普通变形菌、摩氏摩根菌，雷普罗威登斯菌、斯普罗威登斯菌。

3）厌氧菌：吉拟杆菌、埃拟杆菌、脆弱拟杆菌、卵形拟杆菌、多形拟杆菌、单形拟杆菌、梭形杆菌属、卟啉单胞菌属、厌氧卟啉单胞菌、不解糖卟啉单胞菌、卟啉单胞菌、普雷沃菌属、疮疱丙酸杆菌、产气荚膜梭菌、多枝梭菌。

4）其他：肺炎衣原体、肺炎支原体、嗜肺军团菌、伯柯克斯体。对于任何细菌的获得性耐药可能随地理和时间而改变，但目前莫西沙星尚无这方面的资料。局部耐药是可能出现的，特别是治疗严重感染时。上述体外敏感试验结果可用来指导判断微生物是否对莫西沙星敏感。

【药代动力学】单剂量静脉和口服给予400mg莫西沙星的PK/PD比较。需住院患者的AUC/MIC_{90}值＞125并C_{max}/MIC_{90}为8～10为临床有效治疗期望值。门诊患者的参数值通常要低，AUC/MIC_{90}＞30～40。

【适应证】患有上呼吸道和下呼吸道感染的成人（≥18岁），如急性窦炎、慢性支气管炎急性发作、社区获得性肺炎，以及皮肤和软组织感染的治疗。

【用法与用量】剂量范围：400 mg/次（1片），1次/日。

（1）成年人服用方法：片剂用一杯水送下，服用时间不受饮食影响。治疗时间：治疗时间应根据症状的严重程度或临床反应决定。治疗上呼吸道和下呼吸道的感染时可按照下列方法：①慢性气管炎急性发作，5日；②社区获得性肺炎，10日；③急性鼻窦炎，7日；④治疗皮肤和软组织感染的推荐治疗时间为7日，莫西沙星400mg，片剂在临床试验中最多用过14日疗程。

（2）老年人：老年人不必调整用药剂量。

（3）儿童：儿童和发育阶段的青少年不建议使用莫西沙星。

（4）肝损伤：轻度肝功能异常（child-pugh A，B）的患者不必调整莫西沙星的剂量。目前尚缺乏严重肝功能受损者（child-pugh C）的药代动力学数据。

（5）肾功能异常：任何程度的肾功能受损的患者均不必调整莫西沙星的剂量（包括肌酐清除率≤30 ml/(min·1.73m^2)。目前缺乏透析患者的药代动力学数据。

（6）种族差别：不同种族间不必调整药物剂量。

【不良反应】在莫西沙星的临床试验中，绝大多数的不良反应为轻中度（＞90%），由于不良反应导致不能使用莫西沙星治疗的患者为3.6%。

【禁忌证】已知对该片剂的任何成分或其他喹诺酮类高度过敏者。该药禁用于少年和孕妇。喹诺酮类已知能大量分泌到乳汁中。临床前试验证实小量的莫西沙星可以分泌到人类的乳汁中，尚缺乏哺乳期妇女的数据。因此，莫西沙星禁用于妊娠和哺乳期的妇女。

【注意事项】喹诺酮类使用可诱发癫痫的发作，对于已知或怀疑有可能导致癫痫发作或降低癫痫发作域值的中枢神经系统疾病的患者，莫西沙星在使用中要注意。由于缺乏患有肝功能严重损伤患者使用莫西沙星时的药代动力学和药效动力学的数据，不推荐该药在这类患者中使用。莫西沙星像其他喹诺酮类和大环内酯类抗生素一样，有些患者可能引起QT间期延长。因为缺乏相关的临床资料，该药应避免用于QT间期延长的患者、患有低钾血症患者或接受Ⅰa类（如奎尼丁、普鲁卡因胺）或Ⅲ类（如胺碘酮、索托洛尔）抗心律失常药物治疗的患者，在使用莫西沙星时要慎重。莫西沙星与下列药合用不排除有延长QT间期的效应：西沙比利，红霉素，抗精神病药和三环类抗抑郁药，所以，本品应慎重与这些药物合用。因为临床资料有限，莫西沙星在致心律失常的条件（如严重的心动过缓或急性心肌缺血）存在时应慎用。QT 间期延长的数量随着药物浓度的增加而增加。所以不应超过推荐剂量。QT 间期延长可以导致室性心律失常包括尖端扭转型室速的发生危险。在莫西沙星治疗的超过 4000 例患者中，没有心血管的发病率或死亡率归因于 QT 间期延长，但某些潜在条件可以增加室性心律失常的危险。在使用喹诺酮类治疗中有可能出现肌腱炎和肌腱断裂，特别是在老年病人和使用激素治疗的患者中。一旦出现疼痛或炎症，患者需要停止服药并休息。有报道在使用包括莫西沙星的广谱抗生素中出现假膜性肠炎，因此，在使用莫西沙星治疗中如患者出现严重的腹泻时，需要考虑这个诊断，这一点很重要。在这种情况下需立即采取足够的治疗措施。光敏感性：其他喹诺酮类有导致光过敏的报道。但是，在一项健康志愿者中进行的试验未发现有光过敏的出现。尽管如此，应建议患者避免在紫外线及日光下过度暴露。在有些病例，过敏反应和变态反应在首次服用后已经发生，应该立即告知医生。过敏性反应在极少的病例能够在首次服用后导致发生威胁生命的休克。在这些病例莫西沙星应停用并给予治疗（如针对休克的治疗）。

【孕妇及哺乳期妇女用药】动物研究显示，本药有生殖毒性，但对人的潜在危险性尚无可靠参考文献。孕妇用药的安全性尚未被证实，故孕妇不宜使用本药。本药的妊娠安全性分级为 C 级，若孕妇在妊娠早期不慎服用本品，无需终止妊娠，但应进行详细的超声波检查。喹诺酮类药能大量分泌到乳汁中，动物实验表明，本药可致动物负重关结的软骨损伤，故哺乳期妇女禁用本品。

【儿童用药】儿童用药的安全性尚未确定，但使用喹诺酮类药可出想可逆性关节损伤，故儿童禁用本药。

【老年患者用药】老年患者不必调整用药剂量。

【药物相互作用】本品慎与下列药物合用：

（1）Ⅰa类（如奎宁丁、普鲁卡因）或Ⅲ类（如胺碘酮、索托落尔）抗心律失常药、西沙必利、红霉素、抗精神病药物和三环类抗抑郁药。食物和乳制品：食物的摄入不影响莫西沙星的吸收。因此，莫西沙星的服用时间不受进食的影响。

（2）抗酸剂、矿物质和多种维生素：莫西沙星与抗酸剂、矿物质和多种维生素同时服用会因为与这些物质形成多价螯合物而减少药物的吸收。这将导致血浆中的药物浓度比预定值低，因此，抗酸剂、抗反转录病毒和其他含有镁、铝和其他矿物质如铁等的制剂需要在口服莫西沙星 4h 前或 2h 后服用。

（3）雷尼替丁：与雷尼替丁同时服用不会影响莫西沙星的吸收特性，其吸收参数（C_{max}，T_{max}，AUC）均提示莫西沙星不受胃酸缺乏的影响。

（4）钙补充剂：当给予高剂量补充剂时，仅观察到吸收率稍有减少，而吸收范围保持不变。高剂量钙补充剂对莫西沙星的吸收不具有临床意义。

（5）茶碱：莫西沙星对稳态时茶碱的药代动力学无影响，提示莫西沙星对 P_{450} 酶的 1A2 亚型无影响。当服用莫西沙星治疗时，达到稳态的茶碱浓度未升高。因此，服用莫西沙星时不必调整茶碱的用量。

（6）华法林：据观察，莫西沙星与华法林同时服用未发现对凝血酶原时间和凝血的其他参数有影响。

（7）口服避孕药：莫西沙星与口服避孕药同时服用未发现有相互作用。

（8）抗糖尿病药：优降糖和莫西沙星同时服用未发现有相互作用。

（9）伊曲康唑：莫西沙星与伊曲康唑同时服用时伊曲康唑的药时曲线下面积（AUC）仅少量改变。伊曲康唑对莫西沙星的药代动力学无显著性影响。当服用伊曲康唑时给予莫西沙星不需要调整剂量，反之亦然。

(10) 地高辛：莫西沙星对地高辛的药代动力学没有严重影响。反之亦然。

(11) 吗啡：肠外给予吗啡同时服用莫西沙星，并不减少口服莫西沙星的生物利用度，且 C_{max}（发生率为 17%）仅稍有下降。

(12) 普鲁苯辛：在一项观察普鲁苯辛对肾脏排泄功能影响的研究中未发现对莫西沙星的全身清除和肾脏清除有明显影响。因此，当这两种药同时服用时不必调整剂量。

(13) 炭：同时口服炭及 400 mg 莫西沙星能减少药物的全身利用、在体内能阻止 80%药物吸收。药物过量时，利用活性炭能在吸收早期阻止药物的进一步进入全身系统。

【药物过量】关于过量的研究资料非常有限，单次最大剂量 800 mg 和 600 mg/d 多次口服连用 10d 在健康志愿者身上未发现有任何明确不良反应。一旦服用过量莫西沙星时，应根据患者状况采取适当支持措施。

【贮藏】遮光，密闭保存。

加替沙星

【英文名】gatifloxacin

【化学名及结构式】：（±）1-环丙基-6-氟-8-甲氧基-7-(3-甲基-1-哌嗪基)-1，4-二氢-4-氧代-3-喹啉羧酸。

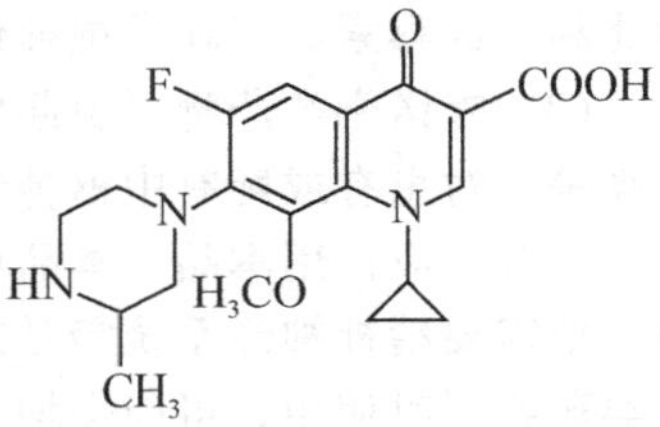

【性状】白色或淡黄色粉末。

【药理与毒理】加替沙星为 8-甲氧氟喹诺酮类外消旋化合物，体外具有广谱的抗革兰阴性和革兰阳性微生物的活性，其 *R*-和 *S*-对映体抗菌活性相同。本品抗菌作用是通过抑制细菌的 DNA 旋转酶和拓扑异构酶Ⅳ，从而抑制细菌 DNA 复制、转录和修复过程。体外试验和临床使用结果均表明，本品对以下微生物的大多数菌株具有抗菌活性：

(1) 革兰阳性菌：金黄色葡萄球菌（仅限于对甲氧西林敏感的菌株）、肺炎球菌（对青霉素敏感的菌株）。

(2) 革兰阴性菌：大肠埃希菌、流感和副流感受嗜血杆菌、肺炎克雷伯杆菌、卡他莫拉菌、淋病奈瑟菌、奇异变形杆菌。

(3) 其他微生物：肺炎衣原体、嗜肺性军团杆菌、肺炎支原体。

【药代动力学】本品静脉滴注约 1h 达加替沙星血药峰浓度（C_{max}）。在推荐剂量范围内加替沙星血药峰浓度（C_{max}）和药时曲线下面积（AUC）随剂量成比例增加。静脉滴注本品 200～800mg，1 次/日，连续 14 天，加替沙星的药代动力学呈线性和非时间依赖性，并在第 3 天时可达血药稳态浓度。400mg 1 次/日静脉注射的平均稳态血药浓度峰值和谷值分别约为 4.6mg/L 和 0.4mg/L。加替沙星片口服液与本品静脉注射生物等效，口服的绝对生物利用度约为 96%，且静脉注射后 1h 的药动学与口服液同等巨粒片剂相同，提示静脉注射和口服两种给药途径可交替使用。

【适应证】慢性支气管炎急性发作、急性鼻窦炎、社区获得性肺炎、单纯性尿道和宫颈淋病、女性急性单纯性直肠感染。

【用法与用量】

(1) 静脉滴注，200mg/次，2 次/日。

(2) 口服，1 次/日，400mg/次。

【不良反应】临床试验中所见不良反应多属轻度，主要见于静脉给药局部和胃肠道及神经系统，包括静脉炎、恶心、呕吐、腹泻、头痛及眩晕等。

【禁忌证】本品禁用于对加替沙星或喹诺酮类药物过敏者，糖尿病患者禁用本品。

【注意事项】

（1）血糖异常：已有报道加替沙星引起的血糖异常，包括症状性低血糖症和高血糖症。这些事件通常在糖尿病患者中发生。但是，低血糖症，特别是高血糖症已在没有糖尿病病史的患者中产生。除了糖尿病以外，服用加替沙星时与血糖代谢异常相关的其他危险因素包括老年患者、肾功能不全、影响葡萄糖代谢的合并用药（特别是降血糖用药）。具有这些危险因素的患者应该密切监控血糖。如果用加替沙星治疗的任何患者发生低血糖或者高血糖的症状和体征，必须立刻进行适当的治疗，并应该停用加替沙星。已有报道血糖的暂时异常，通常包括开始治疗 3d 内血清胰岛素水平升高和血糖水平降低，有时导致严重低血糖症。也已经观察到了高血糖症，甚至某些病例为严重高血糖症。高血糖症通常在应用加替沙星第 3 天后发生。在加替沙星上市后，已有报道极少数应用加替沙星治疗的患者中出现严重血糖异常。这些异常包括高渗性非酮症高血糖昏迷、糖尿病酮症酸中毒、低血糖昏迷、痉挛和精神状态改变（包括意识丧失）。虽然少数导致致死后果，但是如果得到适当处理，这些事件中大多数是可逆的。

（2）加替沙星与其他喹诺酮类药物类似，可使心电图 QT 间期延长。QT 间期延长、低血钾或急性心肌缺血患者应避免使用本品。本品不宜与ⅠA 类（如奎尼丁、普鲁卡因胺）或Ⅲ类（胺碘酮、索他洛尔）抗心律失常药物合用；正在使用可引起心电图 QT 间期延长药物（如西沙比利，红霉素、三环类抗抑郁药）的患者慎用本品。

（3）喹诺酮类药物可引起中枢神经系统异常，如紧张、激动、失眠、焦虑、噩梦、颅内压增高等。对患有或疑有中枢神经系统疾患的患者，如严重脑动脉粥样硬化、癫痫或存在癫痫发作因素等，应慎用本品。本品可能会引起患者眩晕和轻度头痛，从事驾驶汽车等机械作业或从事其他需要精神神经系统警觉或协调活动的患者应慎用。此外，非甾体类消炎镇痛药物与喹诺酮类药物同时使用，可能会增加中枢神经系统刺激症状和抽搐发生的危险性。

（4）喹诺酮类药物有时可引起严重的甚至致命的过敏反应。对首次发现皮疹或者其他过敏反应时，应立即停用本品。严重过敏反应发生时，可根据临床需要应用肾上腺素或其他复苏方法进行治疗，包括吸氧、输液、抗组胺药、皮质激素、升压类药物以及气道管理等。

（5）有报道接受包括本品在内的几乎所有的抗维生物药物治疗后可能发生轻度至致命性假膜性肠炎。因此，对使用任何抗维生物药物后出现腹泻的患者应考虑这一诊断。假膜性肠炎的诊断成立后，即应开始治疗。轻度患者停用抗维生物药物后即可恢复；中、重度患者，则应酌情补充液体、电解质，并针对艰难梭菌性肠炎进行抗菌治疗。

（6）尽管尚未见到类似其他喹诺酮类药物引起的肩部、手部和跟腱需要外科治疗或长时间功能丧失的报道，但如果患者在接受本品治疗时有疼痛感，出现炎性反应或肌腱断裂等应停用本品，在未明确排除外肌腱炎或肌腱断裂前，患者应休息，并停止体育锻炼。肌腱断裂在喹诺酮类治疗中或治疗后均可发生。

（7）已有患者在接受某些喹诺酮类药物后发生光毒性反应。虽在动物试验和临床试验中，未见本品在推荐剂量水平发生光毒性。但为保证医疗顺利实施，应避免过度日光或人工紫外线照射。如果出现晒伤样反应或发生皮肤损害，应及时就诊。

（8）本品可增加发生中枢神经系统刺激症状和抽搐发生的危险性。肾功能不全患者使用本品应注意调整剂量（详情见用法与用量）。

（9）本品必须采用无菌方法稀释和配制。在稀释和使用前必须查看有无颗粒状内容物，一旦发现肉眼可见的颗粒状物则应弃去不用。本品仅供单次使用，故配制后未用完部分应弃去。严禁将其他制剂加入含本品的瓶中静脉滴注，也不可将其他静脉制剂与本品经同一静脉输液通道使用。如果同一静脉输液通道用于输注不同的药物，在使用本品前后必须用与本品和其他药物相容的溶液冲洗通道。如果本品需与其他药物联合使用，则必须按本品和该合用药物推荐剂量和方法分别分开给药。

（10）本品在配制供静脉滴注用 2mg/ml 浓度的静脉滴注液时，为保证滴注液与血浆渗透压等张，不宜采用普通注射用水。

（11）本品静脉滴注时间≥60min，严禁快速静脉滴注或肌内注射、鞘内、腹腔内或皮下用药。

【孕妇及哺乳期妇女用药】加替沙星对孕妇的安全性及有效性尚未建立，孕妇应避免使用本品，本药的妊娠安全性分级为 C 级，若孕妇在妊娠早期不慎服用本品，无需终止妊娠，但应进行详细的超声波检查。本药可分泌至大鼠乳汁中，但尚无可靠参考文献是否可分泌入人乳中，故哺乳妇女慎用本药。

【儿童用药】本品对儿童、青少年（18 岁以下）的疗效和安全性尚未建立，建议禁用本品。

【老年患者用药】老年患者更易患有肾功能降低，并且毒性反应的危险性也可能较大，因此，在选择给药剂量时应该小心，监测肾功能对此会有帮助。在加替沙星上市后，已有报道称老年患者应用加替沙星治疗的血糖显著异常。当准备给患者应用加替沙星时，建议医生与可能出现低血糖症和（或）高血糖症（血糖代谢异常事件）危险的患者进行讨论，使患者清楚怎样监控其血糖变化，以及清楚发生这样的变化时应该采取的措施。

【药物相互作用】

（1）本品与丙磺舒合用时，可减缓加替沙星经肾排除。

（2）本品与地高辛同时使用时，未见加替沙星药代动力学发生明显改变，但在部分受试者发现地高辛血药浓度升高。故应监测服用地高辛患者的地高辛毒性反应的症状和体征。对表现出毒性症状和体征的患者，应测定地高辛的血药浓度，并适当调整地高辛剂量。但不推荐事先调整两药剂量。

（3）同时使用加替沙星和影响葡萄糖代谢的药物可增加患者血糖代谢异常的危险。

（4）抗糖尿病药物：本品合并应用格列本脲和其他降血糖药物后，观察到了影响葡萄糖代谢的药效学变化。当格列本脲与加替沙星合并用药时，没有观察到明显的药代动力学相互作用。

【贮藏】密封，避光。

依诺沙星

【英文名】enoxacin

【化学名及结构式】1-乙基-6-氟-1，4-二氢-4-氧代-7-（1-哌嗪基）1，8-萘啶-3-羧酸。

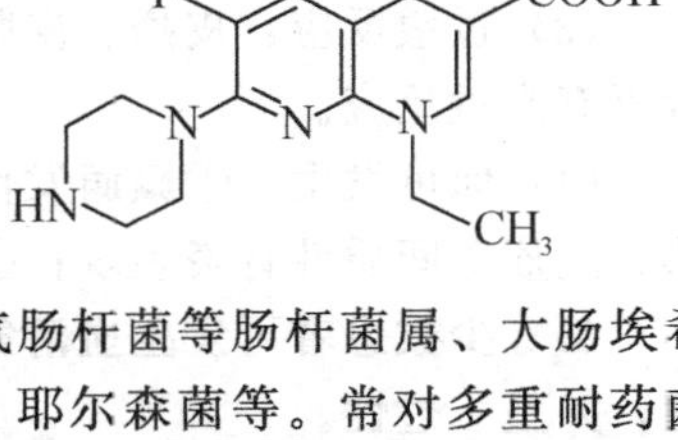

【性状】为类白色至微黄色结晶性粉末。

【药理与毒理】本品具广谱抗菌作用，尤其对需氧革兰阴性杆菌抗菌活性较高，对下列细菌在体外具良好抗菌作用：肠杆菌科的大部分细菌，包括枸橼酸杆菌属、阴沟肠杆菌、产气肠杆菌等肠杆菌属、大肠埃希菌、克雷伯菌属、变形杆菌属、沙门菌属、志贺菌属、弧菌属、耶尔森菌等。常对多重耐药菌也具有抗菌活性。对青霉素耐药的淋病奈瑟菌、产酶流感嗜血杆菌和莫拉菌属也均具有高度抗菌活性。对铜绿假单胞菌等假单胞菌属的大多数菌株也具抗菌作用。本品对甲氧西林敏感葡萄球菌具抗菌活性，对肺炎链球菌、溶血性链球菌和粪肠球菌仅具中等抗菌活性。本品对沙眼衣原体、支原体、军团菌具良好抗微生物作用，对结核杆菌和非典型分枝杆菌也有抗菌活性。本品对厌氧菌的抗菌活性差。依诺沙星为杀菌剂，可通过作用于细菌 DNA 螺旋酶的 A 亚单位，抑制 DNA 的合成和复制从而导致细菌死亡。

【药代动力学】本品口服后可被人体吸收完全，相对生物利用度约为 90%。单剂量给药后血药达峰时间（T_{max}）为1～3h。血消除半衰期（$T_{1/2\beta}$）为3.3～5.8h，蛋白结合率为18%～57%。静脉给药0.2g和0.4g，血药达峰时间（T_{max}）约为1h，血药峰浓度（C_{max}）为2mg/L和3～5mg/L。血消除半衰期为3～6h，蛋白结合率为18%～57%。本品吸收后可广泛分布至各组织、体液，组织中的浓度常超过血药浓度而达有效水平。本品主要自肾排泄，48h内给药量的52%～60%以原形自尿液中排出，一部分（20%的本品）在体内代谢。胆汁排泄约18%的药品。

【适应证】本品适用于由敏感菌引起的：

（1）泌尿生殖系统感染，包括单纯性、复杂性尿路感染、细菌性前列腺炎、淋病奈瑟菌尿道炎或宫颈炎（包括产酶株所致者）。

（2）呼吸道感染，包括敏感革兰阴性杆菌所致支气管感染急性发作及肺部感染。

（3）胃肠道感染，由志贺菌属、沙门菌属、产肠毒素大肠埃希菌、亲水气单胞菌、副溶血弧菌等所致的感染。

（4）伤寒。

（5）骨和关节感染。

（6）皮肤软组织感染。

（7）败血症等全身感染。

【用法与用量】

（1）口服（成人常用量）

1）支气管感染：0.3～0.4g（3～4片）/次，2次/日，疗程7～14日。

2）急性单纯性下尿路感染：0.2g（2片）/次，2次/日，疗程5～7d；复杂性尿路感染：0.4g（4片）/次，2次/日，疗程10～14d。

3）单纯性淋病奈瑟菌性尿道炎：0.4g（4片）/次，单剂量。

4）肠道感染：0.2g（2片）/次，2次/日，疗程5～7d。

5）伤寒：0.4g（4片）/次，2次/日，疗程10～14d。

（2）避光静脉滴注：成人0.2g/次，2次/日。重症患者最大剂量不超过0.6g/d，疗程7～10d，治疗中病情显著好转后即可改用口服制剂。

（3）滴眼：1～2滴/次，4～6次/日。

【不良反应】

（1）胃肠道反应较为常见，可表现为腹部不适或疼痛、腹泻、恶心或呕吐。

（2）中枢神经系统反应：可有头昏、头痛、嗜睡或失眠。

（3）过敏反应：皮疹、皮肤瘙痒，偶可发生渗出性多形性红斑及血管神经性水肿。少数患者可有光敏反应。

（4）偶可发生：①癫痫发作、精神异常、烦躁不安、意识混乱、幻觉、震颤；②血尿、发热、皮疹等间质性肾炎表现；③静脉炎；④结晶尿，多见于高剂量应用时；⑤关节疼痛。

（5）少数患者可发生血清氨基转移酶升高、血尿素氮增高及周围血象白细胞降低，多属轻度，并呈一过性。

【禁忌证】对本品及氟喹诺酮类药过敏、缺乏葡萄糖-6-磷酸脱氢酶的患者禁用。

【注意事项】

（1）与食物同服可能影响本品的口服吸收，宜空腹服用或进餐前至少1h，餐后至少2h服用本品。胃酸的减少也可能使本品的口服后吸收减少。

（2）由于目前大肠埃希菌对氟喹诺酮类药物耐药者多见，故应在给药前留取尿培养标本，参考细菌药敏结果调整用药。

（3）本品大剂量应用或尿pH在7以上时可发生结晶尿。为避免结晶尿的发生，宜多饮水，保持 24h 排尿量在 1200ml 以上。

(4) 肾功能减退者，需根据肾功能调整给药剂量。

(5) 应用氟喹诺酮类药物可发生中、重度光敏反应。应用本品时应避免过度暴露于阳光如发生光敏反应需停药。

(6) 肝功能减退时，如属重度（肝硬化腹水）可减少药物清除，血药浓度增高，肝、肾功能均减退者尤为明显，均需权衡利弊后应用，并调整剂量。

(7) 原有中枢神经系统疾患者，例如癫痫及癫痫病史者均应避免应用，有指征时需仔细权衡利弊后方可应用。

【药物相互作用】

(1) 尿碱化剂可减低本品在尿液中的溶解度，从而导致结晶尿和肾毒性。

(2) 本品与茶碱类合用时可能由于与细胞色素 P_{450} 结合部位的竞争性抑制，导致茶碱类的肝消除明显减少，血消除半衰期（$T_{1/2\beta}$）延长，血药浓度升高，出现茶碱中毒症状，如恶心、呕吐、震颤、不安、激动、抽搐、心悸等，应避免合用，不能避免时应测定茶碱类血药浓度并调整剂量。

(3) 环孢素与本品合用时，其血药浓度升高，必须监测环孢素血浓度，并调整剂量。

(4) 本品与抗凝药华法林合用时可增强后者的抗凝作用，故应避免二者合用。不能避免时应严密监测患者的凝血酶原时间，并调整剂量。

(5) 丙磺舒可减少本品自肾小管分泌约 50%，合用时可因本品血浓度增高而产生毒性。

(6) 本品干扰咖啡因的代谢，从而导致咖啡因消除减少，血消除半衰期（$T_{1/2\beta}$）延长，并可能产生中枢神经系统毒性，故应避免二者合用。不能避免时应严密监测患者咖啡因的血药浓度并调整剂量。

(7) 含铝、镁的制酸药可减少本品的口服吸收，不宜合用。

(8) 本品与非甾体类抗炎药芬布芬合用时，偶有抽搐发生，因此不宜与芬布芬合用。

【孕妇及哺乳期妇女用药】 动物实验未证实喹诺酮类药物有致畸作用，但对孕妇用药进行的研究尚无明确结论。鉴于本药可引起未成年动物关节病变，故孕妇禁用。本药的妊娠安全性分级为 C 级，若孕妇在妊娠早期不慎服用本品，无需终止妊娠，但应进行详细的超声波检查。本药可分泌入乳汁，其浓度接近血药浓度，哺乳期妇女应用本品时应暂停哺乳。

【儿童用药】 本品在婴幼儿及 18 岁以下青少年的安全性尚未确定。但本品用于数种幼龄动物时，可致关节病变。因此本品不宜用于 18 岁以下的小儿及青少年。

【老年患者用药】 老年患者常有肾功能减退，因本品部分经肾脏排出，故需减量应用。

【贮藏】 遮光，密封保存。

妥舒沙星

【英文名】 tosufloxacin

【化学名及结构式】 7-［3-氨基-1-（吡咯烷基）］-1-（2，4-二氟苯基）-6-氟-1，4-二氢-4-氧-1，8-奈啶-3-羧酸。

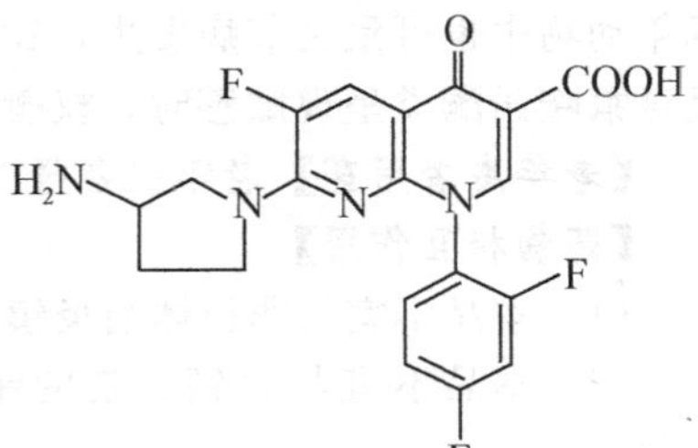

【性状】 浅黄色或类白色结晶性粉末。

【药理与毒理】 本品为喹诺酮类广谱抗菌药。对下列细菌有抗菌作用：①革兰阳性菌，肺炎球菌、化脓性链球菌、溶血性链球菌、肠球菌、葡萄球菌属细菌等。②革兰阴性菌，肠杆菌科细菌如不动杆菌属、变形杆菌属、枸橼酸菌属、沙门菌属（伤寒和副伤寒沙门菌除外）、沙雷菌属细菌及大肠埃希菌等。其他革兰阴性菌包括铜绿假单胞菌、淋病奈瑟菌、流感嗜血杆菌等。

③厌氧菌，消化链球菌、痤疮丙酸杆菌等。本品的作用机制为抑制细菌 DNA 旋转酶而达到抑菌或杀菌作用。

【药代动力学】本品口服吸收迅速而完全，口服 37.5、75、150mg 和 300mg 的血药峰浓度（C_{max}）分别为 0.16、0.29、0.37、0.81mg/ml，达峰时间（T_{max}）为 1～1.5h，血消除半衰期（$T_{1/2\beta}$）为 3～4h，24h 内尿液中排出的药物为服药量的 25%～48%。本品无药物蓄积作用，本品在大部分组织中的浓度均高于血清浓度。

【适应证】本品主要用于治疗由妥舒沙星沙敏感菌所致的各种感染：尿路感染，呼吸道感染，眼、耳、鼻、喉感染，妇科、生殖系统感染，腹部和肝、胆系统感染，骨和关节感染，皮肤感染，败血症和心内膜炎，脑膜炎。

【用法与用量】口服，成人 0.3～0.45g/d，分 2 次服用。严重感染者 0.6g/d，分 2 次服用。

【不良反应】

（1）过敏反应：发热、呼吸困难、浮肿、间质性肺炎、光敏症、皮疹、皮肤瘙痒、嗜酸性细胞增多。

（2）消化系统反应：恶心、呕吐、纳差、腹泻。

（3）头痛、失眠、疲倦、痉挛、血小板减少。

（4）偶可发生急性肾功能不全、粒细胞缺乏症、假膜性肠炎、低血糖、肝功能异常。

【禁忌证】

（1）对本品或喹诺酮类药物过敏者禁用。

（2）孕妇、哺乳期妇女禁用本品。

【注意事项】

（1）肾功能减退者慎用本品，若必须使用，应根据肾功能减退程度调整剂量。

（2）肝功能不全者慎用本品，若必须使用，应注意监测肝功能，并根据减退程度调整剂量。

（3）原有中枢神经系统疾患者，包括脑动脉硬化或癫痫病史者均应避免应用，有指征时权衡利弊应用。

（4）喹诺酮类药物间存在交叉过敏反应，对任何一种喹诺酮类过敏者均不宜使用本品。

（5）本品可引起光敏反应，至少在光照后 12h 才可接受治疗，治疗期间及治疗后数天内应避免过长时间暴露于明亮光照下。

（6）出现光敏反应指征如皮肤灼热、发红、肿胀、水疱、皮疹、瘙痒、皮炎时应停止治疗。

【孕妇及哺乳期妇女用药】氟喹诺酮类可透过血-胎盘屏障，并可分泌至乳汁中，乳汁中其浓度接近血药浓度，孕妇及哺乳期妇女禁用本品，若孕妇在妊娠早期不慎服用本品，无需终止妊娠，但应进行详细的超声波检查。

【儿童用药】氟喹诺酮类可使犬的承重关节软骨发生永久性损害而致跛行，在其他几种未成年动物中也可致关节病发生，18 岁以下患者禁用本品。在由多重耐药菌引起的感染，细菌仅对氟喹诺酮类呈现敏感时，权衡利弊后小儿方可应用本品。

【老年患者用药】老年患者肾功能有所减退，用药量应酌减。

【药物相互作用】

（1）本品不宜与非甾体消炎镇痛药同时服用，若两者同时服用可能会引起痉挛。

（2）本品不宜与含钙、镁的制酸药或铁制剂同时服用，若两者同时服用会减少本品的吸收。

（3）去羟肌苷（DDI）制剂中含有的铝及镁可与氟喹诺酮类螯合，故不宜合用

【贮藏】遮光，密封保存。

第三节 硝基咪唑类

硝基咪唑类药物不仅对原虫、阿米巴、阴道滴虫有较强的杀灭作用，而且对厌氧菌也有较强的作用，且较少产生耐药性。本类药物口服吸收良好、组织分布广、且能透入脑脊液，直肠给药也可达到有效血药浓度。常用的有甲硝唑、替硝唑和奥硝唑等，其中，奥硝唑的抗菌作用更强，血药浓度更高，半衰期更长且不良反应较少。

临床主要用于：①治疗各种庆氧菌感染性疾病及预防各科术后厌氧菌感染，如由类杆菌、梭状芽孢杆菌、真杆菌、消化球菌和消化链球菌、幽门螺杆菌等引起的腹腔感染或腹部术后等感染及消化性溃疡；②由脆弱类杆菌引起的下呼吸道感染，如坏死性肺炎、肺脓肿及脓胸等；③由脆弱类杆菌、梭状芽孢杆菌、消化球菌及消化链球菌等引起的妇产科感染；④单独由脆弱类杆菌和梭状芽孢杆菌引起的败血症或多种厌氧菌和需氧菌混合感染引起的败血症；⑤由脆弱类杆菌引起的脑膜炎和脑脓肿，牙周脓肿、骨髓炎、脓毒性关节炎等；⑥治疗原虫疾病，如男女泌尿生殖道毛滴虫、贾第鞭毛虫感染，肠、肝阿米巴病，肠、肝、变形虫感染；⑦口服本品可治疗假膜性肠炎。

不良反应以消化道反应最常见，表现为恶心、胃部不适及口腔溃疡等；硝基咪唑类药物能透过血-脑屏障，具有神经毒性作用，有活动性中枢神经系统疾患者禁用本品；本类药物可以抑制乙醛脱氢酶，干扰乙醇在体内的氧化，因而可加强乙醇的作用，从而导致双硫醒反应，因此用药期间禁止饮酒和饮用含醇饮料；本品有致畸作用，故孕妇和哺乳期妇女禁用；心血管系统、造血系统有疾患者禁用本品。

替 硝 唑

【英文名】 tinidazole

【化学名及结构式】 2-甲基-1-［2-（乙基磺酰基）乙基］-5-硝基-1H-咪唑。

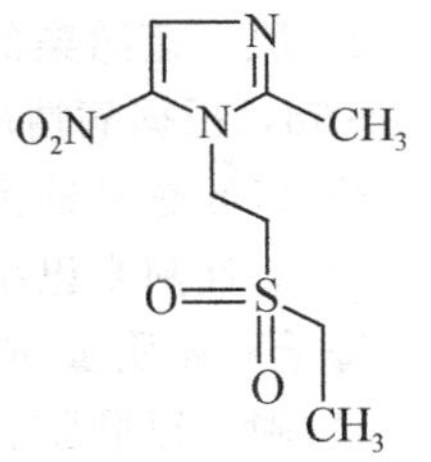

【性状】 本品为白色或淡黄色结晶性粉末，无臭，味苦，微溶于水。

【药理与毒理】

(1) 药理作用：本品对大多数厌氧菌具有较强抗菌作用，抗菌谱包括脆弱拟杆菌和其他拟杆菌属、梭杆菌属、消化球菌和消化链球菌、韦荣球菌属及加得纳菌。2～4mg/L 的浓度可抑制大多数厌氧菌；微需氧菌、幽门螺杆菌对其敏感；对阴道滴虫的 MIC 与甲硝唑相仿，其代谢物对加得纳菌的活性较甲硝唑增强。本品的杀菌机制尚未完全阐明，厌氧菌的硝基还原酶在敏感菌株的能量代谢中起重要作用。本品的硝基被还原成一种细胞毒，作用于细菌的 DNA 代谢过程，从而促使细菌死亡。耐药菌往往缺乏硝基还原酶而对本品耐药。本品抗阿米巴原虫的机制为抑制其氧化还原反应，使原虫的氮链断裂，从而杀死原虫。

(2) 毒理研究：动物试验或体外测定发现本品具致癌、致突变作用，但人体中尚未证实。

【药代动力学】 本品静脉滴注 0.8g/次及 1.6g/次后血药峰浓度为 14～21mg/L 及 32mg/L。静脉滴注 1g/d，血药浓度可维持在 8mg/L 以上。替硝唑在体内的分布广泛，在生殖器官、肠道、腹部肌肉、乳汁中可达较高浓度，在肝脏、脂肪中的浓度低，在胆汁、唾液中的浓度与同期血药浓度相仿，对血-脑屏障的穿透性较甲硝唑高，脑膜无炎性反应时脑脊液中的浓度为同期血药浓度的 80%，这与替硝唑的脂溶性有关。替硝唑可通过血-胎盘屏障，在胎儿及胎盘中可达较高浓度。替硝唑的蛋白结合率为 12%。替硝唑在肝脏代谢，静脉给药后约 20%～25%

以原形从尿中排出，12%以代谢产物的形式排出。消除 $T_{1/2}$ 为 11.6～13.3h，平均为 12.6h。肾功能不全者药代动力学指标不变，但血透可快速消除替硝唑，故血透后必须给药一次。本品口服后吸收迅速，一般口服后 2h 内血药浓度达峰值，消除半衰期为 12～14h。本品在体内各组织的分布均达到临床有效浓度，并能有效地通过血-脑屏障。本品主要随尿液排出，少量随粪便排出，按 5d 内放射性排出量计算，比例为 5∶1。口服剂量约 30%～40%以原药形式随尿排出，血浆蛋白结合率约 12%。血透析可迅速清除替硝唑。

【适应证】

(1) 本品用于证实或可能由类杆菌属、脆弱杆菌属、其他拟杆菌属、梭状芽孢杆菌属、消化球菌属、真杆菌、发酵链球菌、韦荣球菌属类等敏感厌氧菌引起的下列感染：重度口腔感染(如重度冠周炎、重度口腔间隙感染)；败血症、鼻窦炎、肺炎、肺支气管感染、皮肤蜂窝织炎、骨髓炎、腹膜炎及手术后伤口感染；胃肠道和女性生殖系统感染。也可于结肠直肠手术、妇产科手术及口腔科手术前用药预防术后厌氧菌感染。

(2) 本品可用于肠道及肠道外阿米巴病、阴道滴虫病、贾第鞭毛虫病、加得纳菌阴道炎等的治疗。

(3) 本品可作为甲硝唑的替代药用于幽门螺杆菌所致的胃窦炎及消化性溃疡的治疗。

【用法与用量】

(1) 静脉滴注：①厌氧菌引起的感染，0.8g/次（1 瓶），1 次/日，静脉缓慢滴注，一般疗程 5～6d，或根据病情决定。②外科预防手术后感染用药，总量 1.6g（2 瓶），分 1 次或 2 次静脉滴注，第 1 次于手术前 2～4h，第二次于手术期间或术后 12～24h 内滴注。

(2) 口服

1) 泌尿生殖道毛滴虫病的治疗：单次疗法，成人单次顿服 2g，其配偶应同时服用；6 岁以上儿童单次顿服 1g；12 岁以上儿童单次顿服 2g；个别病例需重复用药 1 次，或遵医嘱。多次疗法，成人每日服用 1 次/日，1g/次，首次加倍，连服 3d，或遵医嘱。

2) 厌氧菌感染的治疗：成人及 12 岁以上儿童，第 1 天口服 2g，以后每 24h 服 1g，用药一般 5～6d，根据病情决定，或遵医嘱。

3) 口腔感染的治疗：成人服用 1 次/日，1g/次，首次加倍，连服 3d，或遵医嘱。

4) 急性阿米巴痢疾：①成人，单剂口服 2g，服 2～3d，个别病例可能需持续 10d。②儿童，每千克体质量 50mg，最大剂量 2g。

5) 阿米巴肝脓肿：①成人，单剂口服，2g/d，服 3d，个别病例延长至 5d。②儿童，每千克体质量 50mg，最大剂量 2g，单剂口服 5d。

6) 术后感染预防：成人术前 12h 单剂口服 2g。

【不良反应】不良反应少见而轻微，常见的不良反应为恶心、呕吐、食欲下降、口腔异味。头昏、头痛、眩晕、皮肤瘙痒、皮疹、便秘及全身不适也有报道。也可出现血管神经性水肿、中性粒细胞减少、双硫仑反应及黑尿。偶见滴注部位轻度静脉炎。高剂量时也可引起癫痫发作和周围神经病变。

【禁忌证】

(1) 对替硝唑及硝基亚硝基烃咪唑衍生物过敏者禁用本品。

(2) 血液病患者或有血液病史者禁用，有活动性中枢神经疾病患者禁用本品。

(3) 妊娠三个月内妇女及哺乳期妇女禁用本品。

(4) 12 岁以下患者禁用或不宜使用本品。

【注意事项】

(1) 本品滴注速度应缓慢，每瓶滴注时间应≥2h。药物不应与含铝的针头和套管接触，并避免与其他药物一起滴注。

(2) 如疗程中发生中枢神经系统不良反应，应及时停药。

(3) 本品可干扰丙氨酸氨基转移酶、乳酸脱氢酶、三酰甘油、己糖激酶等的检验结果，使其测定值降至零。

(4) 用药期间不应饮用含酒精的饮料，因可引起体内乙醛蓄积，干扰酒精的氧化过程，导致双硫仑样反应，患者可出现腹部痉挛、恶心、呕吐、头痛、面部潮红等。

(5) 肝功能减退者本品代谢减慢，药物及其代谢物易在体内蓄积，应予减量，并做血药浓度监测。

(6) 本品可自胃液持续清除，某些放置胃管作吸引减压者，可引起血药浓度下降。血液透析时，本品及代谢物迅速被清除，故应用本品不需减量。

(7) 念球菌感染者使用本品后症状会加重，需同时给抗真菌药物治疗。治疗阴道滴虫病时需同时治疗其性伙伴。

【孕妇及哺乳期妇女用药】本品可透过胎盘，迅速进入胎儿循环。动物试验发现腹腔给药对胎仔具毒性，而口服给药无毒性。本品对胎儿的影响尚无足够和严密的对照观察，因此孕妇只有具明确指征时才先用本品，但妊娠初三个月内应禁用。妊娠3个月以上的患者，应充分权衡利弊后慎用或遵医嘱。若孕妇在妊娠早期不慎服用本品，则应借助胎儿超声检查及时决定是否终止妊娠。本药的妊娠安全性分级为C级。本品在乳汁中浓度与血中相似。动物试验显示本品对幼鼠具致癌作用，故不推荐用于授乳妇女。若必须用药，应暂停哺乳，并在疗程结束3d后方可重新授乳。

【儿童用药】12岁以下患者禁用。

【老年患者用药】老年人由于肝功能减退，应用本品时药代动力学有所改变，需监测血药浓度。

【药物相互作用】

(1) 本品能抑制华法林和其他口服抗凝药的代谢，能加强其作用，引起凝血酶原时间延长。

(2) 同时应用苯妥英钠、苯巴比妥等诱导肝微粒体酶的药物，可加强本品代谢，使血药浓度下降，而苯妥英钠排泄缓慢。

(3) 同时应用西咪替丁等抑制肝微粒体酶活性的药物，可减慢本品在肝内的代谢及其排泄，延长本品的血清半衰期，应根据血药浓度测定的结果调整剂量。

(4) 本品干扰双硫仑代谢，两者合用患者饮酒后可出现精神症状，故2周内应用双硫仑者不宜再用本品。

(5) 本品可干扰氨基转氨酶和LDH测定结果，可使胆固醇、三酰甘油水平下降。

【药物过量】本品过量时，应给予对症治疗（支持疗法），本品大部分随尿液排泄，可增加尿量以加快清除速率。

【贮藏】遮光，密闭，在阴凉处保存。

奥 硝 唑

【英文名】ornidazole

【化学名及结构式】α-氯甲基-2-甲基-5-硝基咪唑-1-乙醇。

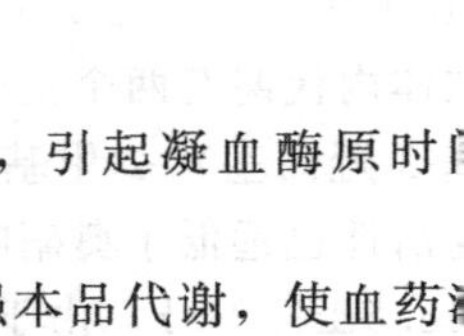

【性状】本品为类白色或微黄色结晶性粉末。

【药理与毒理】

(1) 药理作用：本品为第三代硝基咪唑类衍生物，其发挥抗微生物作用的机制可能是：通过其分子中的硝基，在无氧环境中还原成氨基或通过自由基的形式，与细胞成分相互作用，从而导致微生物死亡。

（2）毒理研究

1）重复给药毒性：大鼠连续2年给予本品剂量为400mg/(kg·d)，未见对动物的寿命的影响，也未引起严重的功能或形态学的改变。犬连续1年给药剂量达250mg/(kg·d）时，出现中枢神经系统症状，这些症状在硝基咪唑类衍生物的大鼠试验中均可见到。

2）遗传毒性：与其他硝基咪唑类药物类似，本品对多种菌株具有致突变作用，但是人淋巴细胞和小鼠显性致死试验表明，本品对哺乳类动物细胞染色体无影响。

3）生殖毒性：在所进行的大鼠、小鼠和家兔的高剂量研究中，对胎仔和围生期无明显影响。大鼠和小鼠给药剂量达400mg/(kg·d)，家兔剂量达100mg/(kg·d）时，未见致畸作用。经口给药可抑制雄性大鼠的生殖能力，但是与其他的5-硝基咪唑化合物不同的是，本品不抑制精子的生成。

4）致癌性：大鼠连续2年给药剂量达400mg/(kg·d）时，未见本品有致瘤性。

【药代动力学】奥硝唑容易经胃肠道吸收，1.5g单剂量口服用药在2h内就达到约为30μg/ml的最大血浆浓度，24h后又降到9μg/ml，48h降到2.5μg/ml。奥硝唑也经阴道吸收，据报道，局部使用500mg奥硝唑阴道栓剂后12h，最大血浆浓度约为5μg/ml。

奥硝唑的血浆消除半衰期为14h，血浆蛋白结合率<15%，本品可广泛分布于组织和体液中，包括脑脊液中。

奥硝唑在肝中代谢，在尿液中主要以轭合物和代谢物排泄，少量在粪便中排泄。已报道单剂量口服本品后于5d的消除量为85%，尿中63%，粪便中22%。胆汁排泄在奥硝唑及其代谢物的消除中约占4.1%。

国外文献报道，健康志愿者30min静脉滴注1g奥硝唑，其半衰期$T_{1/2}$为（14.1±0.5）h，MRT为（19.4±0.6）h，血浆清除率为（50.6±2.1）ml/min，V_{ss}值为（0.86±0.02）L/kg。在体内代谢有两个主要代谢物，M_1（1-（3-氯-2-丙基）-2-羟甲基-5-硝基咪唑），M_4（1-（3-羟基-2-羟丙基）-2-甲基-5-硝基咪唑），代谢产物M_1，M_4的浓度低于原形药物，代谢物M_1，M_4的活性也远低于奥硝唑，其C_{max}分别为（85±6.1）（20±6）ng/ml，$T_{1/2}$分别（14.4±1.0）、（15.5±1.2）h。由于药物的清除在肝脏中进行，肝病患者的清除率会降低26%～48%，半衰期及MRT值会增加19%～38%，故肝病患者给药间隔应延长，以避免药物蓄积。

1～42周的幼儿术前20min滴注奥硝唑20mg/kg药代动力学特点与成人一致。

【适应证】用于治疗由厌氧菌（脆弱拟杆菌、狄氏拟杆菌、卵圆拟杆菌、多形拟杆菌、普通拟杆菌、梭状芽孢杆菌、真杆菌、消化球菌和消化链球菌、幽门螺杆菌、黑色素拟杆菌、梭杆菌、CO_2噬织维菌、牙龈类杆菌等）感染引起的多种疾病；男女泌尿生殖道毛滴虫、贾第鞭毛虫感染引起的疾病（如阴道滴虫病等）；肠、肝阿米巴虫病（包括阿米巴痢疾、阿米巴肝脓肿），肠、肝变形虫感染引起的疾病；本品用于预防和治疗各科手术后厌氧菌感染。

【用法与用量】

（1）吞服或溶于少量水中服用：①防止厌氧菌感染，成人500mg（2片）/次，2次/日（早晚各服1次，以下同），儿童每12h 10mg/kg；②阿米巴虫病，成人500mg（2片）/次，2次/日；儿童25mg/(kg·d)；③贾第虫病，成人1.5g/次，1次/日，儿童40mg/(kg·d)；④毛滴虫病，成人1～1.5g（4～6片）/次，1次/日，儿童25mg/(kg·d)，或遵医嘱。

（2）静脉滴注。

1）术前术后预防用药：成人手术前1～2h静脉滴注1g奥硝唑，术后12h静脉滴注500mg，术后24h静脉滴注500mg。

2）治疗厌氧菌引起的感染：成人起始剂量为0.5～1g，然后每12h静脉滴注0.5g，连用3～6d。如患者症状改善，建议改用口服制剂。

3）治疗严重阿米巴病：成人起始剂量为0.5～1g，然后每12h静脉滴注0.5g，连用

3～6d。

4）儿童剂量为20～30mg/(kg·d)体质量，每12h静脉滴注1次，滴注时间30min。

（3）阴道给药。将外阴洗净，用干净手将栓剂塞入阴道深处，每晚1次，1枚/次，连续10d。

【不良反应】服药期间有轻度头晕、头痛、嗜睡、胃肠道反应、肌肉乏力等。

【禁忌证】对硝基咪唑类药物过敏的患者对此药也过敏，禁用于对此类药物过敏的患者；也禁用于脑和脊髓发生病变的患者，羊癫疯及各种器官硬化症患者。

【注意事项】服用剩余的药片应立即包装好并立即做好标记，放在儿童接触不到的地方。

【孕妇及哺乳期妇女用药】动物实验表明，本药无致畸或胎儿毒性作用，但因尚未在妊娠妇女中进行对照研究，建议孕妇（特别是妊娠早期）慎用本药。治疗期间不适宜于哺乳。若孕妇在妊娠早期不慎服用本品，则应借助胎儿超声检查及时决定是否终止妊娠。

【儿童用药】用于体质量6kg以上的儿童，用量应严格按照医生处方剂量依照儿童体质量用药。3岁以下儿童不建议使用注射剂。

【老年患者用药】遵医嘱适量酌减。

【药物相互作用】

（1）同其他硝基咪唑类药物相比，本品对乙醛脱氢酶无抑制作用。

（2）奥硝唑能抑制抗凝药华法林的代谢，使其半衰期延长，增强抗凝药的药效，当与华法林同用时，应注意观察凝血酶原时间并调整给药剂量。

（3）巴比妥类药、雷尼替丁和西咪替丁等药物可使奥硝唑加速消除而降效并可影响凝血，因此应禁忌合用。

（4）同时应用苯妥英钠、苯巴比妥等诱导肝微粒体酶的药物，可加强本品代谢，使血药浓度下降，而苯妥英钠排泄减慢。

（5）本品可延缓肌肉松弛剂维库溴铵的作用。

【药物过量】过量服用此药可加重不良反应甚至发生危险，应严格按照医生处方剂量服用。

苯酰甲硝唑

【英文名】benzoylmetronidazole

【化学名及结构式】1-（2-苯甲酰氧乙基）-2-甲基-5-硝基咪唑。

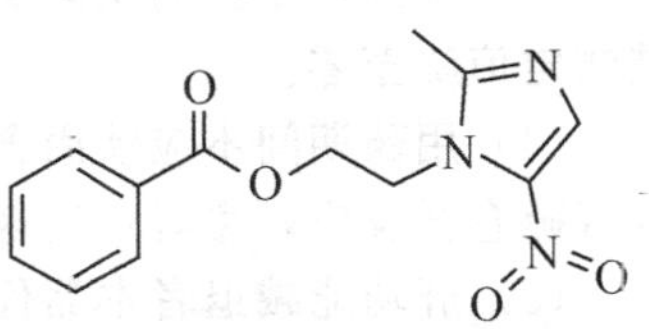

【性状】本品为类白色或淡黄色的结晶性粉末。

【药理与毒理】本品对以下专性厌氧菌有抗菌作用。①革兰阴性厌氧杆菌，类杆菌属的脆弱类杆菌、普通类杆菌、吉类杆菌、卵圆类杆菌、多形类杆菌等和梭状杆菌属。②革兰阳性厌氧杆菌，真杆菌属、梭状芽孢杆菌属。革兰阳性厌氧球菌：消化球菌属和消化链球菌属。本品对原虫，如阴道毛滴虫具有很强的活力；对阿米巴和兰伯第虫均有活力。药物作用模式为切断DNA链和抑制DNA合成，从而干扰和中断厌氧微生物生长和繁殖。

【药代动力学】苯酰甲硝唑的药代动力学研究文献资料表明，苯酰甲硝唑本身不被吸收，但可通过肠壁吸收水解的甲硝唑，在人的血浆中未检出苯酰甲硝唑。单次口服苯酰甲硝唑3.2g后5.1h，其最大平均血药浓度为16.6μg/mg，单次口服苯酰甲硝唑0.64g后3.2h，其血药浓度为4μg/mg。①分布，甲硝唑广泛贯穿于细胞内和细胞外的身体组织，也横跨胎盘。曾发现在脓肿、胆和CSF中的治疗浓度，两个患者以1g分4次/日的治疗剂量，口服7d后，在CSF里浓度为58～80.4mg/ml。发现在人的精液里，骨髓中的浓度均相当于在血清中的浓度。②代谢，甲硝唑在肝中，通过酸氧化和葡萄糖醛酸化物结合，部分代谢，曾检定在尿中有五种代谢物，但认为甲硝唑最后代谢物大部分无活性。苯酰甲硝唑平均消除半衰期为9.7h。③排泄，相当于甲硝唑给药剂量的12%～16%，以未变化的甲硝唑从尿液中排出；相当于甲硝唑给药剂量的44%～64%，是以甲硝唑和羟甲基衍生物的硝基化合物形式排除。剩余部分未知。甲硝唑也排泄到唾液和乳汁中，其达到的浓度，相当于在血浆中的浓度。

【适应证】 本品可用于：①泌尿生殖系统滴虫病，如阴道滴虫病等；②肠道及肠外阿米巴病，如阿米巴病及阿米巴肝脓肿等；③贾第虫病；④敏感厌氧菌所致各种感染，如菌血病、败血病、腹部手术后感染等；⑤预防有厌氧菌引起的妇科、外科术后感染等；

【用法与用量】 饭前1h口服，成人及12岁以上儿童的用量如下：

(1) 敏感厌氧菌感染的治疗：3次/日，0.64g/次，连服7d。

(2) 作为预防用药：在术前24h开始服用，剂量为0.64g/次，连服7d。

(3) 阿米巴病：肠阿米巴病：3次/日，1.28g/次，连服5d。慢性阿米巴肝炎：3次/日，0.64g/次，连服5～10d。阿米巴肝脓肿及其他形式的肠外阿米巴病：3次/日，0.64g/次，连服5d。

(4) 泌尿生殖系统滴虫病：3次/日，0.32g/次，连服7d；或者，单次剂量3.2g顿服。

(5) 贾第虫病：1次/日，3.2g/次，连服7d。

【不良反应】 偶尔出现口中异味，舌苔和胃肠不适，嗜睡眩晕、头痛、运动失调、皮疹、瘙痒、运动共济失调、黑尿（代谢所致）等曾有过报道，但极为罕见。在大剂量或长期治疗时曾报道出现少数外周神经系统病例。

【禁忌证】

(1) 对本品过敏者禁用。

(2) 孕妇及哺乳期妇女禁用本品。

(3) 有活动中枢神经疾患和血液病者禁用本品。

【注意事项】

(1) 致癌、致突变作用：动物试验或体外测定发现本品具致癌、致突变作用，但人体中尚未证实。

(2) 使用中发生中枢神经系统不良反应，应及时停药。

(3) 本品可干扰丙氨酸氨基转移酶、乳酸脱氢酶、三酰甘油、己糖激酶等的检验结果，使其测定值降至零。

(4) 用药期间不应饮用含酒精的饮料，因可引起体内乙醛蓄积，干扰酒精的氧化过程，导致双硫仑样反应，患者可出现腹部痉挛、恶心、呕吐、头痛、面部潮红等现象。

(5) 肝功能减退者本品代谢减慢，药物及其代谢物易在体内蓄积，应减量使用，并作血药浓度监测。

(6) 本品可自胃液持续清除，某些放置胃管做吸引减压者，可引起血药浓度下降。血液透析时，本品及代谢物迅速被清除，故应用本品不需减量。

(7) 念珠菌感染者应用本品，其症状会加重，需同时给抗真菌治疗。

(8) 厌氧菌感染合并肾衰竭患者，给药间隔时间应由8h延长至12h。

(9) 治疗阴道滴虫病时，需同时治疗其性伴侣。

(10) 重复一个疗程前，应做白细胞计数。

【孕妇及哺乳期妇女用药】 孕妇及哺乳期妇女禁用本品。

【儿童用药】 目前尚缺乏详细的研究资料。

【老年用药】 注意观察肝功能。

【药物相互作用】

(1) 本品可增强华法林等药物的抗凝作用。

(2) 土霉素可干扰本品清除阴道滴虫的作用。

【药物过量】临床特征：很少数的不正常迹象或症状。处理：药物本身大剂量可能引起呕吐，如没有呕吐情况，先镇静后，可进行灌洗。

【贮藏】密闭遮光室温保存。

甲 硝 唑

【英文名】metronidazole

【化学名及结构式】2-甲基-5-硝基咪唑-1-乙醇。

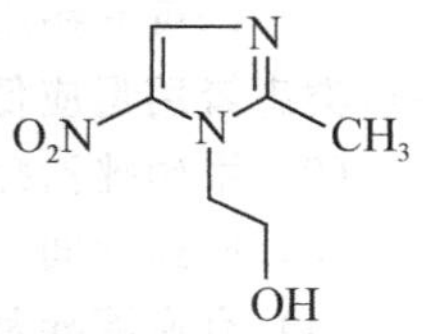

【性状】本品为白色或微黄色结晶性粉末，有微臭，味苦而略咸，微溶于水。

【药理与毒理】

(1) 甲硝唑是一种合成口服抗原虫药和抗菌药。甲硝唑可能通过以下机制在厌氧环境下发挥抗菌活性：药物进入机体后受细胞内离子转运蛋白作用，形成一种促使药物向细胞内转运的浓度梯度。药物在细胞内形成自由基，反过来与细胞内成分起作用最终导致微生物死亡。

(2) 毒理学：①致畸作用，在小鼠中进行的 6 倍于人体最大推荐剂量（mg/m^2）的甲硝唑致畸研究，未见明显致畸作用。②致癌、致突变作用，六项在小鼠中进行的研究均发现肺部肿瘤，包括一项间断给药研究（每 4 周给药 1 次）。雄性小鼠以 $1500mg/m^2$ 灌胃给药，肝脏恶性肿瘤的发生率上升。这一剂量约为临床推荐剂量的 3 倍。小鼠终生服药恶性淋巴瘤和肺部肿瘤的发生率升高（根据已发表数据）。雌性小鼠口服甲硝唑后与对照组相比，乳腺肿瘤和肝脏肿瘤的发生率升高。对大鼠进行的致癌研究显示为阴性。甲硝唑的体外研究包括艾姆斯氏试验显示有致突变作用。在哺乳动物中进行的研究未发现有基因损害作用。

【药代动力学】甲硝唑口服或静脉给药的体内分布过程相似。本品在健康人体内的平均清除半衰期为 8h。甲硝唑及其代谢产物 60%～80%经尿液排除，6%～15%经粪便排除。尿中出现的代谢产物主要为氧化侧链［1-（β-羟乙基）-2-羟甲基-5-硝基咪唑和 2-甲基-5-硝基咪唑-1-乙酸］和葡糖醛酸苷结合物，原形药物约占尿液中药物总量的 20%。肾脏清除率约 $10ml/(min \cdot 1.73m^2)$。肾功能不全患者单次口服甲硝唑的药代动力学无明显改变。然而，甲硝唑在肝功能不全患者体内的血浆清除率下降。

【适应证】本品用于阿米巴病、滴虫病、贾第原虫病、疥疮、厌氧菌感染所致的菌血症，以及心内膜、下呼吸道、腹腔、盆腔、骨与关节、神经、皮肤与软组织感染的预防与治疗，亦可用于治疗抗生素相关的假膜性肠炎、胃及十二指肠溃疡等的治疗。

【用法与用量】

(1) 口服：750mg（1 片）/次，1 次/日，连用 7d，7d 为一个疗程。甲硝唑缓释片应在至少饭前 1h 或饭后 2h 的空腹情况下整药吞服。空腹服用可保持本品的最佳缓释特性。

(2) 阴道给药：将本品置于阴道深处。1 次/日，1 枚/次，7d 为一疗程。

(3) 含漱剂：含漱 3～5min 吐出，3 次/日，连用 7d，

(4) 静脉滴注：①成人常用量，厌氧菌感染，静脉给药首次按体质量 15mg/kg（70kg 成人为 1g），维持量按体质量 7.5mg/kg，每 6～8h 静脉滴注 1 次。②小儿常用量，厌氧菌感染的注射剂量同成人。

(5) 凝胶剂外用：清洗患处后，适量涂用，每日早、晚各一次。酒糟鼻红斑：以 2 周为一疗程，连用 8 周。酒糟鼻炎症性丘疹或脓疱：以 4 周为一疗程，或遵医嘱。

【不良反应】在两个多中心的临床研究中，270 例患者口服甲硝唑缓释片，750mg/次，1 次/日，连续服用 7d。287 例患者用对照药经阴道内给药，1 次/日，连用 7d。绝大部分不良

事件为轻到中度，接受甲硝唑治疗主诉头痛的患者中，10%为重度，主诉恶心的患者中，不到2%为重度。9%的是主诉有口腔金属味。外阴、阴道念珠菌病是由于多种抗菌药治疗所致。在该多中心临床试验中，试验组与对照组在酵母菌性阴道炎的发生率上无统计学显著性差异。

【禁忌证】本品禁用于下列情况：

（1）对甲硝唑或其他硝基咪唑衍生物过敏者。

（2）妊娠三个月以内妇女禁用本品。

【注意事项】

（1）严重肝病患者甲硝唑代谢缓慢，最终导致甲硝唑及其代谢产物在血浆中蓄积。因此，在这类患者用量应低于常规剂量，并谨慎用药。

（2）甲硝唑治疗期间会使念珠菌病症状加重，需用抗真菌药进行治疗。

（3）服药期间和服药后3d内避免酒精饮品。

（4）有血液异常或血液异常史的患者需谨慎用药。

（5）在甲硝唑治疗期间可见轻度白细胞减少，重复用药前后应进行白细胞计数和分类检查。

（6）一旦患者出现异常神经系统症状需立即终止应用甲硝唑。有中枢神经系统疾病的患者需谨慎用药。

【孕妇及哺乳期妇女用药】妊娠小鼠灌胃给予甲硝唑（按体表面积一次60mg/m^2，大约为临床用量的10%），1次/日，不产生胎儿毒性。但在单剂量腹膜内给药动物研究中曾出现宫内死亡现象，不能确定是否与用药有关。由于对妊娠妇女缺乏深入的对比性研究，而且动物研究并不总是可以预示人类的反应，同时甲硝唑又是啮齿动物的致癌剂，并且甲硝唑可迅速通过血-胎盘屏障进入胎儿循环，因此妊娠3个月内应避免使用。由于甲硝唑可经乳汁分泌，浓度与血浆中相似，而且由于小鼠和大鼠用甲硝唑后肿瘤发病率升高，因而需根据药物对母体的重要性权衡利弊来决定终止哺乳或停止用药。

【儿童用药】儿童使用本药应谨慎，宜减量使用。

【老年患者用药】肾功能下降不改变甲硝唑单剂的药代动力学。然而肝功能下降的患者甲硝唑的血浆清除率下降。老年患者甲硝唑的药代动力学可能发生改变，因而对老年患者有必要监测血药水平以调整甲硝唑用量。

【药物相互作用】

（1）甲硝唑能增强华法令和其他口服香豆素抗凝血剂的抗凝血作用，导致凝血酶原时间延长。

（2）同时应用诱导肝脏微粒体酶的药物，如苯妥英钠或苯巴比妥，可加速甲硝唑清除，导致其血药浓度降低。有报道提示甲硝唑会减弱苯妥英的清除。

（3）同时应用降低肝脏微粒体酶的药物，如西咪替丁，会降低甲硝唑的血浆清除率，延长其半衰期。

（4）接受大剂量锂治疗的患者，甲硝唑短期应用会使血清锂上升，一些病例出现锂中毒症状。甲硝唑治疗几天后需要测定血清锂和血清肌酐水平以监测锂中毒临床症状出现前可能出现的血清锂浓度升高。

（5）在同时应用甲硝唑和双硫仑的酗酒患者中有出现精神症状的报道。最近2周内曾服用双硫仑的患者应避免应用甲硝唑。在甲硝唑治疗期间和停药后3d内避免接触乙醇饮品，否则可能会发生腹部痉挛、恶心、呕吐、头痛和面部潮红。

（6）甲硝唑可影响某些血生化值的测定，如天冬氨酸盐转氨酶（AST，SGOT谷草转氨酶），丙氨酸转氨酶（ALT，SGPT谷丙转氨酶），乳酸脱氢酶（LDH），三酰甘油和己糖激酶葡萄糖，可使测定值为0。所有受影响的检测都与辅酶氧化还原过程中的酶偶联有关。影响因素是由于还原型烟酰胺二核苷酸（340nm）与甲硝唑（322nm）在 pH 为 7 时的吸收峰值相似。

【药物过量】有自杀企图或意外过量服药的病例中有单次口服甲硝唑最高到 15g 的报道。症状有恶心，呕吐和共济失调。口服甲硝唑在恶性肿瘤治疗中作为放射性感光剂进行了研究。隔天 6～10.4g，连用 5～7d，有神经毒作用包括外周神经炎和惊厥发作的报道。

治疗：甲硝唑过量没有特效解毒药；因此，处理措施包括对症治疗和支持治疗。

【贮藏】遮光，密闭保存。

塞克硝唑

【英文名】secnidazole

【化学名及结构式】1-（2-羟丙基）-2-甲基-5-硝基咪唑。

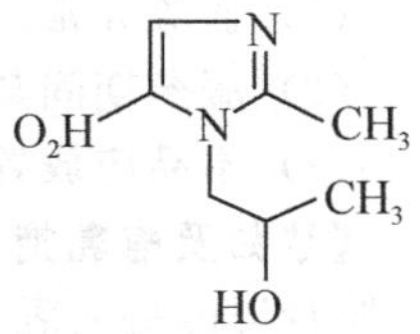

【性状】本品为白色、类白色或微黄色结晶性粉末。

【药理与毒理】

（1）药理作用：塞克硝唑为 5-硝基咪唑类抗原虫/微生物药，其结构及药理作用与甲硝唑相似。塞克硝唑的体外抗原虫谱与甲硝唑相当，包括阴道毛滴虫、牛毛滴虫、痢疾阿米巴、兰伯贾第虫（十二指肠贾第鞭毛虫、肠贾第鞭毛虫）。该品对阴道毛滴虫的 MIC 与甲硝唑相似（0.7μg/ml），二者对痢疾阿米巴的最小抑制浓度也相似（6μg/ml）。塞克硝唑对十二指肠贾第鞭毛虫的最小抑制浓度（0.2μg/ml）明显低于甲硝唑（1.2μg/ml），但其临床相关性不明确。

（2）毒理研究：动物试验未见本品有致畸作用，但与其他 5-硝基咪唑类药物相同，本品应尽量避免用于妊娠的前 3 个月。

【药代动力学】

（1）据文献资料：吸收：本品口服后吸收迅速，1.5～3h 血药浓度达峰值，单次口服本品 0.5～2g 的绝对生物利用度近 100%。在应用剂量范围内，给药剂量与最大血浆药物浓度（C_{max}）及血药浓度-时间曲线下面积（AUC）成正比。

（2）分布：本品在人体内分布范围不广泛，稳态分布体积很小（49.2L），仅约血浆药物总量的 15%与血浆蛋白或球蛋白结合。血清药物浓度与龈缝液中药物的浓度相近，因此本品极易透过牙龈组织。本品还能透过血-胎盘屏障进入乳汁。

（3）代谢：本品主要在肝脏代谢，其代谢产物为 RP35843。

（4）排泄：本品清除速度为 1.68L/h（28ml/min）。本品以原药随尿液排出，但速度缓慢，单次口服塞克硝唑 2g，72h 后尿样中可检出 10%～25%塞克硝唑（包括原药和代谢物），96h 累积经尿液排泄量约为 50%。本品消除半衰期为 17～29h。

【适应证】本品为硝基咪唑类抗原虫药物。主要用于治疗下述疾病：由阴道毛滴虫引起的尿道炎和阴道炎；肠阿米巴病；肝阿米巴病；贾第鞭毛虫病。

【用法与用量】

（1）用法：口服，餐前服用。

（2）用量

1）由阴道毛滴虫引起的尿道炎和阴道炎：成人，2g，单次服用。配偶应同时服用本品进行治疗。

2）肠阿米巴病有症状的急性阿米巴病：①成人，2g，单次服用；②儿童，30mg/kg，单次服用。

3）无症状的急性阿米巴病：①成人，2g/次，1 次/日，连服 3d；②儿童，一次 30mg/kg，1 次/日，连服 3d。

4）肝脏阿米巴病：①成人，1.5g/d，一次或分次口服，连服 5d；②儿童，一次 30mg/kg，一次或分次口服，连服 5d。

5）贾第鞭毛虫病：儿童，30mg/kg，单次服用。

【不良反应】本品的常见不良反应为口腔金属异味。偶见不良反应有消化道紊乱（如恶心、呕吐、腹泻、腹痛）、皮肤过敏反应（如皮疹、荨麻疹、瘙痒）、深色尿、白细胞减少（停药后恢复正常）等。罕见不良反应：眩晕、头痛、中度的神经功能紊乱。

【禁忌证】以下患者禁用本品：对塞克硝唑或一般硝基咪唑类药物过敏者；妊娠期及哺乳期妇女。

【注意事项】

（1）血象异常既往史的患者慎服本品。

（2）服药期间禁饮乙醇类饮料或饮酒。

（3）本品应放置在儿童触不到的地方。

【孕妇及哺乳期妇女用药】妊娠或有可能妊娠的妇女禁用本品；本品口服吸收后能够透过血-胎盘屏障进入乳汁，因此服药期间，哺乳期妇女应避免哺乳。

【儿童用药】12 岁以上儿童可以服用本品，单次服用本品的剂量为 30mg/kg，或在医生指导下使用。

【老年患者用药】目前尚无 65 岁以上老人用药的资料。

【药物相互作用】

（1）本品与双硫仑（又名戒酒硫）同服可引起谵妄或精神错乱，服用本品治疗期间或至少服药后 1d 内不可饮酒，以免发生双硫仑样反应。

（2）本品对华法令的抗凝作用有很强的抑制，故有血象异常既往史的患者不宜服用本品。

【药物过量】5-硝基咪唑类药物在长时间、大剂量被服用后可能会具有潜在的致突变和致癌作用。因此在过量服用本品后请立即与医生联系。

【贮藏】遮光、密闭保存。

第四章　抗真菌药物

第一节　抗真菌药物概述

抗真菌药根据化学结构特点可分为四类：①多烯类如两性霉素 B、制霉菌素；②吡咯类包括咪唑类和三唑类，前者如酮康唑、咪康唑、克霉唑、益康唑、联苯苄唑等，后者如氟康唑、伊曲康唑等；③烯丙胺类如特比萘芬、萘替芬等；④其他类如氟胞嘧啶等。

一、作用机制

不同种类的抗真菌药作用于真菌不同的靶位，以不同的方式抑制或杀灭真菌。

（1）损伤真菌细胞质膜

（2）损害膜脂质结构及其功能。多烯类抗真菌药物直接和细胞质膜上的麦角甾醇结合，破坏细胞质膜的渗透性，从而使菌体内氨基酸、电解质等重要物质渗出而死亡。

（3）干扰细胞膜的脂质合成。麦角甾醇是真菌细胞膜的主要组分。抗真菌药物可从不同的环节影响麦角甾醇的生物合成，最终使胞膜结构破坏，从而抑制真菌细胞生长。烯丙胺类作用于角鲨烯环氧化酶；吡咯类作用于细胞色素 P_{450} 依赖去甲氧基化酶；阿莫罗芬则同时抑制次麦角甾醇转化成麦角甾醇的两个关键酶（14 位还原酶和 7.8 位异构酶）。

（4）破坏真菌细胞壁的结构。几丁质、β-葡聚糖和甘露糖蛋白是真菌细胞壁的主要成分。抗真菌药物通过抑制 β（1.3）-葡聚糖合成酶、降低几丁质合成酶的活性、改变甘露聚糖和甘露聚糖-蛋白质复合体的三维空间结构及抑制 6-磷酸葡糖胺合成酶，破坏真菌细胞壁，从而达到抑菌效能。

（5）对真菌核酸合成和功能的影响。灰黄霉素结构与鸟嘌呤碱基相似，可竞争的干扰真菌 DNA 的合成。氟胞嘧啶通过真菌细胞的渗透酶系统进入细胞内，转化为氟尿嘧啶，从而引起真菌核糖核酸遗传密码错误；其次，它还能转化为单磷酸 5-氟脱氧尿嘧啶，从而抑制真菌 DNA 合成。

二、耐药性

作用机制不同的抗真菌药物，其耐药机制各有特点。

（1）对吡咯类药物的耐药机制。①降低胞内药物的浓度。真菌细胞膜上磷脂及固醇组成发生变化，影响到细胞膜的流动性，导致对吡咯类药物的被动扩散和主动转运功能下降。②外排泵作用增强是耐药的主要原因。真菌细胞至少有两种与耐药性相关的药物流出泵，一种是 ATP 结合盒转运子（ATP-binding cassette transporters，ABCT），另一种是主要易化子超家族（major facilitator superfamily，MFS）。③增加靶位水平。通过基因扩增或相应基因的正调节来增加 14α-去甲基酶的浓度也是吡咯类耐药的一个原因，常伴随麦角固醇生物合成途径中其他酶的突变或药物外排泵的过表达。④降低与靶位的亲和性。靶酶 $P_{45014DM}$ 结构和（或）含量改变，导致细胞色素 P_{450} 与药物的亲和性下降。此外，有些病原真菌能够在天然或合成材料的表面生成生物膜。成为抗真菌药物有效渗入细胞的物理屏障。

（2）对多烯类的耐药机制。某些真菌如白吉利丝孢酵母的细胞膜中无麦角甾醇，而对多烯类固有耐药。其继发性耐药较少见，局限于不太常见的念珠菌，如葡萄牙念珠菌、光滑念珠菌等。对多烯类产生耐药性的可能机制为：本品穿过真菌细胞壁到达细胞膜的发生改变；细胞膜中脂类的数量和质量发生变化，特别是麦角固醇含量减少，降低了药物与细胞膜结合的几率；真菌细胞对两性霉素 B 引起的氧化现象敏感性降低。

（3）对 5-氟胞嘧啶的耐药机制。进入细胞的 5-FC 减少（渗透酶失活）或与 5-氟尿嘧啶脱氧核苷转换相关的酶（如胞嘧啶脱氨酶）活性下降是导致耐药性产生的原因。

（4）对 β-（1，3）-*D*-葡聚糖合酶抑制剂的耐药机制。酵母和念珠菌分离株中的 fsk 1 和 fsk 2 基因的突变及涉及细胞壁成分运输的一个高尔基体蛋白——Sbe2p 的过表达与耐药性有关。

（5）烯丙胺类较少产生耐药性。

三、临床应用

（1）多烯类如两性霉素 B 抗真菌谱广、抗菌活性强，是治疗深部真菌感染最有效的药物。适用于念珠菌、隐球菌、球孢子菌、孢子丝菌、毛霉等敏感菌所致的系统性真菌感染的治疗。

（2）三唑类抗真菌药抗菌谱广泛，对人体细胞色素 P_{450} 的亲和力低，对肝药物代谢酶影响小，与其他药物相互作用较咪唑类少，且血浆半衰期长，药动学性质良好，可在角化组织中蓄积。此外，本品尚可在全身感染的常见部位如脾、肺中蓄积，因此可用于全身性真菌感染的防治。氟康唑是临床上全身用抗真菌药最常用品种，尤其对念珠菌病、隐球菌病有较好疗效。

（3）烯丙胺类抗真菌药具有抗真菌谱广、杀菌作用强、毒性小、与其他药物相互作用小等特点。主要用于治疗皮肤癣菌病。

（4）氟胞嘧啶在体内分布广泛，可透过血-脑脊液屏障（脑脊液中浓度可达血药浓度的 60%～90%），适用于治疗念珠菌属心内膜炎、隐球菌属脑膜炎、念珠菌属或隐球菌属所致败血症、肺部感染和尿路感染等。但单用本品易致真菌产生耐药性。

（5）不同种类的抗真菌药有不同的作用机制和作用部位，联合应用可能有协同作用或相加作用，并可以减少单一用药的剂量及其毒副作用，缩短疗程，还可防止耐药的发生。

（6）多烯类的两性霉素 B（或两性霉素 B 脂质体）与唑类药物（伊曲康唑、氟康唑、酮康唑等）合用时对隐球菌有相加作用，并可减少脏器菌荷量及减少药物耐药的发生。临床用于治疗非洲组织胞浆菌病、念珠菌病、曲霉感染、肺毛霉病和白色毛孢子菌感染等；与烯丙胺类的特比萘芬合用对白色念珠菌、烟曲霉和黑曲霉有协同和相加作用；与核酸抑制剂氟胞嘧啶合用时有协同或相加作用。两者合用可快速减少隐球菌数目并防止耐药的发生，并可减少两性霉素 B 的用量和治疗时间，从而降低其毒副作用。

（7）唑类与烯丙胺类可作用于真菌麦角固醇合成的不同位点，故有协同或相加作用的可能。此外，唑类药物还能增加特比萘芬胞浆内浓度，延迟其代谢。故这两类药合用有良好的临床治疗价值，特别可用于耐药菌感染的治疗；与核酸抑制剂氟胞嘧啶联用治疗隐球菌脑膜炎的疗效明显优于单用氟康唑。

（8）国外临床应用较多的还有两性霉素 B、氟胞嘧啶和唑类药（氟康唑或伊曲康唑）3 药联用治疗隐球菌病，需注意的是，3 种药联用虽可增强抗菌活性，但也可增强毒性。故联用时应加强对肝、肾功能和血象的观察及检查。

四、不良反应及注意事项

（1）多烯类两性霉素 B 最常见的不良反应为泌尿系统的不良反应，静脉滴注或鞘内注射时易出现神经系统和循环系统不良反应，肾功能不全者慎用。

（2）吡咯类主要不良反应为消化系统反应，特别是肝功能损害。由于此类药物作用于细胞合成途径中可影响人体细胞色素 P_{450} 的一些酶，尤其是其中的3A4酶，因而可与许多经此酶代谢的药物发生相互作用，甚至引起严重不良反应，故应用时应注意。而丙烯胺类抗真菌药，作用靶位是角鲨烯环氧酶，不影响细胞色素 P_{450} 的各个成分，因而与其他有关此类酶药物间相互作用的机会较少。

(3) 选择和应用抗真菌药前，宜明确真菌感染的指征，必须鉴定三个要素：①有无真菌感染；②何种类型的真菌感染；③对何种药物敏感或是否耐药。当发现对一种抗真菌药发生耐药或处于MIC临界浓度时，需大剂量联合给药；如联合治疗失败要采用手术去除感染，同时注意提高患者的免疫能力。

(4) 高剂量抗真菌药可引起胚胎畸形，因而妊娠及哺乳期妇女不宜应用。2岁以下儿童不推荐应用。

第二节 吡 咯 类

氟 康 唑

【英文名】fluconazole

【化学名及结构式】α-（2，4-二氟苯基）-α-（1H-1，2，4-三唑-1-基甲基）-1H-1，2，4-三唑-1-基乙醇。

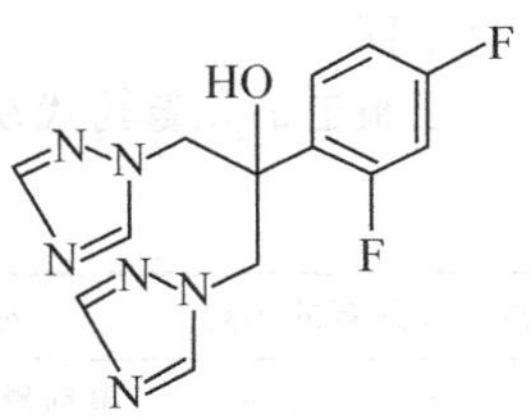

【性状】本品为白色或类白色结晶性粉末，略有异臭，难溶于水。

【药理与毒理】

(1) 药理作用：氟康唑属三唑类广谱抗真菌药，通过高度选择性的抑制真菌细胞色素 P_{450} 甾醇C-14-α-脱甲基作用，使真菌内的14-α-甲基甾醇堆积，从而抑制真菌的繁殖和生长。体外试验表明：本品对新型隐球菌和念珠菌属均有抑菌活性。动物经口和静脉注射氟康唑，对以下动物真菌感染模型有效：念珠菌属感染（包括免疫缺陷动物的全身性念珠菌病）；新型隐球菌感染（包括颅内感染）；小孢子菌属和毛癣菌属感染等。氟康唑还对皮炎芽生菌感染和粗球孢子菌感染（包括颅内感染）有效；对荚膜组织胞浆菌引起的正常动物和免疫抑制动物的感染也有效。

(2) 毒理研究：遗传毒性结果表明：Ames试验、小鼠淋巴瘤L5178Y细胞系试验、动物骨髓微核试验、人体淋巴细胞染色体试验结果均为阴性。生殖毒性试验结果表明：大鼠经口给予氟康唑20mg/kg，可轻度延迟分娩过程，但不影响其生育力。大鼠围生期结果可见，雌鼠接受20mg/kg和40mg/kg时，某些动物出现难产和延迟分娩。主要表现为死胎数量轻度增加和存活新生鼠数量减少。大剂量氟康唑对大鼠分娩的影响可能与其可特异性的降低该种属动物的雌激素水平有关。在接受氟康唑治疗的妇女中尚未观察到这种激素水平的变化。致癌试验进行了小鼠和大鼠的研究，小鼠和大鼠分别按2.5，5或10mg/(kg·d）剂量（约为人体推荐剂量的2～7倍）口服氟康唑24个月，提示氟康唑无致癌作用。但雄性大鼠接受本品剂量为5mg/kg和10mg/kg，连续给药24个月，可见动物肝细胞腺瘤发生率增高。

【药代动力学】氟康唑口服与静脉注射的药代动力学特性相似。氟康唑口服吸收良好，且血浆浓度（和绝对生物利用度）可达同剂量药物静脉给药后浓度的90%以上。口服吸收不受进食影响。禁食条件下，服用氟康唑后0.5～1.5h血浆浓度达峰值，血浆消除半衰期接近30h，血浆浓度与给药剂量成正比。氟康唑1次/日给药4～5d后，可达到其稳态浓度的90%。

给予氟康唑饱和剂量（第1天)，即相当于每日常规剂量的2倍后，其血浆浓度可在第2天接近稳态浓度的90%。表观分布容积接近体内水分总量。血浆蛋白结合率低（11%～12%）。

研究显示，氟康唑能够很好地渗透到各种体液中。氟康唑在唾液和痰液中的浓度与血浆浓度相近。在真菌性脑膜炎患者的脑脊液中，氟康唑浓度约为同时间血浆浓度的 80%。氟康唑在皮肤角质层、表皮真皮层和分泌的汗液中可达到高浓度，甚至可超过其血清浓度。氟康唑可在角质层中蓄积。氟康唑 50mg，1 次/日，连服 12d 后，其浓度为 73μg/g，停药 7d 后，其浓度仍为 5.8μg/g。氟康唑 150mg，1 次/周，用药第 7d，药物在角质层中的浓度为 23.4μg/g，第 2 次服药 7d 后，药物浓度仍达 7.1μg/g。

氟康唑 150mg，1 次/周，连用 4 个月后，在正常人和患者指甲的浓度分别为 4.05μg/g 和 1.8μg/g；并且在治疗结束 6 个月后仍能在指甲中检测到氟康唑。氟康唑的主要排泄途径为肾脏，接近 80%剂量的药物在尿液中以原形排出。氟康唑的清除率与肌酐清除率成正比。未发现血液循环中有氟康唑的代谢产物。氟康唑的血浆消除半衰期长，因此可用单剂量治疗阴道念珠菌病，1 次/日和每周用药治疗其他适应证。

一项研究比较了氟康唑两种制剂单剂量服用 100mg 后的唾液及血药浓度，即口服胶囊及混悬液含漱并在口腔内保留 2min 吞服。在氟康唑混悬液摄入后 5min 可观察到药物在唾液中达到峰浓度，此浓度超过氟康唑胶囊口服后 4h 药物在唾液中所达到峰浓度的 182 倍。约 4h 后，服用两种制剂者唾液中氟康唑的浓度相近。氟康唑混悬液在唾液中的平均药时曲线下面积（$AUC_{0\sim96}$）明显超过胶囊剂。从唾液和血浆的药代动力学参数来看，两种剂型的药物消除率无明显不同。

已报道的儿童药代动力学参数如表 4-1：

表 4-1　氟康唑的儿童药代动力学参数

被研究儿童的年龄	剂量（mg/kg 体质量）	半衰期（h）	药时曲线下面积（AUC，μg·h/ml）
11 天～11 个月	单剂量静脉给药 3mg/kg 体质量	23.0	110.1
9 个月～13 岁	单剂量口服 2mg/kg 体质量	25.0	94.7
9 个月～13 岁	单剂量口服 8mg/kg 体质量	19.5	362.5
5 岁～15 岁	多剂量口服 2mg/kg 体质量	17.4*	67.4
5 岁～15 岁	多剂量口服 4mg/kg 体质量	15.2*	139.1
5 岁～15 岁	多剂量口服 8mg/kg 体质量	17.6*	196.1
5 岁～15 岁	多剂量静脉给药 3mg/kg 体质量	15.5	41.6

* 所示为服药最后 1 天测定的结果。

对收住在重症监护病房的早产儿（孕期为 28 周左右）的研究显示，静脉应用氟康唑 6mg/kg 体质量，每 3d 给药 1 次疗程共 5d 后，氟康唑的平均消除半衰期（h）第 1 天为 74（44～185）h，随着日龄的增长清除半衰期逐渐缩短，第 7 天平均为 53（30～131）h，第 13 天为 47（27～68）h。

氟康唑的平均药时曲线下面积（μg·h/ml）第 1 天为 271（173～385）μg·h/ml，第 7 天为 490（292～734）μg·h/ml，第 13 天为 360（167～566）μg·h/ml。

氟康唑的平均分布容积（ml/kg）第 1 天为 1183（1070～1470）ml/kg，随着日龄的增长而逐渐增加，第 7 天为 1184（510～2130）ml/kg，第 13 天为 1328（1040～1680）ml/kg。

【适应证】本品适用于以下真菌病：

（1）全身性念珠菌病：包括念珠菌血症、播散性念珠菌病及其他形式的侵入性念珠菌感染，如腹膜、心内膜、肺及泌尿道感染。也可用于恶性肿瘤、重症监护患者、接受放疗、化疗或免疫抑制剂治疗或受到其他易致念珠菌感染的因素作用的患者。

（2）隐球菌病：包括隐球菌脑膜炎及其他部位（如肺、皮肤）的隐球菌感染。本品可用于免疫功能正常患者、艾滋病患者及器官移植或其他原因引起免疫功能抑制的患者。艾滋病患者可服用本品用来维持治疗，以预防隐球菌病的复发。

（3）黏膜念珠菌病：包括口咽部、食管、非侵入性支气管等黏膜念珠菌病、肺部念珠菌感染、念珠菌尿症、皮肤黏膜和慢性萎缩性口腔念珠菌病。可用于免疫功能正常或免疫功能受损患者。

（4）急性或复发性阴道念珠菌病。

（5）对接受化疗或放疗而容易发生真菌感染的白血病患者及其他恶性肿瘤患者，可用本品进行预防治疗。

（6）皮肤真菌病：包括体癣、手癣、足癣、花斑癣、头癣、指趾甲癣等皮肤真菌感染。

（7）皮肤着色真菌病。

【用法与用量】

（1）滴眼：滴入眼睑内，1～2 滴/次，每 2～4h 一次，或遵医嘱。

（2）口服：成人为①播散性念珠菌病，首次剂量 0.4g，以后 0.2g/次，1 次/日，持续 4 周，症状缓解后至少持续 2 周；②食管念珠菌病，首次剂量 0.2g，以后 0.1g/次，1 次/日，至少持续 3 周，症状缓解后至少持续 2 周。根据治疗反应，也可加大剂量至 0.4g/次，1 次/日；③口咽部念珠菌病，首次剂量 0.2g，以后 0.1g/次，1 次/日，疗程至少 2 周；④念珠菌外阴阴道炎，单剂量，0.15g。⑤预防念珠菌病，有预防用药指征者 0.2～0.4g，1 次/日。肾功能不全者若只需给药 1 次，不用调节剂量。小儿治疗方案尚未建立。有资料报道起始剂量按体质量 3～6mg/(kg · d)，1 次/日，治疗少数出生 2 周～14 岁的小儿患者，结果是安全的。

（3）气雾剂：口咽部真菌感染；3 次/日，4 揿/次，疗程 1 周；真菌性气管、支气管炎；5 次/日，4 揿/次，疗程 2～4 周。

（4）静脉滴注：首剂 200mg，以后 100mg/次，疗程最少 14d。用于真菌性脑膜炎，50～100mg/d，1 次/日，连续 6～8 周，至真菌转为阴性。

【不良反应】

（1）常见消化道反应：表现为恶心、呕吐、腹痛或腹泻等。

（2）过敏反应：可表现为皮疹，偶可发生严重的剥脱性皮炎（常伴随肝功能损害）、渗出性多形红斑。

（3）肝毒性：治疗过程中可发生轻度一过性血清氨基转移酶升高，偶可出现肝毒性症状，尤其易发生于有严重基础疾病（如艾滋病和癌症）患者。

（4）可见头晕、头痛。

（5）某些患者，尤其有严重基础疾病（如艾滋病和癌症）患者，可能出现肾功能异常。

（6）偶可发生周围血象一过性中性粒细胞减少和血小板减少等血液学检查指标改变，尤其易发生于有严重基础疾病（如艾滋病和癌症）患者。

【禁忌证】对本品或其他吡咯类药物有过敏史者禁用。

【注意事项】

（1）本品与其他吡咯类药物可发生交叉过敏反应，因此对任何一种吡咯类药物过敏者禁用本品。

（2）由于本品主要自肾脏排出，因此治疗中需定期检查患者的肾功能。用于肾功能减退患者需减量应用。

（3）本品目前在免疫缺陷者中的长期预防用药，已导致念珠菌属等对氟康唑等吡咯类抗真菌药耐药性的增加，故需掌握指征，避免无指征预防用药。

（4）治疗过程中可发生轻度一过性血清氨基转移酶升高，偶可出现肝毒性症状。因此用本品治疗开始前和治疗中均应定期检查肝功能，如肝功能出现持续异常，或出现肝毒性临床症状时均需立即停用本品。

(5) 本品与肝毒性药物合用、需服用本品2周以上或接受多倍于常用剂量的本品时，可使肝毒性的发生率增高，需严密观察，在治疗前和治疗期间每2周进行一次肝功能检查。

(6) 本品应用疗程应视感染部位及个体治疗反应而定。一般治疗应持续至真菌感染的临床表现及实验室检查指标显示真菌感染消失为止。隐球菌脑膜炎或反复发作口咽部念珠菌病的艾滋病患者需用本品长期维持治疗以防止复发。

(7) 接受骨髓移植者，如严重粒细胞减少已先期发生，则应预防性使用本品，直至中性粒细胞计数上升至 1×10^9/L 以上后 7d。

(8) 肾功能损害者，可按前述方案调整用药剂量（见【用法与用量】）；血液透析患者在每次透析后可给予本品一日量，因为3h血液透析可使本品的血药浓度降低约50%。

【孕妇及哺乳期妇女用药】

(1) 动物试验中，本品高剂量给予动物时可出现流产、死胎增多、幼年动物肋骨畸形、腭裂等变化，在人类中未发现此类情况。治疗阴道念珠菌病时，局部治疗无效的情况下，可改用低剂量的本品进行治疗，治疗期间无需终止妊娠，但在妊娠中晚期应进行胎儿的超声检查。本药的妊娠安全性分级为C级。

(2) 乳母单次口服本品150mg，可测得乳汁中最大药物浓度为2.9μg/ml，乳儿吸收母亲体质量相关剂量的15%，氟康唑在乳汁中的半衰期为30h，哺乳期妇女慎用或服用本品时暂停哺乳。

【儿童用药】本品对小儿的影响缺乏充足的研究资料，虽然少数出生2周～14岁小儿患者以3～6mg/(kg · d)（按体质量）剂量治疗未发生不良反应，但小儿仍不宜应用。

【老年患者用药】肾功能无减退的老年患者无须调整剂量。肾功能减退的老年患者须根据肌酐清除率调整剂量（详见【用法与用量】）。

【药物相互作用】

(1) 本品与异烟肼或利福平合用时，可影响本品的血药浓度。

(2) 本品与甲苯磺丁脲、氯磺丁脲和格列吡嗪等磺酰脲类降糖药合用时，可使此类药物的血药浓度升高而可能导致低血糖，因此需监测血糖，并减少磺酰脲类降糖药的剂量。

(3) 高剂量本品和环孢素合用时，可使环孢素的血药浓度升高，致毒性反应发生的危险性增加，因此必须在监测环孢素血药浓度并调整剂量的情况下方可谨慎应用。

(4) 本品与氢氯噻嗪合用时，可使本品的血药浓度升高。

(5) 本品与茶碱合用时，茶碱血药浓度约可升高13%，可导致毒性反应，故需监测患者茶碱的血药浓度。

(6) 本品与华法林和双香豆素类抗凝药合用时，可增强双香豆素类抗凝药的抗凝作用，致凝血酶原时间延长，故应监测凝血酶原时间并谨慎使用本品。

(7) 本品与苯妥英钠合用时，可使苯妥英钠的血药浓度升高，故需监测患者苯妥英钠的血药浓度。

(8) 本品与咪达唑仑等短效苯并二氮䓬类药物合用时，可引起咪达唑仑血药浓度明显升高，并出现精神运动作用。此作用在口服较静脉注射表现更加明显。如患者需要同时接受氟康唑和苯并二氮䓬类药物治疗，应考虑减少苯并二氮䓬类药物的给药剂量，并应对患者进行适当的观察。

(9) 本品与西沙必利同时服用时患者可能发生心脏不良反应，包括尖端扭转型心动过速。接受氟康唑治疗的患者禁止合用西沙必利。

(10) 本品与他克莫司同时服用时，可引起他克莫司血药浓度升高，可能导致肾毒性。应严密监视同时服用氟康唑和他克莫司的患者。

【药物过量】曾有氟康唑用药过量的报道，一例年龄 42 岁，感染艾滋病病毒的患者，服用氟康唑 8200mg 后，出现了幻觉和兴奋性偏执行为。这位患者被收住院后48h内病情恢复正常。对用药过量的患者，可只采取对症治疗（支持疗法）。氟康唑大部分由尿液排出，强迫利尿可能增加其清除率。经血液透析治疗 3h，可使氟康唑的血浆浓度降低约 50%。

【贮藏】遮光、低温贮存。

伏立康唑

【英文名】voriconazole

【化学名及结构式】2*R*，3*S*-［2，4-二氟苯基］-3-［5-氟嘧啶-4-基］-1-［1，2，4-三唑-1-基］-2-丁醇。

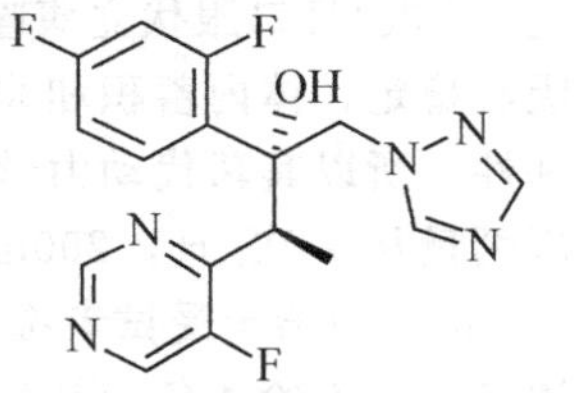

【性状】本品为类白色至白色结晶性粉末。

【药理与毒理】

(1) 作用机制：伏立康唑的作用机制是抑制真菌中由细胞色素 P_{450} 介导的 14α-甾醇去甲基化，从而抑制麦角甾醇的生物合成。体外试验表明伏立康唑具有广谱抗真菌作用。本品对念珠菌属（包括耐氟康唑的克柔念珠菌，光滑念珠菌和白色念珠菌耐药株）具有抗菌作用，对所有检测的曲霉属真菌有杀菌作用。此外，伏立康唑在体外对其他致病性真菌亦有杀菌作用，包括对现有抗真菌药敏感性较低的菌属也有杀菌作用，例如足放线病菌属和镰刀菌属。动物实验发现，伏立康唑的最低抑菌浓度值与其疗效有关。但是在临床研究中，最低抑菌浓度与临床疗效之间并无相关性，并且药物的血药浓度和临床疗效之间似乎也无相关性，这是吡咯类抗真菌药的特点。

(2) 微生物学：临床试验表明伏立康唑对曲霉属，包括黄曲霉、烟曲霉、土曲霉、黑曲霉、构巢曲霉；念珠菌属，包括白色念珠菌、以及部分都柏林念珠菌、光滑念珠菌、inconspicua、克柔念珠菌、近平滑念珠菌、热带念珠菌和吉利蒙念珠菌；足放线病菌属，包括尖端足分支霉和多育足分支霉和镰刀菌属有临床疗效（好转或治愈，参见后面的临床经验部分）。其他伏立康唑治疗有效（通常为治愈或好转）的真菌感染包括链格孢属、皮炎芽生菌、头分裂芽生菌、支孢霉属、粗球孢子菌、冠状耳霉、新型隐球菌、喙状明脐菌、棘状外瓶霉、裴着色霉、足菌肿马杜拉菌、拟青霉属、青霉菌属，包括马尼弗青霉菌、烂木瓶霉、短帚霉和毛孢子菌属，包括白色毛孢子菌感染。体外试验观察到伏立康唑对以下临床分离的真菌有抗菌作用，包括顶孢霉属、链格孢属、双极霉属、支孢瓶霉属、cladophialophora spp.、荚膜组织胞浆菌。0.05～2μg/ml 的伏立康唑可以抑制大多数的菌株。体外试验表明伏立康唑对弯孢霉属和孢子丝菌属有抗菌作用，但其临床意义尚不清楚。患者治疗前应采集标本进行真菌培养，并进行其他相关的实验室检查（血清学检查和组织病理检查），以便分离和鉴定病原菌。在获得培养结果和其他实验室检查结果以前必须对患者先进行抗感染治疗，但是一旦获得结果，应据此调整用药方案。现已发现对伏立康唑敏感性减低的临床菌株。但是，最低抑菌浓度值的增高并不一定导致临床治疗的失败，在对其他吡咯类药物耐药菌株所致的感染中，亦有临床治疗有效者。由于临床试验中入选患者的复杂性，很难确定体外抗菌活性和临床治疗结果之间的关系。

(3) 药敏试验中伏立康唑的临界浓度尚未确立耐药性：关于念珠菌、曲霉菌、足放线病菌属和镰刀菌属对伏立康唑的体外耐药情况尚无足够的研究。目前尚未知伏立康唑抗菌谱中的各类真菌耐药性发展的情况。对氟康唑和伊曲康唑敏感性降低的真菌对伏立康唑的敏感性亦有可能降低，提示在这些吡咯类药物中可能存在着交叉耐药。交叉耐药与临床疗效之间的关系尚未完全确立。如果临床病例的分离菌呈现交叉耐药，则可能需要更换其他抗真菌药物治疗。临床前安全性资料：重复给药的毒性研究提示伏立康唑的靶器官为肝脏。本品与其他抗真菌药相似，实验动物发生肝毒性时的血浆暴露量相当于人用治疗剂量所达到的暴露量。大鼠、小鼠和犬的实验发现伏立康唑也可诱导肾上腺发生微小病变。其他对安全性药理学、生殖毒性和潜在致癌性的常规研究未发现伏立康唑对人体有特殊危害。生殖研究表明，伏立康唑的全身暴露量相当于人用治疗剂量所达到的暴露量时，对大鼠具有致畸作用，对家兔具有胚胎毒性。

【药代动力学】

(1) 一般药代动力学特点：分别在健康受试者、特殊人群和患者中进行了伏立康唑的药代动力学研究。对伴有曲霉病危险因素（主要为淋巴系统或造血组织的恶性肿瘤）的患者研究发现，2 次/日口服伏立康唑，200mg/次或 300mg/次，共 14d，其药代动力学特点（包括吸收快，吸收稳定，体内蓄积和非线性药代动力学）与健康受试者一致。由于伏立康唑的代谢具有可饱和性，所以其药代动力学呈非线性，暴露药量增加的比例远大于剂量增加的比例。因此如果口服剂量从 2 次/日，200mg/次增加到 2 次/日，300mg/次时，估计暴露量（AUC）平均增加 2.5 倍。当给予受试者推荐的负荷剂量（静脉滴注或口服）后，24h 内其血药浓度接近于稳态浓度。如不给予负荷剂量，仅为 2 次/日，多剂量给药后大多数受试者的血药浓度约在第 6 天时达到稳态。

(2) 吸收：口服本品吸收迅速而完全，给药后 1～2h 达血药峰浓度。口服后绝对生物利用度约为 96%。当多剂量给药，且与高脂肪餐同时服用时，伏立康唑的血药峰浓度和给药间期的药时曲线下面积分别减少 34%和 24%。胃液 pH 改变对本品吸收无影响。

(3) 分布：稳态浓度下伏立康唑的分布容积为 4.6L/kg，提示本品在组织中广泛分布。血浆蛋白结合率约为 58%。一项研究中，对 8 例患者的脑脊液进行了检测，所有患者的脑脊液中均可检测到伏立康唑。

(4) 代谢：体外试验表明伏立康唑通过肝脏细胞色素 P_{450} 同工酶，CYP2C19，CYP2C9 和 CYP3A4 代谢。伏立康唑的药代动力学个体间差异很大。体内研究表明 CYP2C19 在本品的代谢中有重要作用，这种酶具有基因多态性，例如：15%～20%的亚洲人属于弱代谢者，而白人和黑人中的弱代谢者仅占 3%～5%。在健康白人和健康日本人中的研究表明：弱代谢者的药物暴露量（AUCτ）平均比纯合子强代谢者的暴露量高 4 倍，杂合子强代谢者的药物暴露量比纯合子强代谢者高 2 倍。伏立康唑的主要代谢产物为 *N*-氧化物，在血浆中约占 72%。该代谢产物抗菌活性微弱，对伏立康唑的药理作用无显著影响。

(5) 排泄：伏立康唑主要通过肝脏代谢，仅有少于 2%的药物以原形经尿排出给予用放射性核素标记过的伏立康唑后，多次静脉滴注给药者和多剂量口服给药者中分别约有 80%和 83%的放射活性在尿中回收。绝大多数的放射活性（94%）在给药（静脉滴注和口服）后 96h 内经尿液排出。伏立康唑的终末半衰期与剂量有关。口服 200mg 后终末半衰期约为 6h。由于其非线性药代动力学特点，终末半衰期值不能用于预测伏立康唑的蓄积或清除。

(6) 药代动力学-药效动力学的关系：在 10 项治疗研究中，受试者的平均血浆浓度和最大血浆浓度的中位数分别为 2425ng/ml（四分位区间 1193～4380ng/ml）和 3742ng/ml（四分位区间 2027～6302ng/ml）。在研究中未发现平均、最大和最低血药浓度与治疗结果有关。对临床试验资料中药代动力学-药效动力学的分析发现，伏立康唑的血药浓度与肝功能试验异常和视觉障碍有关。

(7) 特殊人群中的药代动力学，性别：在一项多剂量口服给药的试验中，健康年轻女性的 C_{max} 和 AUCτ 较健康年轻男性（18～45 岁）分别高 83%和 113%。在同一试验中，健康老年女性的 C_{max} 和 AUCτ 与健康老年男性（≥65 岁）无显著差异。在临床应用中，不同性别的患者无需调整剂量。伏立康唑在男性和女性患者中的安全性和血药浓度相仿，因此，无需按照性别调整剂量。

【适应证】本品是一种广谱的三唑类抗真菌药，其适应证如下：治疗侵袭性曲霉病。治疗对氟康唑耐药的念珠菌引起的严重侵袭性感染（包括克柔念珠菌）。治疗由足放线病菌属和镰刀菌属引起的严重感染。本品应主要用于治疗免疫缺陷患者中进行性的、可能威胁生命的感染。

【用法与用量】

(1) 成人用药：口服给药，首次给药时第1天均应给予负荷剂量，以使其血药浓度在给药第1天即接近于稳态浓度。由于口服片剂的生物利用度很高（96%），所以在有临床指征时静脉滴注和口服两种给药途径可以互换。如果患者治疗反应欠佳，口服给药的维持剂量可以增加到2次/日，300mg/次；体质量<40kg的患者剂量调整为2次/日，150mg/次。如果患者不能耐受上述较高的剂量，口服给药的维持剂量可以每次减50mg，逐渐减到2次/日，200mg/次（体质量<40kg的患者减到2次/日，100mg/次）。

(2) 老年人用药：老年人应用本品时无需调整剂量。

(3) 肾功能损害者用药：中度到严重肾功能减退（肌酐清除率<50ml/min的患者应用本品时，可发生赋形剂量硫代丁基醚-β-环糊精钠（SBECD）蓄积。此种患者宜选用口服给药，除非应用静脉制剂的利大于弊。这些患者静脉给药时必须密切监测血清肌酐水平，如有异常增高应考虑改为口服给药。伏立康唑可经血液透析清除，清除率为121ml/min。4h的血液透析仅能清除少量药物，无需调整剂量。

(4) 肝功能损害者用药：急性肝损害者（谷丙转氨酶ALT/GOT和谷草转氨酶AST/GST增高）无需调整剂量，但应继续监测肝功能以观察是否进一步升高。建议轻度到中度肝硬化患者（Child-Pugh A和B）伏立康唑的负荷剂量不变，但维持剂量减半。目前尚无重度肝硬化者（Child-Pugh C）应用本品的研究。有报道称本品与肝功能试验异常增高和肝损害的体征（如黄疸）有关，因此严重肝功能减退的患者应用本品时必须权衡利弊。肝功能减退的患者应用本品时必须密切监测药物毒性。

(5) 儿童用药：伏立康唑在12岁以下儿童的安全性和有效性尚未建立。在治疗性研究中共入选年龄为12～18岁的侵袭性曲霉病患者22例，分别给予伏立康唑的维持剂量，即每12h 1次，每次4mg/kg，12例（55%）患者治疗有效。青少年（12～16岁）在治疗研究中，对伏立康唑在青少年中的药代动力学特性研究的很少。

本品在静脉滴注前先溶解成10mg/ml，再稀释至2～5mg/ml。本品不宜用于静脉推注。建议本品的静脉滴注速度最快不超过3mg/(kg·h)，稀释后每瓶滴注时间须1～2h以上。

【不良反应】在治疗试验中最为常见的不良事件为视觉障碍、发热、皮疹、恶心、呕吐、腹泻、头痛、败血症、周围性水肿、腹痛以及呼吸功能紊乱。与治疗有关的，导致停药的最常见不良事件包括肝功能试验值增高、皮疹和视觉障碍。

【禁忌证】本品禁用于已知对伏立康唑或任何一种赋形剂有过敏史者。本品禁止与CYP3A4底物，特非那定、阿司咪唑、西沙必利、匹莫齐特或奎尼丁合用。本品也禁与利福平、卡马西平和苯巴比妥合用，后者可以显著降低本品的血浓度。

【注意事项】

(1) 警告：视觉障碍，疗程超过28d时伏立康唑对视觉功能的影响尚不清楚。如果连续治疗超过28d，需监测视觉功能，包括视敏度、视力范围以及色觉。

(2) 肝毒性：在临床试验中，伏立康唑治疗组中严重的肝脏不良反应并不常见（包括肝炎、胆汁淤积和致死性的暴发性肝衰竭）。有报道称肝毒性反应主要发生在伴有严重基础疾病（主要为恶性血液病）的患者中。肝脏反应，包括肝炎和黄疸，可以发生在无其他确定危险因素的患者中。通常停药后肝功能异常即能好转。监测肝功能：在伏立康唑治疗初及治疗中均需检查肝功能。患者在治疗初以及在治疗中发生肝功能异常时均必须常规监测肝功能，以防发生更严重的肝脏损害。监测应包括肝功能的实验室检查（特别是肝功能试验和胆红素）。如果临床症状体征与肝病发展相一致，应考虑停药。

(3) 孕妇：伏立康唑应用于孕妇时可导致胎儿损害。

(4) 生殖研究表明：在 10mg/kg（按照 mg/m^2 计算，相当于 0.3 倍的推荐维持剂量）的剂量下，伏立康唑对大鼠有致畸作用（腭裂、肾积水/输尿管积水）。在 100mg/kg（6 倍推荐维持剂量）的剂量下，伏立康唑对兔子具有胚胎毒性。对大鼠的其他影响包括骶尾骨、颅骨、耻骨、舌骨和多数肋骨的骨化减弱、胸骨节异常和输尿管/肾盂扩张。任何剂量的伏立康唑都可使怀孕大鼠血雌二醇水平降低。在 10mg/kg 剂量下，伏立康唑还可使大鼠妊娠时间延长，难产，导致围生期幼鼠死亡率增高。此外，伏立康唑可使兔子的胚胎死亡率增高，胎兔体质量降低，骨骼变异率增高、颈肋和胸骨体外的骨化点增多。如在孕期使用伏立康唑，或在用药期间妊娠，应告知患者本品对胎儿的潜在危险。

(5) 半乳糖不耐受：伏立康唑片剂中含有乳糖成分，罕见的、先天性的半乳糖不能耐受者，Lapp 乳糖酶缺乏或葡萄糖-半乳糖吸收障碍者不宜应用本品。

(6) 一般注意事项：一些吡咯类类药物，包括伏立康唑，可引起心电图 QT 间期的延长。在伏立康唑临床研究及上市后的监测中，罕有发生尖端扭转型室速的报道。在伴有多种混合危险因素的重症患者中，例如伴有心肌病、低钾血症、曾进行具有心脏毒性的化疗以及同时应用其他可能引起尖端扭转性室速的药物，有发生尖端扭转性室速的报道。在上述有潜在心律失常危险的患者中需慎用伏立康唑。在应用伏立康唑治疗前必须严格纠正钾、镁和钙的异常。健康受试者在静脉滴注过程中发生的与滴注相关的类过敏反应主要为脸红、发热、出汗、心动过速、胸闷、呼吸困难、晕厥、恶心、瘙痒以及皮疹，上述反应并不常见且多为即刻反应。一旦出现上述反应考虑停药。

(7) 患者须知：应当告知患者伏立康唑片剂应在餐后或餐前至少 1h 服用。伏立康唑可能引起视觉改变，包括视力模糊和畏光，因此使用伏立康唑期间不能在夜间驾驶，如果在用药过程中出现视觉改变，应避免从事有潜在危险性的工作，例如驾驶或操纵机器。用药期间应避免强烈的、直接的阳光照射。实验室检查用伏立康唑前应纠正电解质紊乱，包括低钾血症、低镁血症和低钙血症。用药期间必须监测患者的肾功能（主要为血肌酐）肝功能（主要为肝功能检查和胆红素）。

【孕妇及哺乳期妇女用药】

(1) 孕妇：目前伏立康唑在孕妇中的应用尚无足够资料。动物实验显示本品有生殖毒性（参见临床前安全性资料），但对人体的潜在危险性尚未确定。伏立康唑不宜用于孕妇，除非对母亲的益处显著大于对胎儿的潜在毒性。

(2) 育龄期妇女：育龄期妇女应用伏立康唑期间需采取有效的避孕措施。

(3) 哺乳期妇女：尚无伏立康唑在乳汁中分泌的资料。除非明显的利大于弊，否则哺乳期妇女不宜使用伏立康唑。

【儿童用药】伏立康唑在 12 岁以下儿童的安全性和有效性尚未建立。在治疗性研究中共入选年龄为 12～18 岁的侵袭性曲霉病患者 22 例，分别给予伏立康唑的维持剂量，即每 12h 一次，每次 4mg/kg，12 例（55%）患者治疗有效。在治疗研究中，对伏立康唑在青少年中的药代动力学特性研究的很少。

【老年患者用药】在多剂量给药的治疗研究中，≥65 岁的患者占 9.2%，≥75 岁的患者占 1.8%。在一项健康志愿者中进行的研究显示，老年男性的总暴露量（AUC）和血药峰浓度（C_{max}）较年轻男性为高。对 10 项伏立康唑治疗研究中 552 例患者的药代动力学资料进行分析，结果显示静脉滴注或口服伏立康唑后，老年患者的血药浓度较年轻患者高 80%～90%。但是，总的安全性老年人与年轻人相仿，因此无需调整剂量。

【药物相互作用】

（1）他汀类（CYP3A4 的底物）：虽然未经临床研究，体外试验（人肝微粒体）已证明伏立康唑对洛伐他汀的代谢有抑制作用。因此，伏立康唑与他汀类合用可能会使通过 CYP3A4 代谢的他汀类药物血药浓度增高。他汀类药物的血药浓度增高可能引起横纹肌溶解，建议两者合用时他汀类的剂量应予调整。

（2）苯二氮䓬类（CYP3A4 底物）：尽管未经临床研究，伏立康唑在体外（肝微粒体）已显示对咪达唑仑的代谢有抑制作用。因此，伏立康唑可能使经 CYP3A4 代谢的苯二氮䓬类药物（如咪哒唑仑和三唑仑）血药浓度增高，镇静作用时间延长。建议两药合用时调整苯二氮䓬类药物的剂量。

（3）长春花生物碱（CYP3A4 底物）：虽然未经研究，但与伏立康唑合用时，长春花生物碱（长春新碱和长春花碱）的血药浓度仍有增高可能，从而产生神经毒性。

（4）泼尼松（CYP3A4 底物）：与伏立康唑合用时泼尼松（单剂 60mg）的 C_{max} 和 AUCτ 分别增高 11%和 34%。两者合用时均无需调整剂量。

（5）地高辛（P-糖蛋白介导转运）：伏立康唑对地高辛（1 次/日，0.25mg/次）的 C_{max} 和 AUCτ 无显著影响。

（6）麦考酚酸（UDP-葡萄糖醛酰基转移酶底物）：伏立康唑对麦考酚酸（1g 单剂）的 C_{max} 和 AUCτ 无显著影响。

（7）苯妥英钠（CYP2C9 底物和 CYP450 的强诱导剂）：应尽量避免同时应用苯妥英钠和伏立康唑，除非经权衡后利大于弊。苯妥英钠 1 次/日，300mg/次，可使伏立康唑的 C_{max} 和 AUCτ 分别降低 49%和 69%；伏立康唑 2 次/日，400mg/次（参见【用法与用量】），可使苯妥英钠（1 次/日，300mg/次）的 C_{max} 和 AUCτ 分别增高 67%和 81%。因此两者合用时，建议密切监测苯妥英钠乙的血药浓度。与苯妥英钠合用时，需要适当调整伏立康唑的维持剂量。如为口服给药，伏立康唑的剂量从 2 次/日，200mg/次，调整为 2 次/日，400mg/次；如患者体质量＜40kg，则剂量从 2 次/日，100mg/次增高至 2 次/日，200mg/次。静脉滴注，剂量增加为 2 次/日，每次 5mg/kg。参见【用法与用量】。

（8）利福布丁（CYP450 诱导剂）：应尽量避免利福布丁和伏立康唑合用，除非经权衡后利大于弊。同时应用利福布丁（1 次/日，300mg/次）和伏立康唑（2 次/日，200mg/次），伏立康唑的 C_{max} 和 AUCτ 分别降低 69%和 78%。伏立康唑给药 2 次/日，350mg/次，与利福布丁合用，其 C_{max} 和 AUCτ 分别为单独用药（2 次/日，200mg/次）时的 96%和 68%。伏立康唑给药 2 次/日，400mg/次，与利福布丁合用时，其 C_{max} 和 AUCτ 分别较单独用药（2 次/日，200mg/次）时高 104%和 87%；同时利福布丁的 C_{max} 和 AUCτ 分别增高了 195%和 331%。利福布丁与伏立康唑同时应用时，建议应增加伏立康唑的维持剂量。如为口服给药，剂量从 2 次/日，200mg/次，调整为 2 次/日，350mg/次；如患者体质量＜40kg，则剂量从 2 次/日，100mg/次增高至 2 次/日，200mg/次。如为静脉滴注，剂量调整为 2 次/日，每次 5mg/kg。并建议严密监测全血细胞计数和利福布丁的不良事件（如葡萄膜炎）。

（9）奥美拉唑（CYP2C19 抑制剂，CYP2C19 和 CYP3A4 底物）：与奥美拉唑（单剂 40mg/d）同时应用时，伏立康唑的 C_{max} 和 AUCτ 分别增高 15%和 41%。无需调整伏立康唑的剂量。奥美拉唑与伏立康唑合用时奥美拉唑的 C_{max} 和 AUCτ 分别增高 116%和 280%。因此当正在服用奥美拉唑者开始服用伏立康唑时，建议将奥美拉唑的剂量减半。伏立康唑对于其他作为 CYP2C19 底物的质子泵抑制剂类药物的代谢也有抑制作用。茚地那韦：（CYP3A4 底物和抑制剂）：同时应用茚地那韦（3 次/日，800mg/次）和伏立康唑，伏立康唑的 C_{max}、C_{min}（血药谷浓度）和 AUCτ 以及茚地那韦的 C_{max} 和 AUCτ 均未受到显著影响。

（10）其他 HIV 蛋白酶抑制剂（CYP3A4 抑制剂）：体外研究提示伏立康唑对 HIV 蛋白酶

抑制剂（如沙奎那韦、安泼那韦和奈非那韦）的代谢有抑制作用，同时蛋白酶抑制剂也可抑制伏立康唑的代谢。但仅通过体外研究的结果无法预测两者合用后在人体内的情况。因此同时应用这两种药物时须监测药物的疗效和（或）毒性。

（11）非核苷类反转录酶抑制剂（NNRTI）（CYP3A4 底物，CYP3A4 抑制剂或 CYP450 诱导剂）：体外研究显示地拉韦啶（delavird）和依非韦伦可抑制伏立康唑的代谢。虽然未经研究，依非韦伦和奈韦拉本品不可与麦角生物碱类药物（麦角胺、二氢麦角胺）合用。麦角生物碱类为 CYP3A4 的底物，二者合用后麦角类药物的血药浓度增高可导致麦角中毒。西罗莫司与伏立康唑合用时，前者的血浓度可能显著增高，因此这两种药物不可同时应用。

（12）本品禁止与利托那韦（400mg/次，每 12h 一次）合用。健康受试者同时应用利托那韦（400mg/次，每 12h 一次）与伏立康唑，伏立康唑的血药浓度显著降低。利托那韦 100mg/次，每 12h 一次用于抑制 CYP3A，从而使其他抗反转录病毒药物浓度增高，但这种给药方案对伏立康唑浓度的影响尚无研究。本品禁止与依非韦伦同时应用。二者同时应用时，伏立康唑血药浓度显著降低，依非韦伦的血药浓度则显著增高。NNRTI 可能诱导伏立康唑代谢，同时伏立康唑也可能抑制 NNRTI 的代谢。由于缺乏体内研究，两者合用时应严密监测药物的疗效和（或）毒性。

【贮藏】密闭保存。

克 霉 唑

【英文名】clotrimazole

【化学名及结构式】1-［(2-氯苯基）二苯甲基］-1H-咪唑。

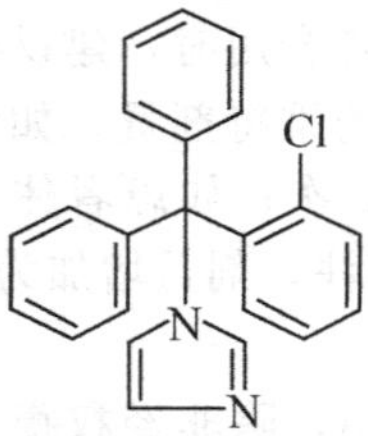

【性状】本品为白色或类白色结晶粉末，稍有引湿性，具微碱性，不溶于水。

【药理与毒理】克霉唑具有广谱抗真菌活性。其对表皮癣菌、毛发癣菌、曲菌、着色真菌、隐球菌属和念珠菌属均有较好抗菌作用，对申克孢子丝菌、皮炎芽生菌、粗球孢子菌属、组织浆胞菌属等也有一定抗菌活性。其作用机制是通过降低细胞色素 P_{450} 的活性，从而抑制真菌细胞膜类固醇-麦角固醇的生物合成，破坏真菌细胞膜并改变其通透性，使细胞内物质外泄；同时其还可抑制真菌的三酰甘油和磷脂的生物合成，抑制氧化酶和过氧化酶的活性，引起细胞内过氧化氢积聚导致细胞亚微结构变性和细胞坏死。本品对白色念珠菌则可抑制其自芽孢转变为具有侵袭性的菌丝的过程，对白色念珠菌和其他念珠菌的体内 MIC 为 2～5μg/ml。毒理结果表明：给予大鼠口服克霉唑 18 个月，未产生致癌作用。给予中国仓鼠 5 倍口服剂量（100mg/kg）的克霉唑，检查中国仓鼠精囊染色体在分裂中期结构的变化，结果未见致突变性。分别给予小鼠、兔、大鼠克霉唑各 200、180、100mg/kg 口服剂量，均未发现致畸作用。

【药代动力学】本品口服后易吸收，血浆药物浓度达峰时间 3～4h，本品在体内分布较广，在组织中浓度除眼球外均较血中浓度为高，尤以肝、脂肪和痰液中浓度为高。局部应用后可穿透组织，少量吸收至全身。阴道应用后吸收量亦甚微。6 名健康志愿者阴道给予本品一枚（500mg），其血清浓度≤10ng/ml。而阴道分泌物中克霉唑的浓度在 48h 内能维持在 mg/ml 级，其中有 2 例维持该浓度级达 72h。

【适应证】本品适用于由真菌通常是念珠菌或霉菌引起的感染，如隐球菌病、念珠菌病、荚膜组织胞浆菌病和曲菌病等。

【用法与用量】

（1）口服：0.5～1.0g/次，3 次/日，连续 7～10d，最大剂量 3g/d。

（2）外用：在晚上睡前放入阴道深处。1 片/次，通常一次单剂量治疗即可有效地清除真菌感染；必要时，可进行第2次治疗。

【不良反应】个别患者使用本品后可能出现不同程度的过敏等不良反应，包括皮肤瘙痒、红斑，呼吸短促，低血压或短暂的感觉减损，恶心、腹泻等。

【禁忌证】对本品或其他咪唑类药物过敏者禁用。

【注意事项】

(1) 本品为非口服类制剂，禁止口服使用。

(2) 本品使用过程中，一旦出现局部皮肤过敏反应，应立即停药。

(3) 建议避开月经期间治疗。

【孕妇及哺乳期妇女用药】

(1) 妊娠期末期3个月阴道给予本品，未发现对胎儿有不良影响，一项流行病学研究发现妊娠期在外阴道应用本品时，有减少早产发生的作用。但在小鼠和大鼠研究中，按体质量50～120mg/kg口服克霉唑，可见胚胎毒性，因此孕妇应尽量避免使用本品，必要时应在医师指导下使用。本药的妊娠安全性分级为B级。

(2) 应用本品后不会被胎儿吸收，哺乳期妇女可以慎用本品。

【儿童用药】18岁以下的少女应尽量避免使用，必要时应在医生指导下应用。

【老年患者用药】老年患者由于阴道干燥，可能影响本品药效的发挥。

【药物相互作用】

(1) 对白色念珠菌感染的治疗，本品与制霉菌素、两性霉素B及氟胞嘧啶联合不会产生协同作用。

(2) 本品配方中的成分（硬脂酸镁）能降低乳胶产品（如避孕套和阴道膜）的功效和安全性，避免同时使用。

【药物过量】尚无可靠参考文献。如使用过量或发生严重不良反应时应立即就医。

【贮藏】室温贮存。

酮 康 唑

【英文名】etoconazole

【化学名及结构式】1-乙酰基-4-［4-［2-(2，4-二氯苯基)-2-(1H-咪唑-1-甲基)-1，3-二氧戊环-4-甲氧基］苯基］-哌嗪。

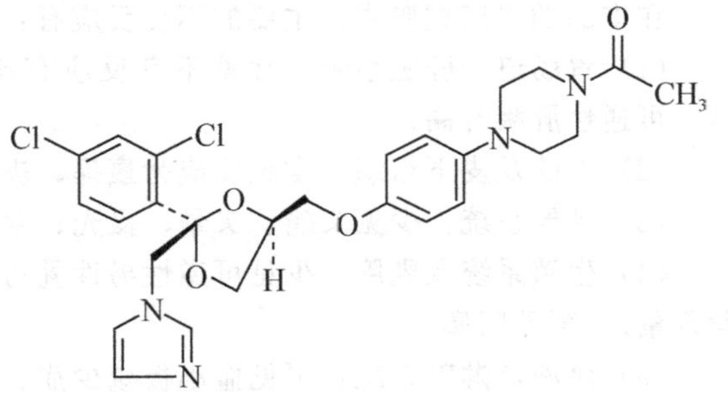

【性状】本品为白色至微红色结晶性粉末，不溶于水。

【药理与毒理】

(1) 药理作用：酮康唑为合成的咪唑二噁烷衍生物，对皮肤癣菌、酵母菌（念珠菌属、马拉色菌属、球拟酵母菌属和隐球菌属）、双相真菌和部分真菌具有抑菌和杀菌活性。酮康唑对曲霉菌、申克孢子丝菌、某些暗色孢科真菌及毛霉菌较不敏感，但对虫霉属例外。酮康唑通过抑制真菌麦角甾醇生物合成并改变细胞膜其他脂类化合物的组成发挥抗菌作用。临床药理学和药物相互作用研究资料显示，口服酮康唑2次/日，200mg/次，持续3～7d，会导致QT间期的轻微延长：在酮康唑血浆浓度达峰时（约为服药后1～4h），平均最大延长为6～12ms，但此QT间期的轻微延长不具有临床意义。

(2) 毒理研究：动物长期毒性试验表明，本品可使碱性磷酸酶明显上升，肝细胞变性。

【药代动力学】酮康唑是一种二元弱碱，酸性环境有助于溶解和吸收。与餐同服酮康唑单剂量200mg，1～2h后，血药浓度峰值平均可达3.5μg/ml。某些胃酸明显减低的患者吸收可能减少。本品进入人体后，广泛分布于各主要器官（肝、肾）和体表黏膜、腺体组织，并通过汗腺转运到皮肤、头发和指（趾）甲的角质层，不易进入脑脊液。酮康唑主要在肝脏中代谢，被降解为无活性的咪唑环和哌嗪环，代谢物及原形药主要通过粪便排泄。

【适应证】

（1）系统真菌感染，如系统性念珠菌病、副球孢子菌病、组织胞浆菌病、球孢子菌病和芽生菌病。

（2）由皮肤癣菌和（或）酵母菌引起的皮肤、毛发和指（趾）甲的感染（皮肤癣病、甲癣、念珠菌性甲周炎、花斑癣、干性糠疹、马拉色菌毛囊炎、慢性皮肤黏膜念珠菌病等）。当局部治疗无效或由于感染部位、面积及深度等因素不宜外用治疗时，可用本品治疗。

（3）胃肠道酵母菌感染。

（4）局部治疗无效的慢性、复发性阴道念珠菌病。

（5）尚可用于预防治免疫功能降低（遗传性及由疾病或药物引起的）而易发生机会性真菌感染的患者。

（6）本品对中枢神经系统穿透性差，不宜用于治疗真菌性脑膜炎。

【用法与用量】

（1）口服：本品应与餐同服，以达最大吸收。成人：皮肤、胃肠道及深部感染：口服，0.2g（1片）/次，1次/日。必要时，可增至0.4g（2片）/次，1次/日，或0.2g（1片）/次，2次/日。阴道念珠菌病：口服，0.4g（2片）/次，1次/日。儿童：体质量15～30kg的儿童，0.1g（半片）/次，1次/日，或遵医嘱。体质量30kg以上的儿童，同成人量。免疫缺陷患者的预防性治疗：成人：0.4g/d（2片）。儿童（体质量＞15kg）：0.1～0.2g/次（体质量4～8mg/kg），1次/日。

（2）外用：局部外用，取本品适量涂于患处，2～3次/日。

【不良反应】据以下惯例：很常见（发生率＞1/10）；常见（发生率＞1/100，发生率＜1/10）；少见（发生率＞1/1000；发生率＜1/100）；罕见（发生率＞1/10 000；生发率＜1/1000）；极罕见（发生率＜1/10 000），包括个别病例，对不良反应按发生率排序。

在本品的临床试验中，主要的不良反应有：

（1）胃肠道、肝胆系统：常见不良反应有恶心、呕吐、腹痛；少见反应有腹泻、消化不良、可逆性肝酶升高。

（2）皮肤及皮下组织：常见反应为瘙痒；皮疹、脱发少见。

（3）神经系统：少见头痛、头晕、畏光；罕见感觉异常。

（4）生殖系统及乳腺：少见可逆性男性乳房增大（在剂量为0.2g/d或0.4g/d时，高于推荐剂量）；罕见阳痿。

（5）血液及淋巴系统：罕见血小板减少症。

【禁忌证】本品禁用于以下情况：

（1）已知对酮康唑或本品任一成分过敏者。

（2）患急慢性肝病的患者。

（3）由于本品与经CYP3A4代谢的药物合用会增加这些药物的血浆浓度，而可能导致QT间期延长和个别出现尖端扭转型室速，因此本品禁止与下列药物合用：特非那丁、阿司咪唑、咪唑斯汀、西沙必利、多非利特、奎尼丁、匹莫齐特。

（4）由于合用多潘立酮可能会导致患者QT间期延长，因此本品禁止与多潘立酮合用。

（5）本品禁止与三唑仑和咪达唑仑口服制剂合用。

（6）本品禁止与经CYP3A4酶代谢的HMG-CoA还原酶抑制剂如辛伐他汀和洛伐他汀

合用。

【注意事项】

(1) 肝毒性与肝功能监测：极罕见包括致命性或需要进行肝移植在内的严重肝毒性病例其中有少吐、疲劳、腹痛或尿色加深在内的有关肝炎的体征和症状。对于出现这些症状的患者，应立即停药，并进行肝功能检查。对于肝酶升高、患有活动性肝病或受到过其他药物肝毒性损伤的患者不应使用本品，除非利益超过对肝脏损害的风险。对这些病例应进行肝功能监测。在长疗程应用本品治疗非危及生命的疾病时，用药前应权衡利弊。接受本品治疗的患者应考虑进行肝功能监测，建议在治疗前及治疗中定期进行肝功能检查。需服用本品 2 周以上的患者，治疗前应先做肝功检查，治疗期需定期进行肝功复查。如出现上述肝损害症状应立即做肝功检查，确诊有异常者应立即停止用药。

(2) 肾上腺功能监测：对服用 0.4g/d 以上（含 0.4g/d）剂量的健康受试者，发现本品会降低可的松对促肾上腺皮质激素刺激的反应。因此对肾上腺功能不全的患者，以及对处于长时间应激（如大手术、严密护理等）状态的患者，都应监测他们的肾上腺功能。

(3) 胃酸减少患者：胃酸减少会影响本品的吸收。对于正在使用胃酸中和药物的患者，这些药物应在服用本品至少 2h 以后服用。对于无胃酸的患者，如一些艾滋病患者及正在服用胃酸分泌抑制剂（如 H_2 受体阻断剂和质子泵抑制剂）的患者，建议服药时与可乐等酸性饮料同服。

【孕妇及哺乳期妇女用药】大鼠试验中，本品在 80mg/kg 剂量时可引起胎仔少趾或并趾，在妊娠早期如确有应用指征，可用本品进行系统性治疗。本药的妊娠安全性分级为 C 级。本药口服可经乳汁分泌，尚未证实用药后对人类的影响，但因本药可使新生儿发生胆红素脑病的可能性增加，因此哺乳妇女服用品时应停止哺乳。外用尚未见可经乳汁分泌。

【儿童用药】本品用于体质量低于 15 kg 的儿童的资料有限，因此不建议小儿使用本品。

【老年患者用药】老年患者慎用本药口服制剂。外用尚未发现特殊问题。

【药物相互作用】

(1) 影响酮康唑代谢的药物：酶诱导药物，如利福平、利福布丁、卡马西平、异烟肼和苯妥英钠，会明显降低酮康唑的生物利用度而降低疗效。利托那韦会增加酮康唑的生物利用度，因此二者合用时，应酌减酮康唑的用量。

(2) 受酮康唑影响的药物：一些药物通过肝脏 P_{450} 酶特别是 CYP3A4 族酶代谢。酮康唑可抑制这些药物的代谢，而导致这些药物的作用（包括副作用）增强和（或）时间延长。

(3) 偶有病例报道本品有类似戒酒硫样反应，患者表现为面部潮红皮疹、外周水肿、恶心和头痛，这些症状在数小时内完全失。

【药物过量】如出现服药过量，应采用包括支持疗法在内的治疗。在服药后的前几个小时，可对患者进行洗胃治疗，必要时可给予活性炭。

咪 康 唑

【英文名】miconazole

【化学名及结构式】1-［2-（2，4-二氯苯基）-2-（2，4-二氯苄氧基）乙基］-咪唑。

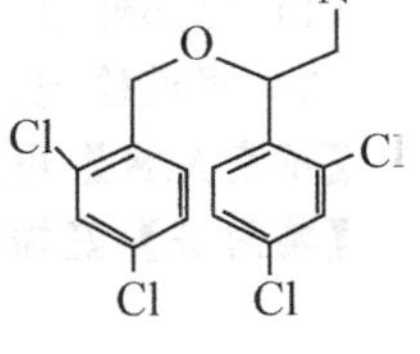

【性状】常用硝酸盐，为白色或几近白色结晶性粉末，几无臭，极微溶于水。

【药理与毒理】本品为广谱抗真菌药，对多种真菌，尤其是念珠菌有抗菌作用，对某些革兰阳性细菌也有抗菌力。其作用机制是抑制真菌细胞膜的合成，以及影响其代谢过程。

【适应证】局部治疗外阴阴道念珠菌病和革兰阳性细菌引起的双重感染。

【用法与用量】

（1）外用：阴道给药：洗净后将栓剂置于阴道深处。每晚1次，1枚/次，连用3d。严重感染者请在医生指导下使用。皮肤念珠菌病：局部应用早晚各1次。

（2）静脉注射：深部真菌病，成人常用量600～1800mg/d，儿童15～40mg/（kg·d），分3次给予。

【不良反应】偶见过敏反应，多数较轻微。常见的不良反应是局部刺激、瘙痒和灼热感，尤其在治疗开始时。盆腔痉挛、荨麻疹、皮肤丘疹也有发生。

【禁忌证】对咪唑类或对栓壳的成分过敏者禁用本品。

【注意事项】

（1）用药部位如有烧灼感、瘙痒、红肿等情况应停药，并将局部药物洗净，必要时向医师咨询。

（2）孕妇及哺乳期妇女慎用本品。

（3）本品仅供阴道给药，切忌口服。

（4）无性生活史的女性应在医师指导下使用。

（5）使用本品时应避开月经期。

（6）用药期间注意个人卫生，防止重复感染。

（7）给药时应洗净双手或戴指套或手套。

（8）当本品性状发生改变时禁用。

（9）请将此药品放在儿童不能接触的地方。

【孕妇及哺乳期妇女用药】动物实验表明，孕妇使用本药对胎儿有毒性，在妊娠早期如确有应用指征，可用本品进行系统性治疗。本药的妊娠安全性分级为C级。哺乳妇女用药的安全性尚未确立，使用时应权衡利弊。

【儿童用药】尚无可靠参考文献。

【老年患者用药】尚无可靠参考文献。

【药物相互作用】①本品应避免与某些乳胶产品接触，如阴道避孕隔膜或避孕套；②如正在使用其他药品，使用本品前请咨询医师或药师。

【贮藏】密封、在阴凉处保存。

益 康 唑

【英文名】econazole

【化学名及结构式】1-［2，4二氯-β-（4-氯苄氧基）苯乙基］咪唑。

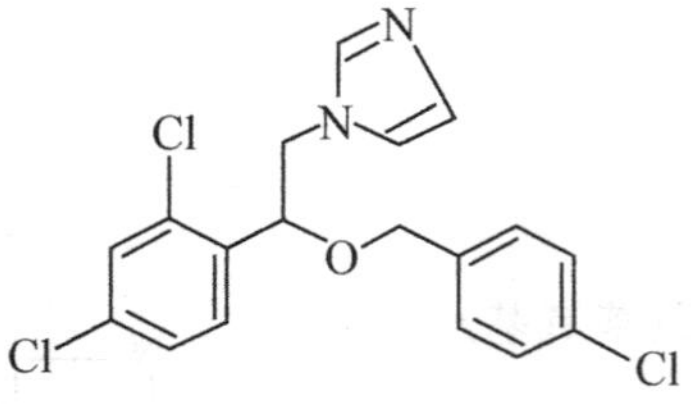

【性状】本品为白色结晶性粉末。

【药理与毒理】本品为抗真菌药，对皮肤癣菌、真菌及酵母菌属如白色念珠菌具有抑制作用。

【适应证】用于手癣、足癣、股癣、体癣、花斑癣及皮肤念珠菌病。

【用法与用量】

（1）局部外用，取适量涂于患处。皮肤念珠菌病及癣，每日早晚各1次；花斑癣，1次/日。

（2）阴道栓剂：150mg/次，每晚1枚，连续3d为1疗程。

【不良反应】可见烧灼感，偶见瘙痒、皮疹等过敏反应。

【禁忌证】妊娠头3个月禁用本品。

【注意事项】

(1) 对本品过敏者禁用。

(2) 避免接触眼睛和其他黏膜（如口、鼻等）。

(3) 哺乳期妇女慎用本品。

(4) 使用期间如发生过敏反应和刺激症状应停药，并向医师咨询。

(5) 本品性状发生改变时禁用。

(6) 儿童必须在成人监护下方可使用。

(7) 请将此药品放在儿童不能接触的地方。

【孕妇及哺乳期妇女用药】动物实验表明，常规剂量无致畸作用，但大剂量用药对胚胎和胎仔有毒性作用。故妊娠早期用药应权衡利弊。本药的妊娠安全性分级为C级。动物实验表明，本药可经乳汁分泌。尚不清楚本药是否可经人乳分泌，哺乳期妇女用药须谨慎。

【儿童用药】尚无可靠参考文献。

【老年患者用药】尚无可靠参考文献。

【药物相互作用】如正在使用其他药物时，使用本品前应向医师或药师咨询。

【贮藏】遮光、低温贮存。

伊曲康唑

【英文名】itraconazole

【化学名及结构式】(±)-顺式-4-[4-[4-[4-[[2-(2，4-二氯苯基)-2-(1H-1，2，4-三唑-1-甲基)-1，3-二氧戊环-4-基]甲基]苯基]-1-哌嗪]苯基]-2，4-二氢-2-(1-甲基丙基)-3H-1，2，4-三唑-3-酮。

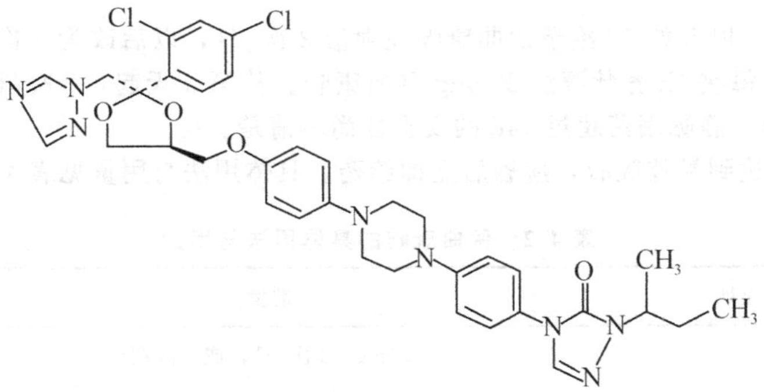

【性状】本品为无色或微黄色结晶性粉末。

【药理与毒理】

(1) 药理作用：药物治疗学分类：J02A C02（系统性抗真菌药，三唑类衍生物）。伊曲康唑是三唑类衍生物，对念珠菌属及其他酵母菌、真菌、皮肤癣菌和其他致病真菌具有广谱抗真菌活性。体外实验研究结果表明伊曲康唑可以破坏真菌细胞膜中麦角甾醇的合成。麦角甾醇是真菌细胞膜的重要组成部分。干扰它的合成将最终产生抗真菌活性。

(2) 毒理学：药理安全性、长期毒性、致突变性、致癌和生殖毒性等临床前研究显示：羟丙基-â-环糊精（HP-â-CD）对人体无特殊毒性。大剂量给药时，HP-â-CD的主要靶器官是泌尿道，伊曲康唑的主要靶器官是肾上腺。HP-â-CD和伊曲康唑均有的靶器官为肝脏和单核-巨噬细胞系统。当给啮齿类动物有母体毒性剂量的伊曲康唑时，显示有胚胎毒性和致畸作用。

【药代动力学】单剂量静脉注入200mg伊曲康唑后，平均血浆清除率为312ml/min，表观分布容积为561L，平均半衰期为33h。餐后立即服用本品，生物利用度最高，口服后3～4h后血药浓度达峰值，血浆中清除呈双相性，半衰期为1～1.5d。长期给药时1～2周达稳定状态。在服药后3～4h，伊曲康唑稳态血药浓度分别是：0.4μg/ml（100mg 1次/日），1.1μg/ml（200mg 1次/日）和2.0 μg/ml（200 mg 2次/日）。本品血浆蛋白结合率为99.8%。全血浓度为血浆浓度的60%。在富含角蛋白的组织中，尤其是皮肤中的浓度比血浆浓度高4倍，而药物清除是与表皮再生过程有关，连续用药4周后停药，7d后已不能测到药物的血药浓度。但皮肤中药物仍可保持治疗浓度以上达2～4周。开始治疗1周后，在甲角质中就可以测到伊曲康唑，3个月疗程结束后，其药物浓度仍至少存在6个月的时间。它同样也存在于皮肤中，本品在汗液中也少量存在。伊曲康唑同时也集中地分布在易于受到真菌感染的部位。在肺、肾脏、肝脏、骨骼、胃、脾脏和肌肉中的浓度比相应的血浆浓度高2～3倍。在阴道组织中治疗浓度持续的时间是：200mg 1次/日治疗3d，可维持2d；200mg 2次/日治疗1d则维持3d。本品主要在肝脏中代谢，产生大量代谢产物。其中之一的代谢产物是羟基化伊曲康唑，体外研究发现其抗真菌活性与本品相似，生物分析法测得抗真菌药物水平约为高压液相色谱分析本品水平的3倍。经粪排泄的原形药为所用剂量的3%～18%，经肾排泄的原形药则低于所用剂量的0.03%，大约35%是作为代谢物在1周内经尿液排泄。

【适应证】适于治疗以下疾病：

（1）妇科：外阴阴道念珠菌病。

（2）皮肤科/眼科：花斑癣、皮肤真菌病、真菌性角膜炎和口腔念珠菌病。由皮肤癣菌和（或）酵母菌引起的甲真菌病。

（3）系统性真菌感染：系统性曲霉病及念珠菌病、隐球菌病（包括隐球菌性脑膜炎）、组织胞浆菌病、孢子丝菌病、巴西副球孢子菌病、芽生菌病和其他各种少见的系统性或热带真菌病。

【用法与用量】

（1）静脉滴注：刚开始2d给予伊曲康唑注射液2次/日，以后改为1次/日。第1，2天治疗方法：2次/日，每次1h静脉滴注200mg伊曲康唑。从第3天起：1次/日，每次1h静脉滴注200mg伊曲康唑。静脉用药超过14d的安全性尚不清楚。

（2）口服：为达到最佳吸收，应餐后立即给药。具体用法与用量见表4-2。

表4-2 伊曲康唑的具体用法与用量

适应证	剂量	疗程
念珠菌性阴道炎	200mg，2次/日，或1次/日	3d
花斑癣	200mg，1次/日	7d
皮肤真菌病	200mg或100mg，1次/日	7d或15d
高度角化区，如足底部癣、手掌部癣	200mg，2次/日或100mg/d	7d或30d
口腔念珠菌病	100mg，1次/日	15d
真菌性角膜炎	200mg，1次/日	21d

注：一些免疫缺陷患者如白血病、艾滋病或器官移植患者，伊曲康唑的口服生物利用度可能会降低，因此剂量可加倍。

1）甲真菌病

A. 冲击疗法（见表4-3），冲击疗法为2次/日，2粒/次胶囊（200mg，2次/日），连服1周。指甲感染需2个冲击疗程，趾甲感染为3个冲击疗程。每个疗程之间均被不服药的3周间隔开。

表 4-3 甲真菌病的冲击疗法

治疗时间	甲真菌病的部位	
	趾甲（有或无指甲感染）	仅指甲
第 1 周	第 1 个冲击疗程	第 1 个冲击疗程
第 2 周	停用伊曲康唑	停用伊曲康唑
第 3 周		
第 4 周		
第 5 周	第 2 个冲击疗程	第 2 个冲击疗程
第 6 周	停用伊曲康唑	
第 7 周		
第 8 周		
第 9 周	第 3 个冲击疗程	

B. 连续治疗：每日两颗胶囊（200mg/d），共服 3 个月。

（3）本品从皮肤和甲组织中清除比血浆慢。因此，对皮肤感染来说，停药后 2～4 周达到最理想的临床和真菌学疗效，对甲真菌病来说在停药后 6～9 个月达到最理想的临床和真菌疗效。

（4）系统性真菌病：根据不同的感染选择不同的剂量用法，见表 4-4。

表 4-4 系统性真菌病的用药疗法

适应证	剂量	平均疗程	备注
曲霉病	200mg 1 次/日	2～5 个月	对侵袭性或播散性感染的患者
念珠菌病	100～200mg 1 次/日	3～7 个月	增加剂量至 200mg 2 次/日
非隐球菌性脑膜炎	200mg 1 次/日	2 个月～1 年	维持治疗
隐球菌性脑膜炎	200mg 2 次/日	2 个月～1 年	（脑膜感染者）1 次/日
组织胞浆菌病	200mg 1 次/日或 200mg 2 次/日	8 个月	
孢子丝菌病	100mg 1 次/日	3 个月	
副球孢子菌病	100mg 1 次/日	6 个月	
着色真菌病	100～200mg 1 次/日	6 个月	
芽生菌病	100mg 1 次/日或 200mg 2 次/日	6 个月	

【不良反应】使用伊曲康唑注射液所报道的副作用与伊曲康唑胶囊所报道的相似。下面为使用伊曲康唑 100mg 胶囊所报道的副作用：报道最多的是胃肠道症状如：消化不良、恶心、腹痛和便秘。报道较少的有头痛、可逆性肝酶增高、月经失调、眩晕和变态反应（例如瘙痒、丘疹、荨麻疹和血管神经性水肿）。有个别报道发生过周围神经病和 Steven-Johnson 综合征。尤其在接受长期治疗的患者中（大约 1 个月），有报道发生过低血钾、水肿、肝炎和脱发等。亦有呕吐和腹泻的报道。

【禁忌证】禁用于已知对伊曲康唑及辅料过敏的患者。禁用于不能注射氯化钠注射液的患者。羟丙基-â-环糊精是通过肾小球滤过来排出。因此当肾功能损伤的患者肌酐清除率＜30ml/

min 时，不得使用伊曲康唑注射液。本品禁止与特非那定、阿司咪唑、咪唑斯汀、西沙必利、多非利特、奎尼丁、匹莫齐特、口服咪达唑仑、经 CYP3A4 代谢的 HMG-CoA 还原酶抑制剂如洛伐他汀或辛伐他汀等合用。

【注意事项】

（1）在服用伊曲康唑的患者中罕有发生充血性心力衰竭的报告，未发现二者具有确定的因果关系。即使如此，伊曲康唑在用于患有充血性心力衰竭或有充血性心力衰竭病史的患者时，应权衡利弊使用。对个体的利弊评估应考虑到的因素有适应证的严重程度、给药方式和充血性心力衰竭的个体危险因素。这些危险因素包括心脏疾病，如缺血性或瓣膜性心脏病；严重的肺部疾病，如慢性阻塞性肺病；肾衰竭和其他水肿性疾病。医生对有充血性心力衰竭危险因素的患者，应谨慎用药，并在治疗中监测其充血性心力衰竭的体征和症状。如果在治疗中出现这些体征和症状，则应停止伊曲康唑的治疗。

（2）钙通道阻滞剂具有负性肌力作用，从而会加强伊曲康唑的这一潜在作用。伊曲康唑又可抑制钙通道阻滞剂的代谢，所以合并使用伊曲康唑和钙通道阻滞剂时需加注意。

（3）伊曲康唑有发生具有重要临床意义的药物间相互作用的可能性。

（4）当患者出现可能与肝炎有关的症状如厌食、恶心、呕吐、疲倦、腹痛和尿色加深时，建议立即检查肝功。如果有异常，应立即停药。在那些有肝酶高、活动性肝病或有过其他药物引起的肝损害的患者，除非用药好处大于潜在危险时，否则不建议使用。在这种患者，必须监测肝酶。

（5）肝损害：伊曲康唑主要在肝脏中代谢。在肝硬化的患者，伊曲康唑的半衰期会相应延长。应当考虑调整剂量。

（6）肾损害：静脉给药时，通过肾小球滤过清除。因此当肾损害的患者肌酐清除率＜30ml/min 时，不得使用伊曲康唑注射液。

（7）如果发生可能与伊曲康唑注射液有关的神经病变时，应当停药。

（8）尚无伊曲康唑与其他唑类药物交叉过敏的资料。但是对其他唑类药物过敏的患者使用伊曲康唑注射液时应慎重。

（9）伊曲康唑注射液只能用随包装提供的 50ml 0.9％氯化钠注射液稀释。

【孕妇及哺乳期妇女用药】动物实验表明，大剂量用药可增加胚胎畸形发生率，并对胚胎产生不良影响。尚无孕妇使用本药的研究，对于孕妇，只有当危及生命或用药益处超过对胎儿的潜在危险时，才考虑使用伊曲康唑注射液。育龄妇女在使用伊曲康唑注射液期间应当采用适当的避孕措施直至停止治疗后的下一个月经周期。本药的妊娠安全性分级为 C 级。仅有很少量的伊曲康唑分泌到人乳中。因此哺乳妇女使用斯皮仁诺时应权衡利弊，除非其潜在的益处大于用药可能产生对哺乳的危害时才可使用伊曲康唑。有疑虑时，患者应停止哺乳。

【儿童用药】因为尚无伊曲康唑注射液用于儿童的临床资料，所以除非用药益处大于潜在危险时，否则不得用于儿童。

【老年患者用药】因为伊曲康唑注射液用于老年人的临床资料有限，所以除非用药益处大于潜在危险时，否则不建议本品用于老年人。

【药物相互作用】对伊曲康唑的代谢有影响的药物：酶诱导药物如利福平、利福布丁、卡马西平、异烟肼和苯妥英都可以明显降低伊曲康唑的代谢。因为伊曲康唑主要通过 CYP3A4 代谢，所以该酶的抑制剂可以增加伊曲康唑的生物利用度。例如：利托那韦、茚地那韦、红霉素和克拉霉素。

【药物过量】当发生药物过量时，应采取支持疗法。伊曲康唑不能通过血液透析清除。也没有特效解毒药。

【贮藏】遮光、低温贮存。

第三节 丙烯胺类

特比萘芬

【英文名】 terbinafine

【化学名及结构式】 (*E*) -*N*-（6，6-二甲基-2-庚烯-4-炔基）-*N*-甲基-1-甲酰胺萘。

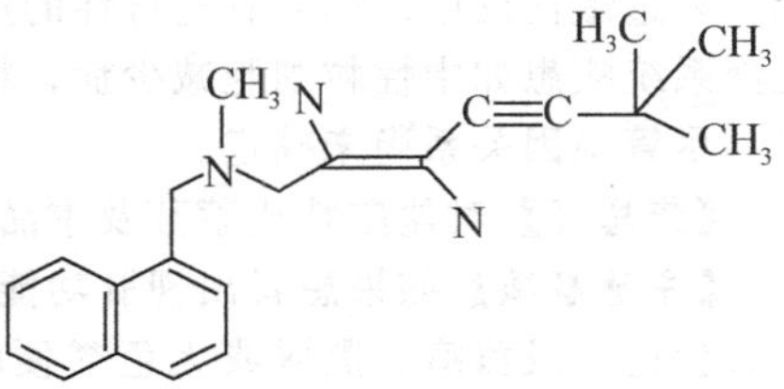

【性状】 本品为白色结晶性粉末，无臭，无味。

【药理与毒理】 特比萘芬是一种丙烯胺类药物，对于皮肤、毛发和甲的致病性真菌包括皮肤癣菌，如毛癣菌（如红色毛癣菌、须癣毛癣菌、疣状毛癣菌、断发毛癣菌、紫色毛癣菌）、小孢子菌（如犬小孢子菌）、絮状表皮癣菌以及念珠菌属（如白念珠菌）和糠秕癣菌属的酵母菌均有广泛的抗真菌活性。对于酵母菌，根据菌种的不同而具有杀菌效应或抑菌效应。特比萘芬特异地干扰真菌固醇生物合成的早期步骤，由此引起麦角固醇的缺乏以及角鲨烯在细胞内的积聚，从而导致真菌细胞死亡。特比萘芬通过抑制真菌细胞膜上的角鲨烯环氧化酶来发挥作用。角鲨烯环氧化酶与细胞色素 P_{450} 系统无关系。特比萘芬不影响激素或其他药物的代谢。口服给药时，皮肤、毛发和甲中的药物浓度均可达到杀真菌活性的水平。

【药代动力学】 口服单剂量 0.25g 特比萘芬在 2h 内达到血浆峰值，浓度为 0.97μg/ml。吸收半衰期为 0.8h，分布半衰期为 4.6h。食物对特比萘芬的生物利用度有中度影响，但并不需调整剂量。特比萘芬与血浆蛋白结合紧密（99%），它可迅速经真皮弥散，聚集于亲脂性的角质层。特比萘芬也能经皮脂腺排泄，这样在毛囊、毛发和富含皮脂的皮肤达到高浓度。也有证据表明特比萘芬在开始治疗后第 1 周内即可以分布到甲板。特比萘芬经过至少 7 种 CYP 异构酶，主要包括 CYP2C9、CYP1A2、CYP3A4、CYP2C8 及 CYP2C19，迅速和广泛地代谢。生物转化后的代谢产物无抗真菌活性，主要经尿液排出。终末清除半衰期是 17h，无体内蓄积的证据。特比萘芬的血浆稳态浓度无年龄依赖性的改变，但在肝功能或肾功能受损的患者中，本品清除率可能会降低，可引起特比萘芬的血浆水平升高。对有肝脏疾病的患者，单剂量药代动力学研究表明，特比萘芬的清除率约降低 50%。

【适应证】 本品适用于治疗由皮肤癣菌如毛癣菌（红色毛癣菌、须癣毛癣菌、疣状毛癣菌、断发毛癣菌、紫色毛癣菌）、犬小孢子菌和絮状表皮癣菌引起的皮肤、毛发真菌感染。本品仅用于治疗大面积、严重的皮肤癣菌感染（体癣、股癣、足癣、头癣）和念珠菌（如白色假丝酵母）引起的皮肤酵母菌感染，应根据感染部位、严重性和范围考虑口服给药的必要性。皮肤癣菌（丝状真菌）感染引起的甲癣。

【用法与用量】

（1）口服：成人 2 片/次（0.25g），1 次/日。青少年，体质量＞40kg（通常年龄＞12 岁）：2 片（0.25g）/次，1 次/日。儿童，体质量 20～40kg（通常年龄 5～12 岁）：1 片/次（0.125g），1 次/日。儿童，体质量＜20kg（通常年龄＜5 岁）：关于此组患者，从对照试验中获得的资料非常有限，所以只有在没有其他可选择的治疗方法以及潜在的治疗效益大于可能的危险的情况下才可使用。

（2）外用：①阴道泡腾片，每晚临睡前取出一片，送入阴道后穹隆处，连续用药 1 周为一疗程。②局部外用，取本品适量涂敷于患处及其周围，2 次/日。体股癣连续使用 2～4 周；手足癣、花斑癣连续用药 4～6 周。

【不良反应】 出现频率估计：很常见的发生率≥10%，常见的发生率 1%～10%；不常见的发生率 0.1%～1%，罕见的发生率 0.01%～0.1%，非常罕见的发生率<0.01%。一般而言，特比萘芬的耐受性好，不良反应常为轻中度。最常见的是胃肠道症状（胀满感、食欲降低、消化不良、恶心、轻微腹痛、腹泻），轻微的皮肤反应（皮疹、荨麻疹），骨骼肌反应（关节痛，肌痛）。味觉紊乱，包括味觉丧失不常见，常常在停药后数周内可以恢复。罕见：有报告与特比萘芬治疗有关的肝胆功能不良（实际为原发性胆汁淤积型），包括非常罕见的肝衰竭（见注意事项）。非常罕见：已报告的有严重的皮肤反应（如 Stevens-Johnson 综合征，中毒性表皮坏死）和过敏性反应。如果有进行性的皮疹发生，应终止特比萘芬治疗。非常罕见：已报告的有血液系统疾患如中性粒细胞减少症，粒细胞缺乏症或血小板减少症。非常罕见：已报告的有脱发，尽管病因关系尚未确定。

【禁忌证】对盐酸特比萘芬及本品其他成分过敏者禁用。

【注意事项】如果患者出现肝功能不良的体征或出现提示性症状，如无法解释的恶心、厌食或疲倦、或黄疸、黑尿或无色粪便时，应当确认是否为肝源性，并应终止特比萘芬的治疗（见不良反应）。在已有肝病的患者中进行的单剂量药代动力学研究表明，特比萘芬的清除率降低 50%，在前瞻性的临床试验中未开展伴有慢性或活动性肝病的患者使用特比萘芬的研究，因此不做推荐。肾功能受损的患者（肌酐清除率不足 50ml/min 或血肌酐超过 300μmol/L）应当服用正常剂量的一半。体外研究表明特比萘芬抑制 CYP2D6 的代谢，因此，如果同时服用的药物的治疗窗较窄时，应该对接受主要由该酶代谢的药物，如三环类抗抑郁药（TCA）、β-受体阻滞剂、选择性 5-羟色胺再摄取抑制剂（SSRI）、以及单胺氧化酶抑制剂（MAO-I）B 型进行伴随治疗的患者，进行监测。（见药物相互作用）。口服本品对花斑癣的治疗无效。

【孕妇及哺乳期妇女用药】胎儿毒性及生育能力动物实验研究发现，本品无不良反应。由于妊娠妇女中的临床经验非常有限，故在妊娠期间，如果服药的益处不能超过风险，不应使用本品。但若孕妇不慎应用则无需终止妊娠或进行侵入性检查，可以考虑对胎儿进行超声检查。本药的妊娠安全性分级为 B 级。特比萘芬可以分泌至乳汁当中；因此口服特比萘芬治疗的母亲不应哺乳。

【儿童用药】2 岁以上的儿童口服特比萘芬耐受性好，本品不推荐用于 2 岁以下的儿童。

【老年患者用药】尚无证据提示老年患者与年轻患者需服不同剂量或发生不同的不良反应。开处方时，应当考虑到这一年龄组患者已存在肝、肾功能损害的可能性（见注意事项）。

【药物相互作用】依照体外研究和健康志愿者中进行研究的结果，特比萘芬对大多数经细胞色素 P_{450} 系统代谢的药物（如环孢素、特非那丁、三唑类、对甲苯磺酰基脲或口服避孕药）的清除的抑制或增强作用可以忽略不计。但是，体外研究表明，特比萘芬抑制 CYP2D6 介导的代谢，这一体外实验的发现可能与那些主要由该酶代谢的化合物具有临床相关性，如三环类抗抑郁药（TCA）、β-受体阻滞剂、选择性 5-羟色胺再摄取抑制剂（SSRI），以及单胺氧化酶抑制剂（MAOI）B 型，如果它们也有较窄的治疗窗。（见注意事项）。在特比萘芬与口服避孕药合用的患者中，已报告有月经不调的病例发生，尽管其发生率仍然处于单独服用口服避孕药患者的发生率之内。另一方面，一些代谢诱导性药物（如利福平）可以加速特比萘芬的血浆清除率，另一些抑制细胞色素 P_{450} 的药物（如西咪替丁）则可以抑制特比萘芬的血浆清除。如果有必要同时使用这些药物时，则特比萘芬的剂量应作相应的调整。

【药物过量】已有少数药物过量（达到 5g）的病例报告，患者发生了头痛、恶心、上腹痛及头晕。药物过量的推荐治疗是清除药物，主要是服用活性炭来治疗，根据需要可针对症状给予支持治疗。

【贮藏】密封、避光。

萘 替 芬

【英文名】naftifine

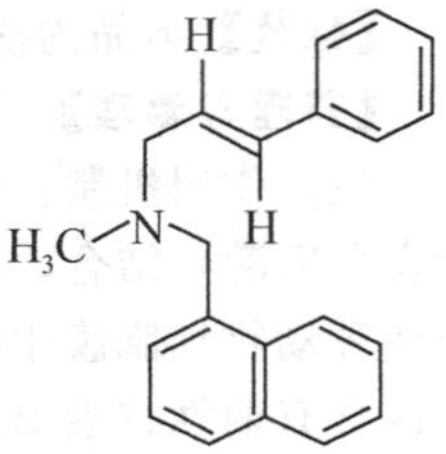

【结构式】如右图所示。

【药理与毒理】本品为一新型烯丙胺类局部抗真菌药。其作用机制为选择性的抑制真菌角鲨烯环氧化酶，干扰真菌细胞壁的麦角固醇的生物合成，影响真菌的脂质代谢，从而使真菌细胞损伤或死亡而起到杀菌和抑菌作用。

【适应证】适用于体股癣、手足癣、头癣、甲癣、花斑癣、浅表念珠菌病。

【用法与用量】外用：适量涂抹患处及其周围，2次/日。疗程一般2～4周，严重者可用到8周，甲癣需用6个月。为预防复发，体征消失后可继续用药2周。

【不良反应】少数患者有局部刺激，如红斑、烧灼及干燥、瘙痒等感觉，个别患者可发生接触性皮炎，无全身不良反应。

【禁忌证】对本品过敏者禁用。

【注意事项】

(1) 仅供外用，切忌口服。并避免本品接触眼睛。

(2) 涂布部位如有烧灼感，局部发红、瘙痒时，应停止用药，并向医师咨询。

(3) 不宜用于眼部及黏膜部位、急性炎性反应部位及开放性损伤部位。

(4) 连续用药4周后症状无改善请再到医院就诊。

(5) 孕妇及哺乳期妇女慎用本品。

(6) 儿童使用本品请咨询医师。

(7) 当药品性状改变时禁止使用。

(8) 儿童必须在成人监护下使用。

(9) 请将该药品放在儿童不能接触的地方。

【孕妇及哺乳期妇女用药】动物实验资料表明本品外用于皮肤可分布于乳汁中，故哺乳期妇女慎用本品。孕妇用药资料不详。

【儿童用药】尚不知本品对儿童的安全性和有效性。

【老年患者用药】尚无可靠参考文献。

【药物相互作用】如正在使用其他药物，在使用本品前应咨询医师或药师。

【贮藏】遮光，密闭保存。

第四节 抗生素类抗真菌药物

两性霉素 B

【英文名】amphotencin B

【结构式】

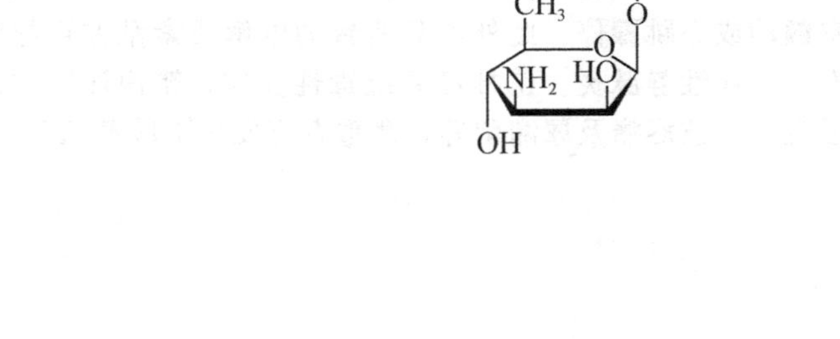

【性状】本品为淡黄色或黄色粉末，有引湿性。不溶于水。

【药理与毒理】

（1）作用机制：两性霉素B为多烯类抗真菌抗生素，它通过与真菌细胞膜上的固醇（主要为麦角固醇）结合，造成膜通透性改变，胞内容物流出而使真菌细胞死亡，两性霉素B也能结合哺乳动物细胞膜中的固醇（主要为胆固醇），这可能是其对动物和人类有毒性的原因。本品是内含有两性霉素B的双层脂质体，其胆固醇成分可增强药物的稳定性，使两性霉素B尽可能在疏水层中保留最大的含量，降低其与人体细胞膜中胆固醇的结合而增强对真菌细胞麦角固醇的结合，从而发挥两性霉素B的最大杀菌能力。

（2）体外抗菌试验和临床试验提示：本品对新型隐球菌、白色念球菌、热带念珠菌、酵母菌、总状毛霉、链互隔菌、曲霉菌、球孢子菌、组织孢浆菌、皮炎芽生菌、巴西芽生菌、孢子丝菌等均有良好抗菌作用，但对细菌、立克次体和病毒的感染无效。皮肤和毛发癣菌大多对本品耐药。

【药代动力学】本品未在中国人体内进行人体药代动力学研究。动物可药代试验中，本品静脉给药后，药物可进入体内并迅速分布至各组织，符合三室开放模型。两性霉素B脂质体易被单核-吞噬细胞系统的巨噬细胞所吞噬而较多地分布在肝、脾、肺，在各脏器内的浓度分布依次为肝、脾、肺、肾、心、脑、甲状腺，在各脏器的分布与普通两性霉素B不同，尤其在肾组织内浓度低，呈现非线性消除。尚未进行转化和排泄研究。

【适应证】本品适用于诊断明确的敏感真菌所致的深部真菌感染，且病情呈进行性发展者，如败血症、心内膜炎、脑膜炎（隐球菌及其他真菌）、腹腔感染（包括与透析相关者）、肺部感染、尿路感染等。

【用法与用量】本品推荐临床用法为：起始剂量0.1mg/(kg·d)。用注射用水稀释溶解并振荡摇匀后加至5%葡萄糖500ml内静脉滴注，滴速不得超过30滴/min，观察有无不适，前2h测体温、脉搏、呼吸、血压各1次/日。如无毒副作用，第2日开始剂量增加0.25～0.50mg/(kg·d)，剂量逐日递增至维持剂量：1～3mg/(kg·d)。输液浓度以≤0.15mg/ml为宜。中枢神经系统感染，最大剂量1mg/kg，给药前可考虑合并用地塞米松，以减少局部反应，但应注意皮质激素有引起感染扩散的可能。疗程视病种病情而定。尚未观察超过上述剂量的本品安全性和有效性。

【不良反应】本品临床试验中发现的不良反应：

（1）在114例患者中进行了本品随机对照临床试验，本品用量1～3mg/(kg·d)范围内，对照药为普通两性霉素B，给药剂量相同。观察到本品不良反应发生率60.0%，对照组83.9%。观察到的不良反应包括舌尖麻木感、寒战、发热、头痛、全身不适、关节痛、低血钾症、恶心、呕吐、腹胀痛、肝肾功能异常、血尿、脱发、皮疹、血糖升高、胸闷、心悸、耳鸣及血管炎等，大多不良反应为轻到中度反应，对症治疗后患者可耐受。因为未进行充分的临床试验对比研究，尚不能明确与普通两性霉素B的差别，有待上市后继续观察。

（2）在普通两性霉素B上市使用中出现的不良反应有：①静脉滴注过程中或静脉滴注后发生寒战、高热、严重头痛、食欲不振、恶心、呕吐，有时可出现血压下降、眩晕等。②几乎所有患者在疗程中均可出现不同程度的肾功能损害，尿中可出现红细胞、白细胞、蛋白和管型、血尿素氮和肌酐增高，肌酐清除率降低，也可引起肾小管性酸中毒。③低钾血症，由于尿液中排出大量钾离子所致。④血液系统毒性反应有正常红细胞性贫血，偶可有白细胞或血小板减少。⑤肝毒性，较少见，可致肝细胞坏死，急性肝衰竭亦有发生。⑥心血管系统反应如静脉滴注过快时可引起心室颤动或心跳骤停。此外本品所致的电解质紊乱亦可导致心律失常的发生。本品静脉滴注时易发生血栓性静脉炎。⑦神经系统毒性反应，鞘内注射本品可引起严重头痛、发热、呕吐、颈项强直、下肢疼痛及尿潴留等，严重者可发生下肢截瘫等。⑧过敏性休克、皮疹等变态反应偶有发生。

（3）在国外临床研究中观察到的其他不良反应还有：①全身反应，如虚弱、背痛、输液反应、感染、脓毒血症。②心血管系统，如高血压、低血压、心动过速。③消化系统，如胃肠道出血、便秘。④代谢紊乱，如碱性磷酸酶升高、胆红素血症、高血糖、高钠血症、血容量过多、水肿、高钙血症、高钾血症、低镁血症。⑤神经、精神系统，如焦虑、混乱、头痛、失眠、眩晕。⑥呼吸系统，如咳嗽、呼吸困难、缺氧、鼻出血、鼻炎、胸膜积液、肺病。⑦皮疹、瘙痒、出汗。⑧血尿。

【禁忌证】对本品过敏及严重肝病的患者禁用。

【注意事项】

（1）静脉输液瓶应加黑布遮光，以免药物效价降低。

（2）静脉滴注前后均应用等渗葡萄糖液静脉滴注，以避免药液滴至血管外和防止静脉炎的发生。

（3）治疗期间定期随访血、尿常规，肝、肾功能，血钾和心电图。如血尿素氮或血肌酐值明显升高时，则需减量或暂停治疗，直至肾功能恢复。

（4）本品不可用生理盐水溶解，滴注液应新鲜配制，滴注速度宜缓慢（滴速不得超过30滴/min）。每剂滴注时间至少6h。

（5）本品应从小剂量开始，如可耐受毒副作用，逐渐增加至所需量。

（6）为减少本品的输液相关的不良反应，给药前可给解热镇痛药和抗组胺药，如吲哚美辛和异丙嗪等，根据医嘱可考虑同时给予琥珀酸氢化可的松25～50mg或地塞米松2～5mg一同静脉滴注，但应注意皮质激素可使感染扩散。

（7）因为尚未进行充分的有良好对照的临床研究，因此尚不能明确本品对肝、肾毒性与普通制剂的差别，下列情况应慎用：①肾功能损害，本品主要在体内灭活，故肾功能重度减退时半衰期仅轻度延长，因此肾功能轻、中度损害的患者如病情需要仍可选用本品进行治疗，重度肾功能损害者则需延长给药间期或减量应用，应用其最小有效量；当治疗累积剂量＞4g时可引起不可逆性肾功能损害。②肝功能损害，本品可致肝毒性，肝病患者避免应用本品。

【孕妇及哺乳期妇女用药】本药用于治疗患全身性真菌感染的孕妇时，对胎儿无明显影响。孕妇尚缺乏良好的对照研究。孕妇如确有应用指征时方可使用，但不宜通过静脉给予妊娠期患者以用于治疗危险性较高的弥漫性真菌病。本药的妊娠安全性分级为B级。哺乳期妇女应避免应用本药或用药时暂停哺乳。

【儿童用药】10岁以上儿童常用量均同成人，即按体质量计算静脉滴注剂量。尚未观察10岁以下儿童使用本品的安全性和有效性。

【老年患者用药】由于微生物不受人体衰老的影响，故最好不要调整剂量。但老年人肾功能减退而可引起半衰期延长，由于长期使用本品可引起一定肾毒性，因此应更密切监视肌酐清除率，视肌酐清除率的情况调整剂量。

【药物相互作用】目前知道下列药物与普通两性霉素B同时使用时发生药物相互作用，所以下列药物可能也与两性霉素B脂质体有相互作用。

（1）抗肿瘤药：抗肿瘤药物与普通两性霉素B同时使用时可能增加导致肾毒性、支气管痉挛和低血压的可能。与本品同时使用时，则应监测血清电解质和心脏功能。

（2）皮质类固醇和促皮质素（ACTH）：与普通两性霉素B联合使用可能降低血钾并导致心脏功能异常，与本品同时使用时，应监测血清电解质和心脏功能。

（3）洋地黄葡萄糖苷：与普通两性霉素B同时使用可能引起低血钾和增加洋地黄毒性，与本品同时使用时，应密切监测血清钾水平。

（4）氟胞嘧啶：含两性霉素B的药物与氟胞嘧啶同时使用可能增加氟胞嘧啶的毒性，它可能通过增加细胞摄取与降低肾排泄而引起，当氟胞嘧啶与本品同时使用时需非常小心。

(5) 其他对肾有毒性的药物：普通两性霉素B与氨基糖苷类、五氮唑药物、卷曲霉素、多黏菌素、万古霉素同时使用可能增加由药物引起的肾毒性。氨基糖苷类和五氮唑药物与两性霉素B脂质体同时使用时需特别注意，应密切监测肾功能。

(6) 骨骼肌松弛剂：普通两性霉素B引起的低血钾可能增加骨骼肌松弛剂（如箭毒碱）的箭毒样毒性，如果骨骼肌松弛剂与两性霉素B脂质体同时使用，需密切监测患者的血清钾水平。

(7) 体外和体内动物试验显示两性霉素B与吡咯类抗真菌药，如酮康唑、氟康唑、伊曲康唑等，会诱导耐药性产生而导致拮抗作用，两者合用时应小心，尤其是免疫缺陷患者。

(8) 两性霉素B与白细胞同时输注时，可能导致肺部毒性。

(9) 骨髓抑制剂、放射治疗可加重患者贫血，与两性霉素B合用宜减少剂量。

【药物过量】两性霉素B脂质体不可通过血透析掉，普通两性霉素B过量可导致心脏、呼吸停止。一旦出现药物过量，应立即终止给药，给予对症、支持治疗。

【贮藏】遮光、低温贮存。

灰黄霉素

【英文名】griseofulvin

【化学名及结构式】6′-甲基-2′，4，6-三甲氧基-7-氯-螺［苯并呋喃-2（3H），1′-［2］环己烯-3，4′-二酮。

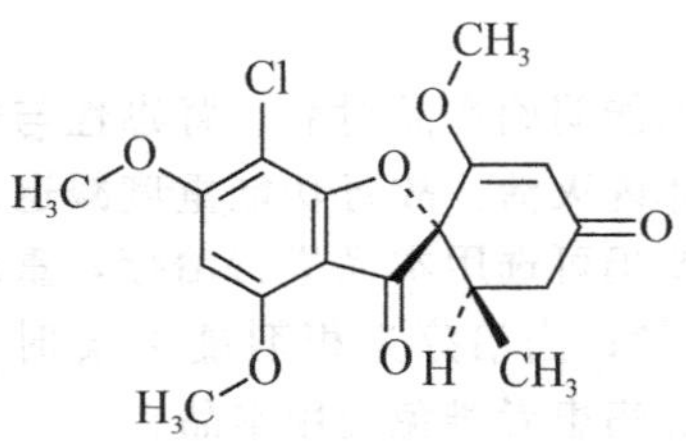

【性状】本品为白色或类白色结晶性粉末。

【药理与毒理】本品主要对毛发癣菌、小孢子菌、表皮癣菌等浅部真菌有良好抗菌作用。对念珠菌属、隐球菌属、组织胞浆菌属、孢子丝菌属、芽生菌属、球孢子菌属等无抗菌作用。该药系通过干扰真菌核酸的合成而抑制其生长。

【药代动力学】本品口服吸收因制剂不同而异，该药的微粒型可被吸收25%～70%，其超微粒型口服后几乎全部吸收。进食脂肪可明显增加吸收程度。本品血清蛋白结合率约为80%。本品吸收后可沉积在皮肤、毛发、甲的角质层，并与其角蛋白相结合，以防止敏感皮肤癣菌等的继续侵入；存在于浅表角质层的致病真菌则随皮肤或毛发的脱落而离开人体，仅很少量分布至其他体液和组织。本品亦可进入胎儿循环及自乳汁中分泌。本品在肝内代谢灭活，主要的代谢物为6-甲基灰黄霉素及其葡萄糖醛酰化物，血消除半衰期为14～24h。本品自尿液中以药物原形排出者不足1%，16%～36%的本品以原形自粪便排出。

【适应证】本品适用于各种癣病的治疗，包括头癣、须癣、体癣、股癣、足癣和甲癣。上述癣病由深红色发癣菌、断发癣菌、须发癣菌、指间发癣菌等以及奥杜安小孢子菌、犬小孢子菌、石膏样小孢子菌和絮状表皮癣菌等所致。本品不宜用于治疗轻症、局限的浅部真菌感染及局部用抗真菌药已可奏效者。灰黄霉素对念珠菌属、组织胞浆菌属、放线菌属、孢子丝菌属、芽生菌属、球孢子菌属、奴卡菌属及隐球菌属等感染及花斑癣均无效。

【用法与用量】以下为微粒型的剂量。①成人，甲癣和足癣，500mg/次，每12h一次；头癣、体癣或股癣，250mg/次，每12h一次，或500mg/次，1次/日。②小儿，2岁以上体质量14～23kg者，62.5～125mg/次，每12h一次，或125～250mg，1次/日。小儿体质量＞23kg者，125～250mg/次，每12h一次，或250～500mg，1次/日。

【不良反应】

(1) 神经系统：头痛较为常见，约10%患者可出现头痛，初时较重，继续用药可减轻。其他患者尚有嗜睡、乏力等。偶有眩晕、共济失调和周围神经炎等发生。

（2）消化系统：少数患者可出现上腹不适、恶心或腹泻，一般系轻度，患者可耐受。

（3）过敏反应：约3%患者可发生皮疹，偶可发生血管神经性水肿、持续性荨麻疹、剥脱性皮炎，少数患者可发生光感性皮炎。

（4）本品偶可致周围血象白细胞减少，偶可引起肝毒性及蛋白尿。

【禁忌证】卟啉症、肝衰竭、孕妇及对本品过敏者禁用。

【注意事项】

（1）交叉过敏：由于灰黄霉素获自青霉菌，由此推测该药可能与青霉素类或青霉胺存在交叉过敏，然而临床并未证实此情况存在，但青霉素过敏患者应用本品时仍需谨慎，并应严密观察。

（2）灰黄霉素在动物实验中有致肿瘤作用。

（3）本品偶可致肝毒性，原有肝病或肝功能损害者需权衡利弊后决定是否用药。

（4）本品可诱发卟啉病、红斑狼疮，红斑狼疮患者如有指征应用该药时必须权衡利弊后决定是否用药。

（5）治疗中需定期检测患者周围血象、肝功能、血尿素氮、肌酐及尿常规。

（6）本品可于进餐时同服或餐后服，以进高脂肪餐为最佳，因此可减少胃肠道反应及增加药物吸收。

（7）为防止复发，治疗应持续到临床症状消失和实验室检查证实病原菌已完全根除。一般疗程为：头癣8～10周；体癣2～4周；足癣4～8周；指甲癣至少4个月；趾甲癣至少6个月；但趾甲癣的复发率仍高。

（8）通常需同时予以适宜的局部用药，此对足癣尤为重要。

（9）男性患者在治疗期间及治疗结束后至少6个月应采取避孕措施。

【孕妇及哺乳期妇女用药】动物实验证实本品有致畸作用，故孕妇禁用，但若孕妇不慎应用无需终止妊娠或进行侵入性检查，可以考虑对胎儿进行超声检查。育龄期妇女治疗期间采取避孕措施，并持续至治疗结束后1个月。

【儿童用药】2岁以下儿童缺乏应用本品的资料。

【老年患者用药】老年人对本品的应用及其与年龄关系尚无研究资料。

【药物相互作用】

（1）本品与乙醇同服可出现心动过速、出汗、皮肤潮红等，故两者不宜同用。

（2）本品与华法林、香豆素类等抗凝药合用时，本品可能使肝代谢增强，而使抗凝药的作用减弱，故需监测患者的凝血酶原时间以调整剂量。

（3）本品与扑米酮、苯巴比妥类药物合用时可使本品的抗真菌作用减弱，可能与巴比妥类使该药的吸收减少，并由于对肝酶的影响使本品灭活增快，致血药浓度降低有关，应避免此类药物与本品合用。

（4）雌激素类避孕药与本品合用时可降低口服避孕药的效果，可能因本品加强该类药物在肝内代谢致血药浓度降低有关，应避免两者同用。

【药物过量】药物过量时主要采取是对症疗法和支持疗法，如洗胃、催吐及补液等。

【贮藏】密封保存。

制霉菌素

【英文名】nystatin

【化学名及结构式】19-（3-氨基-3，6二去氧-β-*D*-吡喃甘露糖基氧）-16-羟基-3，5，7，10，11，15，17，35-八羟基-34-甲基-13-氧-三十八烷20，22，24，26，30，32-已烯-37-内酯。

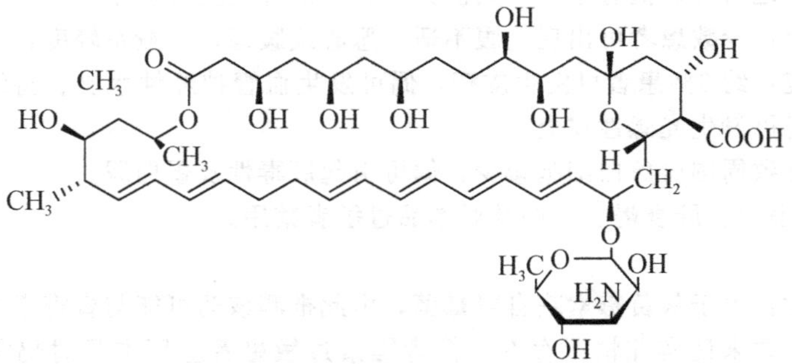

【性状】黄色或黄棕色粉末。

【药理与毒理】本品具有广谱抗真菌作用，对念珠菌最敏感，对隐球菌、曲菌、毛霉菌、小孢子菌、和滴虫也有抑制作用。

【适应证】本品用于念珠菌性外阴阴道炎的治疗。

【用法与用量】外用。一次 1 片，1～2 次/日，疗程一般为 2 周。患者洗净手及外阴部，采取平卧体位，戴上所附指套，将药片送入阴道深处，月经期治疗不受影响。

【不良反应】偶有过敏反应、灼烧感及发痒。

【禁忌证】对本品过敏者禁用。妊娠 3 个月内禁用本品。

【注意事项】

(1) 用药 1 个疗程后，症状未缓解，应咨询医师或药师。

(2) 本品仅供阴道给药，切忌口服。

(3) 用药部位如有烧灼感、红肿等情况应停药，并将局部药物洗净，必要时向医师咨询。

(4) 孕妇及哺乳期妇女请在医师指导下使用。

(5) 无性生活史的女性应在医师指导下使用。

(6) 用药期间注意个人卫生，防止重复感染，使用避孕套或避免房事。

(7) 给药时应洗净双手或戴指套或手套。

(8) 对本品过敏者禁用，过敏体质者慎用本品。

(9) 本品性状发生改变时禁止使用。

(10) 请将本品放在儿童不能接触的地方。

(11) 如正在使用其他药品，使用本品前请咨询医师或药师。

【孕妇及哺乳期妇女用药】阴道途径给予本品时一般不会产生胚胎毒性或致畸作用，但孕妇应慎用。本药的妊娠安全性分级为 C 级。哺乳期妇女慎用。

【儿童用药】尚无可靠参考文献。

【老年患者用药】尚无可靠参考文献。

【药物相互作用】如正在使用其他药品，使用本品前请咨询医师或药师。

第五节 其他类抗真菌药

氟胞嘧啶

【英文名】flucytosine

【化学名及结构式】5-氟-4-氨基-2（1H）-嘧啶酮。

【性状】本品为白色结晶性粉末，无臭，在酸性或碱性溶液中迅速分解。

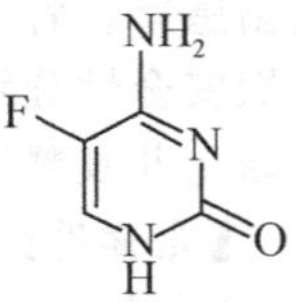

【药理与毒理】

(1) 本品为抗真菌药。对隐球菌属、念珠菌属和球拟酵母菌等具有较高抗菌活性。对着色真菌、少数曲霉属有一定抗菌活性，对其他真菌的抗菌作用均差。

(2) 本品为抑菌剂，高浓度时具杀菌作用。其作用机制在于药物通过真菌细胞的渗透酶系统进入细胞内，转化为氟尿嘧啶。本品可替代尿嘧啶进入真菌的脱氧核糖核酸中，从而阻断核酸的合成。真菌对本品易产生耐药性，在较长疗程中即可发现真菌耐药现象。

【药代动力学】静脉注射本品 2g 的血药峰浓度（C_{max}）约为 50mg/L，血清蛋白结合率为 2.9%～4%，表观分布容积（V_d）为（0.78±0.13）L/kg。药物可广泛分布于肝、肾、心、脾、肺组织中，其浓度大于或等于同期血药浓度，炎性脑脊液中药物浓度可达同期血药浓度的 50%～100%。本品亦可进入感染的腹腔、关节腔及房水中。血消除半衰期（$T_{1/2\beta}$）为 3～6h，肾功能不全患者可明显延长，无尿患者半衰期（$T_{1/2}$）可达 85h。本品经肾小球滤过排泄，约 90%以上的药物以原形自尿液中排出。本品可经血液透析排出体外。

【适应证】本品可用于念珠菌属所致的心内膜炎、隐球菌属所致的脑膜炎、念珠菌属或隐球菌属所致的败血症、肺部感染和尿路感染等的治疗。

【用法与用量】

(1) 静脉滴注：0.1～0.15g/(kg·d)，分 2～3 次给药，静滴速度 4～6ml/min。

(2) 口服：成人 100～150mg/（kg·d），分 4 次给予，连续 2～4 周。

【不良反应】

(1) 本品可致恶心、呕吐、厌食、腹痛、腹泻等胃肠道反应。

(2) 皮疹、嗜酸粒细胞增多等过敏反应。

(3) 肝毒性反应可发生，一般表现为血清氨基转移酶一过性升高，偶见血清胆红素升高，肝肿大者甚为少见。

(4) 本品可致白细胞或血小板减少，患者偶可发生全血细胞减少、骨髓抑制和再生障碍性贫血。合用两性霉素 B 者较单用本品为多见，此不良反应的发生与血药浓度过高有关。

(5) 偶可发生暂时性神经精神异常，表现为精神错乱、幻觉、定向力障碍和头痛、头晕等。

【禁忌证】严重肾功能不全及对本品过敏患者禁用。

【注意事项】

(1) 单用本品在短期内可产生真菌对本品的耐药菌株。治疗播散性真菌病时通常与两性霉素 B 联合应用。

(2) 下列情况应慎用：①骨髓抑制、血液系统疾病、或同时接受骨髓抑制药物。②肝功能损害。③肾功能损害，尤其是与两性霉素 B 或其他肾毒性药物同用时。

(3) 肾功能减退者需减量用药，并应根据血药浓度测定结果调整剂量。

(4) 用药期间应进行下列检查：①造血功能，需定期检查周围血象。②肝功能，定期检查血清氨基转移酶、碱性磷酸酶和血胆红素等。③肾功能，应定期检查患者尿常规、血肌酐和尿素氮。④肾功能减退者需监测患者的血药浓度，峰浓度（C_{max}）不宜超过 80mg/L，以 40～60mg/L 为宜。

(5) 定期进行血液透析治疗的患者，每次透析后应补给 37.5mg/kg 的一次剂量。腹膜透析者补给 0.5～1.0g/d。

【孕妇及哺乳期妇女用药】本品在动物实验有致畸作用。在人类中虽未发生，但因本品在体内可转变为氟尿嘧啶，对孕妇必须权衡利弊，慎重应用，如用于治疗危及孕妇生命的弥漫性真菌感染。若孕妇在妊娠早期不慎应用本品无需终止妊娠，但应对胎儿进行超声检查。本药的妊娠安全性分级为C级。本品是否经人乳分泌缺乏资料。由于许多药物经乳汁分泌，加之本品对新生儿及婴幼儿有潜在的严重不良反应，哺乳期妇女不宜使用或于使用时停止哺乳。

【儿童用药】儿童使用本品的安全性及有效性尚缺乏资料，因此儿童不宜使用。

【老年患者用药】老年患者肾功能减退，需减量应用。

【药物相互作用】

(1) 阿糖胞苷可通过竞争抑制灭活本品的抗真菌活性。

(2) 本品与两性霉素B具协同作用，两性霉素B亦可增强本品的毒性，此与两性霉素B可使细胞摄入药物量增加以及肾排泄受损有关。

(3) 同时应用骨髓抑制药物可增加毒性反应，尤其是造血系统的不良反应。

【药物过量】药物过量时应予以洗胃、催吐、补充液体等措施加速排泄。必要时予以血液透析。

【贮藏】遮光，密闭，在阴凉处保存。

第五章 抗病毒药物

第一节 抗病毒药物概述

一、作用机制及代表药物

抗病毒药物通过干扰病毒生长周期的少数程序，阻断病毒核酸的复制，从而起到抗病毒的作用。

1. 抑制病毒吸附、穿入和脱衣壳

（1）与病毒竞争细胞表面的受体，干扰病毒吸附。此类作用方式的代表药物是硫酸多糖类、肝素和聚阴离子化合物（肝素样化合物）等。

（2）干扰病毒穿入、脱衣壳 此类作用方式的代表药物就是三环胺类的金刚烷胺、金刚乙胺及其衍生物。金刚烷胺是 M_2 离子通道活性的阻滞剂，它干扰病毒 M_2 蛋白跨膜区离子通道的功能从而阻止病毒穿入细胞、脱去衣壳及成熟过程。

2. 抑制病毒酶和亲代基因组转录 代表药物为反转录酶（RT）抑制剂，包括核苷类似物如齐多夫定、地丹诺辛、扎西他宾、拉米夫定和司他夫定以及非核苷反转录酶抑制剂地拉弓定、奈韦拉平等。核苷类药物均属于双脱氧核苷，其通过以下几种方式阻碍病毒生物合成：

（1）抑制病毒基因复制酶，从而抑制核苷磷酸的形成与利用，或抑制 RNA 或 DNA 模版的形成，从而抑制病毒复制。

（2）抑制病毒基因的转录和修饰。

（3）抑制核 RNA 的转运，或抑制病毒编码酶的活性，从而抑制病毒蛋白质的合成与转运。临床上本品主要用于治疗获得性免疫缺陷综合征。大多数非核苷反转录酶（RT）抑制剂一般是通过与核苷酸底物竞争，并与反转录酶催化部位相互作用而抑制病毒反转录酶。

3. 抑制病毒 mRNA 的翻译过程

（1）干扰素可抑制病毒 mRNA 和细胞核糖体的相互作用。

（2）一些氨基酸类似物加入病毒感染的细胞可掺入病毒特异性多肽，从而影响新生病毒多肽链

（3）抑制病毒多肽前体的形成。蛋白酶抑制剂如沙奎那韦、利托那韦、吲哚那韦、奈非那韦作用于病毒蛋白酶，从而使病毒不能正常装配。

4. 干扰病毒 RNA 基因组合 人工合成的核苷类似物利巴韦林为广谱抗病毒药物，它可干扰病毒 RNA 聚合酶合成子代 RNA 功能，从而抑制病毒的复制周期。

5. 抑制病毒 DNA 的复制

（1）引起亲代病毒 DNA 的降解，如喜树碱。

（2）作用于 DNA 聚合酶。这类抑制剂主要有核苷类似物如阿昔洛韦、伐昔洛韦、喷昔洛韦、法昔洛韦等以及磷甲酸等。

（3）抑制 DNA 的转录，如放线菌素 D。

此外，还存在下列作用方式：干扰晚期病毒 mRNA 及晚期病毒蛋白质以及抑制感染细胞病毒内膜的形成。

二、临床应用

常用抗疱疹病毒药物有阿昔洛韦（ACV）、伐昔洛韦（VCV）、泛昔洛韦（FCV）、喷昔洛韦（PCV）、更昔洛韦（GCV）、磷甲酸钠（FOS）、索立夫定等；抗人类免疫缺陷病毒（HIV）药物有齐多夫定、扎西他宾、拉米夫定、司他夫定、吲哚那韦、奈非那韦、地拉韦定、奈非拉平等。抗 HIV 药物不能清除 HIV，与其合用可降低病毒的复制，提高机体的免疫状况，延长患者的生命；抗巨细胞病毒药物有膦甲酸钠、更昔洛韦等，其中更昔洛韦为首选，但单用不良反应大，且易产生耐药性，故推荐联合用药；抗肝炎病毒药有干扰素、阿糖腺苷、VCV、PCV、GCV、拉米夫定等，其中以干扰素、阿糖腺苷、ACV、拉米夫定临床应用较多。抗流感病毒及呼吸道病毒药物有金刚烷胺、金刚乙胺和利巴韦林。利巴韦林为广谱抗病毒药物，在体内外对多种 DNA 和 RNA 病毒都有抑制作用，适用于治疗呼吸道融合病毒性支气管炎以及带状疱疹和小儿腺病毒肺炎等，也是治疗流行性出血热的首选药物。

为了增加药物抑制病毒复制的效果，抑制或延迟耐药性的发生及同时作用于多个靶标。在降低患者体内病毒载量以及恢复患者免疫功能方面，联合用药的效果要明显好于单独用药，其中二联用药比单独用药效果显著，三联用药又比二联用药的疗效更好一些。如将核苷类和（或）非核苷类反转录酶抑制剂与蛋白酶抑制剂组合成二联或三联疗法，即“鸡尾酒疗法”，可有效抑制 HIV 病毒的复制，并可减少不良反应。另外，抗病毒药物与免疫调节剂联合应用也具有很好的研究前景。

第二节　广谱类抗病毒药物

阿昔洛韦

【英文名】 aciclovir

【化学名及结构式】 9-(2-羟乙氧甲基）鸟嘌呤。

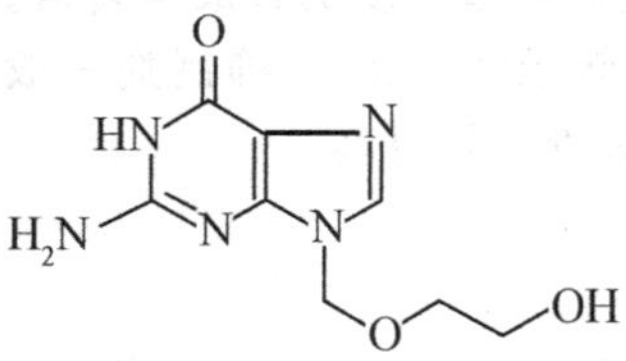

【性状】 本品为白色结晶性粉末，无臭，无味，微溶于水。

【药理与毒理】

(1) 药理作用：本品为合成的核苷类抗病毒药，在体内和体外对单纯性疱疹病毒Ⅰ型（HSV-1)、Ⅱ型（HSV-2）及水痘-带状疱疹病毒（VZV）均有抑制作用。细胞培养结果表明，本品对抑制 HSV-1 病毒的作用最强、其次为 HSV-2 和 VZV 病毒。

(2) 毒理研究

1) 遗传毒性：进行了 16 项遗传毒性试验，在 4 项微生物研究中未见致突变作用；在小鼠淋巴瘤细胞和人淋巴细胞上进行的 2 项体外细胞遗传试验结果表明，本品具有致突变作用。在 5 项体外细胞遗传试验（3 项为中国仓鼠的卵巢细胞，2 项为小鼠淋巴瘤细胞）中，未见有致突变作用。在免疫功能不全的、正断乳的、同源的幼鼠给药后所进行的 2 次体外细胞转化试验中，其中 1 次结果为阳性，可见细胞从形态上转变为肿瘤细胞，而在另一试验中，则未见同样的结果（原因可能是敏感性较低）。以人用药剂量的 380～760 倍给予中国仓鼠时，可引起鼠的染色体损伤；而大鼠以 62～125 倍剂量给药时，染色体的损伤无明显变化；小鼠的显性致死试验（在人用剂量的 36～73 倍剂量下）结果为阴性。

2) 生殖毒性：小鼠［450mg/（kg · d），口服］和家兔［25mg/（kg · d），直肠给药］试验结果表明，本品对其生育力和生殖功能无影响，未见致畸作用。但哺乳期妇女使用时仍应谨慎，并只有在必要时才可使用。

3）致癌性：对发生肿瘤的动物数无统计学意义的显著差别，也不缩短肿瘤发生的潜伏期。

【药代动力学】本品能广泛分布至各组织与体液中，包括可分布于脑、肾、肺、肝、小肠、肌肉、脾、乳汁、子宫、阴道黏膜与分泌物、脑脊液及疱疹液中。本品在肾、肝和小肠中浓度高，在脑脊液中浓度约为血中浓度的一半。药物可通过胎盘。按体质量每 8h 静脉给药 5mg/kg（滴注时间＞1h），血药峰浓度为 10mg/L。本品的蛋白结合率低（9%～33%）。在肝内代谢，主要代谢物占给药量的 9%～14%，经尿排泄。半衰期（$T_{1/2}$）约为 2.5h。肌酐清除率为 50～80ml/min 和 15～50ml/min 时，半衰期（$T_{1/2}$）分别为 3.0h 和 3.5h。无尿者的半衰期（$T_{1/2}$）达 19.5h，血透时降为 5.7h。本品主要经肾由肾小球滤过和肾小管分泌而排泄。注射时有 45%～79%的药物以原形由尿液排泄。经粪便排泄率低于 2%。呼出气中含微量药物。血液透析 6h 约清除血中 60%的药物，腹膜透析清除量很少。

【适应证】

（1）单纯疱疹病毒感染：用于免疫缺陷者初发和复发性黏膜皮肤感染的治疗以及反复发作病例的预防；也用于单纯疱疹性脑炎治疗。

（2）带状疱疹：用于免疫缺陷者严重带状疱疹患者或免疫功能正常者弥散型带状疱疹的治疗。

（3）免疫缺陷者水痘的治疗。

【用法与用量】静脉滴注。

（1）成人

1）重症生殖器疱疹初始：按体质量每 8h 5mg/kg，共 5d。

2）免疫缺陷者皮肤黏膜单纯疱疹或严重带状疱疹：按体质量每 8h 5～10mg/kg，静脉滴注 1h 以上，共 7～10d。

3）单纯疱疹性脑炎：按体质量每 8h 10mg/kg，共 10d。

4）成人急性或慢性肾功能不全者不宜用本品静脉滴注，因滴速过快时可引起肾衰竭。

5）成人最高剂量按体质量 30mg/（kg·d），或按体表面积 1.5g/m^2。

（2）儿童

1）重症生殖器疱疹初始：婴儿与 12 岁以下小儿，每 8h 按体表面积 250mg/m^2，共 5d。

2）免疫缺陷者皮肤黏膜单纯疱疹：婴儿与 12 岁以下小儿，每 8h 按体表面积 250mg/m^2，共 7d，12 岁以上按成人量。

3）单纯疱疹性脑炎：每 8h 10mg/kg，共 10d。

4）免疫缺陷者合并水痘：每 8h 10mg/kg 或 500mg/m^2，共 10d。

5）小儿最高剂量为每 8h 按体表面积 500mg/m^2。

（3）口服

1）常用剂量：初发生殖器疱疹，成人 400mg/次，每 8h 1 次，3 次/日，连用 10d。慢性复发性生殖器疱疹，成人 200～400mg/次，3 次/日，持续治疗 6～12 个月，进行再评价。根据再评价结果，选择适宜的治疗方案。未治疗过的生殖器疱疹的发作频率和严重性可能会随时间变化。治疗 1 年后，要对生殖器疱疹感染患者的发作频率和严重性进行再评价，以确定是否继续使用本品治疗。

2）血液透析：对于需要血液透析的患者，血透期间血浆中阿昔洛韦的半衰期约为 5h，6h 的血液透析使血药浓度下降 60%，因此患者的用药剂量应在每次的透析后予以追加调整。

3）腹腔透析：无须在给药间期调整剂量。

（4）外用：局部涂敷患处，4～6 次/日或遵医嘱。

（5）滴眼：1～2 滴/次，每 1～2h 给药 1 次。

【不良反应】

（1）过敏反应：有时出现皮疹、荨麻疹、发热、停药后即消失。

（2）神经系统：罕见下肢抽搐、舌及手足麻木感、震颤、全身倦怠感，在此情况下，可减量或终止给药，并给以适当处理。

（3）肾脏：有时可出现血液尿素氮、血清肌酐值升高及蛋白尿、尿沉渣中有红细胞及黏液状物，在此情况可减量或终止给药等。

（4）血液：偶见红细胞、白细胞、血细胞比容、血红蛋白减少。

（5）肝脏：有时出现肝功能异常，在此情况下可终止给药，对症治疗。

（6）消化系统：有时出现恶心、呕吐和腹痛。

（7）其他：偶见血清中蛋白减少、胆固醇、三酰甘油升高，偶有心悸、呼吸困难、胸闷，在此情况下可终止治疗，适当对症治疗。

【禁忌证】对有过敏反应既往史者禁用。

【注意事项】静脉滴注时药液切忌外溢，否则引起局部疼痛及炎症。以下情况需考虑用药利弊：

（1）脱水或已有肾功能不全者，本品剂量应减少。

（2）严重肝功能不全者、对本品不能耐受者、精神异常或以往对细胞毒性药物出现精神反应者，静脉用本品易产生精神症状，需慎用。严重免疫功能缺陷者长期或多次应用本品治疗后可能引起单纯疱疹病毒和带状疱疹病毒对本品耐药。如单纯疱疹患者应用本品后皮损不见改善者应测试单纯疱疹病毒对本品的敏感性。对诊断的干扰：静脉给药可引起肾小管阻塞，使血肌酐和尿素氮增高。如剂量恰当、补水充足则不易引起。随访检查：由于女性生殖器疱疹患者大多易患子宫颈癌，因此患者每年至少应检查一次，以便早期发现。静脉用药可能引起肾毒性，用药前或用药期间应检查肾功能。一旦疱疹症状与体征出现，应尽早给药。

（3）静脉给药

1）本品专供静脉滴注，药液至少在1h内匀速滴入，避免快速滴入，否则可发肾小管内药物结晶沉积，引起肾功能损害（可达10%）。

2）静脉滴注后2h，尿药浓度最高，此时应给患者充足的水，防止药物沉积于肾小管内。

3）血液透析可使血药浓度降低60%，故每血透6h应重复给药1次。

4）肥胖患者的剂量应按标准体质量计算。一次血液透析可使血药浓度减低60%，因此血液透析后应补给一次剂量。本品不宜冷藏，储存应置于10℃以上，因在冷藏时易析出结晶，使用前如发现结晶，水浴加热溶解完全后仍可使用。本品应尽量避免与其他药物配伍使用。

【孕妇及哺乳期妇女用药】局部应用本品时吸收较少，相对安全，当在妊娠初期出现生殖器疱疹时，为了避免新生儿感染应考虑口服本品进行治疗，当出现危及生命的感染（如水痘性肺炎或播散性单纯疱疹）时，可考虑静脉给药进行治疗，本品不宜用于单纯性带状疱疹。①生育与孕妇，大剂量注射剂可致动物睾丸萎缩和精子数减少。药物能通过胎盘，动物实验证实对胚胎无影响；尚无对人类胚胎影响的确切资料，孕妇用药仍应权衡利弊。本药的妊娠安全性分级为B级。②乳母，药物在乳汁中的浓度为血药浓度的0.6～4.1倍，但未发现本品引起了乳儿异常。但因为孕妇及哺乳期妇女用药的安全性尚未确立，必须使用时应权衡利弊，仅在获益大于风险时方可使用本品。

【儿童用药】儿童中未发现特殊不良反应，但婴儿排泄功能较低，2岁以下应慎用。

【老年患者用药】老年人由于生理性肾功能的衰退，本品剂量与用药间期需调整。

【药物相互作用】静脉给药时与干扰素或甲氨蝶呤（鞘内）合用，可能引起患者精神异常，应慎用。静脉给药时与肾毒性药物合用可加重肾毒性，特别是肾功能不全者更易发生。与齐多夫定（zidovudine）合用可引起肾毒性，表现为深度昏睡和疲劳。

【药物过量】逾量处理：本品无特殊解毒药。主要采用对症治疗和支持疗法：给予充足的水以防止药物沉积于肾小管；血液透析有助于排泄血中的药物，对急性肾衰竭和血尿者尤为重要。

【贮藏】密闭，在阴凉干燥处保存。

伐昔洛韦

【英文名】valaciclovir

【化学名及结构式】L-缬氨酸-2-[（6-氧代-2-氨基-1，6-二氢-9H-嘌呤-9-基）甲氧基]乙基酯盐酸盐。

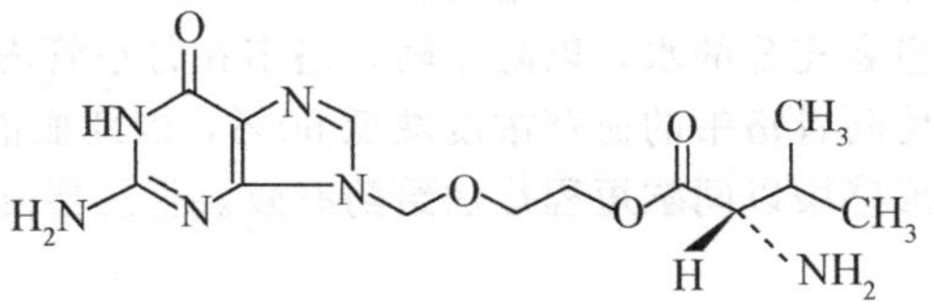

【性状】其盐酸盐为白色结晶性粉末，无臭，无味，溶于水。

【药理与毒理】

（1）药理作用：本品是阿昔洛韦的前体药物，口服后吸收迅速并在体内很快转化为阿昔洛韦，其抗病毒作用为阿昔洛韦所发挥，阿昔洛韦进入疱疹感染细胞之后，与脱氧核苷竞争病毒胸腺嘧啶激酶或细胞激酶，药物被磷酸化成活化型无环鸟苷三磷酸酯，可作为病毒复制的底物与脱氧鸟嘌呤三磷酸酯竞争病毒DNA多聚酶，从而抑制了病毒DNA合成，显示抗病毒作用。本品体内的抗病毒活性优于阿昔洛韦，对单纯性疱疹病毒Ⅰ型和Ⅱ型的治疗指数分别比阿昔洛韦高42.91%和30.13%。本品对水痘带状疱疹病毒也有很高的疗效。

（2）毒理研究

1）一般毒性：对哺乳动物宿主细胞的毒性很低。大鼠和小鼠灌胃给药的LD_{50}分别4.4g/kg和1.51g/kg。由于本品在体内很快转化为阿昔洛韦，其代谢物在体内没有蓄积现象。在不同阶段的长期毒性试验中，本品与阿昔洛韦具有相同的安全性。

2）遗传毒性：在小鼠微核试验中，250mg/kg无致突变性，而500mg/kg（阿昔洛韦浓度是人血浆水平的26～51倍）具致突变性。

【药代动力学】文献资料：本品口服后迅速吸收转化为阿昔洛韦，血中阿昔洛韦达峰时间为0.88～1.75h。口服生物利用度为（67±13）%，是阿昔洛韦的3～5倍。本药进入体内后广泛分布，可分布至多种组织中，其中以胃、小肠、肾、肝、淋巴结和皮肤组织中浓度最高，以脑组织中的浓度最低。本品在体内全部转化为阿昔洛韦，代谢物主要从尿液中排除，其中阿昔洛韦占46%～59%，8-羟基-9-鸟嘌呤占25%～30%，9-羟基甲氧基鸟嘌呤占11%～12%。阿昔洛韦原形为单相消除，血消除半衰期（$T_{1/2\beta}$）为（2.86±0.39）h。

【适应证】本品用于治疗水痘-带状疱疹及Ⅰ型、Ⅱ型单纯疱疹病毒感染，包括初发和复发的生殖器疱疹病毒感染。

【用法与用量】口服，0.3g/次，2次/日，饭前空腹服用。带状疱疹连续服药10d。单纯生疱疹连续服药7d。

【不良反应】偶有头晕、头痛、关节痛、恶心、呕吐、腹泻、胃部不适、食欲减退、口渴、白细胞下降、蛋白尿及尿素氮轻度升高、皮肤瘙痒等，长程给药偶见痤疮、失眠、月经紊乱。

【禁忌证】对本品及阿昔洛韦过敏者禁用。

【注意事项】

(1) 对更昔洛韦过敏者也可能对本品过敏。

(2) 脱水或已有肝、肾功能不全者慎用。肾功能不全者在接受本品治疗时，需根据肌酐清除率来校正剂量。

(3) 严重免疫功能缺陷者长期或多次应用本品治疗后可能引起单纯疱疹病毒和带状疱疹病毒对本品耐药。如单纯疱疹患者应用本品后皮损不见改善者应测试单纯疱疹病毒对本品的敏感性。

(4) 随访检查：由于生殖器疱疹患者大多易患子宫颈癌，因此患者至少应1年检查一次，以早期发现。

(5) 一旦疱疹症状与体征出现，应尽早给药。

(6) 服药期间应给予患者充分的水，以防止阿昔洛韦在肾小管内沉淀。

(7) 一次血液透析可使阿昔洛韦的血药浓度减低60%，因此血液透析后应补给一次剂量。

(8) 生殖器复发性疱疹感染以间歇短程疗法给药有效。生殖器复发性疱疹的长程疗法也不应超过6个月。

(9) 本品对单纯疱疹病毒的潜伏感染无明显效果，不能根除病毒。

【孕妇及哺乳期妇女用药】 动物实验未发现致畸性，但本药能通过胎盘，因此不建议在妊娠期使用本品，必要时需权衡利弊。若孕妇不慎服用，无须终止妊娠或进行侵入性检查。本药的妊娠安全性分级为B级。本药在乳汁中的浓度为血药浓度的0.6～4.1倍，哺乳期妇女应慎用本品。

【儿童用药】 儿童用药的安全性和有效性尚未确定，2岁以下儿童禁用本品，2岁以上儿童慎用本品。

【老年患者用药】 由于生理性肾功能的衰退，本品剂量与用药间期需调整。

【药物相互作用】 本品与齐多夫定合用可引起肾毒性，表现为深度昏睡和疲劳。可与丙磺舒竞争性抑制有机酸分泌，合用丙磺舒可使阿昔洛韦的排泄减慢，半衰期延长，体内药物蓄积。

【贮藏】 遮光、低温贮存。

奥 司 他 韦

【英文名】 oseltamivir

【化学名及结构式】 乙基（3*R*，4*R*，5*S*）-4-乙酰氨基-5-氨基-3（1-乙丙氧基）-1-环己烯-1-羧酸酯。

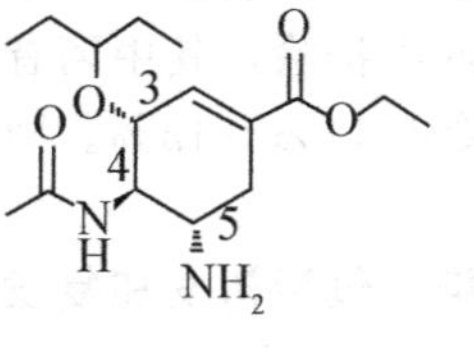

【性状】 常用其磷酸盐，为无色结晶性粉末，无臭，无味，易溶于水。

【药理与毒理】 磷酸奥司他韦是其活性代谢产物的药物前体，其活性代谢产物（奥司他韦羧酸盐）是选择性的流感病毒神经氨酸酶抑制剂。神经氨酸酶是病毒表面的一种糖蛋白酶，其活性对于新形成的病毒颗粒从被感染细胞中释放和感染性病毒在人体内进一步播散至关重要。

磷酸奥司他韦的活性代谢产物能够抑制甲型和乙型流感病毒的神经氨酸酶活性。可在体外将病毒神经氨酸酶活性的半数抑制浓度低至纳克水平。在体外观察到活性代谢产物抑制流感病毒生长，在体内也观察到其抑制流感病毒的复制和致病性。

本品通过抑制病毒从被感染的细胞中释放，从而减少了甲型或乙型流感病毒的播散。

对自然获得的和实验室性流行性感冒进行的研究显示：应用磷酸奥司他韦并没有影响人体对感染所产生正常的体液免疫反应。人体对灭活疫苗的抗体反应并没有受磷酸奥司他韦治疗的影响。

【药代动力学】

(1) 吸收：口服给药后，磷酸奥司他韦在胃肠道被人体迅速吸收，经肝脏和（或）肠壁酯酶迅速转化为活性代谢产物（奥司他韦羧酸盐）。至少75%的口服剂量以活性代谢产物的形式进入体内循环。相对于活性代谢物，少于5%的药物以药物前体的形式存在。活性代谢产物的血浆浓度与服用剂量成比例，并且不受进食影响（见【用法与用量】）。

(2) 分布：体内活性代谢产物（奥司他韦羧酸盐）的平均分布容积（V_{ss}）约为23L。

对白鼬，大鼠和兔的研究显示，药物的活性代谢产物可以到达所有流感病毒感染的部位。研究显示，口服磷酸奥司他韦后其活性代谢产物在肺、支气管、肺泡灌洗液、鼻黏膜、中耳和气管中均可达到抗病毒的有效浓度水平。活性代谢产物与人血浆蛋白的结合可以忽略不计（约为3%）。

(3) 代谢：主要位于肝脏和肠壁的酯酶可几乎完全将磷酸奥司他韦转化为活性代谢产物（奥司他韦羧酸盐）。磷酸奥司他韦或其活性代谢产物都不是主要细胞色素P_{450}同工酶的底物或抑制剂，所以不会因为对这些酶竞争而引发药物间相互作用。

(4) 清除：吸收的奥司他韦主要通过转化为活性代谢产物而清除（>90%的本品经此途径）。活性代谢产物不再被进一步代谢，而是由尿液排泄。活性代谢产物达到峰浓度后，血浆浓度下降半衰期为6～10h。>99%的活性代谢产物由肾脏排泄。肾脏的清除率（18.8L/h）超过肾小球滤过率（7.5L/h），表明除了肾小球滤过外，还有肾小管分泌这一途径。口服放射性物质标记的药物研究表明<20%的剂量由粪便中排出。

(5) 特殊人群药代动力学

1) 肾功能不全患者

A. 流感治疗：对不同程度的肾功能不全患者给予100mg磷酸奥司他韦，2次/日，服用5d，结果显示活性代谢产物（奥司他韦羧酸盐）的暴露剂量与肾功能的降低程度成反比。对肌酐清除率>30ml/min的患者无需调整剂量，对肌酐清除率在10～30ml/min的患者推荐剂量降低为75mg磷酸奥司他韦，1次/日，服用5d。不推荐将磷酸奥司他韦用于肌酐清除率<10ml/min的患者和严重肾衰竭需定期进行血液透析或持续腹膜透析的患者（见【用法与用量】）。

B. 流感预防：对肌酐清除率在10～30ml/min的患者推荐剂量降低为75mg磷酸奥司他韦，隔日服药1次或30mg/d。不推荐用于终末期肾衰竭患者，包括长期血液透析、持续腹膜透析或肌酐清除率<10ml/min的患者（见【注意事项】和【用法与用量】特殊剂量指导）。

2) 肝功能不全患者：体外研究表明，肝功能不全患者并没有像预期那样表现出体内奥司他韦水平显著增高或其活性代谢产物水平显著降低（见【用法与用量】）。

3) 老年人：给予相同剂量的磷酸奥司他韦，老年人（年龄在65～78岁）的稳态活性代谢产物的机体利用度同青年人相比高25%～35%，而老年人和青年人的药物半衰期相似。考虑到机体的利用度和耐受性，老年人不必调整剂量（见【用法与用量】）。

4) 儿童：在5～16岁和3～12岁的儿童中进行了小样本单剂量奥司他韦的药代动力学研究，结果表明年轻患者对奥司他韦和其活性代谢产物（奥司他韦羧酸盐）的清除均较成人快，所以按体质量计算，相同的剂量下儿童的利用度低。儿童2mg/kg的剂量与成人75mg胶囊（约1mg/kg）剂量的利用度相当。12岁以上儿童的奥司他韦的药代动力学与成人相似。无肾衰竭儿童的药物代谢资料。

【适应证】

(1) 用于成人和1岁及1岁以上儿童的甲型和乙型流感治疗（磷酸奥司他韦能够有效治疗甲型和乙型流感，但是乙型流感的临床应用数据尚不多）。

(2) 用于成人和13岁及13岁以上青少年的甲型和乙型流感的预防。

【用法与用量】磷酸奥司他韦可以与食物同服或分开服用。但对一些患者，进食同时服药可提高药物的耐受性。

(1) 流感的治疗：在流感症状开始的第 1 天或第 2 天（理想状态为 36h 内）就应开始治疗。

1) 成人和青少年的剂量指导：磷酸奥司他韦在成人和 13 岁以上青少年的推荐口服剂量是 75mg/次，2 次/日，共 5d。

2) 儿童的剂量指导：对 1 岁以上的儿童推荐按照下列体质量-剂量表服用，见表 5-1。

表 5-1　儿童服药的体质量－剂量表

体质量（kg）	推荐剂量（服用 5d）
≤15	30mg，2 次/日
＞15～23	45mg，2 次/日
＞23～40	60mg，2 次/日
＞40	75mg，2 次/日

(2) 流感的预防：磷酸奥司他韦用于与流感患者密切接触后的流感预防时的推荐口服剂量为 75mg，1 次/日，至少 7d。同样应在密切接触后 2d 内开始用药。磷酸奥司他韦用于流感季节时预防流感的推荐剂量为 75mg，1 次/日。有数据表明连用药物 6 周安全有效。服药期间一直具有预防作用。

(3) 特殊人群用药指导

1) 肾功能不全患者

A. 流感治疗：对肌酐清除率＞30ml/min 的患者不必调整剂量。对肌酐清除率在 10～30ml/min 的患者，推荐使用剂量减少为 75mg/次，1 次/日，共 5d。不推荐将磷酸奥司他韦用于肌酐清除率＜10ml/min 的患者和严重肾衰竭、需定期进行血液透析或持续腹膜透析的患者。无肾衰竭儿童的用药剂量资料（见【药代动力学】和【注意事项】）。

B. 流感预防：对肌酐清除率＞30ml/min 的患者不必调整剂量。对肌酐清除率在 10～30ml/min 的患者推荐剂量降低为磷酸奥司他韦 75mg，隔日 1 次或 30mg/d。不推荐用于终末期肾衰竭的患者，包括慢性定期血液透析、持续腹膜透析或肌酐清除率＜10ml/min 的患者（见【药代动力学】）。

2) 肝功能不全患者：用于肝功能不全患者治疗和预防流感时剂量不需要调整（见【药代动力学】）。

【不良反应】

(1) 临床研究经验

1) 成人治疗试验：在成人流感治疗的Ⅲ期临床试验中，共有 1887 例患者参加试验，分别接受安慰剂、75mg 磷酸奥司他韦和 150mg 磷酸奥司他韦治疗，报告的不良事件中发生率最高的是恶心和呕吐。症状是一过性的，常在第一次服药时发生。绝大多数的情况下没有导致患者停用研究药物。在推荐剂量下，即 75mg，2 次/日，有 3 例患者由于恶心中途退出试验，另有 3 例患者因为呕吐中途退出试验。

在成人Ⅲ期临床试验中，一些不良反应事件的发生率在磷酸奥司他韦组比安慰剂组高。发生率≥1%的不良反应事件如表 5-2 所示。这些数据总结了健康的年轻人和高危患者（指流感并发症的发生风险高的人群，例如年老患者、患有慢性心脏病或者呼吸道疾病的患者）。无论此不良反应的发生是否与药物有关，磷酸奥司他韦组比安慰剂组发生率高的不良反应包括恶心、呕吐、支气管炎、失眠和头晕。

表 5-2　奥司他韦 75mg、2 次/日治疗自然获得性流感时发生率≥1%不良反应事件总结（例，%）

不良反应事件	治疗流感		预防流感	
	安慰剂（n=716）	奥司他韦 75mg，2 次/日（n=724）	安慰剂（n=1434）	奥司他韦 75mg 2 次/日（n=1480）
恶心（不伴呕吐）	48（6.7）	97（13.4）	56（3.9）	104（7.0）
呕吐	21（2.9）	68（9.4）	15（1.0）	31（2.1）
腹泻	70（9.8）	48（6.6）	38（2.6）	48（3.2）

续表

不良反应事件	治疗流感		预防流感	
	安慰剂 (n=716)	奥司他韦 75mg，2 次/日 (n=724)	安慰剂 (n=1434)	奥司他韦 75mg 2 次/日 (n=1480)
支气管炎	15 (2.1)	17 (2.3)	17 (1.2)	11 (0.7)
腹痛	16 (2.2)	16 (2.2)	23 (1.6)	30 (2.0)
头晕	25 (3.5)	15 (2.1)	21 (1.5)	24 (1.6)
头痛	14 (2.0)	13 (1.8)	251 (17.5)	298 (20.1)
咳嗽	12 (1.7)	9 (1.2)	86 (6.0)	83 (5.6)
失眠	6 (0.8)	8 (1.1)	14 (1.0)	18 (1.2)
眩晕	3 (0.4)	7 (1.0)	3 (0.2)	4 (0.3)
乏力	7 (1.0)	7 (1.0)	107 (7.5)	117 (7.9)

上表中包括了流感治疗试验中服用奥司他韦 75mg、2 次/日的患者中所有发生率≥1%的不良反应事件。总的来看，高危总共 3434 例参加了Ⅲ期流感预防的试验，包括青年、成人和老年人，其中 1480 例服用了推荐剂量的奥司他韦患者中不良反应的发生率与健康成年人的发生率相似。

2）成人流感预防的试验：75mg、1 次/日、共 6 周。虽然服药的时间很长，但与流感治疗的试验相比不良反应事件的发生率相似（见表 5-2）。在流感预防的试验中下列不良反应事件的发生率在服用磷酸奥司他韦组高于安慰剂组，也高于流感治疗试验中相应的不良反应事件发生率：疼痛、流涕、消化不良和上呼吸道感染。但是这些不良反应事件在磷酸奥司他韦组和安慰剂组的相差不到 1%。老年人在服用磷酸奥司他韦和安慰剂的安全性方面与年龄较小的人群相比差别无临床意义。

3）儿童中的治疗试验：在奥司他韦治疗流感的Ⅲ期临床试验中，共有 1032 例 1～12 岁患儿参加试验，包括 698 例无基础疾病的 1～12 岁患儿和 334 例有哮喘病史的 6～12 岁患儿。共有 515 例儿童接受了奥司他韦口服混悬液治疗。患儿中发生率≥1%的不良反应事件如表 5-3 所示。报告发生率最高的不良反应事件是呕吐，其他比较常见的不良反应事件是腹痛、鼻出血、耳痛和结膜炎。这些不良反应事件一般只出现一次，继续服药也可缓解，大多数情况下不会导致停止治疗。

表 5-3　奥司他韦治疗儿童自然获得流感的Ⅲ期临床试验中发生率≥1%的不良反应事件（%）

不良反应事件	安慰剂 (n=517)	奥司他韦，2mg/kg (n=515)
呕吐	9.3	15.0
腹泻	10.6	9.5
腹痛	3.9	4.7
恶心	4.3	3.3
中耳炎	11.2	8.7
肺炎	3.3	1.9
鼻窦炎	2.5	1.7
支气管炎	2.1	1.6
哮喘（包括哮喘加重）	3.7	3.5
鼻出血	2.5	3.1
耳部症状	1.2	1.7
鼓膜异常	1.2	1.0
皮炎	1.9	1.0
淋巴结肿大	1.5	1.0
结膜炎	0.4	1.0

（2）上市后经验

1）皮肤和皮下组织改变：有极少病例报告出现发红（皮疹）、皮炎和大疱疹。

2）肝脏和胆道：有极少病例报告有流感样疾病的患者出现了肝炎和肝酶升高。

3）有个案报道出现了胰腺炎、血管性水肿、喉部水肿、支气管痉挛、面部水肿、嗜酸粒细胞升高、白细胞下降和血尿。

【禁忌证】对本品的任何成分过敏者禁用。

【注意事项】

（1）自磷酸奥司他韦上市后，陆续收到流感患者使用磷酸奥司他韦治疗时发生患者自我伤害和谵妄事件的报告，大部分报告来自日本，主要是儿科患者，但磷酸奥司他韦与这些事件的相关性尚不清楚。但在使用该药物治疗期间，仍应该对患者的自我伤害和谵妄事件等异常行为进行密切监测。

（2）尚无证据显示磷酸奥司他韦对甲型流感和乙型流感以外的其他疾病治疗有效。

（3）奥司他韦对 1 岁以下儿童治疗流感的安全性和有效性尚未确定。

（4）奥司他韦对 13 岁以下儿童预防流感的安全性和有效性尚未确定。

（5）奥司他韦的安全性和有效性在健康状况差或不稳定必须入院的患者中尚无资料。

（6）奥司他韦在免疫抑制的患者中奥司他韦治疗和预防流感的安全性和有效性尚不确定。

（7）奥司他韦治疗流感的有效性在合并有慢性心脏或（和）呼吸道疾病的患者中尚不确定。这些人群中治疗组和安慰剂组观察到的并发症发生率无差别。

（8）磷酸奥司他韦不能取代流感疫苗。磷酸奥司他韦的使用不应影响每年接种流感疫苗。磷酸奥司他韦对流感的预防作用仅在用药时才具有。只有在可靠的流行病学资料显示社区出现了流感病毒感染后才考虑使用磷酸奥司他韦治疗和预防流感。

（9）对肌酐清除率在 10～30ml/min 的患者，用于治疗和预防的推荐剂量应做调整。磷酸奥司他韦不推荐用于肌酐清除率＜10ml/min 的患者，和严重肾衰竭需定期进行血液透析和持续腹膜透析的患者（见【药代动力学】和【用法与用量】）。

（10）无肾衰竭儿童的药物剂量的资料。

（11）没有观察到药物对患者驾驶车辆或者操纵机械的能力产生影响。但是必须考虑流感本身可能造成的影响。

【孕妇及哺乳期妇女用药】

（1）妊娠：对大鼠和家兔进行的动物生殖研究中，没有观察到药物对大鼠和家兔具有致畸性。在 3 项大鼠分娩前后的研究中给予母鼠中毒剂量的磷酸奥司他韦，有 2 项研究出现未断奶幼鼠的生长迟滞，产程也延长。但在对大鼠进行的生育和生殖毒性研究中，所采用奥司他韦的剂量没有对大鼠生育能力产生影响。大鼠和家兔的胚胎所接受的药物暴露量约为母鼠、母兔的 15％～20％。对于妊娠妇女服用磷酸奥司他韦治疗目前尚无足够的数据，因此不可能评价磷酸奥司他韦导致胎儿畸形或胎儿毒副作用的潜在可能性。因此只有在预期利益大于潜在危险时，妊娠妇女才可服用磷酸奥司他韦。

（2）哺乳：对哺乳期大鼠，奥司他韦和其活性代谢产物（奥司他韦羧酸盐）可从乳汁中分泌。目前尚不知奥司他韦和其活性代谢产物会不会从人乳中分泌。但由动物试验数据初步推断，估算人乳中每日约有 0.01mg 奥司他韦，0.3mg 活性代谢产物。因此只有在对哺乳母亲的预期利益大于本品对婴儿的潜在危险时才可服用磷酸奥司他韦。

【儿童用药】用药剂量参见【用法与用量】。磷酸奥司他韦对 1 岁以下儿童的安全性和有效性尚未确定。

【老年患者用药】用于老年患者治疗和预防时剂量不需要调整（见【药代动力学】）。

【药物相互作用】

(1) 与流感疫苗的相互作用：尚无磷酸奥司他韦和减毒活流感疫苗相互作用的评估。但由于两者之间可能存在相互作用，因此除非临床需要，在使用减毒活流感疫苗 2 周内不应服用磷酸奥司他韦，在服用磷酸奥司他韦后 48h 内不应使用减毒活流感疫苗。因为磷酸奥司他韦作为抗病毒药物可能会抑制活疫苗病毒的复制。三价灭活流感疫苗可以在服用磷酸奥司他韦前后的任何时间使用。

(2) 药理学和药代动力学研究数据表明，磷酸奥司他韦和其他药物之间基本上没有显著且具有临床意义的相互作用。

(3) 磷酸奥司他韦被主要分布由肝脏的酯酶迅速转化为活性代谢产物（奥司他韦羧酸盐）。文献中很少报道有与竞争酯酶有关的药物相互作用。奥司他韦和其活性代谢物的低蛋白结合率提示本品不可能发生与蛋白结合相关的药物相互作用。

(4) 体外研究表明，磷酸奥司他韦或者其活性代谢物都不是 P_{450} 混合功能氧化酶或葡萄糖醛酸转移酶的良好底物（见【药代动力学】）。

(5) 本品与口服避孕药之间无药物相互作用的机制。

(6) 西咪替丁是细胞色素 P_{450} 同工酶的非特异性抑制剂，且能够与碱性或者阳离子物质竞争肾小管分泌，但对奥司他韦或其活性代谢产物的血浆浓度无影响。因此，临床上本品与胃内 pH（抗酸剂）改变相关的和与肾小管分泌途径竞争清除相关的药物的相互作用均不可能发生。但是尚无磷酸奥司他韦与抗酸剂相互作用的体内研究。

(7) 本品与肾小管竞争分泌相关的药物相互作用时不可能有重要的临床意义，因为大部分药物的安全范围较宽，磷酸奥司他韦活性代谢产物的排泄有肾小球滤过和肾小管分泌两个途径，而且这两个途径的清除能力是很大的。但本品与同样由肾脏分泌且安全范围窄的药物（如氯磺丙尿、甲氨蝶呤、保泰松）合用时要慎重。

(8) 与丙磺舒合用，由于肾脏肾小管分泌的能力下降，导致活性代谢产物的机体利用度提高 2 倍。但由于活性代谢产物的安全范围很宽，因此本品与丙磺舒合用时不需要调整药物剂量。

(9) 与阿莫西林合用时不会改变两药的血浆浓度，表明本品的阴离子途径消除的竞争作用不显著。

(10) 上市后的监测中有个案报道本品可与更昔洛韦有相互作用，后者也通过肾小管分泌。

(11) 与对乙酰氨基酚（扑热息痛）合用，奥司他韦和其活性代谢产物或扑热息痛的血浆浓度均没有改变。

(12) 同时服用奥司他韦（75mg，2 次/日，共 4d）和阿司匹林（单剂 900mg）未发现奥司他韦、其活性代谢产物（奥司他韦羧酸盐）或阿司匹林的药代动力学参数发生改变。同时服用奥司他韦（单剂 150mg）和单剂含有氢氧化铝和氢氧化镁的抗酸药物或单剂含有碳酸钙的抗酸药物未发现奥司他韦和其活性代谢产物（奥司他韦羧酸盐）的药代动力学参数发生改变。

(13) 在流感治疗和流感预防的Ⅲ期临床研究中，磷酸奥司他韦曾和一些常用药合用，如 ACEI 抑制剂（依那普利、卡托普利），噻嗪类利尿剂（苄氟噻嗪），抗生素（青霉素、头孢菌素、阿奇霉素、红霉素、强力霉素），H_2 受体阻滞剂（雷尼替丁、西咪替丁），β 受体阻滞剂（普萘洛尔），黄嘌呤类（茶碱），拟交感神经药（伪麻黄碱），阿片类（可待因），类固醇激素，吸入性支气管扩张剂和止痛剂（阿司匹林、布洛芬和扑热息痛）。磷酸奥司他韦与这些药物合用时没有观察到不良事件或使不良反应的发生率改变。

【药物过量】目前尚无药物过量的报道。估计急性药物过量最可能表现为恶心，伴随或不伴随呕吐。研究表明，给 6 位健康志愿者单剂服用高达 1000mg 的磷酸奥司他韦后，一位志愿者发生恶心，另一位志愿者连续 2d 发生呕吐。

更 昔 洛 韦

【英文名】ganciclovir

【化学名及结构式】9-(1，3-二羟基-2-丙氧甲基）-鸟嘌呤。

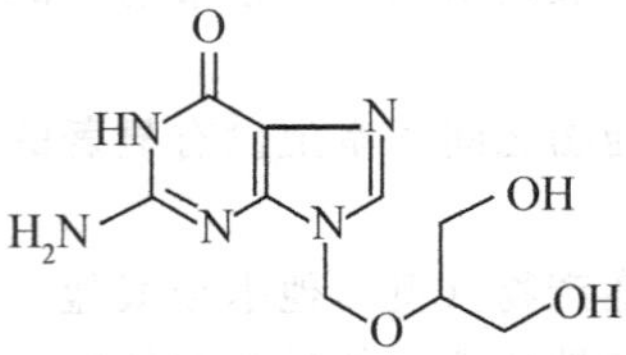

【性状】本品为冻干的白色块状物，易溶于水，水溶液呈明显碱性。

【药理与毒理】药理作用：本品为一种2′-脱氧鸟嘌呤核苷酸的类似物，可抑制疱疹病毒的复制。其作用机制是：更昔洛韦首先被巨细胞病毒（CMV）编码（UL97基因）的蛋白激酶同系物磷酸化成单磷酸盐，再通过细胞激酶进一步磷酸化成二磷酸盐和三磷酸盐。在被CMV感染的细胞内，三磷酸盐的量比非感染细胞中的量高100倍，提示本品在感染的细胞中可优先磷酸化。更昔洛韦一旦形成三磷酸盐，可在CMV感染的细胞内持续数天。更昔洛韦的三磷酸盐能通过以下方式抑制病毒的DNA合成：①竞争性地抑制病毒DNA聚合酶；②掺入病毒及宿主细胞的DNA内，从而导致病毒DNA延长的终止。更昔洛韦对病毒DNA聚合酶作用较对宿主聚合酶强。临床已证实，本品对巨细胞病毒（CMV）和单纯疱疹病毒（HSV）所致的感染治疗均有效。毒理研究：遗传毒性：更昔洛韦浓度分别为50～500μg/ml和250～2000μg/ml时，体外可增加小鼠淋巴瘤细胞的突变和人淋巴细胞DNA的损伤。在小鼠微核试验中，更昔洛韦在150和500mg/kg（静脉滴注）（以AUC计算相当于人暴露量的2.8～10倍）时，有致裂变作用，但在50mg/kg（以AUC计算，与人用药剂量相当）时则无此作用。Ames沙门菌试验表明，更昔洛韦在500～5000μg/ml的浓度下，无致突变作用。生殖毒性：雌性小鼠静脉给予更昔洛韦90mg/（kg·d）（以AUC计算，约相当于人给药剂量为5mg/kg为平均暴露水平时的1.7倍），可引起交配行为减少，生育力降低，并增加胚胎死亡率。每日口服或静脉给予本品剂量范围为0.2～10mg/kg时，可引起雄性小鼠生育力下降，并降低小鼠和犬的生精能力。不同种属动物显示毒性反应的最低剂量下的AUC范围为推荐人静脉剂量下AUC的0.03～0.1倍。

【药代动力学】

（1）在饥饿状态下口服更昔洛韦的绝对生物利用度大约为5%，进食后为6%～9%。当进餐时口服更昔洛韦剂量3g/d（500mg每3h一次，6次/日和1000mg 3次/日），用24h血清浓度时间曲线下面积（AUC）和最大血清浓度（C_{max}）测定稳定状态吸收程度，两种方法得到的结果相似，AUC为（2415.9±4.2）和（15.4±4.3）μg·h/ml，C_{max}（1.02±0.24）和（1.18±0.36）μg/ml（$n=6$）。在静脉滴注5mg/kg更昔洛韦1h末，总AUC范围在（22.1±3.2）和（26.8±6.1）μg·h/ml之间，C_{max}范围在（8.27±1.02）和（9.0±1.4）μg/ml之间。食物效应：20例HIV阳性个体每8h服用剂量为1000mg的更昔洛韦口服制剂和含有602kcal热量和46.5%脂肪的食物，稳态AUC提高（22±22）%（范围6%～68%），且血清峰浓度时间（T_{max}）显著延长，从（1.8±0.8）增加至（3.0±0.6）h，C_{max}从（0.85±0.25）增加至（0.96±0.27）μg/ml。

（2）分布：静脉给药后，更昔洛韦稳态分布容积为（0.74±0.15）L/kg。对更昔洛韦口服制剂，未观察到AUC和用药者体质量（范围：55～128kg）之间的相关性，不需根据体质量确定口服剂量。在3例每8h或每12h接受更昔洛韦2.5mg/kg静脉滴注的患者在用药后0.25～5.67h测得脑脊液浓度范围为0.31～0.68μg/ml，代表相应血浆浓度的24%～70%。在更昔洛韦浓度为0.5～51μg/ml下，血浆蛋白结合率为1%～2%。

（3）代谢：单次口服^{14}C标记的更昔洛韦1000mg，（86±3）%的服用量经粪便排泄，（5±1）%的药量经尿液排泄。尿液和粪便内得到的代谢产物的放射性不超过1%～2%。

(4) 消除：当静脉用药时，剂量范围在1.6～5.0mg/kg内，更昔洛韦呈线性药代动力学变化，口服时，至日总剂量4g/d呈线性动力学变化。更昔洛韦的主要排泄途径是通过肾小球滤过和主动的肾小管分泌以原形药物经肾脏排泄。在肾功能正常的患者，静脉给予更昔洛韦，(91.3±5.0)%以未代谢原形出现在尿液中，全身清除率为(3.52±0.80) ml/(min·kg)，而肾脏清除率为(3.20±0.8) ml/(min·kg)，为全身清除率的(91±11)%。口服更昔洛韦后，在24h内达到稳态。口服后肾脏消除率为(3.1±1.2) ml/(min·kg)。静脉给药后半衰期为(3.5±0.9) h，口服给药后为(4.8±0.9) h。

【适应证】本品仅用于：①预防可能发生于有巨细胞病毒感染风险的器官移植受者的巨细胞病毒病。②治疗免疫功能缺陷患者（包括艾滋病患者）发生的巨细胞病毒性视网膜炎。

【用法与用量】

(1) 静脉滴注：对于肾功能正常者

1) 治疗CMV视网膜炎的标准剂量：初始剂量：5mg/kg，每12h一次，恒定速率静脉滴注，每次滴注时间1h以上，连用14～21d；维持剂量：5mg/kg，1次/日，7d/周，恒定速率静脉滴注，每次滴注时间1h以上；或者6mg/kg，1次/日，5d/周，恒定速率静脉滴注，每次滴注时间1h以上。

2) 预防器官移植受者的巨细胞病毒病：初始剂量：5mg/kg，每12h一次，恒定速率静脉滴注，每次滴注时间1h以上，连用7～14d；维持剂量：5mg/kg，1次/日，7d/周，恒定速率静脉滴注，每次滴注时间1h以上；或者6mg/kg，1次/日，5d/周，恒定速率静脉滴注，每次滴注时间1h以上。

3) 患者的监测：由于接受更昔洛韦的患者可发生粒细胞减少症，贫血和血小板减少症的频率高（见不良事件），建议经常对患者进行全血细胞计数和血小板计数，特别是以前使用更昔洛韦或其他核苷类拮抗剂出现血细胞减少者，或治疗开始时中性粒细胞计数<1000个/μl者。

4) 减量：肾功能不全患者需减低剂量。对于出现中性粒细胞减少、贫血和/或血小板减少的患者考虑减量（见不良事件）。更昔洛韦不可用于严重中性粒细胞减少（ANC<500个/μl）或严重血小板减少（Plt<25 000/μl）的患者。

5) 本品的配制方法：首先根据体质量确定使用剂量，用适量注射用水或0.9%氯化钠注射液将之溶解，浓度达50mg/ml，再加入到0.9%氯化钠注射液或5%葡萄糖注射液、复方氯化钠注射液、复方乳酸钠注射液100ml静脉滴注，滴注浓度不能超过10mg/ml。

(2) 口服：肾功能正常情况下：CMV视网膜炎的维持治疗：在诱导治疗后，推荐维持量为1000mg/次，3次/日，与食物同服。也可在非睡眠时服500mg/次，每3h一次，6次/日，与食物同服。维持治疗时若CMV视网膜炎有发展，则应重新进行诱导治疗。晚期HIV感染患者CMV病的预防：预防剂量为1000mg/次，3次/日，与食物同服。器官移植受者CMV病的预防：预防剂量为1000mg/次，3次/日，与食物同服。用药疗程根据免疫抑制的时间和程度确定。

(3) 滴眼：滴入眼睑内，2滴/次，每2h一次，给药7～8次/日。

【不良反应】据资料介绍，接受静脉滴注更昔洛韦或口服更昔洛韦治疗的患者不良反应详细情况如下：

(1) AIDS患者：3个对照、随机、Ⅲ期比较更昔洛韦注射制剂和口服制剂对CMV视网膜炎维持治疗的临床试验已经完成。在这些试验中，有9%的患者由于不良反应事件提前终止了更昔洛韦注射剂和口服制剂的治疗。在1项安慰剂对照、随机、Ⅲ期试验中，由于不良反应事件，并发疾病发生或恶化，或化验检查异常而提前终止治疗者在更昔洛韦口服制剂组为19.5%，安慰剂组为16%。

(2) 器官移植受者：有3个更昔洛韦注射制剂的对照临床试验和1个更昔洛韦口服制剂的对照临床试验评价其在器官移植受者预防CMV病。这些研究中的化验检查和不良事件报道总结如下。

(3) 一般反应：在对AIDS或器官移植受者的对照临床试验中，考虑“很可能”或“可能”与更昔洛韦注射制剂或口服制剂有关的其他不良事件如下：

1) 全身反应：腹部增大、衰弱、胸痛、水肿、注射部位炎症、不适、疼痛。

2) 消化系统：肝功能异常、溃疡性胃炎、便秘、消化不良、打嗝。

3) 血液和淋巴系统：全血细胞减少。

4) 呼吸系统：咳嗽增加、呼吸困难。

5) 神经系统：梦境异常、焦虑、神志错乱、抑郁、眩晕、口渴、失眠、嗜睡、思维异常、震颤。

6) 皮肤和附属器：脱发、皮肤干燥。

7) 特殊感觉：视觉异常、味觉倒错、耳鸣、玻璃体病变。

8) 代谢和营养异常：肌酐增加、ALT增加、AST增加、体质量减轻。

9) 心血管系统：高血压、静脉炎、血管张力下降。

10) 泌尿生殖系统：肌酐清除率降低、肾衰竭、肾功能异常、尿频。

11) 骨骼肌肉系统：关节痛、腿抽筋、肌痛、肌无力。

12) 接受更昔洛韦的患者出现以下不良反应事件可能是致命的：胃肠穿孔，多器官衰竭，胰腺炎和脓毒血症。

(4) 更昔洛韦注射制剂或口服制剂上市后临床应用中报道的不良反应事件：以下事件是在该药品批准后使用中确定的。由于它们是来自未知样本的人群的自发报告，因此无法预计其发生率。不良反应包括酸中毒、过敏反应、关节炎、支气管痉挛、心搏停止、心脏传导异常、白内障、胆石症、胆汁郁积、先天异常、眼干、感觉迟钝、言语障碍、三酰甘油水平增高、脑病、剥脱性皮炎、锥体外系反应、面瘫、幻觉、溶血性贫血、溶血性尿毒症、肝衰竭、肝炎、高血钙、低血钠、血清ADH异常、不育、肠道溃疡、颅内高压、易怒、记忆丧失、嗅觉丧失、骨髓病、动眼神经麻痹、外周组织缺血、肺纤维化、肾小管病变、横纹肌溶解、Stevens-Johnson综合征、卒中、睾丸发育不良、尖端扭转（torsades de pointes）、脉管炎、室性心动过速。

【禁忌证】 对更昔洛韦或阿昔洛韦过敏者禁用。

【注意事项】

(1) 警告：如果绝对中性粒细胞计数＜500个细胞/μl或血小板计数＜25 000个细胞/μl者，不能使用本品。

(2) 患者须知：所有患者需被告知更昔洛韦的主要毒性为粒细胞减少症（中性粒细胞减少症）、贫血和血小板减少症，并易引起出血和感染，必要时需进行剂量调整，包括停药。应强调在治疗中需密切接受血细胞计数检查的重要性。需通知患者更昔洛韦与测定血清肌酐水平有关。应警告患者更昔洛韦在动物引起精子生成减少并可能对人类造成生殖力损害。应警告可能妊娠的女性更昔洛韦可能造成胎儿损害，不建议妊娠期使用本品。建议可能妊娠的女性在使用本品治疗时需采取有效的避孕措施。建议男性在本品治疗期间和治疗后至少90d应避孕。应警告患者更昔洛韦在动物可以引起肿瘤。本品虽然没有对人类进行相关研究的资料，但更昔洛韦应被认为是一种潜在的致癌物。所有HIV阳性患者：这些患者可能正在接受齐多夫定（zidovudine）治疗。需警告患者同时使用更昔洛韦和齐多夫定可不耐受，可能引起严重的粒细胞减少症（中性粒细胞减少症）。AIDS患者可能正在接受去羟肌苷（didanosine）治疗，需警告患者同时使用更昔洛韦和去羟肌苷可能引起患者血清去羟肌苷浓度显著提高。HIV阳性伴CMV视网膜炎患者：更昔洛韦不是CMV视网膜炎的治愈药物，免疫损伤的患者在治疗中和治疗后可能持续经历视网膜炎的发展过程。需建议患者在接受更昔洛韦治疗期间最少 4～6 周进行 1 次眼科随访检查。有些患者可能需要更频繁的随访。器官移植受者：应警告器官移植受者，在对照临床试验中，接受本品的器官移植受者肾损害的发生率高，特别是合并使用肾毒性药物者，如环孢素和两性霉素 B。虽然此毒性反应的特异性机制尚未确定，且大多数病例为可逆反应，但在同一试验中接受本品的患者比接受安慰剂的患者肾损害的发生率高，提示本品起重要作用。

（2）实验室检查：由于接受本品的患者出现中性粒细胞减少症、贫血和血小板减少症的频率高，推荐患者定期进行全血细胞计数和血小板计数检查。特别是以往使用更昔洛韦或其他核苷类拮抗剂出现白细胞减少或在治疗开始时中性粒细胞计数低于 1000 个/μl 者，应每天进行血细胞计数检查。如中性粒细胞计数在 500/μl 以下或血小板计数在 25 000/μl 以下时应当暂停用药。直至中性粒细胞增至 750/μl 以上时方可重新给药。在评价更昔洛韦的临床试验中均可观察到血清肌酐水平增加。肾功能不全患者需密切监测血清肌酐和肌酐清除率以进行必要的剂量调整。

（3）更昔洛韦不能治愈巨细胞病毒感染，因此本品用于艾滋病患者合并巨细胞病毒感染时往往需长期维持用药，防止复发。

【孕妇及哺乳期妇女用药】 更昔洛韦在人类用药的推荐剂量水平可能引起致畸和胚胎毒性。本品没有对妊娠妇女的足够的、良好对照研究。故仅在充分显示治疗益处超过对胎儿的潜在危害的情况下，方可在妊娠期使用本品。更昔洛韦是否分泌入人类乳汁的情况未知，由于许多药物可分泌入人乳，且更昔洛韦的治疗可引起动物致癌和致畸效果，考虑更昔洛韦对乳儿可能有严重的不良反应，因此，哺乳期妇女慎用本品。如哺乳期必须接受本品，则应在治疗期停止授乳。使用最后一剂本品后至哺乳前最少的安全间隔尚未知。

【儿童用药】 本品对儿科患者的疗效和安全性尚未确定，由于潜在长期的致癌性和生殖毒性，故在儿科人群使用本品应特别谨慎。仅在仔细评价且认为潜在的获益超过风险时方可给儿科患者用药。接受本品治疗的所报道的儿童不良事件与成人报道的事件相似。粒细胞减少症（发生率 17%）和血小板减少症（发生率 10%）是最常报道的不良事件。

【老年患者用药】 本品在老年患者的药代动力学资料尚未确立。由于老年个体通常肾小球滤过率低，故在本品治疗前和治疗中应特别注意评价肾功能。对本品的临床研究中未包括足够的 65 岁或以上患者，因此不能确定他们的反应是否与年轻个体不同。其他的临床实践亦没有确定老年患者和年轻患者反应差异。一般来说，由于老年患者肝、肾或心脏功能降低，以及合并其他疾病或药物治疗，所以对老年患者选择剂量时应特别小心，通常从剂量范围的最低点开始。

【药物相互作用】

（1）去羟肌苷：在更昔洛韦口服制剂用药前 2h 或同时服用去羟肌苷，稳态去羟肌苷 $AUC_{0\text{-}12}$将增加（111±114）%（范围：10%～493%）。更昔洛韦口服前 2h 服用去羟肌苷，更昔洛韦的稳态 AUC 下降（21±17）%（范围：44%～50%），但两药同时使用时更昔洛韦的 AUC 不受影响。两种药物肾清除率均没有显著改变。当标准更昔洛韦静脉初始剂量（5mg/kg 静脉滴注维持 1h，每 12h 一次）与去羟肌苷 200mg 口服，每 12h 一次联合使用，稳态去羟肌苷 $AUC_{0\text{-}12}$增加（70±40）%（范围：3%～121%，$n=11$），C_{max}增加（49±48）%（范围：28%～125%）。在另一试验中，当标准更昔洛韦静脉维持量（5mg/kg 静脉滴注维持 1h，每 24h 一次）与去羟肌苷 200mg 口服，每 12h 一次联合使用，在去羟肌苷的第一个剂量间隔，去羟肌苷 $AUC_{0\text{-}12}$增加（50±26）%（范围：22%～100%），C_{max}增加（36±36）%（范围：27%～94%）。在不与更昔洛韦联合使用时的剂量间隔内，去羟肌苷的血浆浓度（$AUC_{12\text{-}24}$）不变。更昔洛韦的药代动力学参数不受去羟肌苷的影响。各试验中两药的肾清除率均无显著改变。

(2) 齐多夫定：当更昔洛韦口服制剂剂量为1000mg每8h一次，合并齐多夫定100mg每4h一次时，平均稳态更昔洛韦AUC_{0-8}下降（17±25）%（范围：52%～23%）。更昔洛韦存在时，齐多夫定稳态AUC_{0-4}，增加（19±27）%（范围：－11%～74%）。由于齐多夫定和更昔洛韦均有可能引起中性粒细胞减少和贫血症状，一些患者可能不能耐受两种药物在全量联合使用。

(3) 丙磺舒：当更昔洛韦口服制剂剂量1000mg每8h一次，合并丙磺舒500mg，每6h一次时，平均稳态更昔洛韦AUC_{0-8}增加（53±91）%（范围：14%～299%）。更昔洛韦肾清除率降低（22±20）%（54%～4%），这种相互作用与竞争肾小管分泌有关。

(4) 亚胺培南-西司他丁（imipenem-cilastatin）：同时接受更昔洛韦和亚胺培南-西司他丁的患者有出现无显著特点的癫痫发作的报道，故除非潜在获益超过风险，这些药物不可同时使用。

(5) 其他药物：抑制快速分裂细胞群，如骨髓，精原细胞和皮肤生发层和胃肠道黏膜细胞复制的药物与更昔洛韦合并使用均可增加毒性。因此，此类药物如氨苯砜、戊烷脒、氟胞嘧啶、长春新碱、长春碱、多柔比星、两性霉素B、甲氧苄氨嘧啶/磺胺甲基异噁唑复合物或其他核苷拮抗剂仅可在潜在获益超过风险时方可与更昔洛韦同时使用。

(6) 没有更昔洛韦与器官移植受者常用药物相互作用的正式研究。更昔洛韦与环孢素或两性霉素B等已知潜在肾毒性药物同时使用可增加患者血清肌酐的水平。在一项回顾性分析中，91例异位肝移植患者接受更昔洛韦（5mg/kg静脉滴注维持1h，每12h一次）和口服环孢素（治疗剂量），没有观察到对环孢素全血浓度的影响。

【药物过量】静脉注射本品过量可致包括不可逆转的各类血小板减少症，持续性骨髓抑制，可逆性中性粒细胞减少或粒细胞减少症，肝、肾功能损害和癫痫。对于用药过量患者，透析能降低药物血浆浓度。

【贮藏】遮光、低温贮存。

利巴韦林

【英文名】ribavirin

【化学名及结构式】1-β-D-呋喃核糖基-1H-1，2，4-三氮唑-3-羧酰胺。

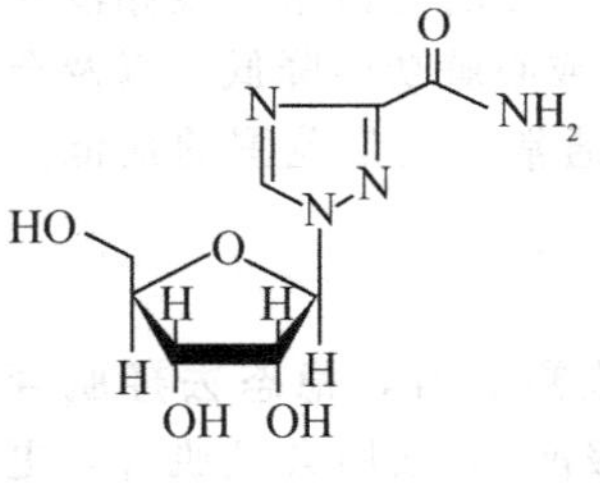

【性状】本品为白色结晶性粉末，无臭，无味，易溶于水。

【药理与毒理】

(1) 药理作用：利巴韦林片为合成的核苷类抗病毒药。体外细胞培养试验表明，本品对呼吸道合胞病毒（RSV）具有选择性的抑制作用。本品的作用机制尚不清楚，但是其体外抗病毒活性可被鸟嘌呤核苷和黄嘌呤核苷逆转的结果提示，本品可能作为这些细胞的代谢类似物而起作用。

(2) 毒理研究

1) 重复给药毒性：小鼠、大鼠和猴在经口给予本品剂量分别为30、36和120mg/kg，给药时间为4周或更长时，可引起心脏损伤。

2) 遗传毒性：本品浓度分别为0.015和0.03～5.0mg/ml，在无代谢活化物条件下，可增加小鼠Balh/c3T3（成纤维细胞）和L5178Y（淋巴瘤）的细胞转化和突变。

3) 生殖毒性：雄性小鼠给予剂量范围在35～150mg/kg时，可导致明显的生精管萎缩，精子浓度降低和形态异常的精子数量增加。停药后3～6个月，生精能力部分恢复。

4) 致癌性：大鼠经掺食给予本品剂量为16～200mg/kg长期研究结果提示，本品可能诱发良性乳房、胰管、垂体和肾上腺瘤。小鼠和大鼠的18～24个月的初步致癌试验并非最终结果，但这些试验证实，给予本品剂量分别为20～75mg/kg和10～40mg/kg，小鼠和大鼠分别出现的血管损伤和视黄醛还原酶变性与本品长期给药有关。

【药代动力学】单次口服本品600mg后，其平均血药峰浓度为（0.674±0.219）mg/L，平均达峰时间为（2.15±0.905）h。多次口服后，可以观察到在血浆中有6倍的利巴韦林蓄积（以AUC 12h为基础）。连续口服600mg，2次/日，大约4周可以达到稳态，稳态血浆平均浓度为2200ng/ml（37%），停药后测量的平均半衰期为298h（30%），这表明本品可能存在从非血浆部分缓慢消除。食物对利巴韦林吸收的影响：在单剂量药物研究中，当利巴韦林与高脂肪餐（841kcal热量，53.8g脂肪，31.6g蛋白质和57.4g糖类）一同食用时，AUC_{tf}和C_{max}增加70%。尚没有足够的数据来证实这些结果的临床相关性。临床药效研究时未进行关于食物消耗方面的说明（见【用法与用量】）。

30min内静脉滴注利巴韦林800mg，5min血浆浓度为（17.8±5.5）μg/ml，30min为（42.3±10.4）μg/ml。利巴韦林进入体内，可迅速分布到身体各部分，在呼吸道分泌物中的浓度大多高于血药浓度。并可通过血-脑屏障，长期用药后脑脊液内药物浓度可达到同期血药浓度67%，本品可在红细胞内蓄积数周，可透过胎盘，进入乳汁。与血浆蛋白几乎不结合。本品主要在肝脏内代谢，主要经肾脏排泄。静脉给药在0～48h间隔内，（16.7±10.3）%的药物以原形药物经尿液排出，有（6.2±1.7）%以代谢物排泄。本品在体内消除缓慢，停药4周尚不能完全从体内清除。

【适应证】本品适用于呼吸道合胞病毒引起的病毒性肺炎与支气管炎、皮肤疱疹病毒感染。

【用法与用量】

（1）口服：①用于病毒性呼吸道感染：成人0.15g/次，3次/日，连用7d。②用于皮肤疱疹病毒感染：成人0.3g/次，3～4次/日，连用7d。

（2）静脉滴注：用5%葡萄糖注射液或0.9%氯化钠注射液稀释成每1ml含1mg的溶液，缓慢静脉滴入。成人500～1000mg/d，小儿10～15mg/（kg·d），分二次给药。每次滴注20min以上，疗程3～7d。喷雾吸入，喷入鼻腔与咽喉。每4～5h一次，鼻腔一喷，咽喉1～2喷，或遵医嘱。

（3）滴眼：滴入眼睑内，1～2滴/次，每1h一次，好转后每2h一次。

（4）滴鼻：1～2滴/次，每1～2h一次。

【不良反应】本品最主要的毒性是溶血性贫血，在口服治疗后最初1～2周内出现血红蛋白下降，其中约10%患者可能伴随心肺方面副作用。治疗前后及治疗中应频繁监测患者血红蛋白，有地中海贫血、镰状细胞贫血患者不推荐使用本品。有胰腺炎症状或明确有胰腺炎患者不可使用本品。已经有报道伴随有贫血的患者服用本品时可引起致命或非致命的心肌损害，故具有心脏病史或明显心脏病症状患者不可使用本品。如使用本品出现任何心脏病恶化症状，应立即停药并给予相应治疗。在本品临床试验中观察到：①一般全身不良反应，如疲倦、头痛、虚弱、乏力、胸痛、发热、寒战、流感症状等；②精神神经，如眩晕、失眠、情绪化、易激惹、抑郁、注意力障碍、神经质等；③消化系统，如食欲减退、胃部不适、恶心呕吐、轻度腹泻、便秘、消化不良等；④肌肉骨骼，如肌肉痛、关节痛；⑤呼吸系统，如呼吸困难、鼻炎等；⑥皮肤附件，如脱发、皮疹、瘙痒等；另还观察到味觉异常、听力异常表现。

【禁忌证】

（1）对本品中任何成分过敏者禁用。

（2）孕妇禁用本品。

（3）本品禁用于有自身免疫性肝炎的患者。

【注意事项】

（1）定期进行血常规（血红蛋白水平、白细胞计数、血小板计数）、血液生化（肝功能、

TSH）检查，尤其血红蛋白检查（包括在开始前、治疗第 2 周、第 4 周）。对可能妊娠妇女每月进行妊娠测试。

（2）严重贫血患者慎用本品，有地中海贫血、镰状细胞贫血患者不推荐使用本品。有胰腺炎症状或明确有胰腺炎患者不可使用本品。具有心脏病史或明显心脏病症状患者不可使用本品。如使用本品时出现任何心脏病恶化症状，应立即停药给予相应治疗。

（3）肝肾功能异常者慎用本品。肌酐清除率＜50ml/min 的患者，不推荐使用利巴韦林。

（4）本品对诊断有一定干扰，可引起患者血胆红素增高（发生率可高达 25%），大剂量可引起血红蛋白降低。

（5）尽早用药，呼吸道合胞病毒性肺炎病初 3d 内给药，本品不宜用于未经实验室确诊为呼吸道合胞病毒感染的患者。

【孕妇及哺乳期妇女用药】已经有充分的动物研究证实利巴韦林有明显的致突变和胚胎毒性(在低于人体用量的 1/20 时即可出现)，本品会引起胎儿先天畸形或死亡，在治疗开始前、治疗期间和停药后至少 6 个月，服用本品的男性和女性均应避免妊娠，可能妊娠者应采用至少两种以上避孕方式有效避孕，一旦妊娠应立即告知医生。本品仅用于对生命产生威胁性的妊娠期感染，孕妇在妊娠初期使用本品后应进行超声检查，孕期妇产科医务工作者不应给予患者本品气雾制剂。少量药物经乳汁排泄，因为本品对乳儿有潜在的危险，因此不推荐哺乳期妇女用本品。

【儿童用药】目前尚缺乏详细的研究资料。

【老年患者用药】尚未进行充分的 65 岁以上老年患者临床研究。在老年患者中使用本品发生贫血的可能性大于年轻患者，老年人肾功能多有下降，容易导致蓄积，因此不推荐老年患者服用本品。

【药物相互作用】本品可抑制齐多夫定转变成活性型的磷酸齐多夫定，因此，本品与齐多夫定同用时有拮抗作用。

【药物过量】本品大剂量可致患者心脏损害，对有呼吸道疾病患者（慢性阻塞性肺病或哮喘患者）可导致呼吸困难、胸痛等。

【贮藏】遮光、阴凉干燥处贮存。

膦甲酸钠

【英文名】foscarnet sodium

【化学名及结构式】膦酰甲酸三钠六水合物。

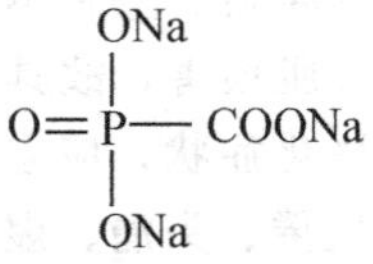

【性状】本品为结晶。

【药理与毒理】

（1）药理作用：膦甲酸钠是无机焦磷酸盐的有机类似物，本品在体外试验中可抑制包括巨细胞病毒（CMV）、单纯疱疹病毒 1 型和 2 型（HSV-1 和 HSV-2）等疱疹病毒的复制。在不影响细胞 DNA 聚合酶的浓度的情况下，膦甲酸钠在病毒特异性 DNA 聚合酶的焦磷酸盐结合位点可产生选择性的抑制作用，从而表现出抗病毒活性。膦甲酸钠不需要被胸腺嘧啶激酶或其他激酶激活（磷酸化），因此在体外对 HSV TK 缺失突变株和 CMV UL97 突变株有活性。所以，耐阿昔洛韦的 HSV 株或耐更昔洛韦的 CMV 株可能会对膦甲酸钠敏感。但是，伴有 DNA 聚合酶改变的耐阿昔洛韦和更昔洛韦突变株可能也耐膦甲酸钠。在体外试验中，将膦甲酸钠和更昔洛韦联用可见其活性增强。

（2）毒理研究

1）重复给药毒性：大鼠连续腹腔注射本品 90d，剂量分别为 200、400、800mg/（kg · d），犬连续静脉滴注本品 90d，剂量分别为 60、120mg/（kg · d）。结果显示，大鼠和犬的无毒性反应剂量分别为 200 和 60mg/（kg · d），毒性靶器官为肾脏，毒性反应表现为：部分大鼠肾曲小管有伊红色物质，部分犬可出现恶心、呕吐、厌食等消化道症状，尿蛋白阳性，肾灶性间质炎和肾皮质曲管上皮细胞轻度变性。

2）遗传毒性：当膦甲酸钠浓度>0.5μg/ml时，在BALB/3T3体外转化试验中表现出基因毒性作用。当膦甲酸钠浓度为1000μg/ml时，在姊妹染色体互变试验中可见染色体畸变率增加。在小鼠体内试验中，膦甲酸钠高剂量（350mg/kg，以AUC计，其暴露量与临床预期值相当）可引起微核多染红细胞数增加。

3）生殖毒性：膦甲酸钠对大鼠的生育力和一般生殖行为未见不良影响。大鼠的围生期毒性试验结果阴性。但在以上试验中，本品的血液暴露量偏低，尚不足以推断其临床暴露水平下对人体生育力的潜在影响。

4）致癌性：对大鼠和小鼠进行了经口给药500mg/（kg·d）和250mg/（kg·d）的致癌性研究。以AUC计算，其血浆药物暴露量分别为人体最大推荐剂量时的1/3和1/5时，本品未见致瘤作用。未禁食啮齿动物经口给药的生物利用度<20%。

【药代动力学】本品口服吸收差，血浆浓度低于测定下限。据资料报道，在美国对肾功能正常患者以每次60mg/kg剂量进行间歇静脉滴注治疗（每8h一次）的二个临床研究表明：首次用药后C_{max}分别为573μm和445μm，C_{min}分别为28μm和88μm；使用至第14或15天的C_{max}分别为579μm和517μm，C_{min}分别为110μm和105μm；血浆平均清除率分别为（178±48）ml/min和（130±44）ml/min。对接受间歇滴注者第1或第3天的研究提示平均血浆半衰期约3h，给药量的80%～90%以原形由尿液排出。本品能进入患者脑脊液，脑脊液中药物浓度与患者的血-脑屏障缺陷程度有关。本品可以蓄积在人的骨中，但蓄积程度尚未确定。

【适应证】

（1）艾滋病（AIDS）患者巨细胞病毒性视网膜炎。

（2）免疫功能损害患者耐阿昔洛韦单纯疱疹病毒性皮肤黏膜感染。

【用法与用量】

（1）静脉滴注：剂量个体化。中心静脉输注：（注射液24mg/ml）可不需要稀释，直接使用。周围静脉输注：必须用5%葡萄糖或0.9%氯化钠注射液稀释至12mg/ml后使用。

1）艾滋病（AIDS）患者巨细胞病毒性视网膜炎（肾功能正常）。①诱导治疗，推荐初始剂量为60mg/kg，每8h一次，静脉滴注时间不得少于1h，根据疗效连用2～3周。②维持治疗，维持剂量为90～120mg/（kg·d）（按肾功能调整剂量），静滴时间不得少于2h。维持治疗期间，若病情加重，可重复诱导治疗及维持治疗过程。

2）免疫功能损害患者耐阿昔洛韦单纯疱疹病毒（HSV）性皮肤黏膜感染。推荐剂量为40mg/kg，每8h或12h一次，静脉滴注时间不得少于1h，连用2～3周或直至治愈。

（2）外用：适量涂于患处，3～4次/日，连用5d为一疗程。

（3）滴眼：6次/日，2滴/次，3d后4次/日。疗程：树枝状、地图状角膜炎2周；盘状角膜炎4周。

【不良反应】据文献报道，对188例AIDS患者的前瞻性临床试验及上市后出现的与本品有关、无关和不能判断的不良反应如下：

（1）肾功能损害：血清肌酐值升高，肌酐清除率降低，肾功能异常、急性肾衰竭、尿毒症、多尿、代谢性酸中毒。停止用药1～10周内血清肌酐值能恢复至治疗前水平或正常。

（2）电解质：低钙血症、低镁血症、低钾血症、低磷血症或高磷血症。本品能螯合二价金属离子（Ca^{2+}、Mg^{2+}、Fe^{2+}、Zn^{2+}）。30%AIDS患者使用本品出现可逆性低钙血症，呈量效关系。

（3）惊厥（包括癫痫大发作）：虽然许多患者出现惊厥可能因低钙血症或原有疾病（隐球菌脑膜炎、占位性病变或其他中枢神经系统肿瘤），但不能除外与本品的关系。

(4) 贫血或血红蛋白降低：一般不同时伴有白细胞及血小板计数下降。许多 AIDS 患者同时接受 AZT 治疗，并在接受本品前已存在贫血。

(5) 局部刺激：注射部位静脉炎，生殖泌尿道刺激症状或溃疡。

(6) 全身：疲乏、不适、寒战、发热、脓毒症。

(7) 胃肠系统：恶心、呕吐、腹泻、腹痛、消化不良、便秘，曾有胰腺炎个例报道。

(8) 代谢及营养失调：低钠血症和下肢浮肿，乳酸脱氢酶、碱性磷酸酶或淀粉酶升高。

(9) 中枢及周围神经系统：头痛、眩晕、非自主性肌肉收缩、震颤、共济失调、神经病。

(10) 精神失调：厌食、焦虑、神经质、精神混乱、抑郁、激动、进攻性反应。

(11) 肝胆系统：ALT 和 AST 异常。

(12) 心血管：ECG 异常、高血压或低血压、室性心律不齐。

(13) 其他：白细胞减少、粒细胞减少、血小板减少、皮疹、肌肉无力。

【禁忌证】对膦甲酸钠过敏者禁用。

【注意事项】

(1) 本品必须由专科医生严格按要求使用。

(2) 使用本品期间必须密切监测患者肾功能，应根据患者肾功能情况调整剂量，做到给药个体化。

(3) 本品不能采用快速或弹丸式静脉推注方式给药。静脉滴注速度不得大于 1mg/(kg · min)。

(4) 为减低本品的肾毒性，使用以前及使用期间患者应水化，静脉输液（5%葡萄糖或 0.9%氯化钠注射液）量为 2.5L/d，并可适当使用噻嗪类利尿药。

(5) 本品不能与其他药物混合静脉滴注，本品仅能使用 5%葡萄糖或 0.9%氯化钠注射液稀释。

(6) 本品应避免与皮肤、眼接触，若不慎接触，应立即用清水洗净。

【孕妇及哺乳期妇女用药】无有关孕妇临床应用研究资料，如需使用，应权衡利弊后慎用。尚不清楚本品是否从乳期妇女乳汁分泌哺乳期妇女应用本品时应停止哺乳。

【儿童用药】儿童用药的安全性和有效性尚未确立。儿童用药应仔细评价，只有在获利大于风险时方可使用。

【老年患者用药】无 65 岁以上老年人用药的安全和有效性资料。老年人常合并有肾小球滤过功能减退，在用药前以及用药期间应评价其肾功能状态。

【药物相互作用】

(1) 与静脉用喷他脒合用可引起低钙血症。

(2) 本品避免与氨基糖苷类、两性霉素 B 肾毒性药物合用以免加重肾损害。

(3) 本品与利托那韦和（或）沙奎那韦合用可引起肾功能损害。

(4) 本品可引起低钙血症，与已知能影响血钙的药物合用时应慎重。

【药物过量】据 PDR（55 版报道，在一项 189 例的临床对照试验中，10 例过量且出现不良反应事件，只有 1 例完全恢复。1 例以癫痫大发作呼吸停止而死亡者以 12.5g/d 连服 3d；其他 9 例服用剂量为推荐剂量的 1.14～8 倍（平均 4 倍），不良反应有癫痫发作（3 例）、肾功能损害（3 例）、感觉异常（4 例）、电解质紊乱（5 例）。本品过量无拮抗剂，血液透析和水合作用可能有一定疗效，该干预的疗效尚无法确定。

【贮藏】遮光、室温、密闭保存，不得在冷处保存。

酞 丁 安

【英文名】ftibamzone

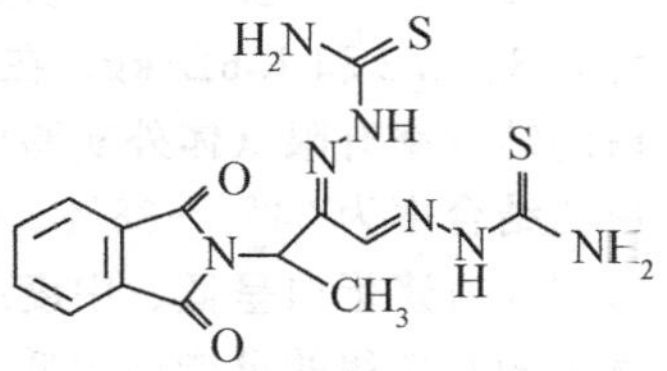

【化学名及结构式】3-邻苯二甲酰亚氨基-2-氧代丁醛-1，2-双缩氨基硫脲。

【性状】本品为淡黄色粉末，无臭，略有苦味，几不溶于水。

【药理与毒理】本品系抗病毒药，对单纯疱疹1型或2型病毒，水痘带状疱疹病毒有抑制作用，其作用机制是抑制病毒DNA（脱氧核糖核酸）和蛋白质的早期合成。

【适应证】本品用于各种沙眼、疱疹性结膜炎、病毒性角膜炎及单纯疱疹、带状疱疹等病毒性皮肤病的治疗，可用于性传播疾病如阴部疱疹、尖锐湿疣的治疗。

【用法与用量】

（1）滴眼：滴入眼内，1～2滴/次，3～4次/日。

（2）外用：涂患处，用于治疗单纯疱疹、带状疱疹时，3次/日；用于治疗浅表真菌感染时，早晚各一次，体股癣连用3周，手足癣连用4周。

【不良反应】少数病例有局部瘙痒等刺激反应，可出现皮肤红斑、丘疹及刺痒感。

【禁忌证】对酞丁安过敏患者禁用。

【注意事项】①避免接触眼睛。②涂布部位如有灼烧感、瘙痒、红肿等，应停止用药，洗净患处。必要时向医师咨询。③当药品性状发生改变时禁止使用。④育龄妇女慎用。⑤请将此药品放在儿童不能接触的地方。

【孕妇及哺乳期妇女用药】孕妇禁用本品。哺乳期妇女用药尚缺乏资料，不宜使用。

【儿童用药】儿童用药尚无可靠参考文献，一般不用于婴幼儿。

【老年用药】尚无可靠参考文献，请参照成人用药剂量或遵医嘱。

【药物相互作用】如正在使用其他药品，使用本品前请咨询医师或药师。

【贮藏】密闭、低温保存。

第三节　核苷类反转录酶抑制剂

阿巴卡韦双夫定

【英文名】compound abacavir sulfate，lamivudine and zidovudine

【化学名及结构式】1-［（2*R*，4*S*，5*S*）-4-叠氮-5-（羟基甲基）四氢呋喃-2-基］-5-甲基嘧啶-2，4（1H，3H）-二酮。

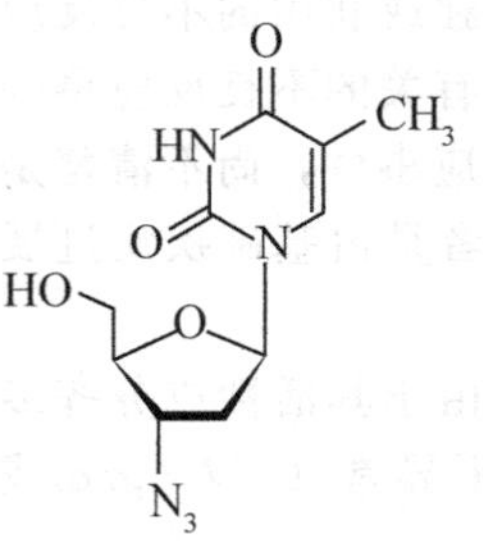

【药理与毒理】作用和耐药机制：阿巴卡韦、拉米夫定和齐多夫定都是核苷类反转录酶抑制剂，是有效的HIV-1及HIV-2的选择性抑制剂。这三种药物都可被细胞内激酶逐渐代谢为相应的5′-三磷酸盐（TP）。拉米夫定三磷酸盐，carbovir三磷酸盐（阿巴卡韦的活性三磷酸盐部分）和齐多夫定三磷酸盐是HIV反转录酶的底物和竞争性抑制剂。但是，其主要抗病毒活性是通过单磷酸盐的形式整合到病毒的DNA链中，从而导致病毒DNA链的终止而实现。而阿巴卡韦、拉米夫定和齐多夫定的三磷酸盐对宿主细胞DNA聚合酶的亲合力比对病毒DNA聚和酶的亲合力小得多。现尚无阿巴卡韦、拉米夫定和齐多夫定联合用药用于动物的临床前资料。三种药物与临床有关的毒性为贫血、中性粒细胞减少和白细胞减少。

【药代动力学】

（1）吸收：口服阿巴卡韦、拉米夫定和齐多夫定在胃肠道内吸收迅速、良好。正常情况下，成人口服阿巴卡韦、拉米夫定和齐多夫定的绝对生物利用度分别为83%、80%～85%和

60%～70%。

（2）分布：静脉注射研究表明，阿巴卡韦、拉米夫定和齐多夫定的平均表观分布容积分别为0.8、1.3和1.6L/kg。在大于治疗剂量范围时，拉米夫定的药代动力学呈线性，其血浆蛋白的结合率有限（体外实验中，拉米夫定与血清蛋白的结合率＜36%）。而齐多夫定与血浆蛋白的结合率为34%～38%。体外研究阿巴卡韦与血浆蛋白的结合表明，治疗浓度下，阿巴卡韦与人血浆蛋白呈低、中度结合（49%）。这说明通过血浆蛋白结合置换作用引起与其他药物发生相互作用的可能性很低。

（3）代谢：拉米夫定的代谢是其清除的次要途径，主要通过肾排泄以原药形式清除。由于拉米夫定经肝的代谢少（5%～10%），和血浆蛋白的结合低，因而与代谢药物相互作用的可能性小。

（4）清除：拉米夫定的消除半衰期为5～7h，平均全身清除率为0.32L/（h·kg），主要通过有机阳离子转运系统经肾脏清除（＞70%的药物经此清除）。肾损害患者由于肾功能不全而使拉米夫定的清除率减低。肌酐清除率50ml/min的患者需减少使用剂量。

【适应证】本品适用于治疗人类免疫缺陷病毒（HIV）感染的成人。本品为用来替代相似剂量的三种组分（阿巴卡韦、拉米夫定和齐多夫定）单方制剂的复方制剂。建议在治疗初期采用单独阿巴卡韦、拉米夫定和齐多夫定治疗6～8周。选择本复方制剂应主要依据与三种核苷类似物相关的预期的益处和危险，而不仅仅取决于潜在的依从性标准。本品的疗效是基于在首次接受治疗的患者和经过中度抗反转录病毒治疗的非晚期患者的研究结果。高病毒载量（＞100 000拷贝/ml）患者选择治疗需特别考虑。

【用法与用量】应用本品治疗需在有治疗HIV感染经验的内科医生指导下进行。成人（18岁及18岁以上）的推荐剂量为2次/日，1片/次。本品可与或不与食物同服。若临床显示本品中某一成分需减小剂量或停用时，可以使用单方制剂的阿巴卡韦、拉米夫定和齐多夫定。肾损害：尽管对肾功能不全的患者无须调整阿巴卡韦的剂量，但由于肾脏对药物清除能力下降而使拉米夫定和齐多夫定的血药浓度升高。因此，对肾功能减退的患者（肌酐清除率≤50ml/min）有必要调整这两种药物的剂量，推荐使用齐多夫定、拉米夫定和阿巴卡韦的单方制剂。医生应分别考虑三种药物各自的产品特性。终末期肾病患者不应使用本品。肝损害：本品禁用于肝损害的患者。对血相出现不良反应的患者应调整剂量：如果患者的血红蛋白水平＜9g/dl或5.59mmol/L或中性粒细胞计数＜1.0×10^9/L，可能要调整齐多夫定的剂量。由于本品是一合剂，药物剂量是无法调整的，故如发生以上情况应使用阿巴卡韦、拉米夫定和齐多夫定的单方制剂。医生应分别考虑三种药物各自的特性。

【不良反应】在治疗HIV感染时，拉米夫定、阿巴卡韦和齐多夫定单独或联用的不良反应事件已有报道。本品含有阿巴卡韦、拉米夫定和齐多夫定，与这些化合物有关的不良反应事件可以预见。尚没有本品在临床研究中的安全性评价。对于其中多数不良反应事件，尚不清楚是否与活性成分有关，或者与广泛用于治疗HIV感染的其他药物有关，或者是由基础疾病进展引起。

【禁忌证】本品禁用于终末期肾病患者。本品禁用于肝损害的患者。由于其活性成分齐多夫定，本品忌用于中性粒细胞数异常（＜0.75×10^9/L）或血红蛋白水平异常（＜7.5g/dl或4.65mmol/L）的患者（参见【注意事项】）。

【注意事项】接受联合抗反转录病毒药物治疗的HIV患者，可伴发机体脂肪重新分布（脂肪代谢障碍）。这些事件的长期结果目前尚未知；对其机制的认识尚不全面。有假设认为内脏脂肪过多症与蛋白酶抑制剂（PI）、脂肪萎缩症与核苷反转录酶抑制剂（NRTI）有关。脂肪代谢障碍的高危险性与个体因素（如年龄）有关，也与药物相关因素有关，如长期抗反转录病毒药物治疗和伴发代谢紊乱。临床检查应包括对脂肪重新分布的体征评价。应考虑检查空腹血脂和血糖水平。应以合适的临床措施来控制脂质紊乱（见【注意事项】）。血液学不良反应：接受齐多夫定治疗的患者可能会发生贫血、中性粒细胞减少、白细胞减少（通常继发中性粒细胞减少）。使用较高剂量的齐多夫定（1200～1500mg/d）和治疗前骨髓储备功能不良，特别是晚期HIV感染的患者中，以上情况更常见。因此，对于接受本品治疗的患者应仔细监测其血液学参数（参见【禁忌证】）。治疗的前4～6周内通常不能观察到这些血液学影响。对于晚期有症状的HIV感染患者，通常建议在治疗的最初3月中，至少每2周进行1次血常规检查，以后至少每月进行1次。早期HIV感染的患者中，血相不良反应少见。基于患者的全身情况，无需如此频繁地进行血常规化验，可以每1～3月监测1次。在本品治疗中发生严重的贫血或骨髓抑制，或治疗前已有骨髓增生低下如血红蛋白低于9g/dl（5.59mmol/L）或中性粒细胞计数低于1.0×10^9/L（参见【用法与用量】）时，齐多夫定的剂量需要进行调整。由于不可能通过调整本品的剂量来满足这种要求，故而应服用齐多夫定、阿巴卡韦和拉米夫定的单方制剂。医生应遵循上述药物单方制剂的处方信息。

【孕妇及哺乳期妇女用药】妊娠期：不推荐本品用于孕妇。本品对于人类妊娠的安全性尚未建立。拉米夫定和齐多夫定在人体可通过血-胎盘屏障，而阿巴卡韦则在动物实验中得到证实。动物实验发现与阿巴卡韦、拉米夫定、齐多夫定有关的生殖毒性结果（参见【药理与毒理】）。由于本品的活性成分可能抑制DNA复制，尤其在妊娠的前3个月，可能对胎儿存在潜在的风险。哺乳期：拉米夫定和齐多夫定都能分泌到人乳中，而且浓度与血清中的浓度相似。虽未经证实，预测阿巴卡韦也可分泌到乳汁中。因此建议服用本品的母亲不要母乳喂养。为了避免将HIV传播给婴儿，建议可能被HIV感染了的妇女不要进行母乳喂养。

【儿童用药】尚无可靠参考文献，因此不推荐本品用于儿童及青少年。在上述患者群中，高敏反应的发生很难证实。

【老年患者用药】对于65岁以上年龄组的患者，尚无药代动力学资料可循。但是对这类患者建议给予关注，因为伴随年龄的增加，会发生诸如肾功能减退和血液学参数的变化。

【药物相互作用】由于本品中含有阿巴卡韦、拉米夫定和齐多夫定，所有分别能与这三种成分发生的相互作用同样都可发生于应用本品。拉米夫定的有限代谢和血浆蛋白结合，而且几乎完全由肾脏清除，因此它与其他药物相互作用的可能性很小。齐多夫定主要通过肝脏代谢，在肝脏内结合成一种非活性的葡萄糖醛酸化代谢物后排出。凡是药物经肝脏排出，特别是通过葡萄糖醛酸化作用清除的，可能会抑制齐多夫定的代谢。基于阿巴卡韦体外实验的结果及其主要的代谢途径，由P_{450}介导它与其他药物发生相互作用的可能性很小。临床研究表明，阿巴卡韦、拉米夫定和齐多夫定之间无显著的临床相互作用。

【药物过量】本品的过量服用尚缺乏经验。急性过量服用齐多夫定或拉米夫定时，未发现与上述不良反应中不同的特殊症状或体征。所有患者都恢复，无死亡。临床研究中曾对患者使用单剂量高达1200mg/d和1800mg/d的阿巴卡韦，未有意外的不良反应发生。更高剂量的反应尚不清楚。一旦发生服用过量，应对患者进行毒性监测（参见【不良反应】），必要时要进行正规的支持疗法。由于拉米夫定是可通过透析排出，虽然此法尚未研究过，但过量时可用持续血透的方法处理。血透及腹膜透析对齐多夫定的清除作用有限，但可以提高葡萄糖醛酸代谢物的排泄，该法可否用于清除阿巴卡韦尚无可靠参考文献。

拉米夫定

【英文名】lamivudine

【化学名及结构式】（2*R*-顺式）-4-氨基-1-(2-羟甲基-1，3-氧硫杂环戊-5-基）-1*H*-嘧啶-2-酮。

【性状】白色结晶性粉末，易溶于水。

【药理与毒理】

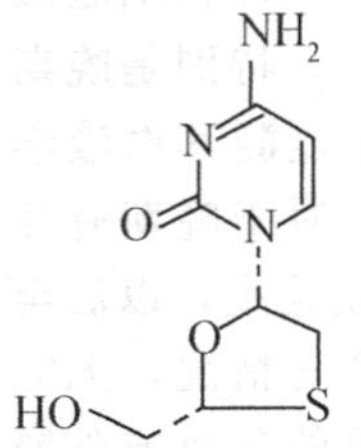

(1) 药理作用：拉米夫定为核苷类似物，可在细胞内磷酸化，成为拉米夫定三磷酸盐（L-TP），并以环腺苷磷酸形式通过乙型肝炎病毒（HBV）多聚酶嵌入到病毒DNA中，从而导致DNA链合成中止。拉米夫定三磷酸盐是哺乳动物α、β和γ-DNA多聚酶的弱抑制剂。在体外实验中，拉米夫定三磷酸盐在肝细胞中的半衰期为17～19h。

拉米夫定为一种抗病毒药，在多种实验细胞系及感染动物模型上均表现出对乙型肝炎病毒的抑制作用。但其中有两种动物模型（小鸭和黑猩猩）在停止本品治疗后的4d和14d内分别出现乙型肝炎病毒的血清DNA水平回升。

长期使用拉米夫定，可导致HBV对其敏感性降低。病毒株基因型分析显示，此种变化与HBV聚合酶催化反应区YMDD序列552位点上的蛋氨酸被缬氨酸或异亮氨酸取代以及528位点上的亮氨酸被蛋氨酸取代有关。在体外，含YMDD变异的HBV重组体的复制能力低于野生型HBV。目前尚不清楚HBV的其他变异是否与其对拉米夫定的体外敏感性下降有关。

(2) 毒理研究

1) 遗传毒性：拉米夫定在微生物致突变试验和体外细胞转化实验中未显示致突变活性，但在体外培养人淋巴细胞和小鼠淋巴瘤实验中显示出其微弱的致突变活性。大鼠经口给予拉米夫定2000mg/kg（血药浓度为慢性乙型肝炎患者推荐临床剂量下的60～70倍），未见明显的遗传毒性。

2) 生殖毒性：大鼠经口给予拉米夫定4000mg/（kg·d）（血药浓度为人临床血药浓度的80～120倍），其生育力和断奶后仔代的存活、生长、发育未受明显影响。

大鼠和家兔分别经口给予拉米夫定4000和1000mg/（kg·d）（血药浓度约为人临床推荐剂量血药浓度的60倍），均未表现出明显的致畸作用。当家兔血药浓度与人临床推荐剂量的血药浓度相近时，出现早期胚胎死亡率升高。但大鼠血药浓度达到相当于人临床推荐剂量血药浓度的60倍时，未见此类现象发生。对妊娠大鼠和家兔的研究结果显示，拉米夫定可以穿过胎盘进入胎仔体内。尚无拉米夫定用于妊娠妇女的充分和严格对照的临床研究资料。

哺乳期大鼠乳汁中拉米夫定浓度和其在血浆中的浓度相近。

(3) 致癌性：大鼠和小鼠的长期致癌试验结果显示，当暴露水平达到人临床暴露水平的34倍（小鼠）和200倍（大鼠）时，未表现出明显的致癌性。

【药代动力学】

(1) 吸收：拉米夫定可被胃肠道良好吸收，正常情况下成人口服拉米夫定后生物利用度为80%～85%。口服给药后，最大血药浓度（C_{max}）的平均达峰时间（T_{max}）约为1h。以1次/日，100mg/次的治疗剂量给予拉米夫定，其最大血药浓度C_{max}为1.1～1.5μg/ml（4.8～6.5μmol/L），谷值血药浓度为0.015～0.020μg/ml（0.065～0.087μmol/L）。

拉米夫定与食物同时服用可延迟T_{max}并降低C_{max}（最大至47%），但不会改变其生物利用度（按药时曲线下面积计算），因此，饭前和饭后均可服用本品。

(2) 分布：静脉给药研究结果表明，拉米夫定平均分布容积为1.3L/kg，在治疗剂量范围内药代动力学呈线性表现，并且与白蛋白的血浆蛋白结合率较低（<36%）。有限的资料表明拉米夫定可通过中枢神经系统，进入脑脊液（CSF）中，口服拉米夫定2～4h后，脑脊液/血清中药物浓度的比值平均约为0.12。

(3) 代谢：代谢是拉米夫定清除的一个次要途径，唯一已知的拉米夫定在人体中的代谢物是转硫代谢物。由于拉米夫定的肝脏代谢程度低（5%～10%），且血浆蛋白结合率低，所以拉米夫定与其代谢物之间发生相互作用的可能性很小。

(4) 排泄：拉米夫定主要以原形经肾小球过滤和分泌（有机阳离子转运系统），自尿液中排泄，本品经肾清除约占其总清除的70%，平均系统清除率为0.3L/（h·kg），清除半衰期为5～7h。

（5）特殊人群：对肾功能损伤者的研究显示肾功能不全影响拉米夫定的清除。对肌酐清除率<50ml/min的患者应降低用药剂量（参见【用法与用量】）。

肝功能损伤对拉米夫定的药代动力学特性无影响。在肝移植患者中的有限的研究表明，除非伴有肾功能损害，否则单纯肝功能损害对拉米夫定的药代动力学特性无影响。

老年人机体正常老化伴有肾脏功能减退者在临床上对拉米夫定的药代动力学特性无显著影响，只有在肌酐清除率<50ml/min时才会有所影响（参见【用法与用量】）。

【用法与用量】本品应在对慢性乙型肝炎治疗有经验的医生指导下使用，推荐剂量为1次/日，100mg/次，饭前或饭后均可服用。

（1）对于HBeAg阳性的患者，根据已有的研究资料，建议应用本品治疗至少1年，且在治疗后发生HBeAg血清转换（即HBeAg转阴、HBeAb阳性），HBVDNA转阴，ALT正常，经过连续2次至少间隔3个月检测确认疗效巩固，可考虑终止治疗。

（2）对于HBeAg阴性的患者，尚未确定合适的疗程，在发生HBsAg血清转换或治疗无效（HBVDNA水平或ALT水平仍持续升高）者，可以考虑终止治疗。

（3）对于考虑出现YMDD变异的患者，如果其HBVDNA和ALT水平仍低于治疗前，可在密切观察下继续用药，并必要时加强支持治疗。如果其HBVDNA和ALT持续在治疗前水平以上，应加强随访，在密切监察下由医师视具体病情采取适宜的疗法。如果经过2次至少间隔3个月检测确认HBeAg血清转换，HBVDNA转阴，可考虑终止治疗。对于在本品治疗过程中出现肝功能失代偿或肝硬化的患者，不宜轻易停药，并应加强对症保肝治疗。

如果治疗期间HBVDNA和ALT仍持续在治疗前水平以上，治疗前HBeAg阳性的患者未出现HBeAg血清转换，提示治疗无效，可考虑终止治疗。对于有肝脏组织学检查等其他临床指征显示，在本品治疗过程中出现病情进展合并肝功能失代偿或肝硬化的患者，不宜轻易停药，并应加强对症保肝治疗。

如果终止拉米夫定治疗，在停药后至少4个月内，医生应对患者进行密切随访观察（随访频率根据患者情况而定），定期检测ALT和胆红素水平，HBVDNA和HBeAg情况，以防肝炎复发。4个月后，可根据临床需要继续随访患者。

（4）肾功能损伤者：由于肾清除功能下降，中度至严重肾功能损害者服用本品后，血清拉米夫定浓度（药时曲线下面积AUC）有所升高。考虑到剂量调整的准确性，拉米夫定100mg片剂禁用于血清肌酐清除率<50ml/min的慢性乙型肝炎患者。

（5）肝功能损伤者：对有严重肝功能损伤者，包括晚期肝病等待接受肝移植患者的研究数据表明，除非患者合并肾功能损害，否则单纯肝功能不全不会对拉米夫定的药代动力学有显著影响。药代动力学研究结果提示，对有中度或重度肝脏损害的患者不必调整用药剂量。

【警告】

（1）乳酸性酸中毒/伴脂肪变性的严重肝肿大：在高剂量核苷类药物联合治疗HIV感染患者的过程中，有报告出现乳酸性酸中毒，包括致死性病例，通常合并严重的肝肿大和肝脏脂肪变性。在乙型肝炎合并失代偿肝病的患者中，这类事件偶有报告，一旦发生了提示有乳酸性酸中毒的临床表现和实验室检查结果应中止治疗。

（2）肝炎的治疗结束后恶化：在停止拉米夫定治疗后已经发生了肝炎恶化的临床表现和实验室检查证据（除了在停止治疗后经常观察到的HBV DNA重新出现之外，主要通过血清ALT升高来检测这些证据。治疗1年的患者停药后观察16周，ALT升高的发生率见下表。）尽管大多数事件似乎是自限性的，但已有报告在一些病例中发生死亡。尚不清楚是否与终止拉米夫定治疗之间存在因果关系。在停止治疗后，必须通过临床随访和实验室随访对患者进行密切监测至少几个月。尚无充分的证据能够确定，重新开始治疗是否能改变治疗后肝炎恶化的病程。

2 项安慰剂对照研究中的治疗后 ALT 升高情况见表 5-4。

表 5-4 2 项安慰剂对照研究中的治疗后 ALT 升高情况

异常值	ALT 升高病例数/观察病例数*	
	拉米夫定	安慰剂
ALT≥2 倍基线值	37/137（27%）	22/116（19%）
ALT≥3 倍基线值#	29/137（21%）	9/116（8%）
ALT≥2 倍基线值和 ALT 绝对值 500IU/L	21/137（15%）	8/116（7%）
ALT≥2 倍基线值；和胆红素>2 倍 ULN 和≥2 倍基线值	1/137（0.7%）	1/116（0.9%）

*每例患者都可被列于 1 个或多个类型中。

#相当于修订后 WHO 标准中的 3 级毒性反应。

ULN=正常值上限。

胰腺炎：在接受本品治疗的艾滋病毒（HIV）感染的患者中，有关于胰腺炎和周围神经系统疾病（或感觉异常）的报道。

【不良反应】 在使用拉米夫定时报告多种严重不良事件（乳酸酸中毒和伴有脂肪变性的严重肝脏肿大，乙型肝炎的治疗后加重、胰腺炎，与药物敏感性下降和治疗反应减弱相关的病毒变异的出现）。

在慢性乙型肝炎患者中进行的临床研究显示，多数患者对拉米夫定有良好的耐受性。多数不良事件的发生率在拉米夫定组和安慰剂组患者中相似，详见表 5-5。

表 5-5 在成人中进行的 3 项安慰剂对照临床试验中于治疗期间出现的部分不良反应事件（发生率≥5%）

不良反应事件	拉米夫定	安慰剂（n=200）
无具体部位		
不适和疲乏	24%	28%
发热或寒战	7%	9%
耳、鼻和咽		
耳、鼻和咽部感染	25%	21%
咽痛	13%	8%
胃肠道		
恶心和呕吐	15%	17%
腹部不适和疼痛	16%	17%
腹泻	14%	12%
肌肉骨骼		
肌痛	14%	17%
关节痛	7%	5%
神经系统		
头痛	21%	21%
皮肤		
皮疹	5%	5%

*纳入治疗 52～68 周的患者。

最常见的不良反应事件为不适和乏力，呼吸道感染、头痛、腹部不适和腹痛、恶心、呕吐和腹泻。在中国进行的2200例Ⅳ期临床研究中还观察到以下不良反应：口干1例，全身猩红热样皮疹1例，磷酸肌酸活性酶和血小板降低1例，重症肝炎住院1例。

（1）在临床活动中的观察：在拉米夫定获准在临床使用期间发现了下列事件。由于这些事件来自一组样本量不详的人群的自愿报告，因此，不能对发生率做出估计。之所以收录这些事件，是因为这些事件的严重性、报告频率、可能与拉米夫定在因果关系或所有这些因素的综合结果。

（2）消化系统：胃炎。

（3）内分泌和代谢：高血糖。

（4）全身：无力。

（5）血液和淋巴系统：贫血、纯红细胞再生障碍、淋巴结病、脾肿大。

（6）肝脏和胰腺：乳酸酸中毒和脂肪变性、胰腺炎、治疗结束后肝炎加重（参见警告和注意事项）。

（7）过敏：过敏反应、风疹。

（8）肌肉骨骼：横纹肌溶解。

（9）神经系统：感觉异常、外周神经病变。

（10）呼吸系统：呼吸音异常/哮鸣音。

（11）皮肤：脱发、瘙痒、皮疹。

【禁忌证】对拉米夫定或制剂中其他任何成分过敏者禁用。

【注意事项】

（1）应提醒患者注意，拉米夫定不是一种可以根治乙型肝炎的药物。患者必须在有乙肝治疗经验的专科医生指导下用药，不能自行停药，并需在治疗中进行定期监测。至少应每3个月测一次ALT水平，每6个月测一次HBV DNA和HBeAg。

（2）HBsAg阳性但ALT水平正常的患者，即使HbeAg和（或）HBV DNA阳性，也不宜开始拉米夫定治疗，应定期随访观察，根据病情变化而再考虑是否用药。

（3）随着拉米夫定治疗时间的延长，在部分患者中可检测到乙型肝炎病毒的YMDD变异株，这种变异株对拉米夫定的敏感性下降。如果患者的临床情况稳定，HBVDNA和ALT水平仍低于治疗前，可继续治疗并密切观察。有少数患者在出现YMDD变异后，由于拉米夫定的作用降低，可表现为肝炎复发，可出现HBV DNA和ALT水平回升到治疗前水平或以上。一些有YMDD变异的患者，特别是在已伴有肝功能失代偿或肝硬化的患者，有罕见报告病情进展导致严重后果甚至病例死亡，由于在这种情况下停用拉米夫定也可能导致病情进展，因此对于在使用拉米夫定治疗过程中出现肝功能失代偿或肝硬化的患者，不宜随意停用拉米夫定。所以，如果疑及出现了YMDD变异，应加强临床和实验室监测可能有助于做出治疗决策。

（4）到目前为止，尚无拉米夫定治疗乙型肝炎合并丁型肝炎或丙型肝炎的长期疗效资料。拉米夫定治疗HBeAg阴性的患者，或同时接受免疫抑制剂治疗，包括肿瘤化疗的患者的资料有限。

（5）如果HBeAg阳性的患者在血清转换前停用本品，或者因治疗效果不佳而停用药者，一些患者有可能出现肝炎加重，主要表现为HBV DNA重新出现及血清ALT升高。

（6）如果停止拉米夫定治疗（参见【用法与用量】），应对患者的临床情况和血清肝功能指标（ALT和胆红素水平）进行定期监测至少4个月，之后根据临床需要进行随访。对于在停止治疗后出现肝炎复发的患者重新开始拉米夫定治疗的资料尚不充分。

（7）对于有接受器官移植或晚期肝病如失代偿性肝硬化的患者，病毒复制的风险更大，预后较差。该组患者中的安全性和疗效尚未得到确立。目前尚无足够的临床研究资料用以批准拉米夫定用于接受器官移植或晚期肝病如失代偿性肝硬化患者的治疗。据国外有关临床研究资料，合理应用拉米夫定可提高肝功能失代偿患者的近期生存率，在这些患者中，不宜停用拉米夫定。但作为抗病毒药物，拉米夫定不能逆转肝脏结构终末期的改变及其并发症，因此对这些患者还应考虑其他（包括肝移植的）更有效的治疗。对于有 HIV 并发感染的患者，如果正在接受或打算接受拉米夫定或拉米夫定-齐多夫定合并治疗，应维持拉米夫定用于 HIV 感染的推荐剂量（通常 150mg/次，2 次/日给药，同时与其他抗反转录病毒类药物合用）。对于并发 HIV 感染，但不需要抗反转录病毒治疗的患者，如单用拉米夫定治疗慢性乙肝，有出现 HIV 突变的可能。

（8）目前尚无本品用于孕妇的资料，故仍应对新生儿进行常规的乙型肝炎疫苗免疫接种。

（9）对驾驶和机械操作能力的影响。

（10）目前还没有关于拉米夫定对驾驶或操作机械能力影响的研究。另外，对药物的药理学研究结果也不能准确预测拉米夫定对这些活动有不良影响。

【孕妇及哺乳期妇女用药】

（1）妊娠：本品对妊娠妇女的安全性尚未确立。对动物的生殖研究表明它没有致畸性，对雌性和雄性的生殖能力也没有影响。当给妊娠家兔服用相当于人类治疗剂量的药物时，可增加早期胚胎死亡的机会。拉米夫定可通过被动转运穿过胎盘，新生动物体内的血清药物浓度与母体和脐带内的相似。目前尚无本品用于孕妇的资料，因此服药期间不宜妊娠。对于使用拉米夫定期间不慎妊娠的妇女必须考虑到停止拉米夫定治疗后肝炎复发的可能性，是否终止妊娠，须权衡利弊与患者及其家属商量。

（2）哺乳：口服给药后，拉米夫定在母乳中的浓度与血浆中的相似，故建议正在服药的妇女不要哺乳婴儿。

【儿童用药】本药用于儿童 HIV 感染时，如果患者肾功能不全，应考虑延长给药间隔或调整剂量。

【老年患者用药】老年患者机体正常老化伴有肾脏功能减退时在临床上对其药代动力学特性无明显影响，具体用量可参见成人剂量。

【药物相互作用】由于本品的药物代谢和血浆蛋白结合率低，并主要以药物原形经肾脏清除，故与其他药物代谢物之间的潜在相互作用的发生率很低。

拉米夫定主要是以活性有机阳离子的形式被人体清除。在与具有相同排泄机制的药物同时使用时，特别是当该药物的主要清除途径是通过有机阳离子转运系统的主动肾脏分泌时（如三甲氧苄氨嘧啶），应考虑其相互作用。其他以这种机制清除的部分药物（如雷尼替丁、西咪替丁），经研究表明与拉米夫定无相互作用。本品是主要以活性有机阴离子形式或经肾小球滤过排出的药物与拉米夫定不会发生具有显著临床意义的相互作用。

拉米夫定与三甲氧苄氨嘧啶（160mg）/磺胺甲噁唑（800mg）同时服用后，可使拉米夫定的暴露量增加 40%。但拉米夫定并不影响三甲氧苄氨嘧啶/磺胺甲噁唑的药代动力学特性。所以除非患者有肾功能损伤，否则无须调整拉米夫定的用药剂量。

当拉米夫定与齐多夫定同时服用时，可观察到齐多夫定的 C_{max} 有适度的增加，约 28%，但系统生物利用度（药时曲线下面积 AUC）无显著变化。齐多夫定不影响拉米夫定的药代动力学特性（参见【药代动力学】）。

同时使用拉米夫定与 α-干扰素，二者之间无药代动力学的相互作用；临床上未观察到拉米夫定与常用的免疫抑制剂（如环孢素）之间明显的不良相互作用。但尚未对此进行正式的研究。

同时使用拉米夫定和扎西他滨（zalcitabine）时，拉米夫定可能抑制后者在细胞内的磷酸化。因此建议不要同时使用这两种药物。

【药物过量】在有限的关于人类急性服用过量药物的资料中，没有死亡发生，且患者均已康复。过量服用后未见特殊的体征和症状。

虽然对此尚无相关的研究，如果发生了药物过量，要对患者进行监护，并应按要求给予常规的支持性治疗。因为拉米夫定可透析清除，所以当用药过量且出现临床症状或体征时，可采取连续的血液透析进行治疗。

阿巴卡韦

【英文名】abacavir

【化学名及结构式】(1S，顺式) -4-[2-氨基-6-(环丙基氨基) -9H 嘌呤-9-yl] -2-环戊烯-1-甲醇。

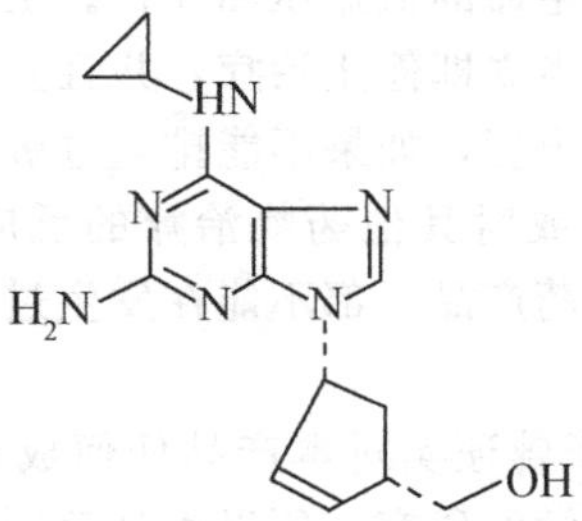

【性状】白色或类白色粉末，无臭，味微苦，易溶于水。

【药理与毒理】

(1) 药理作用：阿巴卡韦是一种核苷类似物反转录酶抑制剂。它是一种针对 HIV-1 和 HIV-2，包括对齐多夫定、拉米夫定、扎西他滨、去羟肌苷或奈韦拉平耐药的 HIV-1 分离株的选择性抗病毒药。体外研究已证实，阿巴卡韦对 HIV 作用的机制与抑制 HIV 的反转录酶有关，引起（RNA 分子）链的终止并中断病毒复制周期。阿巴卡韦在体外显示与奈韦拉平和齐多夫定联合应用时有协同作用。阿巴卡韦也显示与去羟苷、扎西他滨、拉米夫定和司坦夫定联合应用时有相加效果。

(2) 毒理研究：急性毒性。在小鼠和大鼠中进行的单剂经口或静脉给药的急性毒性研究未显示显著的作用。阿巴卡韦在小鼠和大鼠中的最大非致死性口服剂量至少比人类最大意向治疗剂量 300mg 2 次/日大 100～115 倍。长期毒性。琥珀酸阿巴卡韦经口重复以 330mg/（kg·d）的剂量给小鼠达 6 个月，以 300mg/（kg·d）的剂量给猴子达 52 周，或将硫酸阿巴卡韦以 530mg/（kg·d）的剂量给大鼠达 3 个月，引起很少的改变，而且这些改变大多是可逆转的。

【药代动力学】硫酸阿巴卡韦的药代动力学性质已在无症状的 HIV 感染成年患者静脉内给予一个单剂 150mg 后以及在单剂或多剂口服之后进行了研究。阿巴卡韦的药代动力学性质，在 300～1200mg 范围内与剂量无关。食物使此药的吸收延迟并使 C_{max} 降低，但并未影响总的血浆浓度（AUC）。因此，本品在进食或不进食时均可服用。在一项一期药代动力学研究中，在给阿巴卡韦 300mg 2 次/日后，研究了阿巴卡韦向脑脊液的穿透。在给药后 1.5h 取得的 CSF 为阿巴卡韦浓度为 0.14μg/ml。并不显著地由细胞色素 P_{450} 酶代谢。清除：阿巴卡韦的清除是在一项质量平衡研究中，在给予 600mg 剂量的 ^{14}C 阿巴卡韦后评价的，99％的放射活性被回收，1.2％以阿巴卡韦形式、30％以 5′-羧酸形式、36％以 5′-葡萄糖醛酸苷代谢物形式、15％以未被鉴定的小代谢物被排泄到尿液中。粪便清除占所用剂量的 16％。在单剂研究中，观察到的清除半衰期 $T_{1/2}$ 为（1.54±0.63）h。总清除率为（0.84±0.24）L/（h·kg）。

【适应证】硫酸阿巴卡韦适用于人类免疫缺陷病毒（HIV）感染的抗反转录病毒联合疗法。这一适应证是根据为期达 48 周的对照研究中对替代标志物的分析而确定的。本品益处的证实则主要基于对未经治疗的患者用拉米夫定和齐多夫定联合疗法进行治疗的研究结果。在病毒载量高（>100 000 拷贝/ml）的患者中，治疗的选择需要特别的考虑。

【用法与用量】患者须知宣传页和警告卡提供关于识别过敏反应的信息，每次新开处方及重新补充时都要发放这些信息。本品（硫酸阿巴卡韦）可以与食物同服，也可不与食物同服。成人和 12 岁以上的青少年：推荐的本品剂量为 300mg（15ml 口服溶液），2 次/日，与其他抗反转录病毒药联合使用。3 个月至 12 岁的儿童：推荐的剂量是 8mg/kg，2 次/日，最大剂量达 600mg/d，与其他抗反转录病毒药联合使用。3 个月以下儿童：尚无充分的资料用以推荐对 3 个月以下婴儿使用本品（见注意事项，儿童用药）。

【不良反应】过敏反应：已证实硫酸阿巴卡韦治疗与致死性过敏反应相关。本品或任何其他含有阿巴卡韦的医药产品，在发生过敏反应后一定不能再次开始使用，因为数小时内将出现更为严重的症状并且可能包括危及生命的低血压和死亡。正在发生过敏反应的体征或症状的患者，在首次被怀疑过敏反应时即应当立即停止治疗，并且立即就医。为避免延误诊断以及将危及生命的过敏反应危险减小到最低限度，如果不能排除过敏反应，即使有其他可能的诊断（呼吸系统疾病、流感样疾病、胃肠炎或对其他药物治疗的反应），也应当永久的终止使用本品。本品或任何其他含有阿巴卡韦的医药产品，都不能在发生过敏反应后再次开始使用，即使在用其他药物再次进行治疗后症状复发。

【禁忌证】硫酸阿巴卡韦禁用于曾证实对本产品任何成分过敏的患者。因为在中度至重度肝损害的患者中尚未进行药代动力学的研究，所以本品禁用于此类患者。

【孕妇及哺乳期妇女用药】妊娠：对怀胎大鼠的研究显示，阿巴卡韦可经胎盘转移至胎鼠。在大鼠器官形成时用 1000mg/kg 剂量阿巴卡韦进行治疗，观察到对发育的毒性（胎鼠体质量和顶-臀长度降低）以及胚胎全身水肿和骨骼畸形的发生率增加。这一剂量按照 AUC，是人类暴露量的 35 倍。在一项生殖研究中发现，只有在 500mg/（kg·d）的剂量时才出现对于正在发育的胚胎和胎仔产生毒性（再吸收增加，胎仔体质量减轻）。以 500mg/kg 治疗（在胚胎植入时开始，在断奶时停止）的雌性大鼠的子代显示了死产和终生低体质量的发生率增加。在家兔则无药物相关发育毒性的证据，并且在达 700mg/kg 剂量（根据 AUC，是推荐剂量的人类暴露量的 8.5 倍）时，胎仔畸形的发生率不增加。哺乳：为了避免传播 HIV，建议 HIV 感染的妇女无论在任何情况下都不要给她们的婴儿进行母乳喂养。因此也建议当接受本品治疗时不要对她们的婴儿进行母乳喂养。在哺乳的大鼠中，阿巴卡韦及其代谢物被分泌到乳汁中。虽然尚未确定，但预计此药及其代谢物也会被分泌到人类乳汁中。对于将本品给 3 个月以下婴儿用药的安全性，尚无资料。

【儿童用药】阿巴卡韦的药代动力学已在 68 例儿科患者中在单剂或重复给药后进行了研究。在按 8mg/kg，2 次/日给本品多剂用药后，稳态 AUC_{∞} 和 C_{max} 分别为（0.94±4.50）μg/ml 和（3.71±1.36）μg/ml。给儿童用阿巴卡韦口服溶液时，吸收迅速而充分。其在儿童中总的药代动力学参数与成人的相仿，其血药浓度的变异较大（见药理学：儿科患者）。对 3 个月～12 岁儿童的推荐剂量为 8mg/kg，2 次/日。这将引起儿童平均血浆浓度稍高，以确保大多数儿童取得与成人 300mg 2 次/日等同的治疗浓度。尚无足够的安全性资料推荐本品用于<3 个月的婴儿。

【老年患者用药】对本品的临床研究未包括足够数量的 65 岁或年龄更大的患者以确定他们对治疗的反应是否与年龄较轻患者的反应不同。其他报告的临床经验尚未发现在老年和年龄较轻的患者的反应有什么差别。总之，由于肝脏、肾脏或心脏功能减低，同时罹患的疾病或其他药物治疗的频率较高，因此为老年患者选定剂量时必须谨慎。

【药物相互作用】根据体外实验和硫酸阿巴卡韦的已知主要代谢途径，涉及硫酸阿巴卡韦的药物相互作用可能性不大。硫酸阿巴卡韦显示抑制由细胞色素 P_{450} 3A4 酶介导的代谢的可能性低。体外研究也已显示它与 CYP3A4. CYP2C9 或 CYP2D6 酶代谢的药物不发生相互作用。临床研究中尚未观察到诱导肝脏代谢现象。因此，本品几乎没有与抗反转录病毒蛋白酶抑制剂和其他由主要 P_{450} 酶代谢的药物发生药物相互作用的可能性。临床研究已显示，在硫酸阿巴卡韦、齐多夫定和拉米夫定之间无临床上有意义的相互作用。

【药物过量】对硫酸阿巴卡韦尚无已知的解毒药。在临床研究中已有人给患者用硫酸阿巴卡韦单剂达 1200mg 以及剂量达 1800mg/d，未报告预料之外的不良反应。此药大剂量的作用尚不清楚。如果发生过量，则应对患者进行监测，以了解是否发生毒性（见不良反应），而且如果有必要，应采取标准支持疗法。对于能否用腹膜透析或血液透析的方法去除硫酸阿巴卡韦，尚无可靠参考文献。虽然无资料，但可以应用活性炭帮助去除未吸收的药物。

【贮藏】30℃以下保存。

齐多夫定

【英文名】zidovudine

【化学名及结构式】3′-叠氮基-3′-脱氧胸苷。

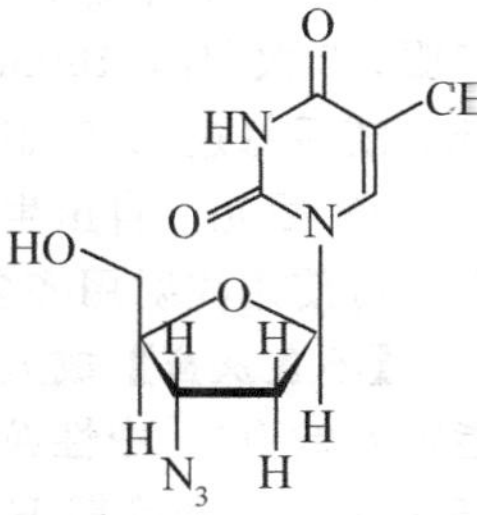

【性状】白色或微黄色粉末，无臭。遇光分解，难溶于水。

【药理与毒理】

(1) 药理作用：作用机制齐多夫定是一抗病毒药物，在体外具有很强的抗反转录病毒活性，包括人类免疫缺陷病毒（HIV）。齐多夫定在未感染及已感染细胞中均可在细胞胸腺嘧啶激酶的催化下磷酸化生成单磷酸盐（MP）。此后齐多夫定单磷酸盐在细胞胸腺嘧啶激酶的催化下磷酸化生成二磷酸盐（DP），进而在胸苷酸激酶和非特异性激酶的催化下生成其三磷酸盐（TP）。三磷酸齐多夫定为病毒反转录酶底物的抑制剂。三磷酸齐多夫定可以整合到前病毒 DNA 链中致使链的延伸中止，从而阻断前病毒 DNA 的合成。齐多夫定盐（TP）对 HIV 反转录酶竞争作用的强度约比对细胞 DNAα 聚合酶高 100 倍。

(2) 毒理研究

1) 致突变性：Ames 试验中未观察到致突变性。然而，齐多夫定对小鼠淋巴瘤细胞有轻度致突变作用，在细胞体外转化试验中显阳性。在人淋巴细胞体外试验及大鼠、小鼠多次重复剂量口服给药后的微核实验均观察到对染色体的诱裂效应。一项大鼠的体内细胞遗传学研究结果显示齐多夫定对染色体无损伤。在对 11 例 AIDS 病患者外周血淋巴细胞的研究中发现，本品治疗组较非治疗组染色体断裂的发生率高。目前上述发现的临床意义尚不清楚。

2) 致癌性：用小鼠和大鼠进行的致癌性试验中，可观察到晚期出现的阴道上皮癌。进一步的阴道内致癌性试验证实阴道癌的出现为啮齿类动物阴道上皮长期局部暴露在尿液中高浓度的齐多夫定未代谢物中的结果。但在两个种属的任何性别中均未观察到其他药物相关性肿瘤的出现。

【药代动力学】成人药代动力学：齐多夫定经肠道吸收良好，在临床试验的所有剂量水平下，其生物利用度均可达到 60%～70%。在一项Ⅰ期临床研究中，每 4h 口服齐多夫定（溶液剂）5mg/kg，其血浆稳态峰值浓度（C_{max}^{ss}）及血浆稳态谷值浓度（C_{min}^{ss}）的均值分别为 7.1 及 0.4μmol/L（或 1.9 及 0.1μg/ml）。一项生物等效性的研究结果显示，每 4h 口服齐多夫定胶囊 200mg，其 C_{max}^{ss} 及 C_{min}^{ss} 的均值分别为 4.5μmol/L（或 1.2μg/ml）及 0.4μmol/L（或 0.1μg/ml）。

【适应证】齐多夫定适用于与其他抗反转录病毒药物合用以治疗人类免疫缺陷病毒（HIV）感染的成年人和儿童。齐多夫定单药治疗可用于 HIV 阳性妊娠妇女（孕周＞14 周）及其新生儿，并作为母婴传播的初步预防。

【用法与用量】

(1) 口服

1) 成人用药剂量：本品与其他抗反转录病毒药物合用的推荐剂量为：500 或 600mg/d，2～3 次/日。<1000mg/d 剂量齐多夫定对 HIV 感染引起的神经系统功能障碍是否有治疗及预防作用目前尚不清楚。

2) 儿童用药剂量：①3 个月～12 岁儿童，推荐剂量为 360mg～480mg/(m^2 · d)，分 3 或 4 次与其他抗反转录病毒药物合用。目前对于<720mg/m^2（每 6 小时 180mg/m^2）的给药剂量对 HIV 感染引起的神经系统功能障碍是否有治疗及预防作用尚不清楚。最大剂量不可超过每 6 小时 200mg。②<3 个月，有限的数据还不能提供推荐的剂量。

(2) 注射给药

1) 成人：推荐剂量为每次 1mg/kg，注射时间应超过 1h，5～6 次/日。此剂量与超过此剂量的注射给药相比，能否更有效地改善由 HIV 感染引起的神经功能障碍仍然是个未知数。使用注射给药的患者应能耐受口服给药；此剂量相当于口服 100mg，每 4h 一次的给药剂量。

2) 母-婴传播 HIV 的感染：对于妊娠 14 周以上的孕妇和她们的新生儿的推荐剂量为母亲口服，5 次/日，100mg/次，直到生产；在生产过程中，首次剂量为 2mg/kg，注射时间应超过 1h。随后每过 1h 注射 1mg/kg，直到婴儿脱离母体。

3) 婴儿：自出生起 12h 内，每 6h 按体质量口服 2mg/kg，直到 6 周。对于不能口服的婴儿，可使用注射用齐多夫定，每次 1.5mg/kg，每 6h 一次，每次注射时间应超过 30min。

【不良反应】成人与儿童可发生的不良事件是相似的。最严重的不良反应包括：贫血（可能需要输血）、中性粒细胞减少、白细胞减少。上述情况更多见于接受大剂量治疗（1200～1500mg/d）和晚期 HIV 患者（特别是治疗前骨髓功能储备差者），尤其是当患者 $CD4^+$ 细胞计数<100/mm^3 时。必要时需减量或终止治疗。

【禁忌证】本品禁用于已知对齐多夫定或制剂中任何成分过敏者。对于中性粒细胞计数异常低下（<0.75×10^9/L）或血红蛋白水平异常低下（7.5g/dl 或 4.65mmol/L）者禁用本品。对于新生儿诊断为高胆红素血症需进一步治疗时禁用（光疗除外）或者转氨酶高于正常值上限 5 倍的新生儿禁用本品。

【注意事项】齐多夫定不能治愈 HIV 感染，患者仍有罹患免疫抑制相关疾病如条件致病菌感染及恶性肿瘤的可能。虽然有实验数据表明齐多夫定可减少条件致病菌感染及恶性肿瘤（包括淋巴瘤）的发生几率，但资料有限。对于 HIV 感染晚期患者，目前的研究结果表明，接受齐多夫定治疗组与未接受治疗组罹患淋巴瘤的危险性是相同的。对于长期接受齐多夫定治疗的早期 HIV 感染患者，其罹患淋巴瘤的危险性尚不清楚。患者应在有治疗 HIV 感染或 AIDS 经验的医生指导下使用齐多夫定，并在治疗过程中使用适当的仪器监控血液学参数，包括确定病毒载量，$CD4^+$ 淋巴细胞和必要时输血。

【孕妇及哺乳期妇女用药】

(1) 妊娠：对婴儿病毒培养结果表明，妊娠 14 周以上的妇女给予齐多夫定，且继续对她们的婴儿治疗可显著降低母-婴 HIV 传播。美国一关键的安慰剂对照研究结果表明，齐多夫定可降低母婴传播率约 70%。在此项研究中，妊娠妇女的 $CD4^+$ 细胞计数从 200/mm^3～1818/mm^3（中值为 560/mm^3），孕妇在妊娠 14～34 周时接受治疗，新生儿使用齐多夫定一直到 6 周龄。服用齐多夫定减少 HIV 母婴传播需建立在潜在的益处超过风险的情况下。那些认为服用齐多夫定能够阻止 HIV 母婴传播的孕妇应被告知，即使使用齐多夫定治疗这种传播也是有可能发生的。

(2) 哺乳：一些健康专家建议 HIV 感染的妇女不要母乳喂养她们的婴儿以防 HIV 的传播。HIV 感染的妇女口服 200mg 单剂量齐多夫定后，齐多夫定在人乳和血浆中的平均浓度相似。因此，由于药物和病毒均在母乳中出现，故建议服用齐多夫定的妇女不要母乳喂养她们的婴儿。

【儿童用药】

（1）3 个月～12 岁儿童：3 个月以上的儿童，推荐剂量 360～480mg/（m^2·d），分 3 或 4 次与其他抗反转录病毒药物合用。对于＜720mg/m^2（每 6h 180mg/m^2）的给药剂量对 HIV 感染引起的神经系统功能障碍是否有治疗及预防作用目前尚不清楚。最大剂量不可超过每 6h 200mg。

（2）＜3 个月婴儿：有限的数据还不能提供推荐的剂量。

【老年患者用药】尚未对 65 岁以上的老年人的药代动力学进行研究，目前尚无资料可以借鉴。但是对于出现与年龄相关的肾功能下降和血液学参数改变的特殊病例，建议在使用齐多夫定前和使用过程中，对患者进行相应的检查。

【药物相互作用】齐多夫定主要通过生成无活性的葡萄糖苷酸代谢物而被人体清除。那些主要通过肝脏代谢，特别是通过葡糖醛酸化作用而被清除的药物有可能抑制齐多夫定的代谢。以下列举的药物间相互作用并不全面，仅列举需加以注意的代表性药物。

【药物过量】除了出现如疲劳、头痛、呕吐以及偶尔报告的血液学紊乱等不良反应外，关于短期过量服用齐多夫定临床表现的报道尚不多见。有报告曾有 1 例患者过大剂量服用齐多夫定，血清中齐多夫定水平超过普通治疗剂量的 17 倍，但未出现短期的临床、生化或血液学上的后遗症。应密切观察患者有无中毒征象并给予必要的对症支持治疗。血液透析及腹膜透析对齐多夫定的清除作用有限，但可加强其葡萄糖苷酸代谢物的清除。

【贮藏】30℃以下、遮光、干燥保存。

司他夫定

【英文名】stavudine

【化学名及结构式】2′，3′-双脱氢-3′-脱氧胸苷。

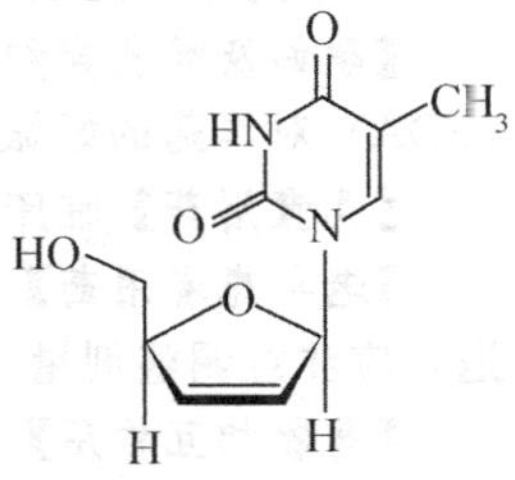

【性状】白色结晶体。

【药理与毒理】

（1）药理作用：司他夫定是胸苷、核苷类似物，可抑制 HIV 病毒在人体细胞内的复制。司他夫定可通过细胞激酶磷酸化，形成司他夫定三磷酸盐而发挥抗病毒活性。司他夫定三磷酸盐通过以下两种机制抑制 HIV 的复制：①通过与天然底物三磷酸脱氧胸苷酸竞争，抑制 HIV 反转录酶的活性（K_i＝0.0083～0.032μmol/L）；②由于司他夫定缺乏 DNA 延伸所必需的 3'-羟基，因此可通过终止 DNA 链抑制病毒 DNA 链的延伸。此外，司他夫定三磷酸盐也抑制细胞 DNA 聚合酶 β 和 γ，并显著地减少线粒体 DNA 的合成。

（2）毒理研究：一项为期 2 年的致癌作用的研究中，司他夫定用在小鼠和大鼠的剂量分别为临床推荐剂量的 39 倍和 168 倍时（此倍数系据两者总吸收量，即 AUC 的比例），均未发现致癌作用。当司他夫定用在小鼠和大鼠的剂量分别达到临床推荐剂量的 250 倍和 732 倍时，小鼠和大鼠中出现良性和恶性肝脏肿瘤，雄性大鼠出现尿路膀胱肿瘤。

【药代动力学】在 0.03～4mg/kg 范围内，无论是单独用药或多重用药血浆浓度峰值（C_{max}）和血浆浓度-时间曲线下面积（AUC）与剂量成比例增长。对每 6、8 及 12h 服药没有完整的统计。吸收：司他夫定口服吸收迅速，通常在 1h 内达到血浆峰浓度。分布：司他夫定在浓度范围为 0.01～11.4μg/ml 时，蛋白结合率可以忽略。在红细胞和血浆中平均分布。代谢：司他夫定在人体内的代谢途径及代谢产物尚不清楚。排泄：肾清除率占总剂量的 40%。

【适应证】本品适用于 HIV（人免疫缺陷病毒）感染者的联合用药。

【用法与用量】本品用药间隔为12h，服药与进餐无关。①成人：体质量≥60kg，40mg/次，2次/日；体质量<60kg，30mg/次，2次/日。②儿童：体质量<30kg，一次1mg/kg，2次/日；体质量≥30kg，按照成年患者给药。剂量调节：患者服药后若出现手足麻木、刺痛，需注意外周神经病变。这些症状在少年儿童中难以发现。若治疗中出现以上症状，应立即终止司他夫定的治疗，则症状可自动消失。但在某些病例中症状会加剧。待症状完全消失后，成年人可用以下剂量继续服药：体质量≥60kg，20mg/次，2次/日；体质量<60kg，15mg/次，2次/日。儿童用量为推荐剂量的一半。继续使用本品后，若再发生神经病变，需考虑完全停止本品治疗。

【不良反应】15%～21%的患者出现外周神经症状，另外常出现的不良反应有过敏反应、寒战、发热、头疼、腹痛、腹泻、恶心、失眠、厌食。低于1%的病例出现胰腺炎，另有贫血、白细胞缺乏症和血小板缺乏症，乳酸性酸中毒、肝脂肪变性、肝炎和肝衰竭、肌肉疼痛。其他可见焦虑、抑郁、神经炎、眩晕、嗜睡、神经痛、精神错乱、哮喘、呼吸困难。

【禁忌证】对本品过敏者禁用。

【注意事项】

(1) 警惕外周神经痛：外周神经痛表现为手脚麻木、刺痛。有外周神经痛病史的患者发病率较高，应在医生指导下调整剂量，并谨慎使用任何会加剧外周神经痛的药物。

(2) 乳酸性酸中毒/脂肪变性重度肝肿大：包括司他夫定在内的抗反转录酶核苷类似物单独或联合用药会产生乳酸性酸中毒和脂肪变性重度肝肿大，甚至致命的病例均有报道。这些病例多发于妇女。当予任何患者以司他夫定时，应小心，特别是对已发现肝疾病的患者。患者一旦在临床或实验中发现乳酸性酸中毒或脂肪变性重度肝肿大应停止用药。

(3) 胰腺炎：胰腺炎可能致命，与去羟肌苷和（或）羟基脲联用时发生胰腺炎的几率增高。故有胰腺炎史或先期症状出现时，应立即停止用药。

(4) 本药不能治愈HIV感染，患者仍可能患HIV感染引起的疾病，如机会致病菌感染，另外，本药也不能预防HIV通过性接触或血液传染。

【孕妇及哺乳期妇女用药】本药能通过胎盘，因此妊娠妇女应慎用。美国食品药品管理局（FDA）对本药的妊娠安全性评级为C级。

【儿童用药】临床研究表明，与成人没有显著差异。

【老年患者用药】目前未在65岁以上老年患者中进行临床研究，但老年人通常有肾功能衰退，应注意调整剂量。

【药物相互作用】药物相互作用研究证明以下药物与司他夫定没有显著的临床药代动力学影响：去羟肌苷、拉米夫定、奈韦拉平。齐多夫定会竞争性抑制司他夫定的磷酸酰化，因此禁止与齐多夫定联合用药。

【药物过量】曾报道成年患者服用12～24倍推荐剂量未显示任何剧烈的毒性。长期过量服用会引起周围神经痛及肝功能损害。司他夫定可由血液透析除去，但腹膜透析能否除去还未研究。

【贮藏】30℃以下、遮光、干燥保存。

第六章　抗结核药

第一节　抗结核药物概述

结核病是除 AIDS 外引起死亡最高的感染性疾病，是目前全球所面临的一个紧迫的公共卫生和社会问题。抗结核药物按效力、副作用及日常应用频度可分为两类：①一线抗结核药物，如异烟肼（INH），链霉素（SM），利福平（RFP），吡嗪酰胺（PZA），盐酸乙胺丁醇（EMB）；②二线抗结核药物，如氨硫脲（TB），丙硫异烟胺（1321TH），卡那霉素（KM），对氨柳酸（PAS），乙硫异烟胺（1314TH），环丝胺酸（CS），紫霉素（VM），氟喹诺酮类。其中，异烟肼和利福平能杀灭细胞内、外的结核菌，为全效杀菌性抗结核药物；链霉素只能杀灭细胞外的结核菌，吡嗪酰胺则只能杀灭细胞内的结核菌，为半效杀菌性抗结核药物；乙胺丁醇、对氨基水杨酸、氨硫脲、环丝胺酸、丙硫异烟胺和乙硫异烟胺等为抑菌性抗结核药。

一、作用机制及代表药物

（1）抑制结核菌蛋白合成，如链霉素、卡那霉素、卷曲霉素、紫霉素等。卷曲霉素通过作用于 70S 核糖体以及 50S 核糖体蛋白 L10 而使细菌产生一些致死性蛋白，从而导致细胞死亡。氨基糖苷类抗生素如链霉素、卡那霉素、紫霉素则主要作用于细菌蛋白合成的整个过程，最终可引致细菌细胞膜通透性增加，细胞内生物大分子等重要物质外漏，从而导致细菌死亡。

（2）干扰结核菌代谢，如异烟肼、丙硫异烟胺、乙硫异烟胺和对氨水杨酸。异烟肼主要作用于与枝菌酸合成有关的关键酶，如 InhA 等，同时引起次级代偿性反应，导致部分关键基因的表达改变，从而影响细菌关键成分合成，不利于细菌的生长、繁殖并最终导致细菌死亡。对氨水杨酸的化学结构与对氨苯甲酸相似，可干扰二氢叶酸的合成而抑制结核分枝杆菌的生长繁殖。此外，对氨水杨酸还能竞争性的抑制分枝杆菌素的合成，阻止铁离子转运入细胞内。丙硫异烟胺和乙硫异烟胺的作用机制与异烟肼相似。

（3）阻碍核糖核酸合成，如利福平。利福平通过与 RNA 多聚酶亚基结合从而抑制 RNA 的合成。

（4）其他如乙胺丁醇阻断阿聚糖的合成而影响阿拉伯半乳聚糖（AG）和脂阿拉伯甘露聚糖（LAM）各自的聚合，使细菌无法生成完整的细胞壁；同时还会造成分枝菌酸的积累。环丝氨酸通过抑制细胞壁内的黏多肽而抑制细菌细胞壁的合成。吡嗪酰胺可进入细菌内脱酰胺成吡嗪酸杀菌，还可干扰脱氢酶，阻止氧的利用。

（5）分子生物学的快速发展为研发新的抗结核药物靶点提供了理论依据。

1）与胞壁合成相关的靶点：作用于 dtdp-4-酮基-6-脱氧葡萄糖差向异构酶，抑制 *L*-鼠李糖合成，影响结核分枝杆菌细胞壁的正常合成及生存。由于此酶结构特殊，高底物特异性及不需要辅因子，而且人体内不存在 *L*-鼠李糖，具有较好的选择毒性，因此极具潜力；作用于肌醇-1-磷酸合成酶，从而阻碍肌醇合成，对结核分枝杆菌具有较强的特异性。

2）与核酸稳定性相关的靶点：作用于结核杆菌的 m1A58tRNA 甲基转移酶，使结核杆菌的 tRNA 上的高保守 A58 不能进行甲基化，从而直接导致结核杆菌死亡。

3）与电子传递及氧化还原相关的靶点：①作用于 1，4-二羟基-2-萘甲酰辅酶 A 合成酶，抑制甲萘醌的生物合成，从而阻碍膜结合蛋白复合物之间电子的传递。②由于 P_{450} 氧化还原系统在细菌代谢中发挥重要的作用，因此抑制 CYP_{51} 和 CYP_{121} 可导致结核杆菌死亡。

4）要代谢途径中关键代谢酶相关的靶点：作用于泛酸合成酶，抑制结核杆菌泛酸的合成，从而阻碍脂类代谢，影响结核杆菌的生长繁殖。

5）此外，研究中的新靶点还有脂肪酸去饱和酶、烷化过氧氢过氧化物酶及芳香胺 *N*-乙酰基转移酶。

二、耐药性

近年来全球结核病患病率与死亡率明显回升，结核菌耐药问题日趋严重，尤其多重耐药现象的高发生率以及在人群中的播散，已成为结核病临床治疗的棘手问题。

1. *耐药机制*

（1）结核杆菌细胞壁成分改变致耐药的机制：对异烟肼的耐药性

1）染色体上 KatG 基因缺失或突变可导致过氧化氢-过氧化酶缺乏，降低其活性，影响了异烟肼转换成活性形式而导致耐药。inhA 操纵子突变致过度表达相对减少异烟肼的作用而致耐药，且常引起与异烟肼结构相似的乙硫异烟胺的交叉耐药。KasA 是异烟肼的靶分子，KasA 编码基因 kasA 突变后改变了其表达产物的结构而影响与异烟肼的结合，从而导致耐药性产生。

2）对乙胺丁醇的耐药性：EMB 基因编码多种合成细胞壁阿拉伯聚糖必需的酶类，其中 EMBAB 基因编码阿拉伯糖基转移酶，EMBAB 基因的突变或过度表达可导致持续合成阿拉伯聚糖而耐药。

（2）翻译水平的耐药机制：链霉素耐药株编码 16SrRNA 和核糖体蛋白 S12 基因发生突变，影响 16SrRNA 的高保存假结顺序结构，妨碍翻译校对从而抑制蛋白质合成，使之对链霉素耐药。

（3）转录水平的耐药机制：rpoB 基因是细菌 RNA 聚合酶 p 亚基的编码基因，当其核心区域发生突变时，利福平不能与 RNA 聚合酶 p 亚基结合，从而导致耐药。此外，细胞对利福平的通透性降低，也可导致耐药。

（4）DNA 复制水平发生的耐药机制：耐喹诺酮类结核杆菌里编码 DNA 螺旋酶 A 亚单位的 gyrA 基因发生突变产生高水平耐药，gyrB 基因突变产生低水平耐药。细胞壁渗透性下降也引起喹诺酮类耐药。

（5）其他：部分吡嗪酰胺耐药株编码吡嗪酰胺酶的 PNCA 基因突变，核苷酸丢失或氨基酸替换，使酶活性丢失，不能将吡嗪酰胺转化成有活性的吡嗪酸。还有部分耐吡嗪酰胺分离株无 PNCA 基因突变，可能是结核菌减少了吡嗪酰胺酶的转运或增加酶的流出所致。

2. *耐多药结核病*（multiple nidrug resistant tuberculosis MDR-TB） 近代 WHO 关于 MDR-TB 提出了狭义定义，是指结核菌至少耐异烟肼（H）、利福平（R）二药或更多抗结核药的结核病。因异烟肼、利福平是最重要的抗结核主药，结核菌对此二药耐药对临床和流行的控制都产生巨大影响，故将含 HR 的耐药作为狭义耐药定义。

耐多药菌株的出现可由以下因素造成：①单一用药；不可靠的联合用药；治疗失败、恶化时单一加药；用药效不可靠的药或剂量疗程不足；②患者不知坚持规则用药的重要性，受多因素影响中断治疗或不规则治疗等。近年分子生物学研究证明，耐药菌株大多灵敏都有突变基因可检出，耐 H＋R 的耐多药菌可同时有 katG 和 rpoB 基因变异。这种耐药的结核菌株即为获得性耐多药菌株，当进一步传染其他人时即造成原发性耐多药结核病，可继续传播而造成更多的耐多药结核病的出现。

HIV/AIDS 者免疫功能受损导致对 TB 传染极易受染、发病和传播又因其对 TB 药耐受性差（过敏）、吸收差（腹泻）、合作性差，以及注射剂不便使用，可造成治疗不充分而致耐药与耐多药易于发生和传播。因此HIV/AIDS是MDR-TB的最重要的易感者。

(1) 耐多药结核病化疗方案的原则

1) 根据用药史或药敏试验结果设计或选择方案：尚无药敏结果时，要详细询问调查并记录分析用药史，设计方案。有药敏结果时可按耐药种类分别选方案。

2) 设计方案至少应包括3种敏感（或未用过）药物：首选杀菌药，一般最好有氨基糖苷类加吡嗪酰胺和氟喹诺酮类。

3) 不要留下敏感药物备用，要集中力量打歼灭战，也不要保留肯定耐药的药在方案中。一般要选部分二线药，但一线药敏感者仍首选一线药。

4) 有交叉耐药的同类药（如同属喹诺酮类、氨基糖苷类、硫胺类和利福霉素类）及副作用相似的药尽可能不同时选用。

5) 多药联合可防止耐药性的产生，如果需要加入尽可能多的二线抗结核抑菌药组成5药方案。二线药物中，乙硫异烟胺和环丝氨酸由于体内外实验证实疗效、不良反应和价格以及结核病用药历史证实通常首选使用。对氨基水杨酸常用于高度耐药的患者。

6) 强化期3个月左后，至少选3种、4种或5种更好，重症者可选6～8种，痰菌阴转后可撤一至几种效差副作用大的药物。继续期18个月，总疗程甚至达24个月。化疗方案必须在实施DOTS条件下执行，并强调每日用药而非间歇用药。

7) 定期监测痰菌，2～6个月每月监测一次，7～12个月每3月监测一次。做好患者健康教育，方案开始前要有清晰完整的解释。

8) 如果方案中不足5种药物，根据临床状况、疾病程度和耐药情况及其他因素，考虑加用其他药物如阿莫西林/克拉维酸和氯法齐明。

(2) 耐药结核病的治疗药物

1) 利福布汀（RFU）：是利福霉素类的衍生物，作用机制主要为抑制RNA聚合酶。利福布汀与其他抗结核药物无交叉耐药，但与利福霉素衍生物之间有不完全交叉耐药。主要用于耐药结核病的治疗及非结核分枝杆菌并HIV/AIDS的治疗等。

2) 氧氟沙星（OFLX）：是第三代氟喹诺酮类药物中治疗结核病文献报道最多并具有肯定抗结核活性的药物。氧氟沙星在巨噬细胞中与吡嗪酰胺有协同作用，国内常用抗结核剂量为300mg，2次/日。

3) 左氧氟沙星（LVFX）：LVFX口服吸收迅速，在支气管和肺组织中的浓度很高，巨噬细胞内外药物浓度十分相近。LVFX与其他抗结核药物无交叉耐药性，但氟喹诺酮类药物之间存在完全交叉耐药，故LVFX正逐步取代OFLX成为耐多药结核病的主要治疗药物。

4) 对氨基水杨酸（PAS）和对氨基水杨酸异烟肼（Pa）：PAS的主要价值在于预防耐INH菌群的产生，是INH的有效联合用药药物。Pa对部分耐INH或PAS菌株仍敏感。

5) 卷曲霉素（CPM）：是从卷曲链霉菌属中获得的一种杀菌剂，对耐SM、KM或AK的细菌仍敏感。是SM的替代产品，与其他抗结核药无交叉耐药性，本品是临床对难治、复治结核病的首选药物；同时配合其他抗结核药物治疗MDR-TB，更有利于症状的改善及病灶的吸收。

6) 阿米卡星和丙硫异烟胺、环丝氨酸是复治化疗方案中常用的有效药物。

7) 细胞因子制剂：近年来研究表明，细胞因子在结核病免疫发病中起着重要作用。包括γ-干扰素、α-干扰素、白细胞介素-2。分枝杆菌疫苗：母牛分枝杆菌疫苗、灭活草分枝杆菌变苗、卡介苗及其提取物。

三、抗结核药新进展

近年来，耐多药结核分枝杆菌（multidrug resistant tuberculosis，MDR-TB）的出现，以及

结核分枝杆菌与人类免疫缺陷病毒（HIV）的联合感染导致结核病再度在全球呈流行趋势。传统的抗结核一线药物已难以有效解决多重耐药和持续感染等问题，因此通过天然物筛选、设计合成与对现有药物的再修饰等途径，在寻找新型抗结核药物方面取得了一定进展。

1. 天然来源的新型抗结核药物

（1）硫内酯霉素：（thiolactomycin，TLM）属于硫内酯类化合物，本品是从诺卡菌属菌株中分离得到的天然抗结核药物。TLM 可抑制细菌脂肪酸合成途径中的重要合成酶 FabB、FabF 与 FabH 酶以及分枝菌酸的合成，在体内外均具有较强的抗菌活性，可杀灭细胞内的结核杆菌。

（2）肽类：目前发现防御素（defensins）、人中性粒细胞肽段 21（HNP21）及 HNP22 在体外均具有抗结核活性。防御素是在脊椎动物、高等植物和无脊椎动物中发现的小的抗菌缩氨酸，可能靶向于结核杆菌细胞膜及基因组 DNA；HNP21 在体内极低浓度下，其抗结核杆菌活性归因于 HNP21 的免疫激活功能。

（3）恩维霉素：（enviomycin）又名结核放线菌素 N，其抗结核作用相当于卡那霉素的 1/2，但对人体肾脏和听力的损害比卡那霉素低，其作用机制尚无可靠参考文献。该药对耐链霉素、卡那霉素的结核杆菌株均有效，可用于由耐药结核杆菌引起感染的治疗。

（4）色胺酮：是我国科学家从大青叶中分离出来的吲哚奎宁唑酮生物碱。其对敏感或耐药结核杆菌的活性均高于异烟肼。其作用机制可能为 DNA 嵌入剂，但可能存在毒性问题。

2. 化学合成的新型抗结核药物

（1）硝基咪唑类：经过结核杆菌 F420 因子活化后可抑制细菌蛋白质和细胞壁脂质层的合成，与现有药物杀菌作用不同，它对对数增殖期和处于发育休止期的结核杆菌都有杀菌作用，有望可缩短结核病的治疗周期。代表性化合物为 PA-824，抗多重耐药性结核分枝杆菌的活性与敏感性结核分枝杆菌相同，本品与现有的抗结核药不交叉耐药。PA-824 在小鼠与豚鼠结核杆菌感染实验模型上进行短期与长期口服治疗试验中，获得了与异烟肼相同或更好的疗效，正在进行临床试验。

（2）噁唑烷酮类：此类化合物是新型抗革兰阳性细菌（包括 MRSA、VRE 等现有抗生素的革兰阳性耐药菌）的药物，具有广谱的抗结核杆菌活性，其作用机制是通过与 50S 核糖体亚基相结合来抑制细菌蛋白质合成。代表药物有利奈唑酮、依哌唑胺（eperezolid）和利奈唑胺等以及研发中的吡嗪并吲哚或噁嗪并吲哚取代的新噁唑烷酮等。后依哌唑胺和利奈唑胺作用于细菌蛋白质合成的最早期，对革兰阳性菌作用较强。经过一系列结构改造合成的 PNU-100480 的抗菌活性高于依哌唑胺和利奈唑胺，并与抗结核一线药物无交叉耐药性，在治疗结核病方面很有潜力。

（3）烷磺酰基乙酰胺类：当烷磺酰基酰胺类化合物中酰胺基和磺酰基间隔一个碳原子，成为烷磺酰基乙酰胺类结构时具有抗结核杆菌的活性，它能抑制结核杆菌脂肪酸的合成。

（4）此外，还有一些新合成的小分子化合物如 9-苯甲基嘌呤类化合物以及氯嘧啶类衍生物。后者是由含有巯基的烷基基团与氯嘧啶结合而得，表现出良好的抗结核活性。

3. 通过结构修饰获得的新型抗结核药物

（1）利福霉素类：继利福平、利福霉素 SV、利福定（rifamdin）之后，近年有利福喷汀（rifapentin）、利福布丁（rifabutin）用于临床治疗，这些抗生素具有更强的抗菌活性与更好的药代动力学性质。利福喷汀作为我国最先开发并推广使用的高效、长效抗结核药物，体外抗菌活性比利福平高2～10倍，更适于间隔给药。利福布汀是螺哌啶利福霉素 S 的衍生物，主要用于治疗耐药结核杆菌和非结核分枝杆菌病。

近年来国外合成了大量苯并噁嗪利福霉素新的衍生物，利福拉吉抗结核杆菌与鸟分枝杆菌活性比利福平强，对利福平的耐药菌亦有作用，对血球的亲和性高，向细胞内移动性好，半衰期可达60h，口服给药1000mg/kg，未见毒性，其与异烟肼和乙胺丁醇联用疗效也优于利福平及异烟肼与乙胺丁醇联用。另外还有利福美坦、哌啶类长效利福霉素、乙硫利福霉素(PE2WC)，偶氮甲基利福霉素（FCE2250）和甲氮哌啶甲基利福霉素（FCE22807）等。

（2）新大环内酯类：其作用机制是与细菌体内核蛋白体的50S亚基可逆性结合，从而干扰蛋白质的合成。此类药物与利福平和异烟肼有协同作用，主要用于抗非结核分枝杆菌和多药耐药结核杆菌。主要衍生物有甲红霉素、罗红霉素、阿奇霉素等，其中罗红霉素的抗结核杆菌活性最强。酮内酯泰利霉素（telithromycin）与赛红霉素（ceth rom ycin）有较强的抗MAC活性，但本品对耐克拉霉素的MAC株无效。

（3）氨基糖苷类：此类药物中应用较多的有阿米卡星、异帕米星、巴龙霉素。其中阿米卡星是卡那霉素引入氨基羟丁酰链的半合成品，在体外抗结核杆菌的活性高于卡那霉素，主要用于抗耐药结核杆菌。异帕米星是庆大霉素B和卡那霉素A的结合物，对耐阿米卡星的结核杆菌有效。巴龙霉素是从链霉菌培养液中获得的一种氨基糖苷类药物，与链霉素和卡那霉素有交叉耐药，主要用于耐多药结核病的治疗。

（4）氟喹诺酮类药物：此类药物对巨噬细胞内外的结核杆菌均有活性，主要作用于细菌DNA复制过程中的DNA促旋酶，干扰细菌DNA的合成，从而导致DNA降解和细菌死亡。已用于治疗结核病的喹诺酮有氧氟沙星、环丙沙星、左氧氟沙星、司帕沙星、莫西沙星、格帕沙星等。这类药物的优点有：①与现有抗结核药不交叉耐药；②并用不抑制其他药物的活性；③对多重耐药性结核杆菌有效；④对结核杆菌以外的分枝杆菌亦有作用；⑤不良反应少。缺点是：①杀结核杆菌活性不够强；②喹诺酮药物之间交叉耐药；③产生耐药性较快（约2个月）。莫西沙星与加替沙星抗异烟肼一吡嗪酰胺耐药性结核杆菌活性比左氧氟沙星强10余倍。开发中的吡啶并苯噁嗪（pyridobenzoxazine）衍生物具有比现有喹诺酮与抗结核药强得多的抗分枝杆菌活性，对利福平的耐药菌亦有作用。

（5）吡嗪酰胺类：是传统的一线抗结核药物，后来对其杀菌作用有了新的认识—在短程化疗开始时加用吡嗪酰胺，可达到较高的几乎无发的治愈率。目前，国外正在研制新的吡嗪酰胺类衍生物，如吡嗪酸正辛酯、叔丁酰氧基甲酯、硫代酰胺与硫代酰脲等衍生物，但尚未找到具有开发前景的药物。

（6）氯苯吩嗪（clofazimine，lamprene，B663）的再修饰：原用于麻风病的治疗，近年来开始用于治疗多药耐药结核病。该药通过抑制DNA依赖的RNA聚合酶，从而干扰菌体蛋白合成，另外与β-干扰素合用可恢复吞噬细胞的吞噬作用，将其进行结构修饰后，发现对结核分枝杆菌H37Rv具有很强抗菌活性，而且对耐利福平、耐乙胺丁醇和多重耐药性结核杆菌都有同样抗菌活性。

（7）此外，还有氨硫脲衍生物，以及对异烟肼类和乙胺丁醇结构的再修饰。

4. *从现有药物中发现具有抗结核活性的物质* 抗真菌药吡咯类如双氯苯咪唑具有较强的抗结核杆菌活性；BM212结构新颖，是吡咯类药物中抗结核杆菌活性较强的一个，且不会与一线抗结核药物产生交叉耐药性。吩噻嗪类如氯丙嗪、硫醚嗪及三氟拉嗪均（trifluoperazine）是抗精神病药物，同时也具有抗结核活性。吩噻嗪类化合物作为钙调节蛋白拮抗剂，其抗结核杆菌活性是与结核杆菌中存在钙调节蛋白样蛋白有关。二氢叶酸还原酶（DHFR）抑制剂2，4-二氨基-5-去氮蝶呤衍生物对人和鸟分枝杆菌均有较强作用。

四、抗结核药物的不良反应

结核病需要多种抗结核药品联合使用，不间断用药半年以上，在治疗过程中患者可能出现各种不同程度的药品不良反应（adverse drug reactions，ADR），而影响结核病的防治。不良反应发生时间多在1周～3个月内，1～2周有一个高峰期，约2个月有一个高峰期。抗结核药品的不良反应发生率排序为胃肠道反应、肝损害、关节损害、神经系统反应、变态反应、血液系统反应、肾损害等，其中以胃肠道反应所占比例较大，肝损害最为重要，其他不良反应较少见。

1. *胃肠道反应* 异烟肼、利福平、乙胺丁醇较易发生胃肠道反应，表现为食欲不振、恶心、呕吐、腹胀、腹痛、腹泻。应及时检查患者肝功能，排除肝损害，一般无需停药，可调整饮食，予以甲氧氮普胺（胃复安）止呕等对症处理。

2. *肝损害* 药物性肝损害是抗结核药物最常见的毒副作用之一，也是结核患者停止化疗的最常见原因之一。联用利福平、异烟肼等，在肝损害等不良反应的发生上有协同效应，采用该种方案治疗时，应警惕不良反应的发生。

(1) 肝损害反应机制

1）可干扰或阻断肝细胞和某项重要代谢途径或胆汁排泄功能，导致肝细胞损伤或胆汁淤积、脂肪变和坏死。如吡嗪酰胺可通过影响蛋白质合成等环节而使肝细胞胞浆膜或亚微细胞器受损，导致细胞的完整性丧失，进而肝细胞发生变性和坏死。利福平主要干扰胆红素和葡萄糖醛酸的结合和排泄，而致血非结合性胆红素增高、黄疸和排泄色素功能受损。

2）通过毒害肝细胞基本结构，破坏肝细胞，最终导致细胞坏死；通过免疫反应导致肝细胞坏死或活性代谢物导致分子病变。如异烟肼在肝内通过 *N*-乙酰转移酶作用与乙酰基结合成乙酰化异烟肼，随后在肝内被水解为毒性较强的乙酰肼。乙酰肼通过肝细胞内微粒体酶转变成反应介质，再与细胞蛋白结合导致肝细胞变形和坏死。此代谢过程中生成低分子自由基，也可诱导脂质过氧化反应，引起药物性肝炎。

3）药物的相互作用不容忽视。药物在肝内代谢通常要经过两个步骤，第一步包括氧化、还原或水解过程；第二步为结合过程，结合反应至少包括四种主要化学作用，即葡萄糖醛酸化、硫酸盐化、谷胱甘肽结合和乙酰化，异烟肼、利福平、对氨基水杨酸钠在肝内代谢时均需乙酰化转移酶，代谢形成酰胺化合物，彼此可能存在酶的竞争，如对氨基水杨酸钠可降低异烟肼乙酰化速度，从而增加异烟肼肝脏毒性。

(2) 肝损害的防治

1）发生药物性肝损害时，可暂不停药，应每 2 周评价 1 次肝功能，如肝功能无恶化，可继续原有治疗，如有恶化，则应停药。

2）当天冬氨酸转氨酶大于正常上限二倍时可不停抗结核药，应根据具体情况及临床医师经验加用保肝药，每周评价患者的肝功能一次，若肝功能无好转，应调整保肝药继续观察，第二次评价仍无好转时，则应停用异烟肼、吡嗪酰胺，若肝功能好转则继续用药。

3）对高危人群，如老年、营养不良、嗜酒、乙肝病毒携带者、既往有肝病病史者应密切观察或于抗结核初始加用适当保肝药物预防，如还原型谷胱甘肽、联苯双酯、甘草酸单铵等。

3. *神经系统症状* 轻者临床表现为周围神经炎、下肢麻木、外周神经炎、肌肉痉挛等，可给予维生素 B_6 口服以缓解症状。当患者出现记忆减退、反射亢进、幻觉等症状时，应停用异烟肼及左氧氟沙星等易致神经系统症状的药物，并给予神经营养药对症治疗。

4. *血液系统不良反应*

(1) 发生机制

1）抗结核药物影响造血物质的吸收和干扰代谢，主要见于红细胞发育不全、缺铁性贫血、铁幼粒细胞性贫血等。如 RFP 可影响维生素 K 的摄入、合成和吸收，对维生素 K 依赖凝血因子和非维生素 K 依赖凝血因子均有影响。PAS 则可引起红细胞 G-6-PD 缺陷者药物性溶血性贫血。

2）抗结核药物引起机体变态反应，RFP、PZA、PAS 等均能引起患者血小板减少，多在用药后数日至数月后发生。本品大剂量间歇应用时更能引起血小板减少。血液中大量血小板被破坏，常为免疫机制引起。变态反应可为Ⅰ、Ⅱ、或Ⅲ型单独或同时出现。RFP、INH、PAS

还能通过免疫复合物型、半抗原细胞型及自体免疫型等方式而引起药物性溶血性贫血。

3）对骨髓造血系统的直接毒性抑制作用。RFP、INH、PAS、SM都能引起中性粒细胞减少，不仅有免疫损害，还对骨髓组织有毒性作用。

（2）血液系统不良反应的防治

1）详细询问、了解患者是否是过敏体质，患者用药史以及药物过敏史。进行抗结核治疗前，必须全面检查患者血常规，了解患者血液情况，这样有助于将非药物性的血液系统改变与药物性血液系统不良反应区别开来。

2）掌握合理的日给药剂量，应避免大剂量、间歇用药。对结核科常用的解热镇痛药如吲哚美辛等，应谨慎使用。并定期作血液学检测。

3）停药：如果属严重的急性血液学变化，又不能确定是何种药物所致，应先停用所有抗结核药物；并需排除同服的其他药物致病的可能性。当患者出现以下几种情况时，必须停药：血小板减少性紫癜或单纯性血小板减少在80×10^9/L以下者或单纯性血小板减少在50×10^9/L以下有出血倾向或有凝血时间和凝血酶原时间延长者；溶血性贫血；药源性呼吸困难。血小板减少性紫癜；全血细胞减少；再生障碍性贫血；急性溶血反应；白细胞减少在3×10^9/L以下者；过敏性休克；肾衰竭则需永久性停药。

4）如果必须确定过敏原，要用常规剂量的1/10进行治疗，严密观察并制定应急处理措施，RFP诱导血小板减少主要依靠用药开始和血小板之间的关系及停药后的恢复状况来判断，小剂量RFP试验性治疗必须谨慎，开始用药3h内血小板降至低水平，则不再试验，严重过敏和不良反应者不应进行重复验证。

5）对于INH诱导产生的获得性Ⅷ因子抑制，用血浆置换疗法可以明显降低抑制剂的滴度，但不能恢复Ⅷ因子活性。每6周输入浓缩的Ⅷ因子2500～37 500U，能恢复其活性和避免抑制剂滴度回升。冷冻输血能降低抑制剂滴度和控制出血。

6）其他相应有关的处理：补充所缺乏的铁剂、维生素B_{12}、叶酸等。过敏反应需给予抗过敏药物，必要时给予激素治疗。根据需要有时要给予抗贫血、促红细胞生成的药物和输新鲜血液。

7）脱敏治疗：抗结核药物的脱敏治疗常用于过敏性皮炎，特别是INH和RFP这两种主要的抗结核药物。药物性血液系统不良反应一般不应行脱敏治疗。

5. 其他　乙胺丁醇易导致球后视神经炎，表现为视敏度降低、辨色力受损、视力减退等，出现此症状时应立即停药。异烟肼、利福平、对氨基水杨酸钠可引起皮肤损害，表现为荨麻疹、血管神经性水肿、接触性皮炎等过敏反应，可给予患者抗组胺药对症治疗。链霉素可引起耳毒性反应，可给予多种维生素、神经营养药改善症状，若患者发现耳有堵塞感或耳鸣时应立即停药。

五、抗结核药物的合理应用

（1）在应用抗结核药时应遵循下列两个原则即采用早期，联合、适量、规律和全程用药的原则及在应用抗结核药的基础上注意综合治疗的原则。

（2）坚持全疗程服药注意患者肝功能的变化。服药不规律或过早中断治疗，是造成治疗失败的一个重要原因，因此应坚持全疗程服药，是治愈结核病的关键。对结核病的治疗，一般采用1～1.5年的药物治疗，也可采用异烟肼、利福平、吡嗪酰胺在内的9个月短程疗法，通常在治疗的初始2个月加乙胺丁醇。要保证用药的全疗程，应尽量做到全程督导服药，从而达到彻底治疗的目的。但应注意用药期间须随时检查肝功能，若出现肝功能异常要根据实际病情的轻重暂时停用抗结核药和待肝功能恢复后再继用抗结核药物；或不停用抗结核药，加用护肝药或相应减少1～2种抗结核药物继续治疗。

(3) 避免大剂量间断用药。利福平产生肾损害多在大剂量间歇疗法或停药后重新服用时产生。停药时间3日～10年不等，尤其当利福平的剂量较大时，不良反应可能较多见且严重。利福平引起肾损害的发病机制可能与利福平抗体的产生有关，表现为全身不适，寒战、发热、恶心、呕吐、腰痛、尿少伴蛋白尿血尿等。所以，服药期间如没有停药指征，不要随意停药，避免大剂量的间断用药。

(4) 合理掌握用药时间及剂量。利福平与异烟肼为常联用的一对药物，两药合用，虽有协同作用、疗效好，但对肝毒性也增加。同时，利福平可诱导肝药酶的活性，使异烟肼代谢加快，乙酰肼代谢的活性中间体以及肼的量相继增加，与肝细胞过氧化反应增强，从而使肝脏的损害加重。异烟肼在晚间顿服的疗效比早晨顿服好。所以，宜将异烟肼与利福平分开服，这样既减少了二者在体内相互作用的机会，降低了对肝脏的毒性，又增加了它们相互协同的作用及疗效。另外，异烟肼与食物或制酸剂同服时可减少异烟肼的吸收，空服能提高异烟肼的吸收率。利福平应于空腹时（餐前1h或餐后2h）用水送服，以保证最佳吸收，如患者出现胃肠道刺激症状则可在进食后服用。乙硫异烟胺每日剂量在晚餐后或睡前1次顿服，可增加血药浓度和疗效，但可能加重胃肠道刺激，为此可将每日剂量分3次在餐后立即服用。利福喷汀与利福平有交叉耐药性，必须空腹给药，饱食后服药或并用制酸药，其生物利用度明显降低。对氨基水杨酸钠在饭后服用，可减少胃肠道反应。吡嗪酰胺（PZA）与异烟肼合用时，杀菌作用增强，对细胞内酸性环境中生长缓慢的结核杆菌有特殊的杀灭作用，由于PZA在肺中浓度高，排泄慢，PZA可隔日用药。

(5) 应避免同类药物联用。联合用药的目的是加强疗效并延迟结核菌产生耐药性，要避免同类药物联用，因为同类药物联用，只起疗效相加作用，而且副反应也同时相加，只有不同类的药物联合才能起到抗菌性能的互补，疗效加强而副反应减少的作用。

(6) 不宜合用的药物。乙硫异烟胺与对氨基水杨酸钠、异烟肼、乙胺丁醇、利福平、吡嗪酰胺合用时可增加不良反应。乙硫异烟胺为结核分枝杆菌的抑菌剂，用于复治性结核，疗程一般1～2年，所以在复治患者用药时，应避免再与抗结核一线药物配伍使用；丙硫异烟胺与其他抗结核药合用可能加重其不良反应；对氨基水杨酸钠一般不与利福平合用，因为对氨基水杨酸钠可延长胃排空时间，可减少小肠对利福平的吸收，使血药浓度下降导致结核杆菌对利福平产生耐药性，从而降低疗效，两药合用也可加强肝毒性。乙胺丁醇和对氨基水杨酸钠均为抑菌剂，如同时口服，胃肠道症状或胃肠道刺激损伤加剧，不宜合用。

第二节 抗结核药物

异 烟 肼

【英文名】 isoniazid

【化学名及结构式】 4-吡啶甲酰肼。

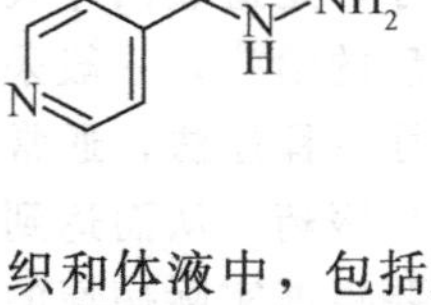

【性状】 本品为白色结晶性粉末。

【药理与毒理】 本品是一种具有杀菌作用的合成抗菌药，本品只对分枝杆菌，主要是生长繁殖期的细菌有疗效。其作用机制尚未阐明，可能抑制敏感细菌分枝菌酸（mycolicacid）的合成而使细胞壁破裂。

【药代动力学】 本品口服后迅速自胃肠道吸收，并分布于人体的全身组织和体液中，包括脑脊液、胸水、腹水、皮肤、肌肉、乳汁和干酪样组织。并可穿透血-胎盘屏障。蛋白结合率仅0～10%。口服1～2h血药浓度可达峰值，但4～6h后血药浓度根据患者的乙酰化快慢而不一，快乙酰化者，$T_{1/2}$为0.5～1.6h，慢乙酰化者为2～5h，肝、肾功能损害者可能延长。代谢主要在肝脏中乙酰化而成无活性代谢产物，其中有的具有肝毒性。乙酰化的速率由遗传决定。慢乙酰化者常有肝脏 N-乙酰转移酶缺乏，未乙酰化的异烟肼可被部分结合。本品主要经肾脏排泄（约 70%），在 24h 内排出，大部分无活性代谢物。快乙酰化者中 93%以乙酰化型在尿液中排出，慢乙酰化者为 63%。快乙酰化者尿液中 7%的异烟肼呈游离或结合型，而慢乙酰化者则为 37%。本品易通过血-脑屏障，亦可从乳汁排出，少量可自唾液、痰液和粪便中排出。相当量的异烟肼可经血液透析与腹膜透析清除。

【适应证】

（1）异烟肼与其他抗结核药连用，适用于各型结核病的治疗，包括结核性脑膜炎以及其他分枝杆菌的感染。

（2）异烟肼单用适用于各型结核病的预防：①新近确诊为结核病患者的家庭成员或密切接触者；②结核菌素纯蛋白衍生物实验（PPD）强阳性同时胸部 X 线检查符合非进行结核病，痰菌阴性，过去未接受过正规抗结核治疗者；③正在接受免疫抑制剂或长期激素治疗的患者，某些血液病或单核-吞噬细胞系统疾病（如白血病、霍奇金病）、糖尿病、尿毒症、硅沉着肺或胃切除术等患者，其结核菌素纯蛋白衍生物实验呈阳性反应者；④35 岁以下结核菌素纯蛋白衍生物实验呈阳性反应者；⑤已知或疑为 HIV 感染者，其结核菌素纯蛋白衍生物实验呈阳性反应者，或与活动性肺结核患者有亲密接触者。

【用法与用量】

（1）口服，预防：成人 0.3g/d，顿服；小儿按体质量 10mg/(kg·d)，总量不超过0.3g/d，顿服。治疗：成人与其他抗结核药合用，按体质量口服 5mg/(kg·d)，最高 0.3g；或 15mg/(kg·d)，最高 900mg，2～3 次/周。小儿按体质量 10～20mg/(kg·d)，不超过 0.3g/d，顿服。某些严重结核病患儿（如结核性脑膜炎），体质量可高达 30mg/(kg·d)　（最高剂量500mg/d），但要注意肝功能损害和周围神经炎的发生。

（2）肌内注射、静脉注射或静脉滴注：国内极少肌内注射，一般在强化期或对于重症或不能口服用药的患者采用静脉滴注的方法，用 0.9%氯化钠注射液或 5%葡萄糖注射液稀释后使用。①成人 0.3～0.4g/d 或 5～10mg/（kg·d）；儿童按体质量 10～15mg/（kg·d），不超过 0.3g/d。②急性粟粒型肺结核或结核性脑膜炎患者，成人 10～15mg/（kg·d），不超过 0.9g/d。③采用间歇疗法时，成人 0.6～0.8g/次，2～3 次/周。

（3）局部用药：①雾化吸入，0.1～0.2g/次，2 次/日。②局部注射（胸膜腔、腹腔或椎管内），50～200mg/次。

【不良反应】发生率较多者有步态不稳或麻木针刺感、烧灼感或手指疼痛（周围神经炎）；深色尿、眼结膜或皮肤黄染（肝毒性，35 岁以上患者肝毒性发生率增高）；食欲不佳、异常乏力或软弱、恶心或呕吐（肝毒性的前驱症状）。发生率极少者有视力模糊或视力减退，合并或不合并眼痛（视神经炎）；发热、皮疹、血细胞减少及男性乳房发育等。本品偶可因神经毒性引起的抽搐。

【禁忌证】肝功能不正常者，精神病患者和癫痫患者禁用。

【注意事项】

（1）交叉过敏反应，对乙硫异烟胺、吡嗪酰胺、烟酸或其他化学结构有关药物过敏者也可能对本品过敏。

（2）对诊断的干扰：用硫酸铜法进行尿糖测定可呈假阳性反应，但不影响酶法测定的结果。异烟肼可使血清胆红素、丙氨酸氨基转移酶及门冬氨酸氨基转移酶的测定值增高。

（3）有精神病、癫痫病史者、严重肾功能损害者应慎用本品。

（4）如疗程中出现视神经炎症状，应立即进行眼部检查，并定期复查。

（5）异烟肼中毒时可用大计量维生素 B_6 对抗。

【孕妇及哺乳期妇女用药】

(1) 本品是妊娠期预防和治疗结核的首选药物，在使用过程中，应同时服用维生素 B_6，以避免产生神经毒性，且孕妇每月应进行肝功能检查。本品可穿过胎盘，导致胎儿血药浓度高于母血药浓度。动物实验证明异烟肼可引起死胎，但在人类中虽未证实，应用时仍须权衡利弊。异烟肼与其他药物联合时对胎儿的作用尚未阐明。因此，在新生儿用药时应密切观察不良反应。

(2) 本品是哺乳期妇女治疗结核病的首选药物，但本品存在一定的不良反应，如外周神经炎等，为预防该不良反应，乳儿应同时服用维生素 B_6。异烟肼在乳汁中浓度可达 12mg/L，与血药浓度相近；虽然在人类中尚未证实有问题，哺乳期间应用仍应充分权衡利弊。如用药则宜停止哺乳。

【儿童用药】严格按儿童用法用量使用。

【老年患者用药】50 岁以上患者用本品可引起肝炎的发生率较高。

【药物相互作用】

(1) 服用异烟肼时每日饮酒，易引起本品诱发的肝脏毒性反应，并加速异烟肼的代谢，因此需调整异烟肼的剂量，并密切观察肝毒性征象。应劝告患者服药期间避免乙醇饮料。

(2) 含铝制酸药可延缓并减少异烟肼口服后的吸收，使血药浓度减低，故应避免两者同时服用，或在口服制酸剂前至少 1h 服用异烟肼。

(3) 抗凝血药（如香豆素或茚满双酮衍生物）与异烟肼同用时，由于抑制了抗凝药的酶代谢，可使抗凝作用增强。

(4) 与环丝酸氨酸同服时可增加中枢神经系统的不良反应（如头昏或嗜睡），应用时需调整剂量，并密切观察中枢神经系统毒性征象，尤其对于从事需要灵敏度较高的患者。

(5) 利福平与异烟肼合用时可增加肝毒性的危险性，尤其是已有肝功能损害者或为异烟肼快乙酰化者，因此在疗程的头 3 个月应密切随访有无肝毒性征象出现。

(6) 异烟肼为维生素 B_6 的拮抗剂，可增加维生素 B_6 经肾脏排出量，因而可能导致周围神经炎，服用异烟肼时维生素 B_6 的需要量增加。

(7) 与肾上腺皮质激素（尤其泼尼松龙）合用时，可增加异烟肼在肝内的代谢及排泄，导致后者血药浓度减低而影响疗效，在快乙酰化者更为显著，应适当调整剂量。

(8) 与阿芬太尼（alfentanil）合用时，由于异烟肼为肝药酶抑制剂，可延长阿芬太尼的作用；与双硫仑（disulfiram）合用可增强其中枢神经系统作用，产生眩晕、动作不协调、易激怒、失眠等；与安氟醚合用可增加具有肾毒性的无机氟代谢物的形成。

(9) 与乙硫异烟胺或其他抗结核药合用时，可加重后二者的不良反应。与其他肝毒性药合用可增加本品的肝毒性，因此宜尽量避免。

(10) 异烟肼不宜与酮康唑或咪康唑合用，因其可使后两者的血药浓度降低。

(11) 与苯妥英钠或氨茶碱合用时可抑制二者在肝脏中的代谢，从而导致苯妥英钠或氨茶碱血药浓度增高，故异烟肼与两者先后应用或合用时，苯妥英钠或氨茶碱的剂量应适当调整。

(12) 与对乙酰氨基芬合用时，由于异烟肼可诱导肝细胞色素 P_{450}，使前者形成毒性物的量增加，可增加肝毒性及肾毒性。

(13) 与卡马西平同用时，异烟肼可抑制其代谢，使卡马西平的血药浓度增高，而引起毒性反应；卡马西平可诱导异烟肼的微粒体代谢，形成具有肝毒性的中间代谢物增加。

(14) 本品不宜与其他神经毒药物合用，以免增加神经毒性。

【贮藏】遮光，密闭，在干燥处保存。

利 福 平

【英文名】rifampicin

【化学名及结构式】 3-[[(4-甲基-1-哌嗪基)亚氨基]甲基]-利福霉素。

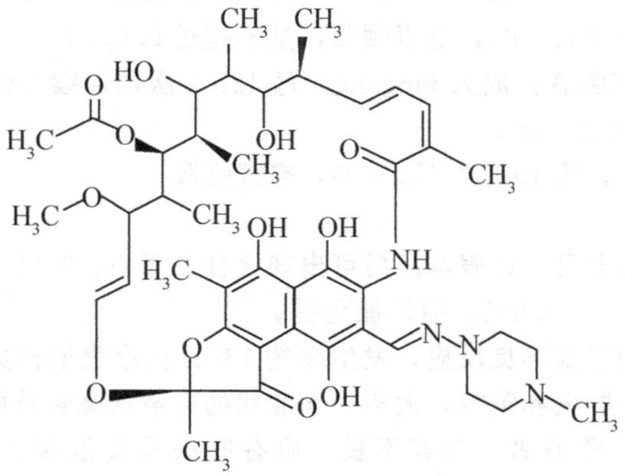

【性状】 为鲜红色或暗红色的结晶性粉末。

【药理与毒理】 利福平为利福霉素类半合成广谱抗菌药，对多种病原微生物均有抗菌活性。该药在宿主细胞内外对结核分枝杆菌和部分非结核分枝杆菌（包括麻风分枝杆菌等）均有明显的杀菌作用。利福平对需氧革兰阳性菌具良好抗菌作用，包括葡萄球菌产酶株及甲氧西林耐药株、肺炎链球菌、其他链球菌属、肠球菌属、李斯特菌属、炭疽杆菌、产气荚膜杆菌、白喉杆菌、厌氧球菌等。对需氧革兰阴性菌如脑膜炎奈瑟球菌、流感嗜血杆菌、淋病奈瑟球菌亦具高度抗菌活性。利福平对军团菌属作用亦良好，对沙眼衣原体、性病淋巴肉芽肿及鹦鹉热等病原体均具抑制作用。细菌对利福霉素类抗生素有交叉耐药。利福平可与依赖DNA的RNA多聚酶的β亚单位牢固结合，抑制细菌RNA的合成，防止该酶与DNA连接，从而阻断RNA转录过程，使DNA和蛋白的合成停止。

【药代动力学】 利福平口服吸收良好，服药后1.5～4h血药浓度达峰值。成人口服600mg/次后血药峰浓度（C_{max}）为7～9mg/L，6个月～5岁小儿一次口服10mg/kg，血药峰浓度（C_{max}）为11mg/L。本品在大部分组织和体液中分布良好，包括脑脊液，当脑膜有炎性反应时脑脊液内药物浓度增加；在唾液中亦可达有效治疗浓度；本品可穿过胎盘。表观分布容积（V_d）为1.6L/kg。蛋白结合率为80%～91%。进食后服药可使药物的吸收减少30%，该药的血消除半衰期（$T_{1/2\beta}$）为3～5h，多次给药后有所缩短，为2～3h。本品在肝脏中可被自身诱导微粒体氧化酶的作用而迅速去乙酰化，成为具有抗菌活性的代谢物去乙酰利福平，水解后形成无活性的代谢物由尿液排出。本品主要经胆和肠道排泄，可进入肠肝循环，但其去乙酰活性代谢物则无肠肝循环。60%～65%的给药量经粪便排出，6%～15%的药物以原形、15%为活性代谢物经尿液排出，7%则以无活性的3-甲酰衍生物排出。亦可经乳汁排出。肾功能减退的患者中本品无积聚；由于自身诱导肝微粒体氧化酶的作用，在服用利福平的6～10d后其排泄率增加；用高剂量后由于胆道排泄达到饱和，本品的排泄可能延缓。利福平不能经血液透析或腹膜透析清除。

【适应证】

（1）本品与其他抗结核药联合用于各种结核病的初治与复治，包括结核性脑膜炎的治疗。

（2）本品与其他药物联合用于麻风、非结核分枝杆菌感染的治疗。

（3）本品与万古霉素（静脉）可联合用于甲氧西林耐药葡萄球菌所致的严重感染。利福平与红霉素联合方案可用于军团菌属严重感染。

（4）用于无症状脑膜炎奈瑟菌带菌者，以消除鼻咽部脑膜炎奈瑟菌；但不适用于脑膜炎奈瑟菌感染的治疗。

【用法与用量】

(1) 抗结核治疗：成人，口服，0.45g～0.60g/d，空腹顿服，不超过1.2g/d；1个月以上小儿按体质量10～20mg/(kg·d)，空腹顿服，量不超过0.6g/d。

(2) 脑膜炎奈瑟菌带菌者：成人5mg/kg，每12h 1次，连续2d；1个月以上小儿10mg/(kg·d)，每12h 1次，连服4次。

(3) 老年患者，口服，按10mg/(kg·d)，空腹顿服。

【不良反应】

(1) 消化道反应最为多见，口服本品后可出现厌食、恶心、呕吐、上腹部不适、腹泻等胃肠道反应，发生率为1.7%～4.0%，但均能耐受。

(2) 肝毒性为本品的主要不良反应，发生率约1%。在疗程最初数周内，少数患者可出现血清氨基转移酶升高、肝肿大和黄疸，大多为无症状的血清氨基转移酶一过性升高，在疗程中可自行恢复，在老年人、酗酒者、营养不良、原有肝病或其他因素造成肝功能异常者较易发生。

(3) 变态反应大剂量间歇疗法后偶可出现“流感样症候群”，表现为畏寒、寒战、发热、不适、呼吸困难、头昏、嗜睡及肌肉疼痛等，发生频率与剂量大小及间歇时间有明显关系。偶可发生急性溶血或肾衰竭，目前认为其产生机制属过敏反应。

(4) 其他患者服用本品后，大小便、唾液、痰液、泪液等可呈橘红色。偶见白细胞减少、凝血酶原时间缩短、头痛、眩晕、视力障碍等。

【禁忌证】

(1) 对本品或利福霉素类抗菌药过敏者禁用本品。

(2) 肝功能严重不全、胆道阻塞者和3个月以内孕妇禁用本品。

【注意事项】乙醇中毒、肝功能损害者慎用本品。婴儿、3个月以上孕妇和哺乳期妇女慎用本品。

【孕妇及哺乳期妇女用药】利福平可透过胎盘，动物实验曾引起畸胎。人类虽尚无致畸报道，但目前无足够资料表明可在妊娠期安全应用。服用本品时，应给孕妇补充适量的维生素K，以防出血综合征的出现。

【儿童用药】本品在5岁以下小儿应用的安全性尚无可靠参考文献。

【老年患者用药】老年患者肝功能有所减退，用药量应酌减。

【药物相互作用】

(1) 饮酒可致利福平性肝毒性发生率增加，并增加利福平的代谢，需调整利福平剂量，并密切观察患者有无肝毒性出现。

(2) 对氨基水杨酸盐可影响本品的吸收，导致其血药浓度减低；如必须联合应用时，两者服用间隔至少6h。

(3) 本品与异烟肼合用肝毒性发生危险增加，尤其是原有肝功能损害者和异烟肼快乙酰化患者。

(4) 利福平与乙硫异烟胺合用可加重其不良反应。

(5) 氯苯酚嗪可减少利福平的吸收，达峰时间延迟且半衰期延长。

(6) 利福平与咪康唑或酮康唑合用时，可使后两者血药浓度减低，故本品不宜与咪唑类合用。本品与其他药物的相互作用请参考说明书。

【药物过量】

(1) 逾量的表现：精神迟钝；眼周或面部水肿；全身瘙痒；红人综合征（皮肤黏膜及巩膜呈红色或橙色）。有原发肝病，酗酒者或同服其他肝毒性药物者可能引起死亡。

(2) 处理：①停药。②洗胃，因患者往往出现恶心、呕吐，不宜再催吐；洗胃后给予活性炭糊，以吸收胃肠道内残余的利福平；有严重恶心呕吐者给予镇吐药。

(3) 静脉输液并给予利尿剂，以促进药物的排泄。

(4) 对症和支持疗法。

【贮藏】密封，在阴暗干燥处保存。

乙胺丁醇

【英文名】ethambutol

【化学名及结构式】[2*R*，2 [*S*-(*R*＊，*R*＊)] -*R*]

(+) 2，2′-(1，2-乙二基二亚氨基) —双-1-丁醇

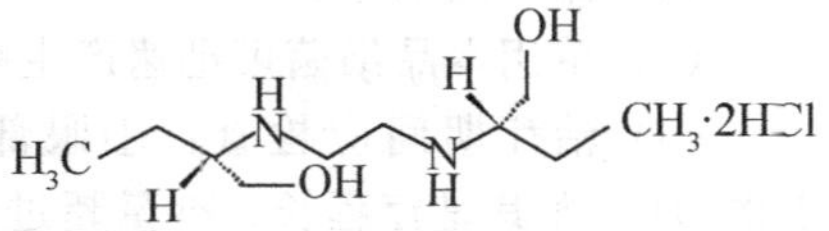

【性状】本品为白色结晶性粉末，无臭或几乎无臭，略有引湿性，在水中极易溶解，在乙醇中略溶，在氯仿中极微溶解，在乙醚中几乎不溶。

【药理与毒理】

(1) 药理作用：本品为人工合成抑菌性抗结核药。对生长繁殖期细菌具较强活性，对静上期细菌几乎无作用。本品对各型分枝杆菌具高度抗菌活性。结核杆菌对本品与其他药物之间无交叉耐药现象。本品的作用机制尚未完全阐明，可能抑制敏感细菌的代谢，抑制 RNA 的合成，干扰结核杆菌蛋白代谢，从而导致细菌死亡。

(2) 毒理研究：本品大剂量时在小鼠试验中可引致腭裂、脑外露和脊柱畸形等；在大鼠试验中可引致轻度颈椎畸形；在家兔试验中可引致独眼、短肢和腭裂等。

【药代动力学】本品口服后经胃肠道吸收 75%～80%，达峰时间 2～4h。在体内各组织中分布广泛，可浓集在红细胞（红细胞内浓度可达血药浓度的 2～3 倍）、肾、肺、唾液和尿液中，在胸水、腹水浓度极低。脑脊液中药物浓度约为血药浓度 20%～80%，表观分布容积（V_d）为 1.6～3.9L/kg，蛋白结合率为 10%～30%。血消除半衰期（$T_{1/2\beta}$）为 2.5～4h，肾功能减退者可延长至 7～15h，故应进行剂量调整。10%～20%的本品在肝脏中代谢，本品经肾小球滤过和肾小管分泌排出，给药后 50%～90%的药物以原在 24h 内经肾脏排出，约 15%为无活性代谢物，肾清除率（Cl_R）为 5.93～8.45ml/（min·kg）。在粪便中以原形排出约 20%。乳汁中的药物浓度约相当于母体血药浓度。血液透析和腹膜透析可清除本品。

【适应证】本品适用于与其他抗结核药联合治疗结核分枝杆菌所致的肺结核和肺外结核，亦可用于非典型结核分枝杆菌感染的治疗。

【用法与用量】需与其他抗结核药物联合使用。

(1) 初治：口服，按体质量 15mg/kg，1 次/日；或一次 25～30mg/kg，最高 2.5g，3 次/周；或按体质量 50mg/kg，最高 2.5g，2 次/周。

(2) 复治：口服，按体质量 25mg/kg，1 次/日，连续 60d 后，继以按体质量 15mg/kg，1 次/日。

(3) 非典型结核分枝杆菌感染：按体质量 15～25mg/kg，1 次/日。

【不良反应】

(1) 常见视神经损害，如球后视神经炎、视神经中心纤维损害。本品可能与铜、锌等金属元素螯合后引起这些金属元素含量下降有关。球后视神经炎发生率约 0.8%，剂量、疗程有关，长期服药、剂量＞25mg/（kg·d）时易于发生，剂量 15mg/（kg·d）发生率为 1%，25mg/（kg·d）为 6%，35mg/（kg·d）增至 15%。表现为视力模糊、眼痛、红绿色盲或视力减退、视野缩小。上述反应早期发现和及时停药则可于数周或数月内自行消失，永久性视觉功能丧失极少发生。

(2) 少见畏寒、关节肿痛（尤其大趾、髁、膝关节）和病变关节表面皮肤发热拉紧感（急

性痛风、高尿酸血症)。

(3) 偶见胃肠道不适、恶心、呕吐、腹泻、肝功能损害、周围神经炎(常表现为麻木、针刺感、烧灼痛或手足软弱无力)和过敏反应(常表现为皮疹、瘙痒、头痛、发热、关节痛)等。

【禁忌证】对本品过敏者、已知视神经炎患者、乙醇中毒者及年龄<13 岁者应谨慎使用。

【注意事项】

(1) 痛风、视神经炎、糖尿病眼底病变、肝、肾功能减退患者慎用本品。肾功能减退的患者使用本品时应减量。

(2) 单用本品细菌可迅速产生耐药性,因此必须与其他抗结核药联合应用。

(3) 治疗期间应检查:①眼部,视野、视力、红绿鉴别力等,在用药前、疗程中检查1次/月,尤其是疗程长、剂量超过 15mg/(kg·d)的患者;②由于本品可使血中尿酸浓度增高,引起痛风发作,因此在疗程中应定期测定血清尿酸。

(4) 对诊断的干扰:服用本品可使血尿酸浓度测定值增高。

(5) 如发生胃肠道刺激,本品可与食物同服。一日剂量分次服用可能达不到有效血药浓度,因此本品一日剂量宜1次服用。

【孕妇及哺乳期妇女用药】

(1) 由于本品可透过胎盘,胎儿血药浓度约为母体血药浓度的 30%,动物实验显示本品可致畸形,虽然在人类中未证实有问题,但孕妇仍应禁用本品,如确有服用指征时须充分权衡利弊后方可使用。目前尚无报告指出本品能够对胎儿产生眼毒性,但在高剂量下对成人可能产生此作用。

(2) 本品可分泌至乳汁,乳汁中浓度与母体血药浓度相近,故哺乳期妇女禁用本品,如确有服用指征需暂停授乳。

【儿童用药】13 岁以下儿童尚缺乏临床资料,由于在幼儿中不易监测视力变化,故本品不宜用于 13 岁以下小儿;13 岁以上小儿用量与成人相同。

【老年患者用药】老年患者因生理性肾功能减退,故应按肾功能调整用量。

【药物相互作用】

(1) 铝盐,包括 DDI 缓冲液可减少本品的吸收。

(2) 本品与维拉帕米合用时可减少后者的吸收。

(3) 与神经毒性药物合用时可增加本品的神经毒性,如视神经炎或周围神经炎。

(4) 与乙硫异烟胺合用时可增加黄疸性肝炎、视神经炎等不良反应的发生。

【药物过量】

(1) 药物过量主要表现为不良反应中所述症状,重症者可发生永久性视神经萎缩。

(2) 药物过量的处理:①停药。②对症处理,球后视神经炎者可用维生素 B_6、复合维生素及锌铜制剂等;恢复视力,可选用地塞米松 5mg,每日静脉滴注或球后注射;妥拉苏林 12.5mg,每日球后注射;氢化可的松 200mg,每日静脉滴注。也可口服泼尼松 20mg,2~3 次/日。同时给予维生素等。恢复期可予针刺治疗,口服地巴唑、烟酸等,或胎盘组织液每日肌内注射;必要时进行血液透析和腹膜透析清除本药物。

【贮藏】遮光,密封,在干燥处保存。

对氨基水杨酸钠

【英文名】aminosalicylate

【化学名及结构式】4-氨基-2-羟基苯甲酸。

【性状】本品为白色或类白色的结晶或结晶性粉末。

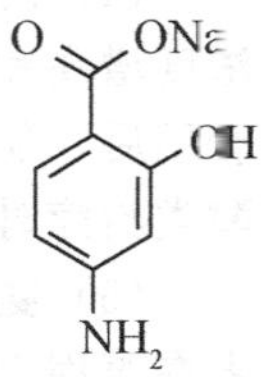

【药理与毒理】 本品只对结核杆菌有抑菌作用。本品为对氨基苯甲酸(PABA)的同类物，通过对叶酸合成的竞争性抑制作用而抑制结核分枝杆菌的生长繁殖。

【药代动力学】 本品自胃肠道吸收良好。较其他水杨酸类吸收更为迅速。吸收后可迅速分布至各种体液中，本品可在胸水中达到很高浓度，但在脑脊液中的浓度很低。本品可迅速弥散至肾、肺和肝组织中，在干酪样组织中可达较高浓度。蛋白结合率低（15%）。口服后 1～2h 血药浓度达峰值，持续时间约 4h，$T_{1/2}$ 为 45～60min，肾功能损害者可达 23h。本品在肝中代谢，50%以上经乙酰化成为无活性代谢物。给药后 85%在 7～10h 内经肾小球滤过和肾小管分泌迅速排出；14%～33%以原形经肾脏排出，50%为代谢物。本品亦可经乳汁排泄。血液透析能否清除本品不明。

【适应证】 本品适用于结核分枝杆菌所致的肺及肺外结核病。本品仅对分枝杆菌有效本品，单独应用时结核杆菌对本品能迅速产生耐药性，因此本品必须与其他抗结核药合用。链霉素和异烟肼与本品合用时能延缓结核杆菌对前二者耐药性的产生。本品对不典型分枝杆菌无效，主要用作二线抗结核药物。

【用法与用量】

(1) 口服：成人 4～6 片/次，16～24 片/d，4 次/日；小儿按体质量 0.2～0.3g/（kg · d），分 3～4 次，儿童剂量不超过 12g/d。

(2) 静脉滴注：4～12g/d，临用前加灭菌注射用水适量使溶解后再用 5%葡萄糖注射液 500ml 稀释，2～3h 滴完。小儿 0.2～0.3g/（kg · d）。

【不良反应】

(1) 发生率较多者：胃肠道反应有食欲不振、恶心、呕吐、腹痛、腹泻；过敏反应有瘙痒、皮疹、药物热、哮喘、嗜酸粒细胞增多。

(2) 发生率较少者：引起胃溃疡及其出血、血尿、蛋白尿、肝功损害及粒细胞减少。

【禁忌证】 对本品及其他水杨酸类药过敏者禁用。

【注意事项】

(1) 交叉过敏反应，对其他水杨酸类包括水杨酸甲酯（冬青油）或其他含对氨基苯基团（如某些磺胺药和染料）过敏的患者对本品亦可呈过敏。

(2) 对诊断的干扰：使硫酸铜法测定尿糖出现假阳性；使尿液中尿胆原测定呈假阳性反应（氨基水杨酸类与 Ehrlich 试剂发生反应，产生橘红色混浊或黄色，某些根据上述原理做成的市售试验纸条的结果也可受影响）；使丙氨酸氨基转移酶（ALT）和门冬氨酸氨基转移酶（AST）的正常值增高。

(3) 下列情况应慎用本品：充血性心力衰竭、胃溃疡、葡萄糖-6-磷酸脱氢酶（G-6-PD）缺乏症、严重肝功能损害、严重肾功能损害。

【孕妇及哺乳期妇女用药】 对孕妇未证实有特殊不良反应，目前同时联合疗法对于胎儿的影响尚不清楚，本品作为治疗结核的二线药物，不提倡在妊娠期使用，须充分权衡利弊后选用。氨基水杨酸类可由乳汁中排泄，哺乳期妇女须权衡利弊后选用本品。

【儿童用药】 严格按儿童用法用量服用。

【老年患者用药】 尚无可靠参考文献。

【药物相互作用】

(1) 对氨基苯甲酸与本品有拮抗作用，两者不宜合用。

(2) 本品可增强抗凝药（香豆素或茚满二酮衍生物）的作用，因此患者在用对氨基水杨酸类时或用后，口服抗凝药的剂量应适当调整。

(3) 与乙硫异烟胺合用时可增加不良反应。

（4）丙磺舒或苯磺唑酮与氨基水杨酸类合用可减少后者从肾小管的分泌量，导致患者血药浓度增高和持续时间延长及毒性反应发生。因此，氨基水杨酸类与丙磺舒或苯磺唑酮合用时或合用后，前者的剂量应予适当调整，并应密切随访患者。但目前多数不用丙磺舒作为氨基水杨酸类治疗时的辅助用药。

（5）氨基水杨酸类可能影响利福平的吸收，从而导致利福平的血药浓度降低，必须告知患者在服用上述两药时，至少相隔 6h。

（6）氨基水杨酸盐和维生素 B_{12} 同服时可影响后者在胃肠道的吸收，因此服用氨基水杨酸类的患者其维生素 B_{12} 的需要量可能增加。

【贮藏】 遮光，密封保存。

吡嗪酰胺

【英文名】 pyrazinamide

【化学名及结构式】 吡嗪甲酰胺。

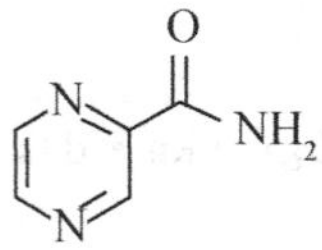

【性状】 本品为白色结晶性粉末。

【药理与毒理】 本品对人型结核杆菌有较好的抗菌作用，在 pH5～5.5 时，杀菌作用最强，尤其对处于酸性环境中缓慢生长的吞噬细胞内的结核菌是目前最佳杀菌药物。本品在体内抑菌浓度 12.5μg/ml，达 50μg/ml 可杀灭结核杆菌。本品在细胞外抑制结核杆菌的浓度比在细胞内高 10 倍，在中性、碱性环境中几乎无抑菌作用。其作用机制可能与吡嗪酸有关，吡嗪酰胺渗透入吞噬细胞后并进入结核杆菌菌体内，菌体内的酰胺酶使其脱去酰胺基，转化为吡嗪酸而发挥抗菌作用。另因吡嗪酰胺在化学结构上与烟酰胺相似，通过取代烟酰胺而干扰脱氢酶，阻止脱氢作用，妨碍结核杆菌对氧的利用，从而影响细菌的正常代谢，造成死亡。

【药代动力学】 本品口服后在胃肠道内吸收迅速而完全。可广泛分布于全身组织和体液中，包括肝、肺、脑脊液、肾脏及胆汁。本品在脑脊液内药浓度可达血浓度的 87%～105%。蛋白结合率为 10%～20%。口服 2h 后血药浓度可达峰值，$T_{1/2}$ 为 9～10h，肝、肾功能减退时可能延长。本品主要在肝中代谢，水解成吡嗪酸，吡嗪酸为具有抗菌活性的代谢物，继而羟化成无活性的代谢物，经肾小球滤过排泄。24h 内以代谢物排出 70%（其中吡嗪酸约 33%），3%以原形排出。血液透析 4h 可减低吡嗪酰胺血浓度的 55%，血中吡嗪酸减低 50%～60%。

【适应证】 本品仅对分枝杆菌有效，与其他抗结核药（如链霉素、异烟肼、利福平及乙胺丁醇）联合用于治疗结核病。

【用法与用量】 口服。成人常用量，与其他抗结核药联合，15～30mg/（kg · d）顿服，或 50～70mg/（kg · d），2～3 次/周；每日服用者最高 2g/d，3 次/周者最高 3g/次，每周服 2 次者最高 4g/次。

【不良反应】 发生率较高者：关节痛（由于高尿酸血症引起，常轻度，有自限性）；发生率较少者：食欲减退、发热、乏力或软弱、眼结膜或皮肤黄染（肝毒性），畏寒。

【禁忌证】 对本品及乙硫异烟肼、异烟肼、烟酸或其他与本药化学结构相似的药物过敏者、急性痛风患者（国外资料）、高尿酸血症者禁用。

【注意事项】

（1）交叉过敏，对乙硫异烟胺、异烟肼、烟酸或其他化学结构相似的药物过敏患者可能对本品也过敏。

（2）对诊断的干扰：本品与硝基氰化钠作用可产生红棕色，影响尿酮测定结果；可使丙氨酸氨基转移酶、门冬氨酸氨基转移酶、血尿酸浓度测定值增高。

（3）糖尿病、痛风或严重肝功能减退者慎用本品。

(4) 应用本品疗程中血尿酸常增高，可引起急性痛风发作，须进行血清尿酸测定。

(5) 本品亦可采用间歇给药法，用药2次/周，每次50mg/kg。

【孕妇及哺乳期妇女用药】孕妇结核病患者可先用异烟肼、利福平和乙胺丁醇治疗9个月，如对上述药物中任一种耐药而对本品可能敏感者可考虑采用本品。本品属FDA妊娠用药C类。

【儿童用药】本品具较大毒性，儿童不宜应用。必须应用时须权衡利弊后决定是否用药。

【老年患者用药】尚无可靠参考文献。

【药物相互作用】

(1) 本品与别嘌醇、秋水仙碱、丙磺舒、磺吡酮合用时，可增加血尿酸浓度而降低上述药物对痛风的疗效。因此合用时应调整剂量以便控制高尿酸血症和痛风。

(2) 本品与乙硫异烟胺合用时可增强不良反应。

(3) 环孢素与吡嗪酰胺同用时前者的血浓度可能减低，因此需监测血药浓度，据以调整剂量。

【贮藏】遮光，密封保存。

氨 硫 脲

【英文名】thioacetazone

【化学名及结构式】4-乙酰氨基苯甲醛缩氨硫脲。

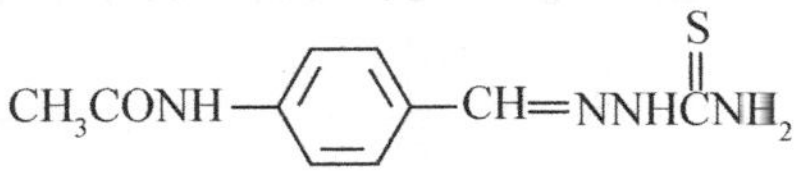

【性状】白色结晶或粉末，不溶于乙醚和氯仿，溶于水、乙醇。

【药理与毒理】本品为抗结核病药。对结核分枝杆菌具有抑菌作用，可能与本药阻碍分支杆菌核酸合成以及与铜生成一种活性复合物有关。本品对结核分枝杆菌的最低抑菌浓度为1mg/L，抗菌作用逊于对氨基水杨酸钠。单用本药4～6个月约有30%的结核分枝杆菌菌株可对本品产生耐药。

【药代动力学】本品口服后吸收良好。成人口服单剂量150mg后，于4～5h达到血药峰浓度，为172mg/L；剂量加倍，血药峰浓度大致成倍增高。当150mg/d多剂量给药达稳态后，服药后4h的血药浓度为1.76mg/L，而24h的谷浓度为0.6mg/L。本品的消除半衰期约为12h，约20%以原形随尿液排出，肾衰竭者本品可在体内蓄积。

【适应证】与其他抗结核药合用于淋巴结结核、黏膜结核（如喉结核、肠结核）及浸润性肺结核。

【用法与用量】口服。成人最初25～50mg/d，以后渐增至100～150mg/d；小儿体质量＜10kg者剂量为25mg/d，体质量10～20kg者剂量为50mg/d，20～40kg者剂量为100mg/d，可分2～3次服用或顿服。

【不良反应】

(1) 消化道症状：恶心、呕吐及腹泻等胃肠道反应最多见。

(2) 肝毒性：可发生伴有黄疸的严重肝损害，偶可致死，多见于同时接受异烟肼治疗患者。

(3) 血液系统：表现为粒细胞减少、血小板减少等骨髓抑制现象；也可发生溶血性贫血。

(4) 耳毒性：可出现头晕、眩晕、共济失调、耳鸣甚至耳聋。

(5) 过敏反应：可出现皮疹，偶见剥脱性皮炎或Stevens-Johnson综合征（多形糜烂性红斑，见于皮肤、口、鼻黏膜和眼结膜）。

(6) 肾脏损害：尿中出现蛋白、管型、红细胞及血尿素氮升高。氨硫脲的不良反应与剂量有关，如剂量＞100mg/d，不良反应发生率为68%；剂量＜100mg/d，不良反应发生率为26%。

【禁忌证】对本品过敏、肝肾功能不全、糖尿病及贫血患者禁用。

【注意事项】

(1) 本品不能延缓生长期，故不能作间歇疗法。

(2) 避免用于结核病合并 HIV/AIDS 患者，以免发生致死性剥脱性皮炎，尤其是与乙硫异烟胺或丙硫异烟胺合用时。使用本品者，一旦出现无其他原因可究的皮肤瘙痒，应立即停药。

【儿童用药】目前尚缺乏详细的研究资料。

【老年患者用药】尚无可靠参考文献。

【药物相互作用】

(1) 本品不宜与链霉素合用，因其可加重对前庭的毒性作用。

(2) 本品不宜与氨基比林、氯霉素等同时使用，以防增加造血系统毒性。

(3) 本品与乙硫异烟胺或丙硫异烟胺有单向交叉耐药性，即耐本药者对乙硫异烟胺或丙硫异烟胺仍敏感，而耐乙硫异烟胺或丙硫异烟胺时则对本药不再敏感。

(4) 本品与异烟肼合用，可防止耐异烟肼菌的发生。

5. 本品加用小量硫酸铜能增加疗效。

【贮藏】遮光、密封、阴凉干燥处保存。

卷曲霉素

【英文名】capreomycin

【结构式】

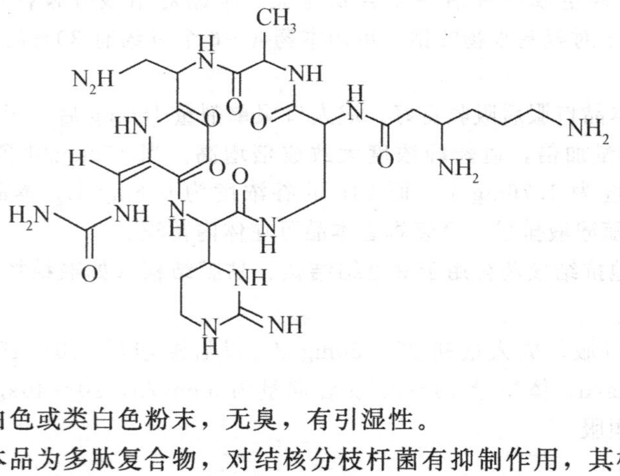

【性状】本品为白色或类白色粉末，无臭，有引湿性。

【药理与毒理】本品为多肽复合物，对结核分枝杆菌有抑制作用，其机制尚无可靠参考文献，可能与抑制细菌蛋白合成有关。单独应用时细菌易产生耐药性。本品与卡那霉素、紫霉素存在不完全交叉耐药。

【药代动力学】本品口服不吸收，须注射给药。本品在尿液中浓度甚高，也可穿过胎盘，但不能透入脑脊液。肌内注射 1g 后 1～2h 达血药峰浓度（C_{max}），为 20～40mg/L。血消除半衰期（$T_{1/2\beta}$）为 3～6h。本品主要经肾小球滤过以原形排出，12h 内经尿液排出给药量的 50%～60%；少量可经胆汁排出。肾功能损害患者清除半衰期延长，血清中可有卷曲霉素蓄积。

【适应证】适用于肺结核病的二线治疗药物，经一线抗结核药（如链霉素、异烟肼、利福平和乙胺丁醇）治疗失败者，或对上述药物中的一种或数种产生毒性作用或细菌耐药时，本品可作为联合用药之一。

【用法与用量】临用时，加 0.9%氯化钠注射液使溶解。深部肌内注射，成人 1g/d，持续

60～120d，而后2～3次/周，1g/次；现多主张0.75g/次，1次/日。

【不良反应】

(1) 本品具显著肾毒性，表现为肌酐、尿素氮升高、肌酐清除率减低、蛋白尿、管型尿等，用药期间需监测肾功能和尿常规。

(2) 对第Ⅷ对脑神经有损害，一般在用药至2～4个月时可出现前庭功能损害，而听觉损害则较少。

(3) 有一定神经肌肉阻滞作用。

(4) 皮疹、瘙痒、皮肤红肿等过敏反应。

【禁忌证】对本品过敏者及孕妇禁用。

【注意事项】

(1) 听力减退、重症肌无力、帕金森病、肾功能不全者慎用本品。

(2) 用药期间应注意检查：①听力测定1～2次/周，最好作电测听检查，1次/月。②定期作前庭功能及肾功能测定，尤其是肾功能减退或第Ⅷ对脑神经病变患者，1～2次/周，如尿素氮30mg/100ml以上需减量或停药。③肝功能测定，尤其与其他肝毒性抗结核药合用时。④血钾浓度测定：用药前、治疗中每月测定1次。

(3) 对诊断的干扰：酚磺酞及磺溴酞钠排泄试验的结果降低；血液尿素氮及非蛋白氮的测定值可能增高。

(4) 失水患者，由于血药浓度增高，可能增加毒性反应。

(5) 本品单用时细菌可迅速产生耐药，故本品只能与其他抗菌药联合用于结核病的治疗。

(6) 本品与卡那霉素有交叉耐药性，但与其他抗结核药无交叉耐药性。

(7) 用药2～3周后如病情好转，仍需继续用完整个疗程。

(8) 注射本品时需作深部肌内注射，注射过浅可加重疼痛并发生无菌性脓肿。

【孕妇及哺乳期妇女用药】

(1) 本品可通过胎盘组织。动物实验具致畸作用。孕妇禁用本品。

(2) 哺乳期妇女禁用本品，如确有指征应用时需停止授乳。

【儿童用药】尚无可靠参考文献，但不推荐在儿童患者中使用本品。

【老年患者用药】老年人肾功能呈生理性减退，需根据肾功能调整剂量。

【药物相互作用】

(1) 与氨基糖苷类合用时，可增加产生耳毒性、肾毒性和神经肌肉阻滞作用的可能性，发生听力减退，可能是暂时性的，停药后仍可继续进展至耳聋，往往呈永久性。神经肌肉阻滞作用可导致骨骼肌软弱与呼吸抑制或呼吸肌麻痹，用抗胆碱酯酶药或钙盐有助恢复。

(2) 与两性霉素B、万古霉素、杆菌肽、巴龙霉素、环孢素、卡氮芥、顺铂、布美他尼、依他尼酸、呋塞米同时或先后应用可增加耳毒性及肾毒性发生的可能性，同用时需定期进行听力和肾功能测定。

(3) 抗组胺药、布克利嗪、赛克利嗪、美克利嗪、吩噻嗪类、噻吨类、曲美苄胺，与本品合用可能掩盖耳鸣、头昏或眩晕等耳毒性症状。

(4) 本品与抗神经肌肉阻断剂合用时可拮抗后者对骨骼肌的作用，因此在合用的当时或合用后，需调整抗肌无力药物的剂量。

(5) 甲氧氟烷或多黏菌素类注射剂与本品同时或先后应用时，肾毒性或神经肌肉阻滞作用可能增加，故应避免合用；神经肌肉阻滞作用可致骨骼肌软弱和呼吸抑制或呼吸肌麻痹；在外科手术过程中或手术后本品与两者合用时亦应谨慎，用抗胆碱酯酶药物或钙盐有助于阻滞恢复。

(6) 本品与阿片类镇痛药合用时，两者的中枢呼吸抑制作用可能相加，导致呼吸抑制作用加重或抑制时间延长或呼吸麻痹，必须密切观察和随访。

【药物过量】发生药物过量时，应停药并予以对症处理。

【贮藏】密闭，在阴凉干燥处保存。

丙硫异烟胺

【英文名】protionamide

【化学名及结构式】2-丙基硫代异烟酰胺。

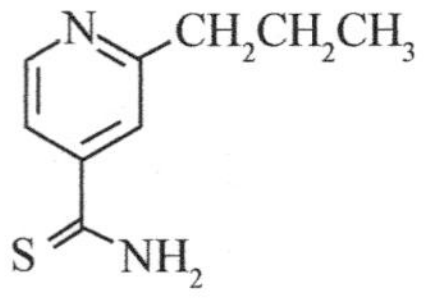

【性状】为白色结晶状粉末。

【药理与毒理】本品为异烟酸的衍生物，其作用机制不明，可能对肽类合成具有抑制作用。本品对结核分枝杆菌的作用取决于感染部位的药物浓度，低浓度时仅具有抑菌作用，高浓度时具有杀菌作用。抑制结核杆菌分枝菌酸的合成。本品与乙硫异烟胺有部分交叉耐药现象。

【药代动力学】本品口服迅速吸收（吸收率 80%以上），可广泛分布于全身组织体液中，在各种组织中和脑脊液内浓度与同期血药浓度接近。本品可穿过血-胎盘屏障。蛋白结合率约 10%。服药后 1～3h 血药浓度可达峰值，有效血药浓度可持续 6h，$T_{1/2}$ 约 3h。本品主要在肝内代谢。经肾脏排泄，1%为原形，5%为有活性代谢物，其余均为无活性代谢产物。

【适应证】本品仅对分枝杆菌有效，本品与其他抗结核药联合用于结核病经一线药物（如链霉素、异烟肼、利福平和乙胺丁醇）治疗无效者。

【用法与用量】

（1）成人常用量口服，与其他抗结核药合用，250mg/次，2～3 次/日。

（2）小儿常用量与其他抗结核药合用，一次按体质量口服 4～5mg/kg，3 次/日。

【不良反应】

（1）发生率较高者有：精神忧郁（中枢神经系统毒性）。

（2）发生率较少者有：步态不稳或麻木、针刺感、烧灼感、手足疼痛（周围神经炎）、精神错乱或其他精神改变（中枢神经系统毒性）、眼结膜或皮肤黄染（黄疸、肝炎）。

（3）发生率极少者有：视力模糊或视力减退、合并或不合并眼痛（视神经炎）、月经失调或怕冷、性欲减退（男子）、皮肤干而粗糙、甲状腺功能减退、关节疼痛、僵直肿胀。

（4）如持续发生以下情况者应予注意：腹泻、唾液增多、流口水、食欲减退、口中金属味、恶心、口痛、胃痛、胃部不适、呕吐（胃肠道紊乱、中枢神经系统毒性）、眩晕（包括从卧位或坐位起身时）、嗜睡、软弱（中枢神经系统毒性）。

【注意事项】

（1）交叉过敏，患者对异烟肼、吡嗪酰胺、烟酸或其他化学结构相近的药物过敏者可能对本品过敏。

（2）对诊断的干扰：可使丙氨酸氨基转移酶、门冬氨酸氨基转移酶测定值增高。

（3）有下列情况时慎用：糖尿病、严重肝功能减退。

（4）治疗期间须进行检验：①用药前和疗程中每 2～4 周测定丙氨酸氨基转移酶、天冬氨酸氨基转移酶，但上述试验值增高不一定预示发生临床肝炎，并可能在继续治疗过程中恢复；②眼部检查，如治疗过程中出现视力减退或其他视神经炎症状时应立即进行眼部检查，并定期复查。

【孕妇及哺乳期妇女用药】不推荐在妊娠期使用本品，若孕妇不慎服用本品，无需终止妊娠或进行侵入性检查，但应在妊娠中后期进行胎儿超声检查。

【儿童用药】12 岁以下儿童不宜服用。

【老年患者用药】尚无可靠参考文献。

【药物相互作用】

(1) 本品与环丝氨酸同服可使中枢神经系统反应发生率增加，尤其是全身抽搐症状。应当适当调整剂量，并严密监察中枢神经系统毒性症状。

(2) 本品与其他抗结核药合用可能加重其不良反应。

(3) 本品为维生素 B_6 拮抗剂，可增加其肾脏排泄。因此，接受丙硫异烟胺治疗的患者，维生素 B_6 的需要量可能增加。

【贮藏】 遮光，密闭保存

利福喷汀

【英文名】 rifapentine

【结构式】

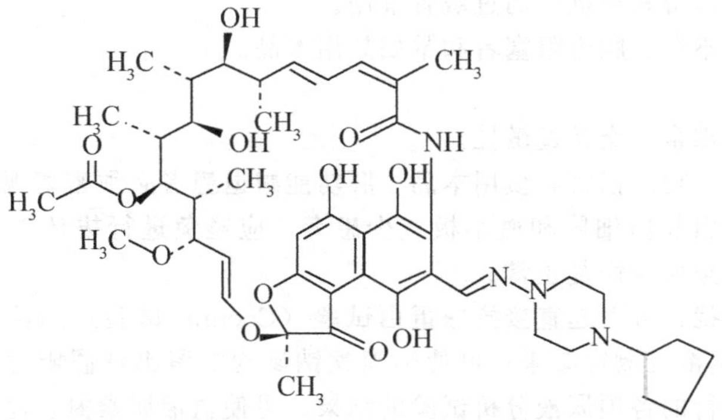

【性状】 为白色结晶状粉末。

【药理与毒理】 利福喷丁为半合成广谱杀菌剂，在体外对结核杆菌有很强的抗菌活性，最低抑菌浓度（MIC）为 0.12～0.25mg/L，比利福平强 2～10 倍；在小鼠体内的抗结核感染作用也优于利福平。麻风杆菌和其他分枝杆菌如堪萨斯分枝杆菌、蟾分枝杆菌也对本品敏感，但鸟分枝杆菌耐药。另外本品对多数革兰阳性球菌有高度抗菌活性，其 MIC＜0.025mg/L；本品对革兰阴性菌的作用差。对衣原体属的作用与红霉素、多西环素相仿，但较利福平差；对耐甲氧西林葡萄球菌作用较差。体外试验结果，衣原体、金黄色葡萄球菌和淋病奈瑟菌都会对本品产生耐药性。本品与多西环素联合，对淋病奈瑟菌有协同作用；本品与异烟肼联合，对结核杆菌的抗菌作用远远超过利福平与异烟肼联合。其作用机制与利福平相同，为与依赖 DNA 的 RNA 多聚酶的亚单位牢固结合，抑制细菌 RNA 的合成，防止该酶与 DNA 连接，从而阻断 RNA 转录过程，使 DNA 和蛋白的合成停止。动物实验证明本品有一定的肝功能毒性，对胎儿有致畸作用。

【药代动力学】 本品在胃肠道的吸收缓慢且不完全，健康成人单次口服 4mg/kg，血药峰浓度（C_{max}）平均 5.13mg/L，血消除半衰期（$T_{1/2\beta}$）为 14.1h；单次口服 8mg/kg，则血药峰浓度（C_{max}）平均 8.5mg/L，血消除半衰期（$T_{1/2\beta}$）为 19.9h。本品蛋白结合率＞98%，口服本品 5～15h 后血浓度可达高峰。本品在体内分布广，尤其肝组织中分布最多，其次为肾脏，在其他组织中亦有较高浓度，但不易透过血-脑脊液屏障。主要在肝内酯酶作用下去乙酰化，成为 25-去乙酰利福平；后者在肝脏内去乙酰化比利福平慢，其蛋白结合率显著降低，它水解后形成无活性的 3-甲酰利福霉素。本品存在肠肝循环，故由胆汁排入肠道的原药部分可被再吸收。本品及其代谢产物主要经胆汁入肠道随粪排出，仅部分由尿液中排出。

【适应证】

(1) 本品与其他抗结核药联合用于各种结核病的初治与复治，但不宜用于结核性脑膜炎的治疗。

(2) 本品适合医务人员直接观察下的短程化疗。

(3) 本品亦可用于非结核性分枝杆菌感染的治疗。

(4) 本品与其他抗麻风药联合用于麻风治疗可能有效;

【用法与用量】 口服，抗结核。成人0.6g/次（体质量<55kg者应酌减），1次/日，空腹时（餐前1h）用水送服；服药1～2次/周。需与其他抗结核药联合应用，肺结核初始患者其疗程一般为6～9个月。

【不良反应】 本品不良反应比利福平轻微，少数病例可出现白细胞、血小板减少；丙氨酸氨基转移酶升高；皮疹、头昏、失眠等。胃肠道反应较少。应用本品未发现流感症候群和免疫性血小板降低，也未发现过敏性休克样反应。如果出现这类不良反应须及时停药。

【禁忌证】

(1) 对本品或利福霉素类抗菌药过敏者禁用。

(2) 肝功能严重不全、胆道阻塞者和孕妇禁用本品。

【注意事项】

(1) 本品与其他利福霉素有交叉过敏性。

(2) 乙醇中毒、肝功能损害者慎用本品。肝功能减退患者必须密切观察肝功能的变化。

(3) 服用本品后引起白细胞和血小板减少患者，应避免进行拔牙等手术，并注意口腔卫生，剔牙需谨慎，直至血象恢复正常。

(4) 对诊断的干扰：可引起直接抗球蛋白试验（Coombs试验）阳性；干扰血清叶酸浓度测定和血清维生素B_{12}浓度测定结果；可使磺溴酞钠试验滞留出现假阳性；可干扰利用分光光度计或颜色改变而进行的各项尿液分析试验的结果；可使血液尿素氮、血清碱性磷酸酶、血清丙氨酸氨基转移酶、门冬氨酸氨基转移酶、血清胆红素及血清尿酸浓度测定结果增高。

(5) 应用本品过程中，应经常观察患者血象和肝功能的变化情况。

(6) 如曾间歇服用利福平因产生循环抗体而发生变态反应，如血压下降或休克、急性溶血贫血、血小板减少或急性间质性肾小管肾炎者，均不宜再用本品。

(7) 本品应在空腹时（餐前1h）用水送服；国外推荐给予高脂和少量碳水化合物的早餐后服用本品可提高生物利用度。如服利福平出现胃肠道刺激症状者可改服本品。

(8) 本品单独用于治疗结核病可能迅速产生细菌耐药性，必须联合其他抗结核药进行治疗。

(9) 患者服用本品后，大小便、唾液、痰液、泪液等可呈橙红色。

【孕妇及哺乳期妇女用药】 孕妇禁用，本品可经乳汁排泄，哺乳期妇女用药应充分权衡利弊后决定是否用药，如应需要使用本品时应暂停哺乳。动物实验证明本品有一定的肝功能毒性，对胎儿有致畸作用。

【儿童用药】 本品对5岁以下小儿应用的安全性尚未确定。

【老年患者用药】 老年患者肝功能有所减退，用药量应酌减。

【药物相互作用】

(1) 服用本品时每日饮酒，可导致本品肝毒性增加，故服用本品期间应戒酒。

(2) 对氨基水杨酸盐可影响本品的吸收，导致其血药浓度减低；如必须联合应用时，两者服用间隔至少6h。

(3) 苯巴比妥类药可能会影响本品的吸收，故不宜与本品同时服用。

(4) 本品与口服抗凝药同时应用时会降低后者的抗凝效果，应加以注意。

(5) 本品与异烟肼合用可致肝毒性发生危险增加，尤其是原有肝功能损害者和异烟肼快乙酰化患者。

(6) 本品与乙硫异烟胺合用时可加重其不良反应。

(7) 本品与制酸剂合用会明显降低本品的生物利用度。

(8) 肾上腺皮质激素（糖皮质激素、盐皮质激素）、氨茶碱、茶碱、氯霉素、氯贝丁酯、环孢素、维拉帕米（异搏定）、妥卡尼、普罗帕酮、甲氧苄啶、香豆素或茚满二酮衍生物、口服降血糖药、促皮质素、氨苯砜、洋地黄苷类、丙吡胺、奎尼丁等与本品合用时，由于后者可诱导肝微粒体酶活性，使上述药物的药效减弱，因此除地高辛和氨苯砜外，在用本品前和疗程中上述药物需调整剂量。本品与香豆素或茚满二酮类合用时应每日或定期测定凝血酶原时间，据以调整剂量。

(9) 本品可诱导肝微粒体酶，增加抗肿瘤药达卡巴嗪（dacarbazine）、环磷酰胺的代谢，形成烷化代谢物，促使白细胞减低，因此需调整剂量。

(10) 本品与地西泮（安定）合用时可增加后者的消除，使其血药浓度减低，故需调整剂量。

(11) 本品可增加苯妥英在肝脏中的代谢，故两者合用时应测定苯妥英血药浓度并调整用量。

(12) 本品可增加左旋甲状腺素在肝脏中的降解，因此两者合用时左旋甲状腺素剂量应增加。

(13) 本品亦可增加美沙酮、美西律在肝脏中的代谢，引起美沙酮撤药症状和美西律血药浓度减低，故合用时后两者需调整剂量。

(14) 丙磺舒可与本品竞争被肝细胞的摄入，使本品血药浓度增高并产生毒性反应。但该作用不稳定，故通常不宜加用丙磺舒以增高本品的血药浓度。

(15) 氯苯酚嗪可减少本品的吸收，达峰时间延迟且半衰期延长。

(16) 与咪康唑或酮康唑合用时，可使后两者血药浓度减低，故本品不宜与咪唑类合用。

【药物过量】逾量的处理：

(1) 洗胃，洗胃后给予活性炭糊，以吸收胃肠道内残余的利福喷丁；有严重恶心、呕吐者，给予止吐剂。

(2) 输液，给利尿剂以促进药物排泄。

(3) 出现严重肝功能损害达 24～48h 以上者，可考虑进行胆汁引流，以切断本品的肝肠循环。

【贮藏】遮光，密封保存。

利　福　定

【英文名】rifandine

【化学名及结构式】3-(4-异丁基-1-哌嗪基) 力复毒素。

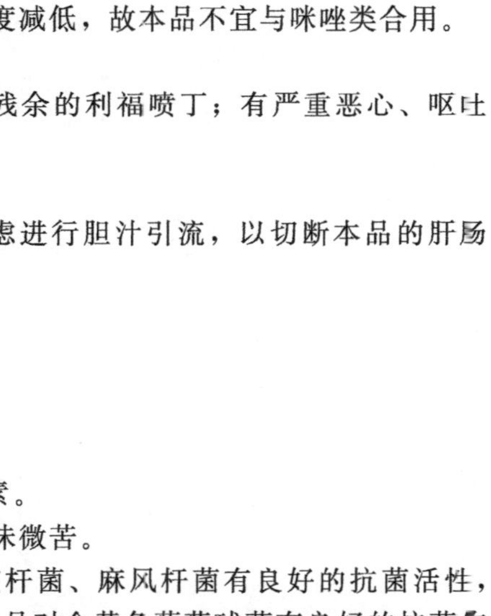

【性状】本品为橘黄色或橘红色结晶性粉末，无臭，味微苦。

【药理与毒理】本品的抗菌谱与利福平相似，对结核杆菌、麻风杆菌有良好的抗菌活性，其用量为利福平的 1/3 时，可获得近似或较高的疗效。本品对金黄色葡萄球菌有良好的抗菌作用，对部分大肠埃希菌也有一定抗菌活性。此外，对沙眼衣原体也有抑制作用。

【药代动力学】口服吸收良好，2～4h 血药浓度达峰浓度。本品在体内分布广，以肝脏和胆汁中为最高，其余依次为肾、肺、心、脾，在脑组织中含量甚微。本品主要经体内代谢从粪便排出，少量经尿液排出。

【适应证】适用于治疗肺结核、麻风病、皮肤结核、化脓性皮肤病等。

【用法与用量】口服。成人150～200mg/d，早晨空腹1次服用。儿童按3～4mg/kg，一次服用。治疗肺结核病的疗程为0.5～1年。

【不良反应】

(1) 本品对胃肠道刺激轻微，较少出现恶心、呕吐、腹泻等不良反应。

(2) 长期使用可致患者肝、肾损害。

【禁忌证】对本品过敏者禁用。

【注意事项】

(1) 本品与利福平有交叉耐药性，故不适用于利福平治疗无效的病例。

(2) 用药期间应定期做血、尿常规和肝、肾功能检查，肝、肾功能不良者慎用本品。

(3) 治疗肺结核时，应与其他抗结核药物合并使用，以防止耐药菌的产生，并增加疗效。

【孕妇及哺乳期妇女用药】孕妇慎用本品；哺乳期妇女用药尚无可靠参考文献。

【儿童用药】尚无可靠参考文献。

【老年患者用药】注意利福平对老年患者对肝、肾毒性。

【药物相互作用】

(1) 本品与乙胺丁醇、氨硫脲、异烟肼、链霉素、对氨基水杨酸等以及四环素类磺胺类均有协同作用而无交叉耐药。

(2) 本品与利福平有交叉耐药。

【贮藏】密封，在凉暗处保存。

第七章　其他类抗微生物药物

甲氧苄啶

【英文名】 trimethoprim

【化学名及结构式】 5［(3，4，5-三甲氧基苯基）甲基］-2，4-嘧啶二胺。

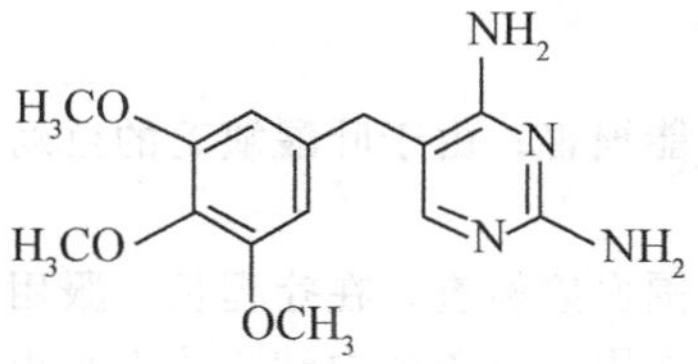

【性状】 为白色或类白色结晶性粉末。

【药理与毒理】 甲氧苄啶（TMP）属抑菌剂，为亲脂性弱碱，化学结构属乙胺嘧啶类。其对大肠埃希菌、克雷伯菌属、奇异变形杆菌、沙门菌属、志贺菌属均具有抗菌活性，对肺炎链球菌、淋病奈瑟菌、脑膜炎奈瑟菌的抗菌作用不明显，对铜绿假单胞菌无作用。本品作用机制为干扰细菌的叶酸代谢。主要为选择性抑制细菌的二氢叶酸还原酶的活性，使二氢叶酸不能还原为四氢叶酸，而合成叶酸是核酸生物合成的主要组成部分，因此本品阻止了细菌核酸和蛋白质的合成，且本品与细菌的二氢叶酸还原酶的结合较之对哺乳类动物酶的结合紧密 5 万～6 万倍。本品与磺胺药合用时可使细菌的叶酸合成代谢遭到双重阻断，有协同作用，使磺胺药抗菌活性增强，并可使抑菌作用转为杀菌作用，以减少耐药菌株产生。

【药代动力学】 本品口服后吸收完全，约可吸收给药量的 90％以上，血药峰浓度（C_{max}）在给药后 1～4h 到达，口服 0.1g 后高峰血药浓度约为 1mg/L。本品吸收后可广泛分布至组织和体液，在肾、肝、脾、肺、肌肉、支气管分泌物、唾液、阴道分泌物、前列腺组织及前列腺液中的浓度均超过血药浓度。本品可穿过血-脑脊液屏障，脑膜无炎性反应时脑脊液药物浓度为血药浓度的 30％～50％，炎性反应时可达 50％～100％。TMP 亦可穿过血-胎盘屏障，胎儿循环中药物浓度接近母体血药浓度。乳汁中本品浓度接近或高于血药浓度。房水中药物浓度约为血药浓度的 1/3。本品表观分布容积为 1.3～1.8L/kg；蛋白结合率为 30％～46％；血消除半衰期（$T_{1/2\beta}$）为 8～10h，无尿时可达 20～50h。TMP 主要自肾小球滤过，肾小管分泌排出，24h 约可排出给药量的 50％～60％，其中 80％～90％以药物原形排出，而其余部分以代谢物形式排出。平均尿药浓度为 90～100mg/L，尿中高峰浓度约为 200mg/L。在酸性尿液中本品自尿液排泄增加，碱性尿液中排出减少。本品少量自胆汁及粪便中（约为给药量的 4％）排出。

【适应证】 本品可用于对其呈现敏感的大肠埃希菌、奇异变形杆菌、肺炎克雷伯菌和某些肠杆菌属和腐生葡萄球菌等细菌所致的急性单纯性下尿路感染初发病例。本品对铜绿假单胞菌感染无效。目前本品很少单用，一般均与磺胺药，如磺胺甲噁唑或磺胺嘧啶联合用药。

【用法与用量】 治疗急性单纯性尿路感染时，成人常用量，口服 0.1g/次，每 12h 1 次或 0.2g/次，1 次/日，疗程 7～10d。肾功能损害成人患者需减量应用。肌酐清除率＞30ml/min（0.5ml/s）时仍用成人常用量；肌酐清除率为 15～30ml/min（0.25～0.5ml/s）时，每 12h 服 50mg；肌酐清除率＜15ml/min（0.25ml/s）时不宜用本品。

【不良反应】

(1) 由于本品对叶酸代谢的干扰可产生血液系统不良反应，可出现白细胞减少、血小板减少或高铁血红蛋白性贫血。一般白细胞及血小板减少系轻度，及时停药可望恢复，也可加用叶酸制剂。

(2) 过敏反应：可发生瘙痒、皮疹，偶可呈严重的渗出性多形红斑等不良反应。

(3) 恶心、呕吐、腹泻等胃肠道反应，一般症状轻微。

(4) 偶可发生无菌性脑膜炎，有头痛、颈项强直、恶心等表现。

【禁忌证】

(1) 新生儿、早产儿禁用本品。

(2) 严重肝肾疾病、血液病患者（如白细胞减少、血小板减少、紫癜症等）及对本品过敏者禁用本品。

【注意事项】

(1) 下列情况应慎用：肝功能损害；由于叶酸缺乏的巨幼红细胞性贫血或其他血液系统疾病；肾功能损害。

(2) 用药期间应定期进行周围血象检查，在疗程长、服用剂量大、老年、营养不良及服用抗癫痫药者易出现叶酸缺乏症，如周围血象中白细胞或血小板等已有明显减少则需停用本品。

(3) 本品可空腹服用，如患者有胃肠道刺激症状时也可与食物同服。

(4) 如因服用本品引起叶酸缺乏时，可同时服用叶酸制剂，后者并不干扰本品的抗菌活性，因细菌并不能利用已合成的叶酸。如患者有骨髓抑制征象发生，应即停用本品，并给予叶酸 3～6mg 肌内注射，1 次/日，使用 3d 或根据需要用药至造血功能恢复正常，对长期、过量使用本品者可给予高剂量叶酸并延长疗程。

(5) 在无尿患者，本品的半衰期可自 10h 左右延长至 20～50h。本品可经血液透析清除，故在透析后需补给维持量的全量；腹膜透析对本品自血中清除无影响。

(6) 若与磺胺甲噁唑（SMZ）合用，两者的剂量比为 1∶5（TMP∶SMZ）为好。

【孕妇及哺乳期妇女用药】

(1) 本品可穿过血-胎盘屏障，虽然在人类应用中尚未证实有致畸作用，但由于本品对大鼠、兔有致畸作用，其作用机制为干扰叶酸代谢，在胎儿循环及羊水中药物浓度接近母体血药浓度，因此本品在妊娠期间应用必须权衡利弊后决定是否用药。

(2) 本品可分泌至乳汁中，其浓度较高，且药物有可能干扰哺乳婴儿的叶酸代谢，因此虽然在人类中尚未证实其问题存在，但本品在乳母的应用必须权衡利弊后决定是否用药。

【儿童用药】 2 个月以下婴儿不宜应用本品。

【老年患者用药】 老年患者应用本品易出现叶酸缺乏症，用药量应酌减。

【药物相互作用】

(1) 骨髓抑制剂与本品合用时发生白细胞、血小板减少的机会增多。

(2) 氨苯砜与本品合用时，两者血药浓度均可升高，氨苯砜浓度的升高可使不良反应增多且加重，尤其是高铁血红蛋白血症的发生。

(3) 本品不宜与抗肿瘤药、2，4-二氨基嘧啶类药物同时应用，也不宜在应用其他叶酸拮抗药治疗的疗程之间应用本品，因为有产生骨髓再生不良或巨幼红细胞贫血的可能。

(4) 本品与利福平合用时可明显增加本品清除率，血清半衰期缩短。

(5) 本品与环孢素合用可增加肾毒性。

(6) 本品可干扰苯妥英的肝内代谢，增加苯妥英的 $T_{1/2}$ 达 50%，并使其清除率降低 30%。

(7) 本品与普鲁卡因胺合用时可减少普鲁卡因胺的肾清除，致普鲁卡因胺及其代谢物 NAPA的血浓度增高。

(8) 本品与华法林合用时可抑制该药的代谢而增强其抗凝作用。

【药物过量】过量服用本品患者会出现恶心、呕吐、头晕、头痛、嗜睡、神志不清、骨髓抑制等。逾量的处理：

(1) 洗胃。

(2) 同时给尿液酸化药促进本品排泄。

(3) 支持疗法。

(4) 血液透析：长期服用本品会引起骨髓抑制，造成血小板、白细胞的减少和巨幼红细胞性贫血。当出现骨髓抑制症状时，患者应立即停药同时肌内注射甲酰四氢叶酸5～15mg/d，直至造血功能恢复正常。

【贮藏】遮光，密封保存。

大蒜素

【英文名】allitride

【化学名及结构式】三硫二丙烯。

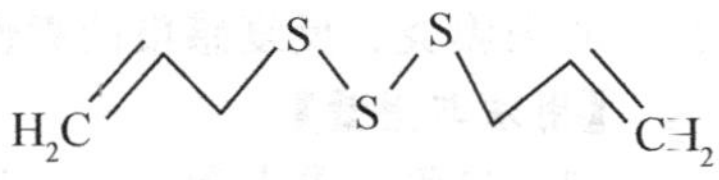

【性状】本品为灰白色流动性粉末。

【药理与毒理】本品对多种球菌、百日咳杆菌、白喉杆菌、痢疾杆菌、伤寒及副伤寒杆菌、大肠埃希菌、结核杆菌等有抑制和杀菌作用。对真菌感染有抑制作用。对阿米巴原虫、阴道滴虫、蛲虫等也有抑制杀灭作用。

【适应证】适用于深部真菌和细菌感染，可用于防治急慢性菌痢和肠炎、百日咳、肺部和消化道的真菌感染、白色念珠菌菌血症、隐球菌性脑膜炎、肺结核等。不推荐常规使用，建议若其他抗感染药无效或不能耐受时选用。

【用法与用量】静脉滴注。60～120mg/次，儿童酌减，用500～1000ml的5%～10%葡萄糖或0.9%氯化钠注射液稀释后缓慢滴注，1次/日。

【不良反应】个别患者在静脉滴注时有刺痛感觉，在使用数次后或增加稀释倍数即可消失。如出现全身灼热感、出汗等现象，可减慢滴注速度。使用本品后有蒜臭味。

【禁忌证】对本品过敏患者禁用。

【注意事项】本品对皮肤、黏膜有刺激，不宜做皮下或肌内注射。

【孕妇及哺乳期妇女用药】尚无可靠参考文献。

【儿童用药】儿童用量酌减或遵医嘱。

【老年患者用药】老年用药请遵医嘱。

【药物相互作用】尚无可靠参考文献。

夫西地酸钠

【英文名】fusidic acid

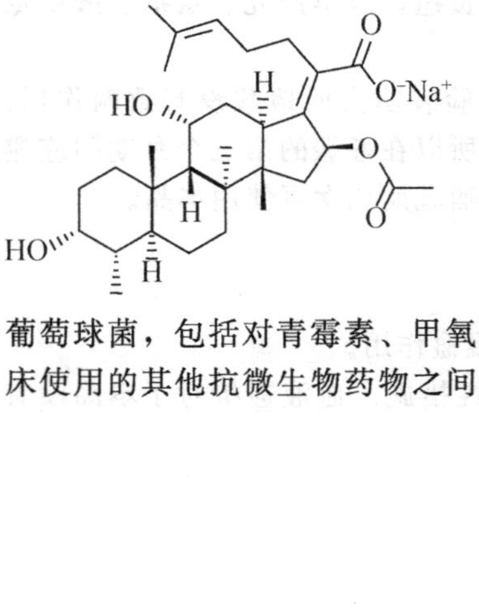

【化学名及结构式】16α-乙酰氧基-3β，11β-二羟基-4β，8β，14α-三甲基-18-去甲-5β，10α-胆甾-(17Z)-1720，24-二烯-21-酸钠。

【性状】为白色或类白色结晶性粉末，溶于水，有引湿性。

【药理与毒理】夫西地酸通过抑制细菌的蛋白质合成而产生抗菌作用。夫西地酸对多种革兰阳性菌有较强的抗菌作用，葡萄球菌，包括对青霉素、甲氧西林和其他抗菌素耐药的菌株，均对本品高度敏感。本品与临床使用的其他抗微生物药物之间无交叉耐药性。本品的毒性极低，与临床使用的其他抗微生物药物之间无交叉过敏性，因此本品可用于治疗对其他抗菌素禁忌的患者，如对青霉素或其他抗微生物药物过敏的患者及肾功能损伤患者。

【药代动力学】本品有极好的组织渗透能力，在机体内分布广泛。临床上尤为重要的是，本品不但在血液供应丰富的组织中有高浓度，即使在血管分布较少的组织中也同样具有高浓度。已知本品在脓液、痰液、软组织、心脏、骨组织、滑液、死骨片、烧伤痂、脑脓肿和眼内，药物浓度均超过其对葡萄球菌的最小抑菌浓度（0.03～0.16μg/ml）。本品在肝脏代谢，主要由胆汁排出，几乎不经肾脏排泄。毒性极低，与临床使用的其他抗微生物药物之间无交叉过敏性，因此本品可用于治疗对其他抗菌素禁忌的患者，如对青霉素或其他抗生素过敏者。对因严重或深部感染而需长时间用药时，建议夫西地酸钠与其他抗葡萄球菌药物联用以减少耐药性的产生。可与耐青霉素酶的青霉素类、头孢菌素类、红霉素、氨基糖苷类、林可霉素、利福平或万古霉素联合使用并可获得相加或协同作用的效果。

【适应证】本品主治由各种敏感细菌，尤其是葡萄球菌引起的各种感染；如骨髓炎、败血症、心内膜炎、反复感染的囊性纤维化、肺炎、皮肤及软组织感染，外科及创伤性感染等。

【用法与用量】

（1）口服：成人和12岁以上儿童：15ml/次，3次/日。婴幼儿：1ml（50mg）/（kg·d），分3次口服。1～5岁儿童：5ml/次，口服；3次/日。5～12岁儿童：10ml/次，口服；3次/日。使用之前请摇匀。

（2）静脉滴注：适用于不宜口服给药或胃肠道吸收不良的患者。成人：500mg（1瓶），3次/日。儿童及婴儿：20mg/（kg·d），分3次给药。取注射用粉针1瓶（500mg）溶于10ml所附的无菌缓冲溶液中，然后用0.9%氯化钠注射液或5%葡萄糖注射液稀释至250～500ml静脉输注。若葡萄糖注射液过酸，溶液会呈乳状，如出现此情况即不能使用。每瓶的输注时间不应少于2～4h。本品应输入血流良好、直径较大的静脉，或中心静脉插管输入，以减少发生静脉痉挛及血栓性静脉炎的危险。静脉输注液配好后应在24h内用完。未经稀释的夫西地酸钠溶液不得直接静脉注射。为避免局部组织损伤，本品亦不得肌内注射或皮下注射。根据代谢和排泄特点，肾功能不全及血液透析患者使用本品无需调整剂量，而本品的透析清除量也不高。

（3）外用：2～3次/日，涂于患处。一般疗程为7d，患处可使用或不用纱布。

【不良反应】本品用药后可能会出现胃肠道反应，有消化不良、恶心、呕吐现象，但餐后服药可避免此反应。一些患者大剂量（1.5g/d）服用夫西地酸以后会出现可逆性黄疸，当停用夫西地酸以后，患者的血清胆红素会恢复到正常水平。有关本品的过敏反应报道十分罕见。

【禁忌证】对夫西地酸口服混悬液中的任何一种成分过敏者不能使用本品。

【注意事项】用于本品在肝脏代谢，主要由胆汁排泄，肝功能不全和胆道异常的患者在长期大剂量用药或本品同其他排泄途径相似的抗微生物药物（如林可霉素或利福平）联合应用时，应定期检查肝功能。在体外实验中，夫西地酸可从白蛋白结合点上取代胆红素。这种取代作用的临床意义尚不清楚。新生儿使用夫西地酸后亦未发现核黄疸，但早产儿、黄疸、酸中毒及严重病弱的新生儿使用本品时需注意这一因素。

【孕妇及哺乳期妇女用药】动物实验及多年的临床使用经验表明夫西地酸没有致畸作用。夫西地酸在胎盘中有分布，在理论上有发生核黄疸的可能性，所以在妊娠的第三个月期间应避免使用本品。夫西地酸在乳汁中的浓度可以忽略不计，因此，哺乳期妇女可使用本品。

【儿童用药】参见【用法与用量】，或遵医嘱。

【老年患者用药】请遵医嘱使用。

【药物相互作用】偶有报道本品可增加香豆素类药物的抗凝血作用。

【药物过量】当药物过量时，应对症治疗并采取一些支持性措施。血液透析对于本品没有意义。

【贮藏】室温保存。

乌洛托品

【英文名】methenamine

【化学名及结构式】六亚甲基四胺。

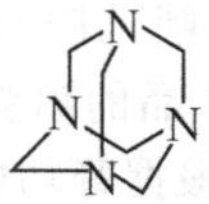

【性状】本品为无色透明液体。

【药理与毒理】本品本身的抗菌作用不强，但进入人体内后，本品在尿液偏酸性（pH 约为 6.5）的条件下，可水解为马尿酸和甲醛。甲醛能使病原体蛋白质变性而发挥非特异性抗菌作用，尿中甲醛浓度根据 pH、尿量和排泄速度不同，具有杀菌或抑菌作用。马尿酸可维持尿液的酸性并促进甲醛的释放。几乎所有细菌和真菌对本品水解后产生的甲醛的非特异性抗菌作用敏感。

【药代动力学】本品经胃肠道迅速吸收，吸收后很快分布到各组织和体液，因本品在 pH 为 6.8 以上时不被水解，所以不起临床作用。部分甲醛与尿液和周围组织中的蛋白质结合，尿液 pH 为 5.6 时甲醛达峰时间（T_{max}）约为 2h。本品可迅速从肾脏排出，当 pH 为 5 时约 90% 的本品在 24h 内排出，其中排出的甲醛约为 20%。肾功能损害者可致蓄积，由于本品在 pH 约为 7.0 的血液中并不水解，故不认为有毒性，但这些患者尿中甲醛浓度低。约 40%的马尿酸在 8h 内由肾小球滤过和肾小管分泌排出，严重肾功能损害时可引起蓄积并产生毒性。

【适应证】外用于手足多汗及腋臭（狐臭）的治疗。口服为下泌尿道感染的预防用药，适用于泌尿道术后及膀胱镜检查后留置导尿管者。

【用法与用量】

（1）外用：腋臭（狐臭）每周使用 1 次；手足多汗 1 次/日。每次使用 5～10 滴，用手指均匀涂于患处。喷雾型直接对准患处喷洒即可。浴后使用效果更佳。

（2）口服：成人 1.0g/次，2 次/日（早、晚各 1 次）。小儿 12 岁以上小儿：1.0g/次，2 次/日（早、晚各 1 次）；6～12 岁小儿：0.5～1g/次，2 次/日（早、晚各 1 次）。

【不良反应】外用少数患者会出现过敏反应。口服偶有胃肠不适、恶心、呕吐、下腹痛、尿痛、尿频、尿道口烧灼感、血尿、蛋白尿、排尿困难、膀胱炎和药疹等。严重时可造成肾和膀胱损害。

【禁忌证】

（1）对本品及其成分过敏禁用。

（2）严重肝、肾功能不全者及脱水者禁用本品。

【注意事项】

（1）对阿司匹林过敏者慎用本品。

（2）应经常测定尿液的 pH，并保持尿液呈酸性（pH 宜在 5.5 以下）。为保持尿液 pH 在 5.5 以下，应避免进食柑橘类水果、牛奶、奶酪制品及其他碱性食物，可补充大量维生素 C（4g/d 以上）、盐酸、精氨酸，亦可给予氯化铵或二磷酸钠（肾功能受损者给予大剂量氯化铵可造成代谢性酸中毒，故禁用；肝功能损害者亦禁用）以使尿液酸化。

（3）本品与碳酸氢钠一起服用可减轻不良反应，但本品的疗效亦降低。

（4）对实验室检查指标的干扰：可使尿儿茶酚胺、尿雌三醇（酸水解法）、尿 5-羟基吲哚醋酸等的测定增加误差。

（5）分解尿中微生物（如奇异变形杆菌、某些假单胞菌属和肠杆菌等）可使尿液 pH 升高而降低本品的疗效。

（6）本品可引起排尿困难，减少剂量或酸化尿液可以缓解。

(7) 大剂量服用本品（8g/d，连续服用3～4周），可出现膀胱刺激症状（尿痛、尿频、尿急）、蛋白尿和肉眼血尿等。

【孕妇及哺乳期妇女用药】

(1) 本品可透过血-胎盘屏障，虽尚未发现畸胎，但孕妇仍应慎用本品。

(2) 本品可在乳汁中分泌，故哺乳期妇女慎用本品或服用本品时暂停哺乳。

【儿童用药】 6岁以下小儿对本品的耐受性尚无可靠参考文献，故应慎用。

【老年患者用药】 老年患者应根据肾功能调整本品的剂量。

【药物相互作用】 1. 本品与磺胺类药物合用时，由于本品在尿液中可分解生成甲醛，可使某些磺胺药形成不溶性沉淀，增加结晶尿的出现。

2. 含镁或钙的制酸药、碳酸酐酶抑制药、枸橼酸盐、碳酸氢钠、噻嗪类利尿剂等可使尿液变碱性，影响本品的疗效。

【药物过量】 最大剂量为4g/d。大剂量服用本品（8g/d，连续服用3～4周），可出现膀胱刺激症状（尿痛、尿频、尿急）、蛋白尿和肉眼血尿等，甚至可能发生肝、肾毒性。

【贮藏】 密封，在阴凉干燥处保存。

小 檗 碱

【英文名】 berberin

【化学名及结构式】 5，6-二氢-9，10-二甲氧苯基［g］-1，3-苯并间二氧杂环戊烯［5，6-α］喹嗪氯化二水合物。

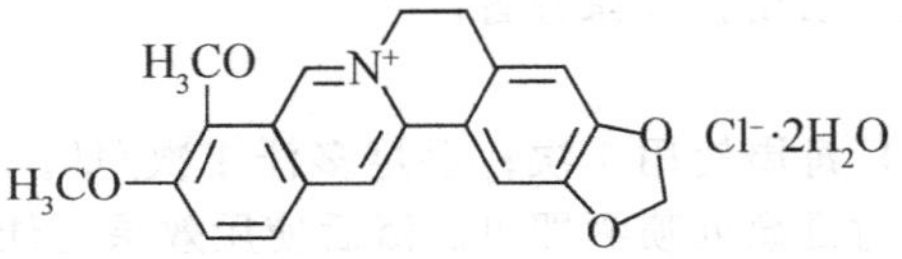

【性状】 常用其盐酸盐，为黄色结晶性粉末；无臭，味极苦。在热水中溶解，在水或乙醇中微溶，在氯仿中极微溶，在乙醚中不溶。

【药理与毒理】 本品为抗菌药。抗菌谱广，体外对多种革兰阳性及阴性菌均具抑制作用，其中对溶血性链球菌、金黄色葡萄球菌、霍乱弧菌、脑膜炎奈瑟菌、志贺菌属、伤寒杆菌、白喉杆菌等具有较强抑制作用。对阿米巴原虫也有一定作用。

【药代动力学】 本品口服吸收差。

【适应证】 本口适用于敏感病原菌所致的胃肠道感染。

【用法与用量】 口服0.1～0.3g/次，3次/日。用于儿童胃肠道感染时具体用药推荐剂量见表7-1。

表7-1 儿童胃肠道感染时具体用药推荐剂量

年龄（岁）	体质量（kg）	单次用量（g）	一日次数
1～3	10～14	0.05～0.1	3
4～6	16～20	0.1～0.15	3
7～9	22～26	0.15～0.2	3
10～12	28～32	0.2～0.25	3

【不良反应】 不良反应较少，偶有呕吐、皮疹、恶心和药物热等不良反应，停药后即消失。

【禁忌证】 葡萄糖-6-磷酸脱氢酶缺乏的儿童及对本品过敏患者禁用。

【注意事项】 本品可引起溶血性贫血导致黄疸。

【孕妇及哺乳期妇女用药】 孕妇及哺乳期妇女应慎用本品。

【儿童用药】 因本品可引起溶血性贫血导致黄疸，故葡萄糖-6-磷酸脱氢酶缺乏的儿童禁用本品。

【老年患者用药】 尚无可靠参考文献。

【贮藏】 遮光，密封保存。